中国医师协会
肿瘤消融治疗技术规范化培训配套教材

肺部肿瘤
微波消融治疗案例精选

主　编　叶　欣　杨　霞

副主编　范卫君　林征宇　黎海亮　李晓光　靳　勇　黄广慧

U0199324

人民卫生出版社
·北　京·

图书在版编目（CIP）数据

肺部肿瘤微波消融治疗案例精选 / 叶欣，杨霞主编
. —北京：人民卫生出版社，2022.6
ISBN 978-7-117-32864-7

Ⅰ.①肺… Ⅱ.①叶…②杨… Ⅲ.①微波技术 —应
用 —肺肿瘤 —导管消融术 —案例 Ⅳ.①R734.2

中国版本图书馆 CIP 数据核字（2022）第 026381 号

人卫智网	www.ipmph.com	医学教育、学术、考试、健康，购书智慧智能综合服务平台
人卫官网	www.pmph.com	人卫官方资讯发布平台

肺部肿瘤微波消融治疗案例精选
Feibu Zhongliu Weibo Xiaorong Zhiliao Anli Jingxuan

主　　编：叶　欣　杨　霞
出版发行：人民卫生出版社（中继线 010-59780011）
地　　址：北京市朝阳区潘家园南里 19 号
邮　　编：100021
E - mail：pmph @ pmph.com
购书热线：010-59787592　010-59787584　010-65264830
印　　刷：北京盛通印刷股份有限公司
经　　销：新华书店
开　　本：787 × 1092　1/16　印张：31
字　　数：754 千字
版　　次：2022 年 6 月第 1 版
印　　次：2022 年 7 月第 1 次印刷
标准书号：ISBN 978-7-117-32864-7
定　　价：228.00 元

打击盗版举报电话：010-59787491　E-mail：WQ @ pmph.com
质量问题联系电话：010-59787234　E-mail：zhiliang @ pmph.com

编者 (以姓氏笔画为序)

王　娇　山东第一医科大学附属省立医院/山东省立医院
左太阳　济南市中心医院
叶　欣　山东第一医科大学第一附属医院/山东省肺癌研究所
白旭明　苏州大学附属第二医院
危志刚　山东第一医科大学第一附属医院/山东省肺癌研究所
庄一平　江苏省肿瘤医院
刘　颖　广州中医药大学金沙洲医院
刘聿辉　山东第一医科大学附属肿瘤医院
齐　翰　中山大学肿瘤防治中心
池嘉昌　上海交通大学医学院附属仁济医院
花永强　复旦大学附属肿瘤医院
严　媛　福建医科大学附属第一医院
李元明　北京医院
李文红　山东第一医科大学附属省立医院/山东省立医院
李晓光　北京医院
杨　霞　山东第一医科大学附属省立医院/山东省立医院
别志欣　北京医院
邹知耕　山东第一医科大学附属省立医院/山东省立医院
张开贤　滕州市中心人民医院
张立成　中国人民解放军第960医院
张旭升　滕州市中心人民医院
张铁红　山东第一医科大学附属省立医院/山东省立医院
陈　健　福建医科大学附属第一医院
陈　锦　福建医科大学附属第一医院
陈仕林　江苏省肿瘤医院
范卫君　中山大学肿瘤防治中心
林征宇　福建医科大学附属第一医院

林清锋　福建医科大学附属第一医院

郑　琳　河南省肿瘤医院

郑爱民　山东第一医科大学附属省立医院 / 山东省立医院

孟　敏　山东第一医科大学附属省立医院 / 山东省立医院

袁　航　河南省肿瘤医院

袁倩倩　滕州市中心人民医院

原　强　苏州大学附属第二医院

倪　阳　山东第一医科大学附属省立医院 / 山东省立医院

黄广慧　山东第一医科大学附属省立医院 / 山东省立医院

韩晓颖　山东第一医科大学附属省立医院 / 山东省立医院

温　强　山东第一医科大学附属省立医院 / 山东省立医院

靳　勇　苏州大学附属第二医院

黎海亮　河南省肿瘤医院

戴建建　山东第一医科大学附属省立医院 / 山东省立医院

主编简介

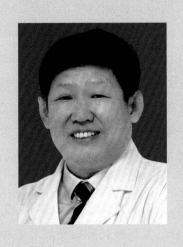

叶 欣

主任医师、二级教授、博士研究生导师,山东第一医科大学第一附属医院(山东省千佛山医院)肿瘤中心主任、山东省肺癌研究所所长、山东第一医科大学肿瘤学系副主任。2020年获中国第四届"国之名医·卓越建树"称号,2021年获"全国五一劳动奖章"。任中国抗癌协会肿瘤消融治疗专业委员会副主任委员,中国医师协会肿瘤消融治疗技术专家组肺肿瘤消融专业组组长、介入医师分会肿瘤消融专业委员会副主任委员,中国临床肿瘤学会肿瘤消融治疗专家委员会候任主任委员,中国研究型医院学会肿瘤介入专业委员会副主任委员,山东省抗癌协会副理事长,山东省医师协会肿瘤介入医师分会名誉主任委员,山东省医学会肿瘤学分会副主任委员,*Journal of Cancer Research and Therapeutics*(SCI收录)中国主编。

从事肿瘤临床、科研和教学工作近40年,至今累计完成肺部肿瘤消融手术10 000余例。在国内外率先开展了微波消融治疗早期肺癌和肺部磨玻璃结节的工作,并达到了国际领先水平。主持制定《热消融治疗肺部亚实性结节专家共识》和《影像引导下热消融治疗原发性和转移性肺部肿瘤临床实践指南》。培养博士、硕士研究生近30名。近几年来在国内外发表论文100余篇(SCI收录70余篇,累计影响因子170),主编专著4部,主译专著1部。承担国家自然科学基金项目、山东省自然科学基金项目4项。获山东省科技进步奖三等奖1项、山东省医学科技创新成果奖二等奖1项。获国家发明专利权1项,实用新型专利权4项。

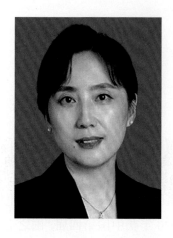

杨 霞

内科学博士、主任医师、山东第一医科大学附属省立医院(山东省立医院)东院肿瘤科负责人,硕士研究生导师。中国抗癌协会肿瘤微创治疗专业委员会肺癌微创综合治疗分会副主任委员、肿瘤消融治疗专业委员会常务委员,山东省医师协会综合介入医师分会、肿瘤介入医师分会副主任委员,山东省抗癌协会肿瘤临床协作分会副主任委员,山东生物医学工程学会生物定向治疗专业委员会副主任委员,山东省医学会姑息医学分会委员,*Journal of Cancer Research and Therapeutics* 编委。

从事肿瘤临床、科研和教学工作 20 多年,主攻肺癌的微创与综合治疗,尤其擅长肿瘤微波消融和粒子植入技术,至今累计完成各种介入微创手术 8 000 余例。在国内较早从事早期肺癌和肺部磨玻璃结节的穿刺活检及微波消融治疗工作,积累了丰富的经验,达到国际国内领先水平。参与制定《热消融治疗肺部亚实性结节专家共识》和《影像引导下热消融治疗原发性和转移性肺部肿瘤临床实践指南》。近年来在国内外核心期刊发表论文 40 余篇(其中 SCI 收录 30 余篇),主编、参编肿瘤学相关著作 6 部,主持及参与国家及省部级科研基金项目 4 项。

前　言

据报道 2020 年全球肺癌新发病例约为 220 万例,因肺癌死亡 180 万例。在世界范围内肺癌发病率虽居第二位,但死亡率高居首位。在我国肺癌发病形势更加严峻,2020 年中国新发肺癌 82 万例,因肺癌死亡高达 71 万例,分别占全球的 37.0% 和 39.8%。对于早期非小细胞肺癌,外科切除是治愈的主要手段,但是由于各种原因,大约 80% 的肺癌无法通过手术切除治疗。对于无法手术切除的肺癌患者立体定向放射治疗是一种很好的选择,但是也存在一定的局限性。因此许多新的局部治疗方法应运而生,影像引导下热消融(image-guided thermal ablation,IGTA)治疗就是其中之一。目前 IGTA 治疗主要包括射频消融、微波消融、冷冻消融和激光消融。IGTA 已经应用于早期肺癌的治疗,而且每年治疗肺癌患者的例数迅速增加。尤其是在治疗磨玻璃结节样肺癌和肺部转移瘤方面具有较大优势。

IGTA 治疗肺部肿瘤在我国属于限制性临床应用医疗技术,中国医师协会从 2012 年起组织主办"肿瘤消融治疗技术专项能力培训项目"面授培训班,迄今已有 6 000 余名医务人员接受了培训。2019 年中国医师协会组织编写了系列培训教材,其中《肺部肿瘤消融治疗》分册的出版对我国消融治疗肺部肿瘤的规范发展起到了积极促进作用,受到了业内人士的广泛好评。为与理论教材衔接,中国医师协会介入医师分会肿瘤消融专业委员会组织编写本书,为读者奉上真实肺部肿瘤微波消融治疗案例。

本书邀请了我国从事肺部肿瘤微波消融治疗临床工作的一线专家参与编写,按照一切从"临床实战"出发的原则,力争将本书打造为肺部微波消融治疗的"标准手术图谱"。本书第一至三章介绍了原发性肺癌、肺转移瘤、肺良性肿瘤及胸腺肿瘤的微波消融治疗,第四章为肺癌合并胸壁转移及骨转移瘤微波消融姑息止痛治疗,第五章介绍肺部肿瘤微波消融治疗相关并发症,通过大量图片对精选的临床案例做了翔实描述。本书以"规范、实用"为特点,便于读者在工作中"按图索骥",不仅适用于刚刚从事肿瘤消融治疗工作的初学者,同时对积累了一定肿瘤消融治疗工作经验的专业医师也会有很大帮助。期望本书的问世,能为推动我国 IGTA 治疗肿瘤事业的发展略尽绵薄之力。

在编写期间我们与人民卫生出版社合作十分愉快,人民卫生出版社的编辑们给我们提供了很多帮助,他们那种一丝不苟的精神非常令人敬佩。编写团队中的专家虽然具有较高的学识水平和丰富临床实践经验,但是对于肿瘤消融治疗这项新技术,我们深感力有未逮、心余力绌。本书虽然经过了多次认真讨论和反复修改,仍难免存在不足,甚至错误之处,敬祈读者不吝指正。

叶　欣

2022 年 6 月于济南

目 录

第一章

原发性肺癌微波消融治疗

第一节　肺部磨玻璃结节

肺部磨玻璃结节（ground-glass nodule，GGN）的定义：肺内圆形或类圆形的高密度病变，不掩盖其内走行的血管和支气管影，纵隔窗图像不显示，类似磨玻璃。肺部磨玻璃结节又分为纯 GGN（pure GGN，pGGN）和磨玻璃密度中带有实性密度成分的混合性 GGN（mixed GGN，mGGN）。随着胸部计算机断层扫描（computed tomography，CT）检查，尤其是低剂量薄层 CT 筛查项目在中国的广泛开展，越来越多的无症状肺部 GGN 被发现，其中 30%~50% 的磨玻璃结节患者，存在肺内多发的 GGN。磨玻璃结节常见的肿瘤病理类型包括：不典型腺瘤样增生、原位腺癌、微浸润性腺癌以及浸润性腺癌。

外科切除是 GGN 的常用治疗方式，但部分患者拒绝手术，因高龄或其他合并症（如心、肺功能不全）不能耐受手术切除，或多发 GGN，可选择经皮穿刺活检联合微波消融治疗。微波消融具有损伤小、并发症少、适应证广泛、恢复快、可重复操作、治疗时间短及与外科切除相似的疗效等优点，已被广泛应用。

例 1-1-1

【主诉】

查体发现右肺磨玻璃结节 1 年。

【简要病史】

患者女，78 岁。1 年前查体发现右肺磨玻璃结节，无咳嗽、咳痰、痰中带血等症状。既往史："高血压病"病史 15 年、"糖尿病"病史 10 年。本次入院胸部 CT 示：右肺上叶 1.2cm×1.1cm 磨玻璃结节，少许实性成分。肺功能示中度弥散功能障碍。心功能、肾功能正常，血癌胚抗原（carcinoembryonic antigen，CEA）2.3ng/ml。临床诊断：右肺磨玻璃结节，疑似早期肺癌。

【消融指征】

右肺磨玻璃结节最大径 >1.0cm，少许实性成分，疑似早期肺癌，拒绝外科手术切除。

【治疗及临床随访】

1. **治疗模式**　活检与微波消融同步进行。
2. **术前计划**　消融前右肺上叶磨玻璃结节大小 1.2cm×1.1cm，患者取仰卧位，穿刺点定位于右前胸锁骨中线与第 3 肋间交点，靶皮距约 4.8cm，拟使用 1 根微波消融天线。
3. **麻醉方式**　局部麻醉。
4. **治疗过程及随访**　见图 1-1-1。

穿刺病理为微浸润性腺癌,临床分期:ⅠA1 期(cT1miN0M0)。

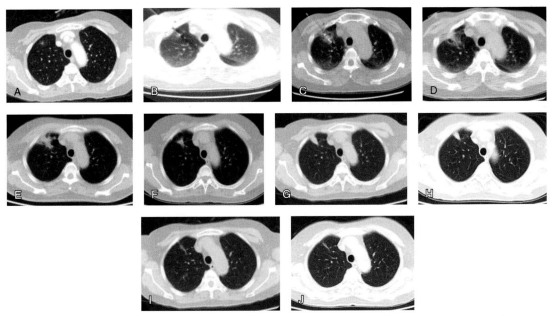

图 1-1-1　肺 GGN 微波消融治疗过程及随访

A. 消融前定位像,右肺上叶见大小 1.2cm×1.1cm 磨玻璃结节,初步确定肿瘤病变区域(gross tumor region, GTR);B. 患者取仰卧位,1% 利多卡因局部麻醉,首先行 CT 引导下穿刺活检;C. 在 CT 引导下将 1 根微波消融天线分步穿刺入肿瘤,进行单点消融(消融参数:50W,5min);D. 消融后即刻,病灶周围磨玻璃影(ground-glass opacity,GGO)完整覆盖原病灶;E. 术后 1 个月病灶周围渗出减少;F. 术后 6 个月病灶缩小;G. 术后 12 个月病灶进一步缩小;H. 术后 18 个月病灶缩小呈纤维瘢痕;I. 术后 24 个月病灶进一步缩小呈纤维索条;J. 术后 36 个月病灶几乎消失。疗效评估达到完全消融。

例 1-1-2

【主诉】

查体发现右肺磨玻璃结节 5 年,增大 20 天。

【简要病史】

患者女,76 岁。5 年前查体发现右肺磨玻璃结节,无咳嗽、咳痰、痰中带血等症状,每年定期复查磨玻璃结节变化不大,20 天前复查时磨玻璃结节增大。既往史:"慢性支气管炎"病史 20 年、"肺气肿"病史 10 年、"高血压病"病史 13 年、"冠心病"病史 13 年、"心脏支架植入术"病史 12 年。有"碘过敏"病史。本次入院胸部 CT 示右肺上叶 2.2cm×2.1cm 磨玻璃结节,有空洞。肺功能示重度弥散功能障碍。心功能、肾功能正常,血 CEA 1.3ng/ml。临床诊断:右肺磨玻璃结节,疑似早期肺癌。

【消融指征】

右肺磨玻璃结节最大径>2.0cm,有空洞,疑似早期肺癌,不能耐受外科手术切除。

【治疗及临床随访】

1. **治疗模式**　活检与微波消融同步进行。

2. **术前计划**　消融前右肺上叶病灶大小2.2cm×2.1cm,患者取俯卧位,穿刺点定位于后正中线与第4肋间交点右外8.0cm,靶皮距约11.0cm,拟使用1根微波消融天线。

3. **麻醉方式**　局部麻醉。

4. **治疗过程及随访**　见图1-1-2。

穿刺病理为微浸润性腺癌,临床分期:ⅠA1期(cT1miN0M0)。

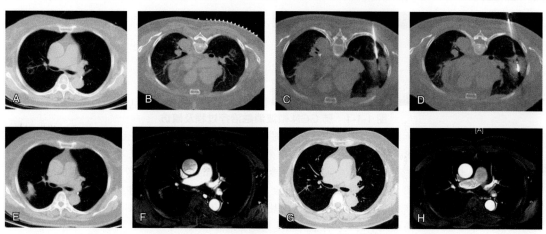

图1-1-2　肺GGN微波消融治疗过程及随访

A.消融前右肺上叶见大小2.2cm×2.1cm的磨玻璃结节,有空洞,初步确定肿瘤病变区域(GTR);B.消融前定位像,患者取俯卧位;C.1%利多卡因局部麻醉后,首先行CT引导下穿刺活检;D.在CT引导下将1根微波消融天线分步穿刺入肿瘤,进行单点消融(消融参数:50W,5min);E.术后1个月病灶周围仍有炎性渗出;F.术后6个月MRI示病灶周围炎性样异常高信号,无强化;G.术后24个月病灶缩小为纤维瘢痕,几乎消失;H.术后24个月MR示原病灶周围无异常高信号,无强化。疗效评估达到完全消融。

例1-1-3

【主诉】

发现双肺多发磨玻璃结节3年,增大2个月。

【简要病史】

患者男,68岁。3年前因"右下肺占位"住院,手术切除后病理为"炎性假瘤",同时发现双肺多发磨玻璃结节。后患者每年定期复查示磨玻璃结节无明显变化,2个月前再次复查示磨玻璃结节较前增大。既往史:"慢性支气管炎"病史 10 年、"肺气肿"病史 5 年。本次入院胸部 CT 示:右肺上叶大小 0.8cm×0.7cm 磨玻璃结节,少许实性成分;左肺下叶大小 1.0cm×0.8cm 磨玻璃结节,有空洞。肺功能示重度弥散功能障碍。心功能、肾功能正常,血 CEA 1.8ng/ml。临床诊断:双肺多发磨玻璃结节,疑似早期多发肺癌。

【消融指征】

双肺多发磨玻璃结节,有空洞,疑似早期多发肺癌,不能耐受外科手术切除。

【治疗及临床随访】

1. **治疗模式**　活检与微波消融同步进行。

2. **术前计划**　右肺上叶病灶大小 0.8cm×0.7cm,患者取俯卧位,穿刺点定位后于后正中线与第 5 肋间交点右外 3.0cm,靶皮距约 6.5cm,拟使用 1 根微波消融天线;消融右侧病灶后 1 周患者无任何并发症和不适,进行左侧病灶消融,左肺下叶病灶大小 1.0cm×0.8cm,患者取俯卧位,穿刺点定位后正中线第 7 肋间左外 8.0cm,靶皮距约 7.5cm,拟使用 1 根微波消融天线。

3. **麻醉方式**　局部麻醉。

4. **治疗过程及随访**　见图 1-1-3。

穿刺病理示双侧磨玻璃结节均为微浸润性腺癌。临床分期:双侧ⅠA1 期(cT1miN0M0)。

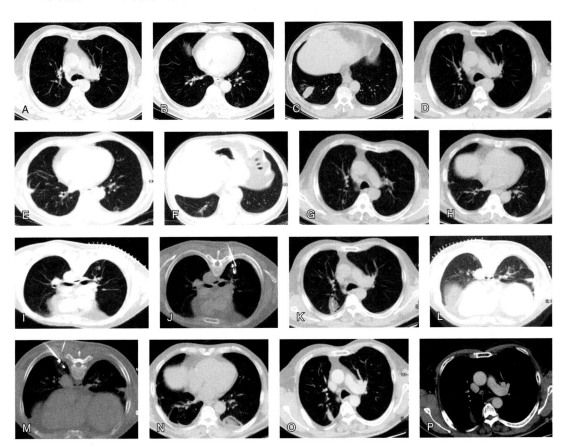

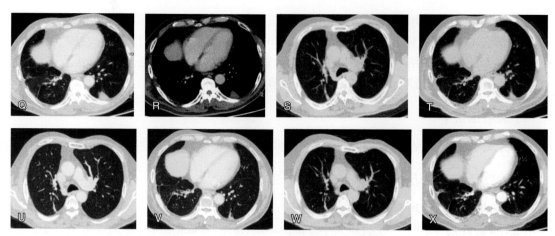

图 1-1-3　肺 GGN 微波消融治疗过程及随访

A~C. 外科手术切除前,右肺上叶病灶大小 0.6cm×0.5cm,左肺下叶病灶大小 0.8cm×0.6cm,右肺下叶实性病灶大小 2.6cm×1.5cm;D. 右肺下叶实性病灶切除 2 个月后,右肺上叶病灶大小 0.6cm×0.5cm;E. 右肺下叶实性病灶切除 2 个月后,左肺下叶病灶大小 0.8cm×0.6cm;F. 右肺下叶实性病灶(炎性假瘤)切除后 2 个月,可见瘢痕组织;G. 右肺下叶实性病灶切除 3 年后,右肺上叶病灶增大为 0.8cm×0.7cm;H. 右肺下叶实性病灶切除 3 年后,左肺下叶病灶增大为 1.0cm×0.8cm;I. 消融前右肺上叶病灶定位像,患者取俯卧位;J. 1% 利多卡因局部麻醉,将 1 根微波天线分步插入病灶内,同时插入活检针取活检,活检后进行单点消融(消融参数:50W,4min);K. 右侧病灶术后 24 小时,周围 GGO 完整覆盖原病灶,并超过病灶 5mm;L. 右侧病灶消融后 1 周,左侧消融前病灶定位像,患者取俯卧位;M. 1% 利多卡因局部麻醉,将微波天线分步插入病灶内,同时插入活检针取活检,活检后进行单点消融(消融参数:50W,4min);N. 左侧病灶术后 24 小时,周围 GGO 完整覆盖原病灶,并超过病灶 5mm;O. 术后 4 个月,右侧 GGO 纤维化;P. 术后 4 个月,右侧 GGO 无强化;Q. 术后 4 个月,左侧 GGO 纤维化;R. 术后 4 个月,左侧 GGO 无强化;S. 术后 10 个月,右侧 GGO 纤维化缩小;T. 术后 10 个月,左侧 GGO 纤维化缩小;U. 术后 14 个月,右侧 GGO 纤维化进一步缩小;V. 术后 14 个月,左侧 GGO 纤维化进一步缩小;W. 术后 30 个月,右侧 GGO 变为纤维索条;X. 术后 30 个月,左侧 GGO 变为纤维索条,几乎消失。疗效评估达到完全消融。

例 1-1-4

【主诉】

查体发现肺部磨玻璃结节 1 年。

【简要病史】

患者女,48 岁。1 年前因"查体发现肺部磨玻璃结节"住院。患者从发现肺部磨玻璃结节后出现焦虑,逐渐加重,并服用抗焦虑药物。既往史:健康。本次入院胸部 CT 示左肺上叶大小 0.6cm×0.5cm 磨玻璃结节。肺功能示轻度弥散功能障碍。心功能、肾功能正常,血 CEA 1.8ng/ml。临床诊断:肺磨玻璃结节。

【消融指征】

左肺上叶磨玻璃结节,患者极度焦虑,拒绝外科手术切除。

【治疗及临床随访】

1. **治疗模式**　活检与微波消融同步进行。

2. **术前计划**　左肺上叶磨玻璃结节大小 0.6cm×0.5cm,患者取仰卧位,穿刺点定位于左侧锁骨中线与第 4 肋间交点外 2.0cm,靶皮距约 6.5cm,拟使用 1 根微波消融天线。

3. **麻醉方式**　局部麻醉。

4. **治疗过程及随访**　见图 1-1-4。

穿刺病理为慢性炎症。

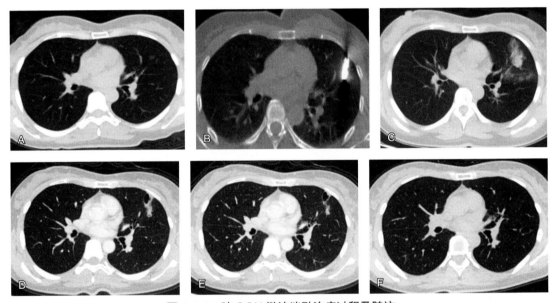

图 1-1-4　肺 GGN 微波消融治疗过程及随访

A. 左肺上叶磨玻璃结节大小 0.6cm×0.5cm;B. 患者取仰卧位,1% 利多卡因局部麻醉,将 1 根微波天线分步插入病灶内,同时插入活检针取活检,活检后进行单点消融(消融参数:50W,4min);C. 术后即刻,周围 GGO 完整覆盖原病灶;D. 术后 1 个月,GGO 纤维化,并有空洞;E. 术后 6 个月,GGO 纤维化缩小;F. 术后 24 个月,GGO 几乎消失。疗效评估达到完全消融。

例 1-1-5

【主诉】

发现双肺结节 2 年,左肺上叶肺癌切除术后 4 个月。

【简要病史】

患者女,56 岁。2 年前查体"发现双肺结节",4 个月前复查后发现双肺结节增大,左肺上叶结节实性成分增大,后行胸腔镜手术切除左肺上叶结节。病灶最大径 1.2cm,病理示浸润性腺癌。胸外科建议患者行第 2 次手术切除右肺磨玻璃结节,患者拒绝第 2 次手术故来住院。既往史:健康。本次入院胸部 CT 示右肺上叶大小 0.9cm×0.8cm 磨玻璃结节,有血管穿行。肺功能示中度通气功能障碍。心功能、肾功能正常,血 CEA 0.8ng/ml。临床诊断:左肺腺癌术后(ⅠA2 期,pT1bN0M0),右肺上叶磨玻璃结节。

【消融指征】

右肺上叶磨玻璃结节,疑似早期肺癌,拒绝外科切除手术。

【治疗及临床随访】

1. 治疗模式   活检与微波消融同步进行。

2. 术前计划   右肺上叶磨玻璃结节大小 0.9cm×0.8cm,患者取仰卧位,穿刺点定位于右侧腋前线与第 3 肋间交点,靶皮距约 10.5cm,拟使用 1 根微波消融天线。

3. 麻醉方式   局部麻醉。

4. 治疗过程及随访   见图 1-1-5。

右上肺磨玻璃结节穿刺病理为微浸润性腺癌。临床分期:多原发性肺癌(左上肺ⅠA2 期、右上肺ⅠA1 期)。

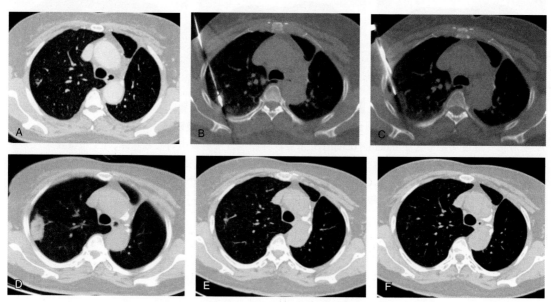

图 1-1-5   肺 GGN 微波消融治疗过程及随访

A. 右肺上叶磨玻璃结节大小 0.9cm×0.8cm;B. 患者取仰卧位,1% 利多卡因局部麻醉,将 1 根微波天线分步插入病灶内;C. 沿微波天线插入活检针取活检,活检后进行单点消融(消融参数:60W,4min);D. 术后 24 小时,周围 GGO 完整覆盖原病灶;E. 消融后 18 个月,GGO 纤维化;F. 术后 26 个月,GGO 几乎消失。疗效评估达到完全消融。

例 1-1-6

【主诉】

发现肺部多发磨玻璃结节 30 个月,左肺下叶磨玻璃结节切除术后 3 个月。

【简要病史】

患者男,54 岁。30 个月前查体"发现双肺结节",3 个月前复查后发现双肺结节增大。3 个月前对左肺下叶磨玻璃结节进行了胸腔镜手术切除。病理结果:病灶大小 1.5cm×1.2cm,浸润性腺癌,纵隔淋巴结 9 枚均未查到癌细胞。胸外科建议患者行第 2 次手术切除右肺磨玻璃结节,但患者拒绝第 2 次手术故来住院。既往史:健康。本次入院胸部 CT 示右肺上叶大小 1.0cm×0.9cm 磨玻璃结节。肺功能、心功能、肾功能正常,血 CEA 1.5ng/ml。临床诊断:左肺腺癌术后(ⅠA2 期,pT1bN0M0 期),右肺上叶磨玻璃结节。

【消融指征】

右肺磨玻璃结节,疑似早期肺癌,拒绝外科手术切除。

【治疗及临床随访】

1. **治疗模式**　活检与微波消融同步进行。

2. **术前计划**　右肺上叶磨玻璃结节大小 1.0cm×0.9cm,患者取仰卧位,穿刺点定位于右侧锁骨中线与第 3 肋间交点,靶皮距约 6.5cm,拟使用 1 根微波消融天线。

3. **麻醉方式**　局部麻醉。

4. **治疗过程及随访**　见图 1-1-6。

右上肺磨玻璃结节穿刺病理为微浸润性腺癌。临床分期:多原发性肺癌(左下肺ⅠA2 期、右上肺ⅠA1 期)。

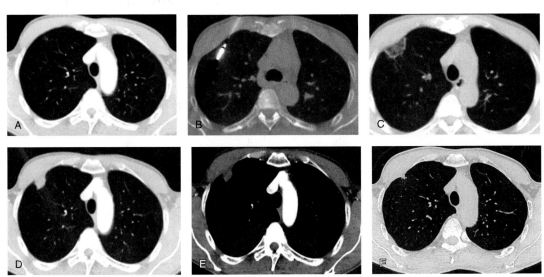

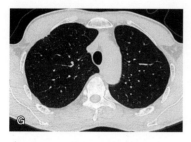

图 1-1-6 肺 GGN 微波消融治疗过程及随访

A. 右肺上叶磨玻璃结节大小 1.0cm×0.9cm；B. 患者取仰卧位，1% 利多卡因局部麻醉，将 1 根微波天线分步插入病灶内，同时沿微波天线插入活检针取活检，活检后进行单点消融（消融参数：50W，4min）；C. 术后 24 小时，周围 GGO 完整覆盖原病灶；D. 消融后 6 个月，GGO 纤维化；E. 消融后 6 个月，GGO 无强化；F. 术后 12 个月，GGO 纤维化缩小；G. 术后 18 个月，GGO 几乎消失。疗效评估达到完全消融。

例 1-1-7

【主诉】

发现肺部磨玻璃结节 30 天。

【简要病史】

患者女，64 岁。30 天前查体发现肺部磨玻璃结节，无咳嗽等不适。既往史："高血压病"病史 20 年、"肥厚型心肌病"病史 15 年、"脑梗死"病史 8 年。本次入院胸部 CT 示右肺上叶肺尖处大小 2.0cm×1.8cm 磨玻璃结节，似有毛刺。PET/CT 示右肺上叶大小 2.0cm×1.8cm 结节，无氟 -18- 脱氧葡萄糖（fluorine-18-fluorodeoxyglucose，FDG）代谢。肺功能、心功能、肾功能正常，血 CEA 0.5ng/ml。临床诊断：右肺上叶磨玻璃结节。

【消融指征】

右肺上叶磨玻璃结节，疑似早期肺癌，不能耐受外科手术切除。

【治疗及临床随访】

1. **治疗模式** 活检与微波消融同步进行。
2. **术前计划** 右肺上叶磨玻璃结节大小 2.0cm×1.8cm，患者取仰卧位，穿刺点定位右侧锁骨中线与第 3 肋间交点，靶皮距约 8.5cm，拟使用 1 根微波消融天线。
3. **麻醉方式** 局部麻醉。
4. **治疗过程及随访** 见图 1-1-7。

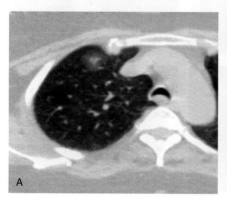
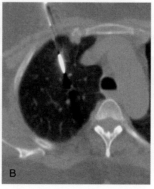
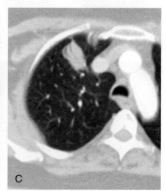

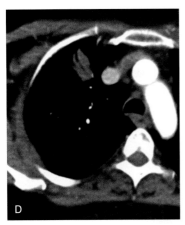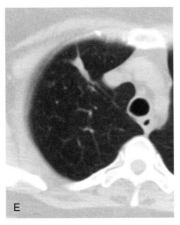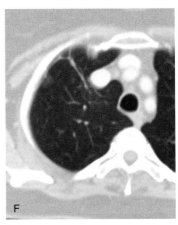

图 1-1-7　肺 GGN 微波消融治疗过程及随访

A. 右肺上叶磨玻璃结节大小 2.0cm×1.8cm；B. 患者取仰卧位，1% 利多卡因局部麻醉，将 1 根微波天线分步插入病灶内，同时沿微波天线插入活检针取活检，活检后进行多点消融（消融参数：内侧 50W，3min；外侧 50W，3min）；C. 消融术后 1 个月，原病灶周围磨玻璃渗出（GGO）纤维化；D. 消融后 1 个月，GGO 无强化；E. 消融后 9 个月，GGO 纤维化缩小；F. 术后 24 个月，GGO 进一步缩小呈纤维索条。疗效评估达到完全消融。

穿刺病理为微浸润性腺癌。临床诊断：原发性肺癌Ⅰ A1 期（cT1miN0M0）。

例 1-1-8

【主诉】

发现肺部磨玻璃结节 20 天。

【简要病史】

患者男，48 岁。20 天前查体发现肺部磨玻璃结节，无咳嗽、咳痰、痰中带血等。既往史："高血压病"病史 15 年。本次入院胸部 CT 示右肺上叶大小 2.0cm×1.9cm 的磨玻璃结节，内有小空洞和毛刺。肺功能、心功能、肾功能正常，血 CEA 1.9ng/ml。临床诊断：右肺上叶磨玻璃结节。

【消融指征】

右肺上叶磨玻璃结节，疑似早期肺癌，拒绝外科切除手术。

【治疗及临床随访】

1. **治疗模式**　活检与微波消融同步进行。
2. **术前计划**　患者取仰卧位，消融前右肺上叶磨玻璃结节大小 2.0cm×1.9cm，穿刺点定位于右侧锁骨中线与第 3 肋间交点，靶皮距约 9.0cm，拟使用 1 根微波消融天线。
3. **麻醉方式**　局部麻醉。

4. 治疗过程及随访　见图 1-1-8。

穿刺病理为微浸润性腺癌。临床诊断：原发性肺癌 Ⅰ A1 期（cT1miN0M0）。

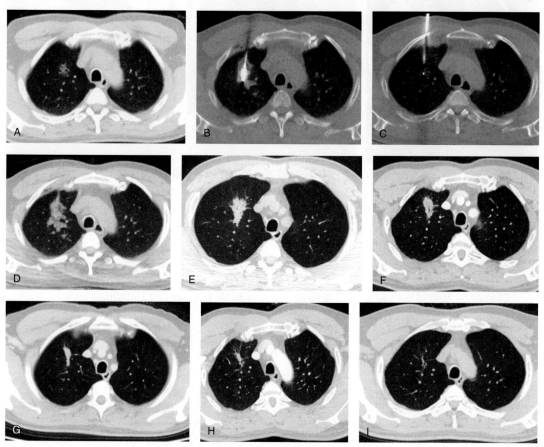

图 1-1-8　肺 GGN 微波消融治疗过程及随访

A. 右肺上叶磨玻璃结节大小 2.0cm×1.9cm；B. 患者取仰卧位，1% 利多卡因局部麻醉，将 1 根微波天线分步插入病灶内；C. 同时沿微波天线插入活检针取活检，活检后进行单点消融（消融参数：50W，6min）；D. 术后即刻，周围 GGO 完整覆盖原病灶，有少量出血；E. 术后 48 小时，周围 GGO 完整覆盖原病灶，出血吸收；F. 消融后 1 个月，GGO 纤维化；G. 消融后 6 个月，GGO 纤维化缩小；H. 术后 9 个月，GGO 纤维化进一步缩小；I. 术后 18 个月，GGO 进一步缩小呈纤维索条，GGO 几乎消失。疗效评估达到完全消融。

例 1-1-9

【主诉】

发现双肺多发磨玻璃结节 2 年。

【简要病史】

患者女，47 岁。2 年前查体发现双肺多发磨玻璃结节，后定期复查磨玻璃结节变化不大,2 个月前复查时磨玻璃结节似有增大,故来住院治疗。既往史:"慢性支气管炎"病史 10 年、"肺气肿"病史 5 年。本次入院胸部 CT 示右肺中叶大小 1.6cm×1.2cm 磨玻璃结节,少许实性成分;左肺下叶 2.1cm×1.8cm 磨玻璃结节,有空洞。肺功能示重度弥散功能障碍。心功能、肾功能正常,血 CEA 2.2ng/ml。临床诊断:双肺多发磨玻璃结节,疑似早期多原发性肺癌。

【消融指征】

双肺多发磨玻璃结节,有空洞,疑似早期多发肺癌,拒绝外科切除手术。

【治疗及临床随访】

1. **治疗模式**　右肺中叶病灶活检与微波消融同步进行,左肺病灶单纯消融(由于病灶周围大血管丰富,活检极易出现大出血)。

2. **术前计划**　①右肺中叶病灶:右肺中叶大小 1.6cm×1.2cm 磨玻璃结节,患者取左侧卧位,穿刺点定位于右侧腋中线与第 5 肋间交点,靶皮距 10.8cm,拟使用 1 根消融天线;②右肺中叶病灶消融后 1 周,患者无并发症,行左肺下叶病灶消融:左肺下叶大小 2.1cm×1.8cm 磨玻璃结节,患者取俯卧位,穿刺点位于后正中线外侧 2.0cm 与第 6 肋间交点,靶皮距 11.0cm,拟使用 1 根消融天线。

3. **麻醉方式**　局部麻醉。

4. **治疗过程及随访**　见图 1-1-9。

穿刺病理(右侧 GGN)为原位腺癌。

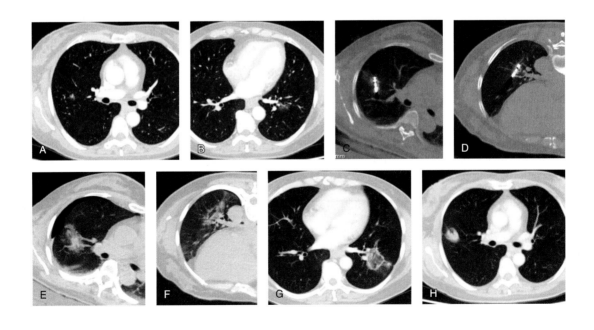

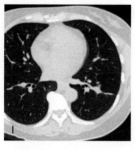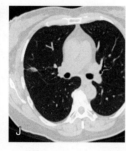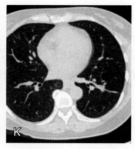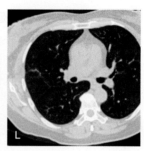

图 1-1-9 肺 GGN 微波消融治疗过程及随访

A. 右肺中叶磨玻璃结节大小 1.6cm×1.2cm;B. 左肺下叶磨玻璃结节大小 2.0cm×1.8cm;C. 右肺中叶病灶消融:患者取左侧卧位,1% 利多卡因局部麻醉,将 1 根消融天线分步插入病灶内,同时插入活检针取活检,活检后进行单点消融(消融参数:50W,4min);D. 左肺下叶病灶消融:患者取俯卧位,1% 利多卡因局部麻醉,将 1 根消融天线分步穿刺入病灶,进行微波消融(消融参数:60W,5min);E. 右肺中叶病灶消融后即刻;F. 左肺下叶病灶消融后即刻;G. 左肺下叶病灶消融后 1 个月,呈"煎蛋征";H. 右肺中叶病灶消融后 1 个月,病灶周围磨玻璃渗出(GGO)纤维化;I. 左肺下叶病灶消融后 12 个月,GGO 纤维化;J. 右肺中叶病灶消融后 12 个月,GGO 纤维化明显缩小;K. 左肺下叶病灶消融后 18 个月,GGO 纤维化缩小;L. 右肺中叶病灶消融后 18 个月,GGO 明显缩小,几乎消失。

例 1-1-10

【主诉】

乳腺癌术后 2 年,发现肺磨玻璃结节 9 个月。

【简要病史】

患者女,56 岁。2 年前诊断为乳腺癌,并行手术切除。病理示导管内癌,大小 1.2cm×0.8cm。术后辅助化疗 4 周期。9 个月前定期复查时发现右肺 GGN,无咳嗽、咳痰、痰中带血等症状。既往史:健康。本次入院胸部 CT 示右肺上叶大小 1.9cm×1.1cm 磨玻璃结节,有血管穿行。肺功能示:重度弥散功能障碍。心功能、肾功能正常,血 CEA 1.3ng/ml。临床诊断:乳腺癌术后,右肺上叶磨玻璃结节,疑似早期肺癌。

【消融指征】

右肺上叶磨玻璃结节,疑似早期肺癌,拒绝外科切除手术。

【治疗及临床随访】

1. **治疗模式** 活检与微波消融同步进行。

2. **术前计划** 右肺上叶病灶大小 1.9cm×1.1cm,患者取俯卧位,穿刺点定位于后正中线与第 3 肋间交点左外 3.0cm,靶皮距约 12.0cm,拟使用 1 根微波消融天线。

3. **麻醉方式** 局部麻醉。

4. **治疗过程及随访** 见图 1-1-10。

　　右上肺磨玻璃结节穿刺病理为肺不典型性腺瘤样增生(AAH)。临床诊断:乳腺癌术后,右肺上叶 AAH。

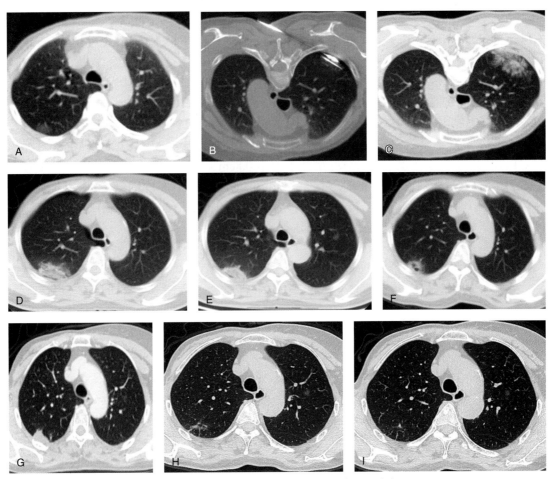

图 1-1-10　肺 GGN 微波消融治疗过程及随访

A. 消融前右肺上叶大小 1.9cm×1.1cm 磨玻璃结节,有血管穿行;B. 患者取俯卧位,1% 利多卡因局部麻醉,将 1 根微波消融天线分步穿刺入病灶内,同时插入活检针取活检,活检后进行单点消融(消融参数:50W,6min);C. 消融后即刻,有少量出血,周围 GGO 完整覆盖原病灶;D. 术后 24 小时,周围 GGO 完整覆盖原病灶,出现气胸,给予置管引流;E. 术后 72 小时,经置管负压吸引后气胸消失,周围 GGO 完整覆盖原病灶,出血吸收;F. 消融后 2 个月,GGO 纤维化,有空洞;G. 消融后 6 个月,GGO 进一步纤维化;H. 术后 11 个月,GGO 纤维化进一步缩小;I. 术后 14 个月,GGO 进一步缩小呈纤维索条,病灶几乎消失。疗效评估达到完全消融。

例 1-1-11

【主诉】

　　发现双肺多发磨玻璃结节 3 年,右肺多发磨玻璃结节切除后 1 年,左肺磨玻璃结节增大

2 个月。

【简要病史】

患者女,53 岁。3 年前查体时发现双肺多发磨玻璃结节,右肺上叶 2 个、右肺中叶 2 个、右肺下叶 1 个、左肺下叶 3 个。1 年前于某医院行胸腔镜手术治疗:右肺上叶切除、右肺中叶段切除、右肺下叶楔形切除。术后病理示:右肺上叶 1 个微浸润性腺癌、1 个 AAH;右肺中叶 1 个原位腺癌、1 个 AAH;右肺下叶微浸润性腺癌。右肺所有病灶表皮生长因子受体(epidermal growth factor receptor,*EGFR*)、间变性淋巴瘤激酶(anaplastic lymphoma kinase,*ALK*)、肉瘤致癌因子 1(ROS proto-oncogene 1,*ROS1*)等均无突变。患者定期复查左肺磨玻璃结节,2 个月前复查时发现左肺磨玻璃结节增大。既往史:健康,不吸烟。本次入院胸部 CT 示左肺下叶 3 个磨玻璃结节:病灶 1 大小 0.8cm×0.7cm(有血管穿行)、病灶 2 大小 0.3cm×0.3cm(与病灶 1 相距 1cm)、病灶 3 大小 0.5cm×0.4cm(在叶间裂后方,靠近胸膜)。肺功能示:中度通气功能障碍。心功能、肾功能正常,血 CEA 3.8ng/ml。临床诊断:双肺多发磨玻璃结节,右肺多发磨玻璃结节术后。

【消融指征】

双肺多发磨玻璃结节,右肺多发磨玻璃结节术后,不能再次耐受外科切除。

【治疗及临床随访】

1. **治疗模式**　病灶 1 活检与微波消融同步进行;病灶 2 与病灶 1 同时微波消融(与病灶 1 相距 1cm);病灶 3 微波消融。

2. **术前计划**　①病灶 1 大小 0.8cm×0.7cm,患者取俯卧位,穿刺点定位于后正中线左外 8.0cm 与第 7 肋间交点,靶皮距约 13.5cm,进针角度由外向内,拟使用 1 根微波消融天线;②病灶 2 大小 0.3cm×0.3cm,与病灶 1 相距 1cm,消融病灶 1 时适当调整角度既可对病灶 2 消融;③病灶 3 大小 0.5cm×0.4cm,在叶间裂后方靠近胸膜,患者取俯卧位,穿刺点定位于后正中线左外 4.0cm 与第 6 肋间交点,靶皮距约 10.5cm,进针角度由内向外,拟使用 1 根微波消融天线。

3. **麻醉方式**　局部麻醉。

4. **治疗过程及随访**　见图 1-1-11。

左侧磨玻璃结节(病灶 1)穿刺病理为微浸润性腺癌。临床诊断:多原发性肺癌,最高分期为ⅠA1 期。

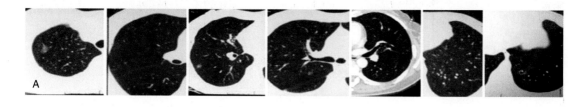

A

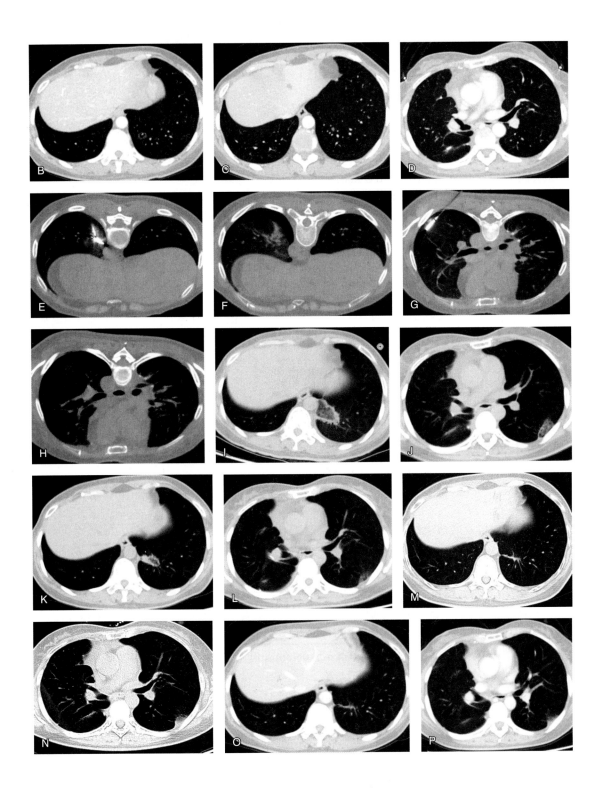

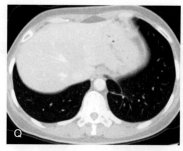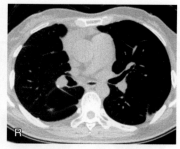

图 1-1-11　肺 GGN 微波消融治疗过程及随访

A. 胸腔镜切除前肺多发磨玻璃结节,右肺上叶 2 个、右肺中叶 2 个、右肺下叶 1 个、左肺下叶 3 个;B. 左肺下叶病灶 1 大小 0.8cm×0.7cm;C. 病灶 2 大小 0.3cm×0.3cm,与病灶 1 相距 1cm;D. 病灶 3 大小 0.5cm×0.4cm,在叶裂后方靠近胸膜;E. 患者取俯卧位,病灶 1 大小 0.8cm×0.7cm,1% 利多卡因局部麻醉,由外向内将 1 根微波天线分步插入病灶内,同时插入活检针取活检,活检后对病灶 1 进行单点消融(消融参数:50W,4min);病灶 1 完成消融后适当调整微波天线对病灶 2 进行单点消融(消融参数:50W,2min);F. 病灶 1、2 消融后即刻,有气胸发生;G. 病灶 3 大小 0.5cm×0.4cm,在叶裂后方靠近胸膜,1% 利多卡因局部麻醉,由内向外将 1 根微波天线分步插入病灶内,对病灶 3 进行单点消融(消融参数:50W,4min);H. 病灶 3 消融后即刻,有气胸发生;I. 术后 24 小时,周围 GGO 完整覆盖原病灶 1、2,呈"煎蛋征";气胸经置管引流后消失;J. 术后 24 小时,周围 GGO 完整覆盖原病灶 3,呈"煎蛋征";K. 术后 1 个月,病灶 1、2 周围渗出减少;L. 术后 1 个月,病灶 3 周围渗出减少;M 术后 4 个月,病灶 1、2 纤维化;N. 术后 4 个月,病灶 3 纤维化,周围有胸膜增厚;O. 术后 8 个月,病灶 1、2 纤维化进一步缩小;P. 术后 8 个月,病灶 3 纤维化进一步缩小,周围仍有胸膜增厚;Q. 术后 20 个月,病灶 1、2 变为纤维索条,几乎消失;R. 术后 20 个月,病灶 3 几乎消失,周围仍有胸膜增厚。疗效评估达到完全消融。

例 1-1-12

【主诉】

发现双肺多发磨玻璃结节 2 年。

【简要病史】

患者女,45 岁。2 年前查体时发现双肺多发磨玻璃结节,无咳嗽、咯血等,患者焦虑明显,服用抗焦虑药物。既往史:健康,不吸烟。本次入院胸部 CT 示:左肺上叶磨玻璃结节(病灶 1)大小 0.8cm×0.8cm,右肺上叶磨玻璃结节(病灶 2)大小 0.9cm×0.7cm(靠近胸膜),右肺上叶磨玻璃结节(病灶 3)大小 0.4cm×0.4cm。肺功能、心功能、肾功能正常,血 CEA 3.1ng/ml。临床诊断:双肺多发磨玻璃结节。

【消融指征】

双肺多发磨玻璃结节,焦虑症,拒绝外科切除手术。

【治疗及临床随访】

1. **治疗模式**　先消融病灶 1,7 天后无并发症或无不适症状再消融病灶 2、3。病灶 1 活检与微波消融同步进行；病灶 2 活检与微波消融同步进行；病灶 3 单纯微波消融。

2. **术前计划**　①病灶 1 大小 0.8cm×0.8cm，患者取仰卧位，穿刺点定位左侧锁骨中线与第 3 肋间交点，靶皮距约 11.5cm，拟使用 1 根微波消融天线；②病灶 2 大小 0.9cm×0.7cm（靠近胸膜），患者取仰卧位，穿刺点定位右腋中线与第 3 肋间交点，靶皮距约 10.5cm，进针角度由外向内，拟使用 1 根微波消融天线；③病灶 3 大小 0.4cm×0.4cm，患者取仰卧位，穿刺点定位于右锁骨中线与第 3 肋间交点内 2.0cm，靶皮距约 8.0cm，进针角度由内向外，拟使用 1 根微波消融天线。

3. **麻醉方式**　局部麻醉。

4. **治疗过程及随访**　见图 1-1-12。

穿刺病理：病灶 1 为原位腺癌、病灶 2 为微浸润性腺癌。临床诊断：多原发性肺癌，最高分期为 Ⅰ A1 期。

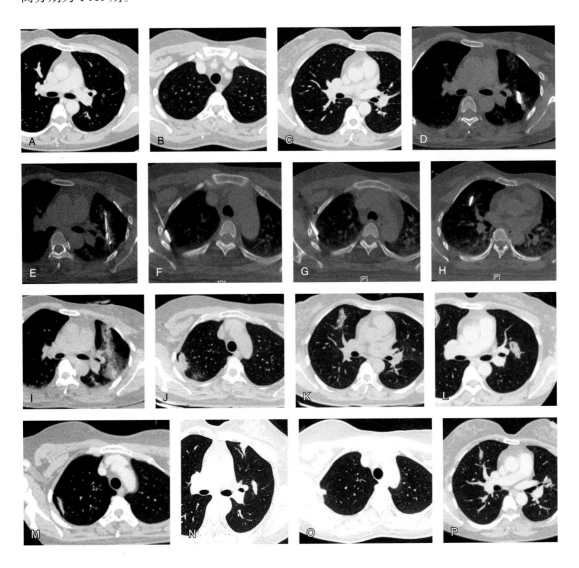

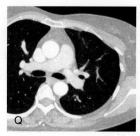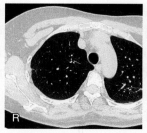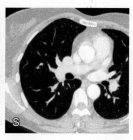

图 1-1-12 肺 GGN 微波消融治疗过程及随访

A. 左肺上叶病灶 1 大小 0.8cm×0.8cm;B. 右肺上叶病灶 2 大小 0.9cm×0.7cm,靠近胸膜;C. 右肺上叶病灶 3 大小 0.4cm×0.4cm;D. 患者取仰卧位,消融病灶 1,1% 利多卡因局部麻醉,进针角度几乎垂直,将 1 根微波天线分步插入病灶内;E. 插入活检针,对病灶 1 取活检,活检后对病灶 1 进行单点消融(消融参数:50W, 5min);F. 病灶 1 消融 7 天后消融病灶 2、3,患者取仰卧位,病灶 2 靠近胸膜,1% 利多卡因局部麻醉,将 1 根微波天线由外向内分步插入病灶 2 内;G. 插入活检针对病灶 2 取活检,活检后对病灶 2 进行单点消融(消融参数:50W,5min);H. 消融病灶 3,1% 利多卡因局部麻醉,将 1 根微波天线由内向外分步插入病灶 3 内,对病灶 3 进行单点消融(消融参数:50W,3min);I. 病灶 1 消融后 24 小时,有片状出血,渗出明显;J. 病灶 2 消融后 24 小时,周围 GGO 完整覆盖原病灶 2,呈"煎蛋征";K. 病灶 3 消融后 24 小时,周围 GGO 完整覆盖原病灶 3,呈"煎蛋征";L. 术后 1 个月,病灶 1 周围渗出减少,逐渐纤维化;M. 术后 1 个月,病灶 2 周围渗出减少,逐渐纤维化;N. 术后 6 个月,病灶 1 纤维化逐渐缩小;O. 术后 6 个月,病灶 2 纤维化,周围有胸膜增厚;P. 术后 6 个月,病灶 3 纤维化;Q. 术后 12 个月,病灶 1 变为纤维索条;R. 术后 12 个月,病灶 2 变为纤维索条,几乎消失;S. 术后 12 个月,病灶 3 变为纤维索条,几乎消失。

例 1-1-13

【主诉】

发现双肺多发磨玻璃结节 2 周。

【简要病史】

患者女,62 岁。2 周前查体发现双肺多发磨玻璃结节,无咳嗽、咳痰、痰中带血等症状。既往史:"慢性支气管炎"病史 10 年,5 年前因"椎管狭窄"行手术治疗。本次入院胸部 CT 示:右肺上叶大小 1.0cm×1.0cm 磨玻璃结节(靠近前胸壁),少许实性成分;左肺上叶大小 1.2cm×1.2cm 磨玻璃结节,有空洞。肺功能示:中度弥散功能障碍。心功能、肾功能正常,血 CEA 1.85ng/ml。临床诊断:双肺多发磨玻璃结节,疑似早期多原发性肺癌。

【消融指征】

双肺多发磨玻璃结节,疑似早期多原发性肺癌,拒绝外科切除手术及穿刺活检。

【治疗及临床随访】

1. **治疗模式** 单纯微波消融。

2. **术前计划** ①左肺上叶磨玻璃结节(病灶 1)大小 1.2cm×1.2cm,患者取仰卧位,穿刺点定位于左腋前线与第 4 肋间交点,靶皮距约 11.0cm,进针角度由外向内,拟使用 1 根微波消融天线;②右肺上叶磨玻璃结节(病灶 2)大小 1.0cm×1.0cm(靠近前胸壁),患者取仰卧位,穿刺点定位于右锁骨中线与第 3 肋间交点,靶皮距约 7.0cm,进针角度由外向内,拟使用 1 根微波消融天线。

3. **麻醉方式**　局部麻醉。

4. **治疗过程及随访**　见图 1-1-13。

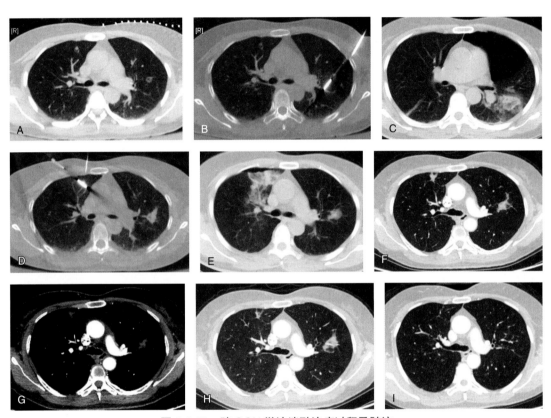

图 1-1-13　肺 GGN 微波消融治疗过程及随访

A. 左肺上叶磨玻璃结节(病灶 1)大小 1.2cm×1.2cm,右肺上叶磨玻璃结节(病灶 2)大小 1.0cm×1.0cm(靠近前胸壁);B. 病灶 1 消融:患者取仰卧位,1% 利多卡因局部麻醉,将 1 根微波天线由外向内分步插入病灶内,进行单点消融(消融参数:50W,4min);C. 病灶 1 消融后即刻,出现大量气胸,给予置管负压引流;D. 病灶 2 消融(病灶 1 消融 7 天后,气胸好转拔除引流管):患者取仰卧位,1% 利多卡因局部麻醉,将 1 根微波天线由外向内分步插入病灶内,进行单点消融(消融参数:50W,4min);E. 病灶 2 消融后 24 小时,有片状出血,渗出明显,少量气胸,周围 GGO 完整覆盖原病灶(“煎蛋征”);F. 左肺上叶病灶 1、右肺上叶病灶 2 消融后 6 个月:病灶 1 周围渗出减少,逐渐纤维化;病灶 2 周围渗出减少,逐渐纤维化;G. 左肺上叶病灶 1、右肺上叶病灶 2 消融后 6 个月,2 个病灶均无强化;H. 术后 9 个月,2 个病灶逐渐纤维化并缩小;I. 术后 18 个月,左肺上叶病灶 1、右肺上叶病灶 2 变为纤维索条,几乎消失。

例 1-1-14

【主诉】

发现双肺多发磨玻璃结节 3 年。

【简要病史】

患者女,69 岁。2 年前查体时发现双肺多发磨玻璃结节,无咳嗽、咯血等。既往史:"脑梗死"病史 8 年、"冠心病"病史 5 年,不吸烟。本次入院胸部 CT 示:左肺上叶磨玻璃结节(病灶 1)大小 2.2cm×1.7cm(有血管穿行),左肺下叶磨玻璃结节(病灶 2)大小 1.2cm×1.0cm(有部分实性成分,靠近胸膜),右肺下叶磨玻璃结节(病灶 3)大小 1.4cm×0.8cm(有血管穿行)。颅脑 MRI 示:多发陈旧缺血灶。肺功能、心功能、肾功能正常,血 CEA 3.1ng/ml。临床诊断:双肺多发磨玻璃结节。

【消融指征】

双肺多发磨玻璃结节,疑似多原发性肺癌,不能耐受外科切除。

【治疗及临床随访】

1. **治疗模式**　病灶 1、2 活检与微波消融同步进行,病灶 3 择期活检与微波消融同步进行。

2. **术前计划**　①病灶 1 大小 2.2cm×1.7cm,患者取俯卧位,穿刺点定位于后正中线与左侧第 4 肋间交点,靶皮距约 11.5cm,进针角度由内向外,拟使用 1 根微波消融天线;②病灶 2 大小 1.2cm×1.0cm(靠近胸膜),患者取俯卧位,穿刺点定位后正中线与左侧第 5 肋间交点,靶皮距约 8.5cm,进针角度由内向外,拟使用 1 根微波消融天线;③病灶 3 消融(在病灶 1、2 消融后约 18 个月):病灶 3 大小 1.4cm×0.8cm,患者取俯卧位,穿刺点定位于右后肩胛骨线与第 7 肋间交点,靶皮距约 9.5cm,进针角度由外向内,仍用局部麻醉,拟使用 1 根微波消融天线。

3. **麻醉方式**　局部麻醉。

4. **治疗过程及随访**　见图 1-1-14。

穿刺病理:病灶 1 病理为浸润性腺癌;病灶 2 病理为浸润性腺癌;病灶 3 病理为微浸润性腺癌。临床诊断:早期多原发性肺癌,最高分期为 I A3 期(cT1cN0M0)。

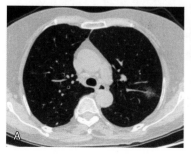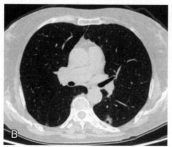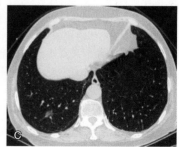

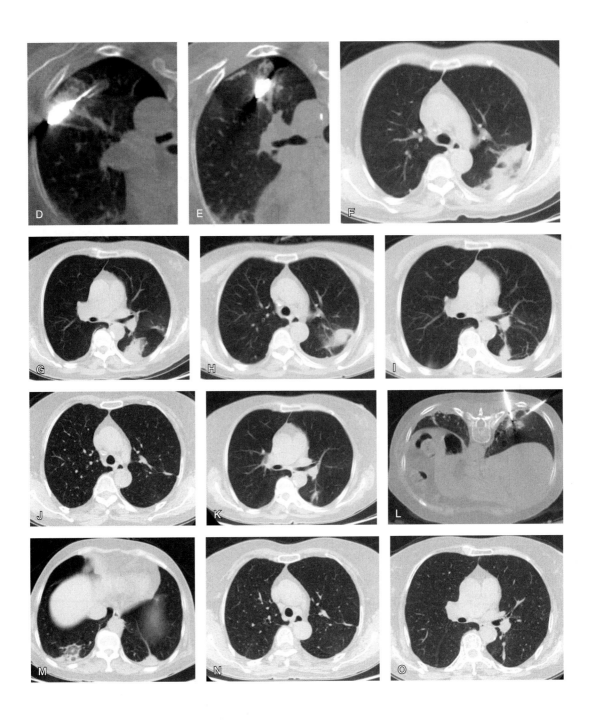

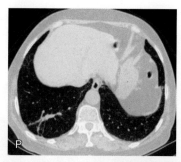

图 1-1-14　肺 GGN 微波消融治疗过程及随访

A. 左肺上叶磨玻璃结节(病灶 1)大小 2.2cm×1.7cm;B. 左肺下叶磨玻璃结节(病灶 2)靠近胸膜,大小 1.0cm×1.2cm;C. 右肺下叶磨玻璃结节(病灶 3)大小 1.4cm×0.8cm;D. 病灶 1 消融:患者取俯卧位,1% 利多卡因局部麻醉,由外向内将 1 根微波天线分步插入病灶内,同时插入活检针取活检,活检后进行单点消融(消融参数:50W,5min);E. 病灶 2 消融:1% 利多卡因局部麻醉,由外向内将 1 根微波天线分步插入病灶内,同时插入活检针取活检,活检后对进行单点消融(消融参数:50W,5min);F. 病灶 1 消融后 24 小时,渗出明显,有片状出血,周围 GGO 完整覆盖原病灶 1;G. 病灶 2 消融后 24 小时,渗出明显,周围 GGO 完整覆盖原病灶 2 呈"煎蛋征";H. 病灶 1 消融后 2 个月,病灶渗出明显减轻,并纤维化;I. 病灶 2 消融后 2 个月,病灶渗出明显减轻,并纤维化;J. 病灶 1 消融后 12 个月,病灶纤维化呈索条样;K. 病灶 2 消融后 12 个月,病灶纤维化并逐渐缩小;L. 病灶 3 消融:患者取俯卧位,1% 利多卡因局部麻醉,由外向内将 1 根微波天线分步插入病灶内,同时插入活检针取活检,活检后进行单点消融(消融参数:50W,5min);M. 病灶 3 消融后 24 小时,渗出明显,病灶周围 GGO 完整覆盖原病灶 3 呈"煎蛋征";N. 病灶 1 术后 24 个月,进一步缩小成纤维索条;O. 病灶 2 术后 24 个月,进一步缩小成纤维索条;P. 病灶 3 术后 6 个月,病灶纤维化并逐渐缩小。

例 1-1-15

【主诉】

发现左肺磨玻璃结节 3 年。

【简要病史】

患者男,88 岁。3 年前查体发现左肺下叶磨玻璃结节,定期复查胸部 CT 示较前体积增大、密度增高,早期肺癌不能排除,偶有咳嗽、活动后喘憋,无咳痰、痰中带血。既往史:"高血压病、冠心病"病史 30 余年,"心肌梗死"病史 24 年,"前列腺肥大手术"病史 22 年,"心房纤颤、慢性支气管炎"病史 20 余年,"下肢静脉血栓"病史 1 周。本次入院胸部 CT 示:左肺下叶背段大小 2.9cm×1.8cm 磨玻璃结节。肺功能示重度弥散功能障碍。心功能、肾功能正常,血 CEA 5.50ng/ml。临床诊断:左肺下叶磨玻璃结节,疑似早期肺癌。

【消融指征】

合并多种慢性疾病,肺功能差,无法耐受外科手术。

【治疗及临床随访】

1. **治疗模式**　活检与微波消融同步进行。

2. **术前计划**　左肺下叶背段大小 2.9cm×1.8cm 磨玻璃结节,边界欠清,内见直径约 0.8cm 局灶性无纹理灶,邻近斜裂胸膜受牵拉。患者取右斜侧卧位,穿刺点 1 定位于左侧腋中线与第 3 肋间交点,穿刺点 2 定位于穿刺点 1 左上方 0.5cm,拟使用 2 根微波消融天线。

3. **麻醉方式**　局部麻醉。

4. **治疗过程及随访**　见图 1-1-15。

穿刺病理为原位腺癌,临床分期:0 期(cTisN0M0)。

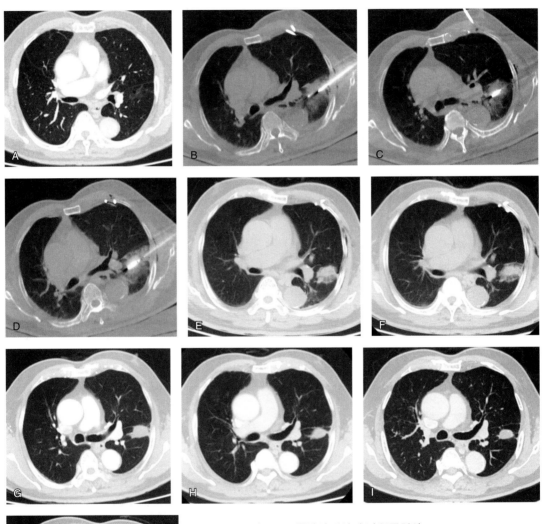

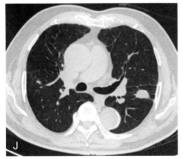

图 1-1-15　肺 GGN 微波消融治疗过程及随访

A. 消融前左肺下叶背段磨玻璃结节,大小 2.9cm×1.8cm;B~D. 患者取右斜侧卧位,1% 利多卡因局部麻醉后,在 CT 引导下将 2 根微波消融天线分步穿刺入病灶内,同时将活检针插入病灶取活检,活检后进行多点消融(消融参数:第 1 点,60W,7.5min;第 2 点,60W,3min);E. 术后 24 小时病灶渗出明显,周围 GGO 完整覆盖原病灶;F. 术后 2 天病灶渗出较前减少;G~J. 术后 1 个月、4 个月、10 个月、14 个月病灶逐步缩小。疗效评估达到完全消融。

例 1-1-16

【主诉】

宫颈癌术后 4 年余,发现右肺上叶磨玻璃结节 1 年余。

【简要病史】

患者女,57 岁。4 年前诊断为宫颈癌并行手术切除,术后行放化疗,1 年前发现右肺上叶磨玻璃结节,后定期复查胸部 CT 示右肺上叶磨玻璃结节较前略饱满、密实,无咳嗽、咳痰、痰中带血等症状。既往史:健康。本次入院胸部 CT 示:右肺上叶尖段一类圆形磨玻璃结节,较前略饱满、密度增高,大小 1.0cm×0.8cm。肺功能、心功能、肾功能正常,血 CEA 1.68ng/ml。临床诊断:右肺上叶磨玻璃结节,疑似早期肺癌。

【消融指征】

既往手术史,患者及家属拒绝再次行外科手术。

【治疗及临床随访】

1. **治疗模式**　活检与微波消融同步进行。
2. **术前计划**　右肺上叶尖段大小 1.0cm×0.8cm 磨玻璃结节,患者取俯卧位,穿刺点后正中线与右侧第 4 肋间交点,靶皮距 9.7cm,拟使用 1 根微波消融天线。
3. **麻醉方式**　局部麻醉。
4. **治疗过程及随访**　见图 1-1-16。

穿刺病理为肺原发浸润性腺癌,临床分期: Ⅰ A1 期(cT1aN0M0)。

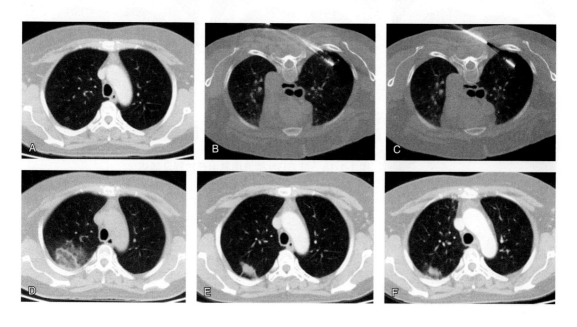

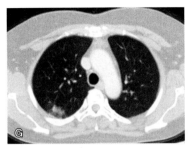
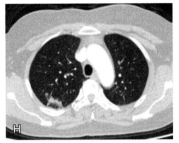
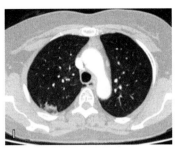
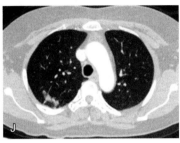

图 1-1-16　肺 GGN 微波消融治疗过程及随访

A. 消融前右肺上叶尖段磨玻璃结节,大小 1.0cm×0.8cm;B、C. 患者取俯卧位,1% 利多卡因局部麻醉后,在 CT 引导下将 1 根微波消融天线分步穿刺入病灶内,同时将活检针插入病灶取活检,活检后进行单点消融(消融参数:60W,4.5min);D. 术后 24 小时,病灶渗出明显,周围 GGO 完整覆盖原病灶;E. 术后 3 个月病灶周围渗出较前减少;F~J. 术后 5 个月、8 个月、12 个月、16 个月、20 个月病灶较前缩小并趋于稳定。疗效评估达到完全消融。

例 1-1-17

【主诉】

查体发现双肺多发磨玻璃结节 3 个月。

【简要病史】

患者女,61 岁。3 个月前查体发现双肺多发磨玻璃结节,考虑低度恶性肺癌及不典型腺瘤样增生,无咳嗽、咳痰、痰中带血等症状。既往史:30 年前“结核”病史。本次入院胸部 CT 示:双肺多发磨玻璃结节,大者位于右肺下叶,共 2 处,大小分别为 1.6cm×1.0cm(病灶 1)及 1.4cm×1.2cm(病灶 2)。肺功能、心功能、肾功能正常。临床诊断:双肺多发磨玻璃结节,疑似低度恶性肺癌。

【消融指征】

双肺多发磨玻璃结节,拒绝外科手术。

【治疗及临床随访】

1. **治疗模式**　活检与微波消融同步进行。
2. **术前计划**　消融前右肺下叶 2 处磨玻璃结节大小分别为 1.6cm×1.0cm(病灶 1)及 1.4cm×1.2cm(病灶 2),患者取俯卧位,穿刺点 1(病灶 1)定位于正中线右侧旁开 4.0cm 与第 4 肋间交点,靶皮距 6.0cm;穿刺点 2(病灶 1)定位于穿刺点 1 下方 1.0cm,靶皮距 12.0cm,拟使用 2 根微波消融天线。
3. **麻醉方式**　局部麻醉。
4. **治疗过程及随访**　见图 1-1-17。

穿刺病理为原位腺癌,临床分期:0 期(cTisN0M0)。

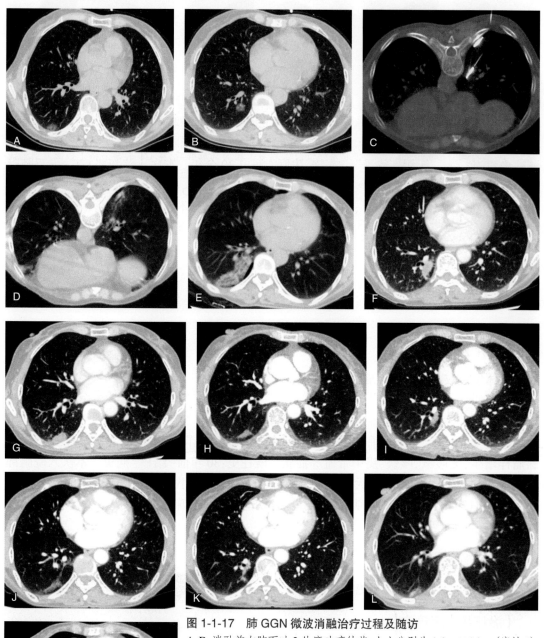

图 1-1-17　肺 GGN 微波消融治疗过程及随访

A、B. 消融前右肺下叶 2 处磨玻璃结节,大小分别为 1.6cm×1.0cm(病灶 1)、1.4cm×1.2cm(病灶 2);C. 患者取俯卧位,1% 利多卡因局部麻醉,在 CT 引导下分别将 1 根微波消融天线分步穿刺入 2 个病灶内,同时将活检针插入病灶 1 取活检,活检后进行多点消融(消融参数:病灶 1,40W,7min;病灶 2,45W,5min);D. 术后即刻病灶渗出,无气胸;E. 术后 24 小时病灶渗出明显,周围 GGO 完整覆盖原病灶,呈"煎蛋征",少量气胸;F、G. 术后 1 个月病灶渗出较前减少;H、I. 术后 5 个月病灶较前缩小;J、K. 术后 9 个月病灶较前略缩小;L、M. 术后 13 个月病灶稳定,呈现为纤维条索。疗效评估达到完全消融。

例 1-1-18

【主诉】

发现双肺多发磨玻璃结节 1 年余。

【简要病史】

患者女,54 岁。1 年前查体发现双肺多发磨玻璃结节,无咳嗽、咳痰、痰中带血等症状。既往史:1 年前行"胆囊切除术","头痛、失眠"病史 30 余年。本次入院胸部 CT 示:双肺野内多发大小不等结节灶,部分密度较大,位于右肺上叶后段、左肺下叶的结节呈磨玻璃状,较大者最大径 1.0cm,部分内见血管穿行。肺功能、心功能、肾功能正常,血 CEA 1.22ng/ml。临床诊断:双肺多发磨玻璃结节。

【消融指征】

双肺多发磨玻璃结节,拒绝外科手术。

【治疗及临床随访】

1. **治疗模式** 消融的磨玻璃结节病灶 3 个,均位于左肺下叶,病灶 1 活检与微波消融同步进行,病灶 2(近胸膜下,靠近背侧)、病灶 3(近胸膜下,靠近胸侧)单纯消融。

2. **术前计划** 病灶 1 大小 1.0cm×0.7cm,病灶 2 大小 0.7cm×0.4cm,病灶 3 大小 1.0cm×0.7cm。患者取俯卧位,第 1 点(病灶 1)定位于后正中线左侧旁开 6.0cm 与第 8 肋间交点,靶皮距 7.9cm,第 2 点(病灶 2、3)定位于第 1 点外下方 1.5cm,靶皮距 9.9cm,拟使用 2 根微波消融天线,病灶 2、病灶 3 共用 1 根消融天线(术中调整天线方向及深度)。

3. **麻醉方式** 局部麻醉。

4. **治疗过程及随访** 见图 1-1-18。

病灶 1 穿刺病理为原位腺癌。临床诊断:早期多原发性肺癌,0 期(cTisN0M0)。

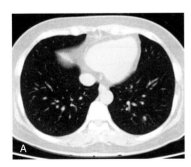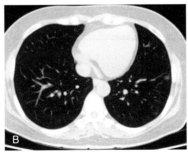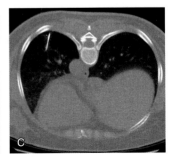

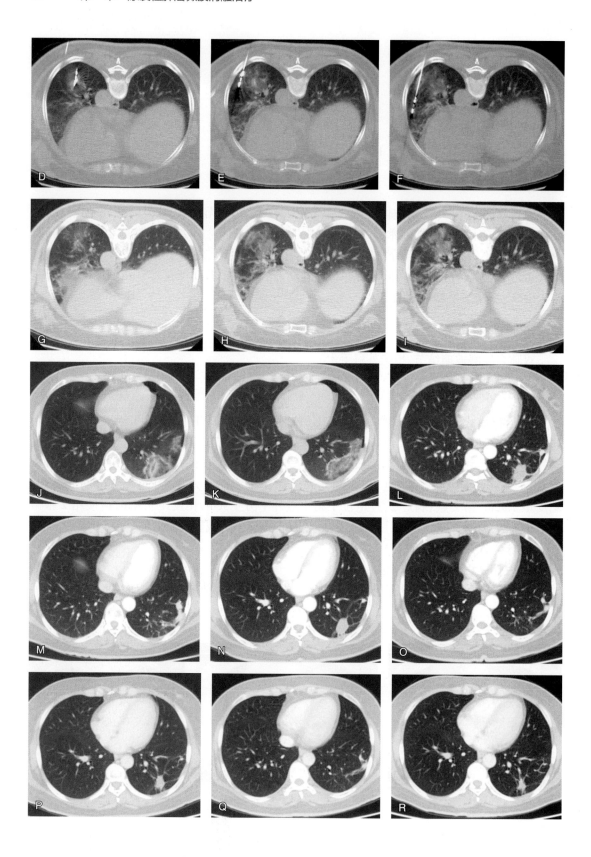

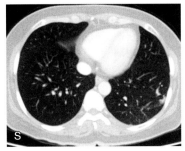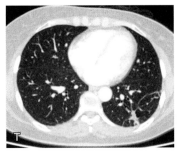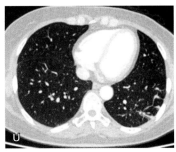

图 1-1-18　肺 GGN 微波消融治疗过程及随访

A. 左肺下叶磨玻璃结节(病灶 1)大小 1.0cm×0.7cm；B. 左肺下叶磨玻璃结节(病灶 2)大小 0.7cm× 0.4cm，左肺下叶磨玻璃结节(病灶 3)大小 1.0cm×0.7cm；C~F. 患者取俯卧位，1% 利多卡因局部麻醉，由 内向外分别将 1 根微波天线分步插入病灶 1、2 内，同时将活检针插入病灶 1 取活检，活检后对病灶 1~3 进行多点消融(消融参数：60W，6.5min；60W，5min)；G~I. 术后即刻病灶 1~3 渗出，可见肺内少量出血； J、K. 消融后 24 小时，病灶 1~3 渗出明显，周围 GGO 完整覆盖原病灶；L、M. 术后 2 个月，病灶 1~3 较前缩小； N、O. 术后 5 个月，病灶 1~3 进一步缩小；P、Q. 消融术后 8 个月，病灶 1~3 逐渐缩小；R、S. 消融后 12 个月， 病灶 1~3 继续缩小；T、U. 消融后 27 个月，病灶 1~3 纤维化并逐渐缩小。

例 1-1-19

【主诉】

间断咳嗽、恶心 2 个月，发现双肺多发磨玻璃结节半个月。

【简要病史】

患者女，66 岁。2 个月前出现间断咳嗽，伴恶心，半个月前于门诊检查行胸部 CT 发现 双肺多发磨玻璃结节。既往史："糖尿病"病史 20 年，"胆囊炎"病史 5 年。本次入院胸部 CT 示：右肺中叶(大小 1.4cm×1.3cm)、右肺尖(大小 1.0cm×0.7cm)较大磨玻璃结节，考虑 肺癌可能性大，较前未见明显变化，建议病理学检查；余双肺多发磨玻璃结节灶(较大者位于 左肺下叶 0.8cm×0.8cm)，较前变化不显著，建议密切随访。肺功能、心功能、肾功能正常，血 CEA 5ng/ml。临床诊断：双肺多发磨玻璃结节。

【消融指征】

双肺多发磨玻璃结节，疑似多原发性肺癌，不能耐受外科切除手术。

【治疗及临床随访】

1. **治疗模式**　先对右肺中叶磨玻璃结节(大小 1.4cm×1.3cm，病灶 1)同步进行活检与 微波消融，1 个月后再对右肺尖磨玻璃结节(大小 1.0cm×0.7cm，病灶 2)进行单纯消融，8 个 月后再对左肺下叶磨玻璃结节(大小 0.8cm×0.8cm，病灶 3)进行单纯消融。

2. **术前计划**　①病灶 1：患者取仰卧位，穿刺点定位前正中线右侧旁开 4.0cm 与第 2 肋间交点，靶皮距 10.5cm，进针角度由外向内，拟使用 1 根微波消融天线；②病灶 2：患者取俯卧位,穿刺点定位于后正中线右侧旁开约 3.0cm 与第 2 后肋间交点,靶皮距约 9.0cm,进针角度由内向外,近乎垂直,拟使用 1 根微波消融天线;③病灶 3:患者取右侧卧位,穿刺点定位于左侧腋前线与左侧第 6 肋间交点,靶皮距约 7.0cm,进针角度近乎水平,拟使用 1 根微波消融天线。

3. **麻醉方式**　局部麻醉。

4. **治疗过程及随访**　见图 1-1-19。

病灶 1 穿刺病理为浸润性腺癌。临床诊断:早期多原发性肺癌,最高分期为 ⅠA2 期。

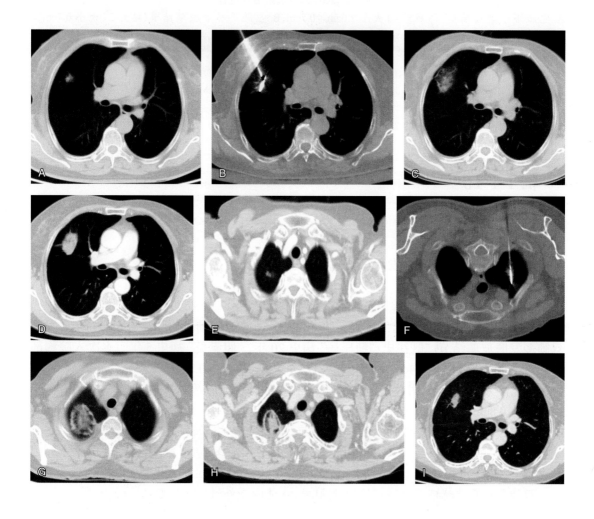

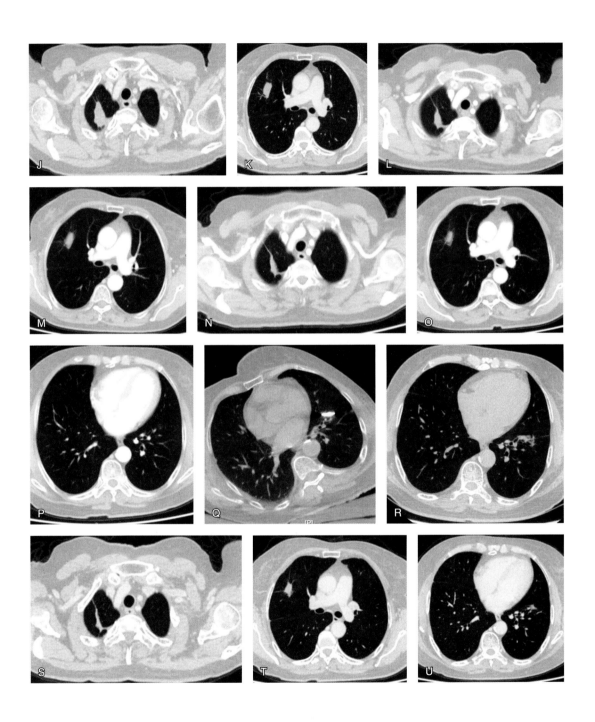

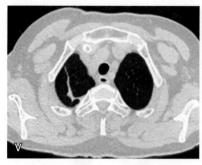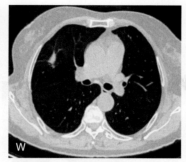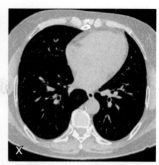

图 1-1-19 肺 GGN 微波消融治疗过程及随访

A. 右肺中叶磨玻璃结节(病灶 1)大小 1.4cm×1.3cm;B. 病灶 1 消融:患者取仰卧位,1% 利多卡因局部麻醉,由外向内将 1 根微波天线分步插入病灶内,同时插入活检针取活检,活检后进行单点消融(消融参数:60W,6min);C. 消融后 24 小时,病灶 1 渗出明显,周围 GGO 完整覆盖原病灶;D. 病灶 1 消融后 1 个月,病灶渗出明显减轻;E. 右肺尖磨玻璃结节(病灶 2)大小 1.0cm×0.7cm;F. 病灶 2 消融:患者取俯卧位,1% 利多卡因局部麻醉,将 1 根微波天线分步插入病灶内,进行单点消融(消融参数:60W,5min);G. 消融后 24 小时,病灶 2 渗出明显,周围 GGO 完整覆盖原病灶,呈"蛋壳征";H. 病灶 1 消融术后 2 个月缩小;I. 病灶 2 消融术后 1 个月缩小;J. 病灶 1 消融术后 4 个月缩小;K. 病灶 2 消融术后 3 个月缩小;L. 病灶 1 消融术后 6 个月缩小;M. 病灶 2 消融术后 5 个月缩小;N. 病灶 1 消融术后 9 个月缩小;O. 病灶 2 消融术后 8 个月缩小;P. 左肺下叶磨玻璃结节(病灶 3)大小 0.8cm×0.8cm;Q. 病灶 3 消融:患者取右侧 45° 卧位,1% 利多卡因局部麻醉,由外向内将 1 根微波天线分步插入病灶内,进行单点消融(消融参数:60W,3min);R. 消融后 24 小时,病灶 3 渗出明显,周围 GGO 完整覆盖原病灶;S. 病灶 1 消融术后 11 个月缩小;T. 病灶 2 消融术后 10 个月缩小;U. 病灶 3 消融术后 2 个月缩小;V. 病灶 1 消融术后 19 个月缩小;W. 病灶 2 消融术后 18 个月缩小;X. 病灶 3 消融术后 10 个月纤维化并缩小。

例 1-1-20

【主诉】

查体发现左肺上叶磨玻璃结节 16 天。

【简要病史】

患者女,72 岁。16 天前查体发现左肺上叶磨玻璃结节,无咳嗽、咳痰、痰中带血等症状。既往史:"高血压""冠心病"病史 20 年余,"糖尿病"病史 10 余年,无吸烟史。本次入院胸部 CT 示:左肺上叶前段混合磨玻璃结节,肺癌可能性大,大小 1.4cm×1.3cm。肺功能、心功能、肾功能正常,血 CEA 3.28ng/ml。临床诊断:左肺上叶混合磨玻璃结节。

【消融指征】

左肺上叶混合磨玻璃结节,疑似早期肺癌,不愿接受外科切除手术。

【治疗及临床随访】

1. **治疗模式** 活检与微波消融同步进行。

2. **术前计划**　左肺上叶前段混合磨玻璃结节大小 1.4cm×1.3cm，患者取仰卧位，穿刺点定位前正中线右侧旁开 3.0cm 与第 2 肋间交点，进针角度由内向外，拟使用 1 根微波消融天线。

3. **麻醉方式**　局部麻醉。

4. **治疗过程及随访**　见图 1-1-20。

穿刺病理为浸润性腺癌。临床诊断：Ⅰ A2 期（cT1bN0M0）。

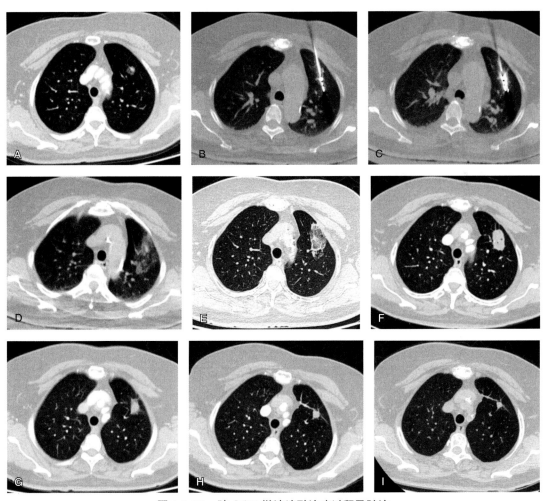

图 1-1-20　肺 GGN 微波消融治疗过程及随访

A. 消融前左肺上叶前段混合磨玻璃结节，大小 1.4cm×1.3cm；B、C. 患者取仰卧位，1% 利多卡因局部麻醉后，将 1 根微波消融天线分步穿刺入病灶内，同时插入活检针取活检，活检后进行单点消融（消融参数：65W，6min）；D. 消融后即刻，有少量出血，周围 GGO 完整覆盖原病灶；E. 术后 24 小时，周围 GGO 完整覆盖原病灶，呈"蛋壳征"；F. 消融术后 1 个月，病灶缩小；G. 消融后 3 个月，病灶纤维化；H. 术后 6 个月，病灶进一步缩小；I. 术后 12 个月，病灶进一步缩小，局部达到完全消融。

例 1-1-21

【主诉】

胸闷 20 余天, 发现右肺上叶磨玻璃结节 1 周。

【简要病史】

患者女, 65 岁。20 天前出现胸闷, 1 周前行胸部 CT 发现右肺上叶磨玻璃结节, 无咳嗽、咳痰、痰中带血。既往史:"高血压病"病史 30 年、"冠心病"病史 1 年, 无吸烟史。本次入院胸部 CT 示: 右肺尖段磨玻璃密度影, 边界尚清, 大小 1.0cm×1.3cm, 内见血管走行。肺功能、心功能、肾功能正常, 血 CEA 2.62ng/ml。临床诊断: 右肺上叶尖段磨玻璃结节。

【消融指征】

右肺上叶尖段磨玻璃结节, 疑似早期肺癌, 不接受外科切除手术。

【治疗及临床随访】

1. **治疗模式**　活检与微波消融同步进行。
2. **术前计划**　右肺上叶尖段磨玻璃结节大小 1.0cm×1.3cm, 患者取俯卧位, 穿刺点定位于后正中线右侧旁开 1.0cm 与第 1 肋间交点, 靶皮距 8.9cm, 进针角度由内向外, 拟使用 1 根微波消融天线。
3. **麻醉方式**　局部麻醉。
4. **治疗过程及随访**　见图 1-1-21。

穿刺病理为原位腺癌。最后诊断: 原发性肺腺癌(0 期, cTisN0M0)。

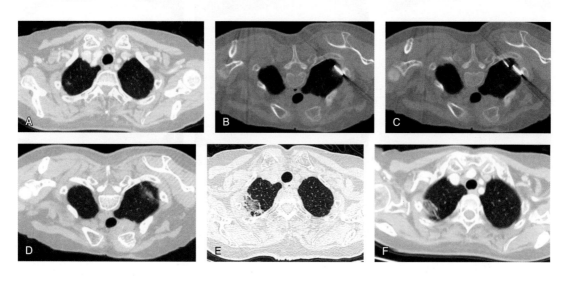

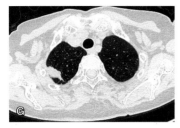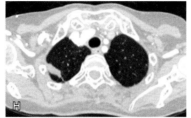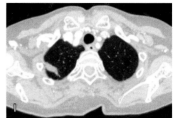

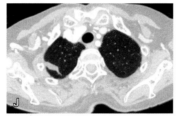

图 1-1-21 肺 GGN 微波消融治疗过程及随访

A. 右肺上叶尖段磨玻璃结节大小 1.0cm×1.3cm；B、C. 患者取俯卧位，1% 利多卡因局部麻醉，将 1 根微波天线分步插入病灶内，同时沿微波天线插入活检针取活检，活检后进行单点消融（消融参数：50W，6min）；D. 术后即刻，周围 GGO 完整覆盖原病灶，有少量出血；E. 术后 24 小时，周围 GGO 完整覆盖原病灶；F. 消融后 1 个月，病灶较前缩小；G. 消融术后 3 个月，病灶纤维化并进一步缩小；H~J. 消融术后 6 个月、9 个月、12 个月，病灶进一步缩小为纤维瘢痕。疗效评估达到完全消融。

例 1-1-22

【主诉】

查体发现右肺磨玻璃结节 1 年余。

【简要病史】

患者女，62 岁。1 年前查体发现右肺磨玻璃结节，无咳嗽、咳痰、痰中带血。既往史：健康。本次入院胸部 CT 示：右肺上叶前段不规则片状磨玻璃灶，呈分叶状，大小 2.2cm×2.9cm，其内见小片状高密度影。肺功能、心功能、肾功能正常，血 CEA 2.02ng/ml。临床诊断：右肺上叶磨玻璃结节。

【消融指征】

右肺上叶磨玻璃结节，疑似早期肺癌，拒绝外科切除手术。

【治疗及临床随访】

1. **治疗模式** 活检与微波消融同步进行。

2. **术前计划** 右肺上叶前段磨玻璃结节大小 2.2cm×2.9cm，患者取仰卧位，穿刺点 1 定位于右侧腋前线与第 7 肋间交点，靶皮距 8.8cm，穿刺点 2 定位于穿刺点 1 外侧 1.0cm，靶皮距 8.8cm，拟使用 2 根微波消融天线。

3. **麻醉方式** 局部麻醉。

4. **治疗过程及随访** 见图 1-1-22。

穿刺病理为浸润性腺癌。临床诊断:原发性肺癌(ⅠA3 期,cT1cN0M0)。

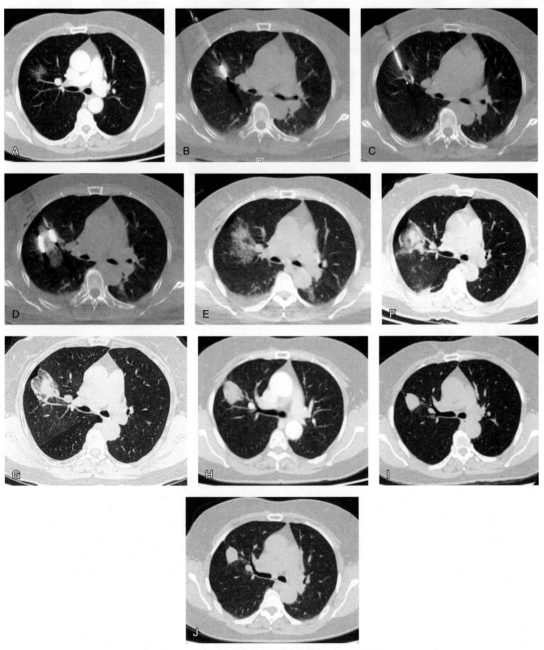

图 1-1-22 肺 GGN 微波消融治疗过程及随访

A. 右肺上叶前段磨玻璃结节大小 2.2cm×2.9cm;B~D. 患者取仰卧位,1% 利多卡因局部麻醉,将 2 根微波天线分步插入病灶内,同时沿微波天线插入活检针取活检,活检后进行多点消融(消融参数:第 1 点,65W,5min;第 2 点,65W,5min);E. 术后即刻,周围 GGO 完整覆盖原病灶,有少量出血;F. 术后 24 小时,周围 GGO 完整覆盖原病灶;G. 消融后 4 天,病灶较前缩小;H. 消融后 1 个月,病灶进一步缩小;I. 消融术后 6 个月,病灶进一步缩小为纤维瘢痕;J. 术后 12 个月,病灶较前略缩小。疗效评估达到完全消融。

例 1-1-23

【主诉】

劳累后胸闷憋喘 3 年余,发现左肺磨玻璃结节 1 个月。

【简要病史】

患者男,47 岁。3 年前出现劳累后胸闷、憋喘,1 个月前行胸部 CT 发现左肺磨玻璃结节,偶有咳嗽、咳痰,无痰中带血。既往史:"高脂血症"病史 1 个月。本次入院胸部 CT 示:左肺上叶前段不规则磨玻璃结节,大小 1.7cm×1.3cm,周围可见血管穿行。肺功能、心功能、肾功能正常,血 CEA 3.43ng/ml。临床诊断:左肺上叶磨玻璃结节。

【消融指征】

左肺上叶磨玻璃结节,疑似早期肺癌,拒绝外科切除手术。

【治疗及临床随访】

1. **治疗模式**　活检与微波消融同步进行。
2. **术前计划**　左肺上叶前段磨玻璃结节大小 1.7cm×1.3cm,患者取仰卧位,穿刺点定位于左锁骨中线与第 4 前肋间交点,靶皮距 9.0cm,拟使用 1 根微波消融天线。
3. **麻醉方式**　局部麻醉。
4. **治疗过程及随访**　见图 1-1-23。

穿刺病理为浸润性腺癌。临床诊断:原发性肺癌(ⅠA2 期,cT1bN0M0)。

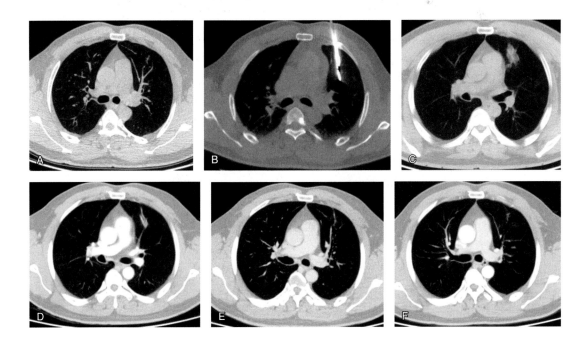

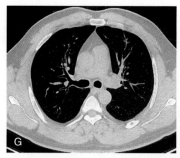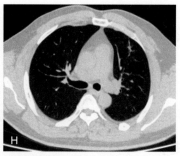

图 1-1-23　肺 GGN 微波消融治疗过程及随访

A. 左肺上叶前段磨玻璃结节大小 1.7cm×1.3cm；B. 患者取仰卧位，1% 利多卡因局部麻醉，将 1 根微波天线分步插入病灶内，同时沿微波天线插入活检针取活检，活检后进行单点消融（消融参数：60W，4min）；C. 术后 24 小时，周围 GGO 完整覆盖原病灶；D. 消融后 1 个月，病灶较前缩小；E~H. 消融后 3 个月、8 个月、13 个月、16 个月，病灶纤维化并稳定。疗效评估达到完全消融。

例 1-1-24

【主诉】

发现右肺磨玻璃结节 5 个月。

【简要病史】

患者男，77 岁。5 个月前查体行胸部 CT 发现右肺磨玻璃结节，无咳嗽、咳痰、痰中带血。既往史："冠心病"病史 10 年，"前壁心肌梗死"病史 4 年，"颈椎病"病史 7 年，"高血压病"病史 1 年余。本次入院胸部 CT 示：右肺中叶内侧段磨玻璃样结节影，最大径 1.3cm，较前略增大、略密实，其内可见轻度扩张的小支气管影，边缘见浅分叶、毛刺，肺门处血管纠集。肺功能示中重度阻塞性通气功能障碍。心脏彩超示陈旧性左室前间壁及下壁心肌梗死。肾功能正常，血 CEA 4.17ng/ml。临床诊断：右肺中叶磨玻璃结节。

【消融指征】

右肺中叶磨玻璃结节，疑似早期肺癌，无法耐受外科手术。

【治疗及临床随访】

1. **治疗模式**　活检与微波消融同步进行。
2. **术前计划**　右肺中叶内侧段磨玻璃结节大小 1.3cm×1.3cm，患者取仰卧位，穿刺点定位于右侧锁骨中线与第 4 肋间交点，靶皮距 7.2cm，拟使用 1 根微波消融天线。
3. **麻醉方式**　局部麻醉。
4. **治疗过程及随访**　见图 1-1-24。

穿刺病理为原位腺癌。临床诊断：原发性肺癌（0 期，cTisN0M0）。

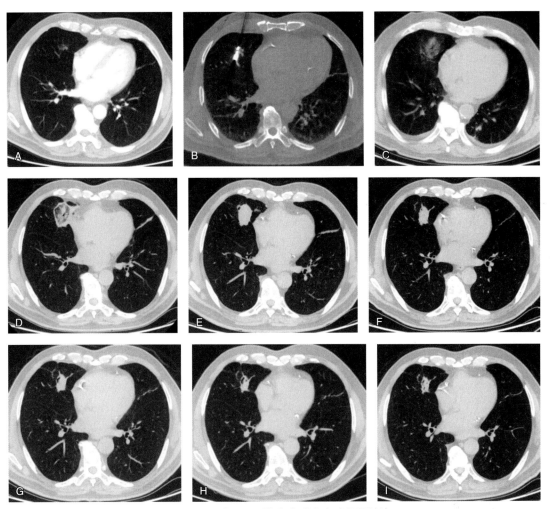

图 1-1-24　肺 GGN 微波消融治疗过程及随访

A. 右肺中叶内侧段磨玻璃结节大小 1.3cm×1.3cm；B. 患者取仰卧位，1% 利多卡因局部麻醉，将 1 根微波天线分步插入病灶内，同时沿微波天线插入活检针取活检，活检后进行单点消融（消融参数：60W，8min）；C. 术后 24 小时，周围 GGO 完整覆盖原病灶；D. 消融后 1 个月，病灶渗出减少；E. 消融后 4 个月，病灶较前缩小；F~I. 消融术后 8 个月、13 个月、17 个月、21 个月，病灶逐步减小为纤维瘢痕。疗效评估达到完全消融。

例 1-1-25

【主诉】

查体发现左肺上叶磨玻璃结节 5 年，右肺下叶腺癌术后 7 个月。

【简要病史】

患者女，68 岁。5 年前查体发现左肺上叶磨玻璃结节，4 年前复查稳定，同时发现右肺下叶后基底段结节。7 个月前复查示右肺下叶后基底段结节增大，其他结节无明显变化。后行胸腔镜右肺下叶楔形切除术,术后病理:右肺下叶浸润性腺癌,侵犯胸膜,体积 1.8cm×1cm×1.2cm,其中贴壁为主型腺癌 70%,腺泡型腺癌 20%,乳头状腺癌 10%,区域淋巴结 0/3。既往史:"甲状腺功能减退"病史 1 年,"冠心病"病史 6 年,"脑梗死"病史 10 年。本次入院胸部 CT 示左肺上叶磨玻璃结节,最大径 1.0cm,较前略增大密实。肺功能、心功能、肾功能正常,血 CEA 2.45ng/ml。临床诊断:左肺上叶磨玻璃结节,右肺下叶腺癌术后(IB 期,pT2aN0M0)。

【消融指征】

左肺上叶磨玻璃结节,疑似早期肺癌,既往肺部恶性肿瘤手术史,无法耐受进一步外科切除手术。

【治疗及临床随访】

1. **治疗模式** 根治性消融。

2. **术前计划** 左肺上叶磨玻璃结节大小 1.0cm×1.0cm,患者取仰卧位,左背部稍垫高,穿刺点定位于左侧锁骨中线与腋前线之间与第 4 肋间交点,靶皮距 12.0cm,拟用 1 根消融天线。

3. **麻醉方式** 局部麻醉。

4. **治疗过程及随访** 见图 1-1-25。

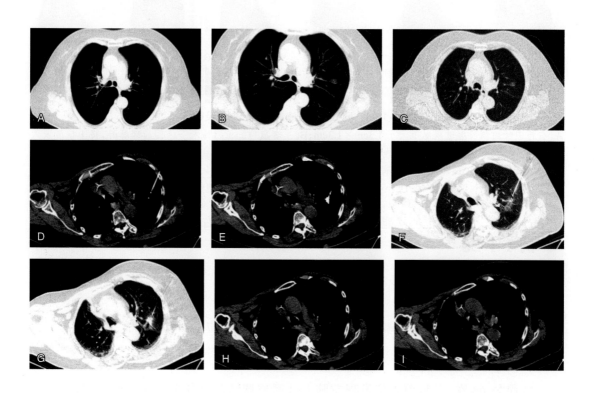

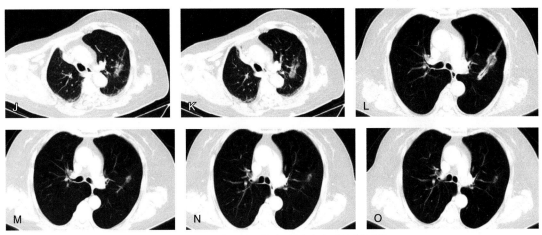

图 1-1-25　肺 GGN 微波消融治疗过程及随访

A. 消融前 4 个月,左肺上叶磨玻璃结节大小 0.8cm×0.8cm;B. 消融前 2 个月,左肺上叶磨玻璃结节有小血管穿行;C. 消融前 9 天,左肺上叶磨玻璃结节大小 1.0cm×1.0cm;D~G. 消融术中,患者取仰卧位,左侧背部稍垫高,1% 利多卡因局部麻醉,CT 引导下将 1 根微波消融天线分步插入病灶内,行单点消融(消融参数:65W,3min);H~K. 消融术后即刻,周围 GGO 完整覆盖原病灶;L. 消融术后 3 天见病灶周围渗出局限,边界清晰;M~O. 消融术后 4 个月、9 个月、13 个月病灶逐步缩小,最终呈纤维条索样。疗效评估达到完全消融。

例 1-1-26

【主诉】

发现双肺多发磨玻璃结节 4 个月,右上肺腺癌术后 3 个月。

【简要病史】

患者男,67 岁。4 个月前因"体检发现双肺多发磨玻璃结节 20 天"就诊,无咳嗽、咳痰、咯血、气促,无胸闷、胸痛等不适,在 CT 引导下行右肺及左肺磨玻璃结节穿刺活检,病理示:右肺腺癌,左肺原位腺癌。3 个月前行"经胸腔镜右上肺癌根治术",拒绝左肺磨玻璃结节外科手术切除。既往史:健康,无吸烟史。胸部 CT 平扫:左肺上叶混合磨玻璃结节,大小 1.4cm×1.3cm。肺功能、心功能、肝肾功能正常。临床诊断:右上肺腺癌切除术后,左肺上叶原位腺癌。

【消融指征】

左肺上叶原位腺癌,拒绝再次外科手术。

【治疗及临床随访】

1. **治疗模式**　单纯消融。

2. **术前计划**　左肺上叶混合磨玻璃结节大小 1.4cm×1.3cm,患者取仰卧位,穿刺点定位于左腋前线与第 4 肋间交点,靶皮距约 9.5cm,拟使用 1 根微波消融天线。

3. **麻醉方式** 局部麻醉。
4. **治疗过程及随访** 见图 1-1-26。

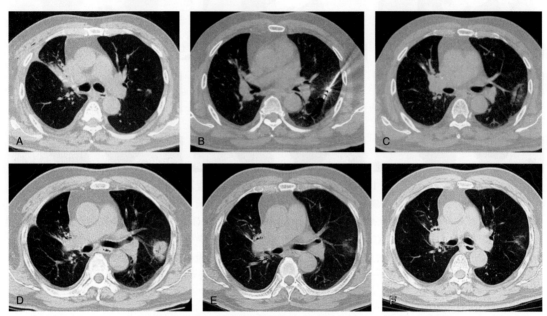

图 1-1-26 肺 GGN 微波消融治疗过程及随访

A. 左肺上叶混合磨玻璃结节大小 1.4cm×1.3cm;B. 患者取仰卧位,1% 利多卡因局部麻醉,CT 引导下将 1 根微波消融针插入病灶内行单点消融(消融参数:40W,3min);C. 消融术后即刻病灶周围 GGO 完整覆盖原病灶;D. 消融术后 1 个月病灶呈实性改变;E、F. 消融术后 9 个月、18 个月病灶范围逐步缩小,呈索条状改变。疗效评估达到完全消融。

例 1-1-27

【主诉】

体检发现左肺阴影 1 年余。

【简要病史】

患者女,51 岁。入院前 1 年外院体检行胸部 CT 示"左肺部阴影",定期复查。本次我院复查胸部 CT 示:左肺上叶磨玻璃结节,大小 0.8cm×0.6cm,较前相仿。既往史:健康,无吸烟史。肺功能、心功能、肝肾功能正常。临床诊断:左肺上叶磨玻璃结节。

【消融指征】

左肺上叶单发磨玻璃结节,疑似早期肺癌,患者拒绝外科切除手术。

【治疗及临床随访】

1. **治疗模式**　活检联合同步微波消融。

2. **术前计划**　左肺上叶磨玻璃结节大小 0.8cm×0.6cm，患者取仰卧位，穿刺点定位于左侧腋中线与第 5 肋间交点，靶皮距约 9.2cm，拟使用 1 根微波消融天线。

3. **麻醉方式**　局部麻醉。

4. **治疗过程及随访**　见图 1-1-27。

穿刺病理为原位腺癌。临床分期：0 期（cTisN0M0）。

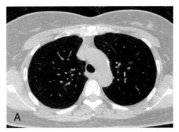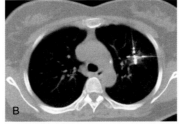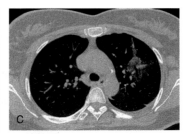
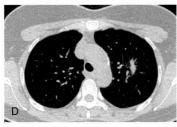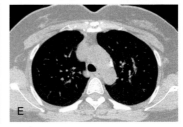

图 1-1-27　肺 GGN 微波消融治疗过程及随访

A. 左肺上叶磨玻璃结节大小 0.8cm×0.6cm；B. 患者取仰卧位，1% 利多卡因局部麻醉，CT 引导下将 1 根微波消融天线插入病灶内，活检后行单点消融（消融参数：50W，3min）；C. 消融术后即刻，周围 GGO 完整覆盖原病灶；D. 消融术后 3 个月病灶渗出较前减少；E. 消融术后 12 个月病灶进一步缩小，呈纤维索条改变。疗效评估达到完全消融。

例 1-1-28

【主诉】

体检发现右肺磨玻璃结节 10 余天。

【简要病史】

患者女，55 岁。10 余天前体检发现右肺磨玻璃结节，无咳嗽、咳痰，无胸闷、胸痛，无心慌、咯血、畏寒、发热等不适。既往史：健康，无吸烟史。入院时 CT：右肺下叶磨玻璃结节，大小 1.6cm×1.5cm，有空洞。心功能、肺功能、肾功能正常。临床诊断：右肺下叶磨玻璃结节，疑似早期肺癌。

【消融指征】

右肺下叶磨玻璃结节,早期肺癌可能性大,拒绝外科切除手术。

【治疗及临床随访】

1. **治疗模式** 活检联合同步微波消融。
2. **术前计划** 右肺下叶磨玻璃结节大小 1.6cm×1.5cm,患者取俯卧位,穿刺点定位于后正中线外 10.0cm 与第 6 肋间交点,靶皮距约 8.0cm,拟使用 1 根微波消融天线。
3. **麻醉方式** 局部麻醉。
4. **治疗过程及随访** 见图 1-1-28。

穿刺病理为贴壁样生长腺癌。临床诊断:原发性肺腺癌(ⅠA 期)。

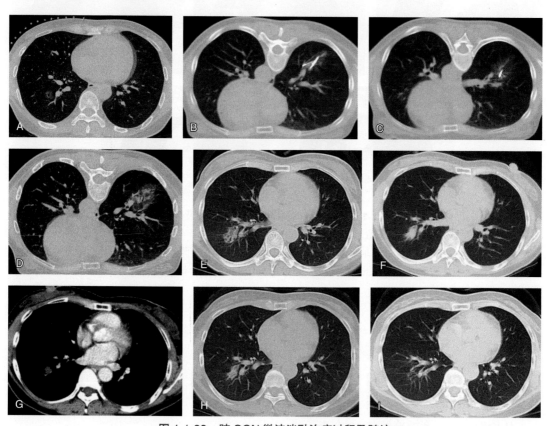

图 1-1-28 肺 GGN 微波消融治疗过程及随访

A. 右肺下叶血管旁磨玻璃结节大小 1.6cm×1.5cm,有空洞;B、C. 患者取俯卧位,1% 利多卡因局部麻醉,CT 引导下将 1 根微波消融天线插入病灶内,沿消融天线将 1 根活检针插入病灶内,先行穿刺活检,活检后再行单点微波消融(消融参数:50W,4min);D. 消融后即刻,周围 GGO 完整覆盖原病灶,呈"煎蛋征";E. 消融术后 1 个月,病灶周围渗出较前减少;F、G. 消融后 4 个月,病灶范围较前缩小,增强扫描无强化;H、I. 消融后 12 个月、18 个月,病灶范围进一步缩小。疗效评估达到完全消融。

例 1-1-29

【主诉】

发现右肺磨玻璃结节 13 天。

【简要病史】

患者女,48 岁。13 天前因"左甲状腺肿物"就诊,期间行胸部 CT 检查发现右肺上叶尖段磨玻璃结节大小 1.4cm×1.3cm。既往史:健康,无吸烟史。心功能、肺功能、肾功能、血 CEA 等正常。临床诊断:右肺上叶磨玻璃结节,疑似早期肺癌。

【消融指征】

右肺上叶磨玻璃结节,疑似早期肺癌,拒绝外科切除手术。

【治疗及临床随访】

1. **治疗模式**　活检与微波消融同步进行。
2. **术前计划**　右肺上叶尖段磨玻璃结节大小 1.4cm×1.3cm,患者取仰卧位,穿刺点定位右锁骨中线与第 2 肋间交点,靶皮距约 6.0cm,拟使用 1 根微波消融天线。
3. **麻醉方式**　局部麻醉。
4. **治疗过程及随访**　见图 1-1-29。

穿刺病理:右上肺磨玻璃结节活检病理为微浸润性腺癌。临床诊断:原发性肺腺癌(ⅠA1 期)。

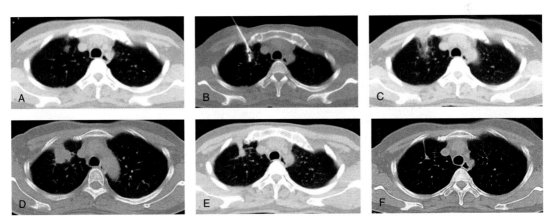

图 1-1-29　肺 GGN 微波消融治疗过程及随访

A. 右肺上叶尖段磨玻璃结节大小 1.4cm×1.3cm;B. 患者取仰卧位,1% 利多卡因局部麻醉,CT 引导下将 1 根微波消融天线插入病灶内,沿消融天线将活检针插入病灶内,活检后行单点消融(消融参数:50W,4min); C. 消融后即刻,周围 GGO 完整覆盖原病灶,呈"煎蛋征";D. 消融术后 1 个月,病灶呈实性改变,边界尚清; E、F. 消融术后 5 个月、24 个月,病灶逐步缩小。疗效评估达到完全消融。

例 1-1-30

【主诉】

发现右肺磨玻璃结节 3 周。

【简要病史】

患者女，41 岁。3 周前体检发现右肺磨玻璃结节，无畏冷、寒战、发热，无咳嗽、咳痰、咯血、气促，无胸闷、胸痛等不适。既往史：健康，无吸烟史。入院胸部 CT 平扫：右肺上叶磨玻璃结节，大小 1.0cm×0.7cm，靠近叶间裂。心功能、肺功能、凝血功能、肾功能正常。临床诊断：右肺上叶磨玻璃结节，原位腺癌？

【消融指征】

右肺上叶磨玻璃结节，疑似早期肺癌，拒绝外科切除手术。

【治疗及临床随访】

1. **治疗模式**　穿刺活检联合同步微波消融。
2. **术前计划**　右肺上叶病灶大小 1.0cm×0.7cm，患者取仰卧位，穿刺点定位于右侧腋中线与第 5 肋间交点，靶皮距约 12.5cm，拟使用 1 根微波消融天线。
3. **麻醉方式**　局部麻醉。
4. **治疗过程及随访**　见图 1-1-30。

穿刺病理：右上肺磨玻璃结节活检病理为微浸润性腺癌。临床诊断：原发性肺腺癌（ⅠA1 期）。

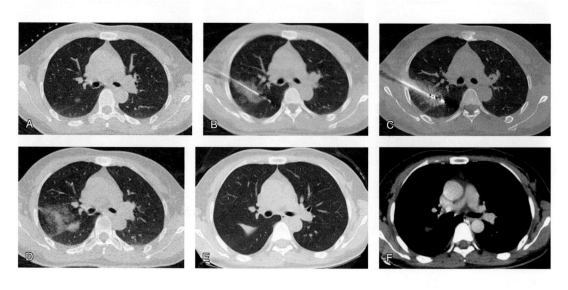

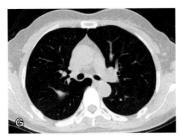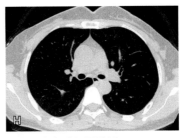

图 1-1-30　肺 GGN 微波消融治疗过程及随访

A. 右肺上叶磨玻璃结节大小 1.0cm×0.7cm,靠近叶间裂;B、C. 患者取仰卧位,1% 利多卡因局部麻醉,CT 引导下将 1 根微波消融天线插入病灶内,沿消融天线将活检针插入病灶内,活检后行单点消融(消融参数:50W,4min);D. 消融术后即刻,病灶周围渗出;E、F. 消融术后 1 个月,病灶渗出较前明显减少,增强扫描无强化;G. 消融术后 6 个月,病灶纤维化,并缩小;H. 消融后 18 个月,病灶范围较前进一步缩小,呈纤维索条改变。疗效评估达到完全消融。

例 1-1-31

【主诉】

右下肺癌切除术后 8 年,发现右肺磨玻璃结节 20 余天。

【简要病史】

患者女,63 岁。8 年前因"右下肺腺癌(Ⅰ期)"行外科手术切除,定期复查。20 天前胸部 CT 示:右上肺混杂磨玻璃影,大小 1.7cm×1.5cm,实性成分大于 50%。右上肺磨玻璃结节穿刺活检病理:微浸润性肺腺癌,腺泡型。既往史:"高血压病"病史 10 年。完善相关检查未见远处转移。心功能、肺功能、凝血功能、肾功能正常。临床诊断:右肺多原发癌(右下肺癌切除术后,右肺上叶微浸润性肺腺癌)。

【消融指征】

右上肺混杂磨玻璃结节(微浸润性肺腺癌),拒绝再次外科切除手术。

【治疗及临床随访】

1. **治疗模式**　单纯消融。

2. **术前计划**　右肺上叶混杂磨玻璃结节大小 1.7cm×1.5cm,患者取仰卧位,穿刺点定位前右胸骨旁线外侧 1.0cm 与第 2 肋间交点,靶皮距约 8.6cm,拟使用 1 根微波消融天线。

3. **麻醉方式**　局部麻醉。

4. **治疗过程及随访**　见图 1-1-31。

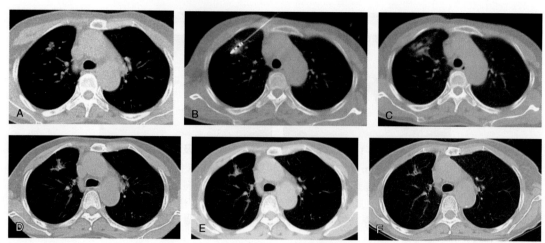

图 1-1-31 肺 GGN 微波消融治疗过程及随访

A. 右肺上叶前段混杂磨玻璃结节,大小 1.7cm×1.5cm;B. 患者取仰卧位,1% 利多卡因局部麻醉,CT 引导下将 1 根微波消融天线由内向外逐步进针穿入病灶内,进行单点消融(消融参数:50W,4min);C. 消融术后即刻,周围 GGO 完整覆盖原病灶,呈"煎蛋征";D. 消融术后 12 个月,病灶呈条片状改变,并纤维化;E. 消融术后 18 个月,病灶呈纤维索条状,范围逐渐缩小;F. 消融术后 24 个月,病灶呈纤维索条状,范围进一步缩小。疗效评估达到完全消融。

例 1-1-32

【主诉】

体检发现右肺磨玻璃结节 1 年余。

【简要病史】

患者女,50 岁。1 年前查体发现右肺磨玻璃结节,无咳嗽、咳痰,无胸闷、胸痛等不适。后定期复查发现右肺磨玻璃结节逐渐增大。既往史:"高血压病"病史 2 年。本次入院胸部 CT 示:右肺中叶磨玻璃结节,大小 0.8cm×0.7cm。心功能、肺功能、肾功能正常。临床诊断:右肺中叶单发磨玻璃结节,疑似早期肺癌。

【消融指征】

右肺中叶单发磨玻璃结节,疑似早期肺癌,拒绝外科切除手术。

【治疗及临床随访】

1. **治疗模式** 穿刺活检联合同步微波消融。
2. **术前计划** 右肺中叶磨玻璃结节病灶大小 0.8cm×0.7cm,患者取仰卧位,穿刺点定位于右腋前线与第 4 肋间交点,靶皮距约 12.5cm,拟使用 1 根微波消融天线。
3. **麻醉方式** 局部麻醉。
4. **治疗过程及随访** 见图 1-1-32。

穿刺病理为浸润性腺癌,部分呈腺泡型,部分呈贴壁型。临床诊断:原发性肺腺癌（ⅠA1 期,cT1aN0M0）。

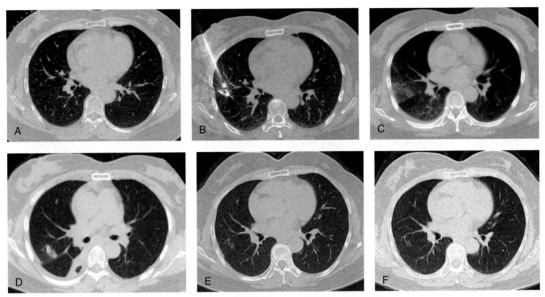

图 1-1-32 肺 GGN 微波消融治疗过程及随访

A. 右肺中叶磨玻璃结节病灶大小 0.8cm×0.7cm;B. 患者取仰卧位,1% 利多卡因局部麻醉,将 1 根微波消融天线插入病灶内,沿消融天线插入活检针,活检后行单点微波消融(消融参数:40W,3min);C. 消融术后即刻,病灶周围渗出;D. 消融术后 1 个月,病灶渗出明显减少;E. 消融术后 9 个月,病灶呈条索条状纤维化;F. 消融术后 18 个月,病灶进一步缩小。疗效评估达到完全消融。

例 1-1-33

【主诉】

左肺上叶腺癌术后,左肺下叶新发磨玻璃结节进行性增大。

【简要病史】

患者女,60 岁。8 年前查体行胸部 CT 发现左肺上叶混合型磨玻璃结节,最大径 1.3cm,遂于胸外科行左肺上叶切除术,术后病理提示微浸润性腺癌,规律随访。5 年前复查胸部 CT 提示左肺下叶新发磨玻璃结节,最大径 0.5cm,3 个月后复查提示病灶略有增大。既往史:健康。入院胸部 CT 示:左肺下叶外基底段混合型磨玻璃结节大小 0.7cm×0.4cm(病灶 1),另可见左肺下叶后基底段直径 0.3cm 的磨玻璃结节(病灶 2),病灶 1 消融后,定期随访,期间病灶 2 逐步增大,并逐步包绕血管,1 年前复查 CT 示病灶 2 直径进一步增大至0.9cm,遂再次入院行微波消融。肺功能、心功能、肝肾功能、肿瘤标志物均正常。术前穿刺活检提示肺腺癌。临床诊断:双肺多原发腺癌。

【消融指征】

左肺上叶腺癌术后,左肺下叶新发磨玻璃结节,患者拒绝再次手术。

【治疗及临床随访】

1. **治疗模式** 病灶1单纯微波消融,病灶2微波消融联合术后即刻穿刺活检。

2. **术前计划** ①病灶1位于左肺下叶外基底段,大小0.7cm×0.4cm,患者取俯卧位,穿刺点定位于左后背侧胸壁,靶皮距约7.5cm,拟使用1根微波消融天线;②病灶2位于左肺下叶后基底段,最大径0.9cm,病灶内有较大直径血管穿过,因此采用套管针穿透胸膜后,采用钝性头端的微波消融天线穿刺入病灶,消融后即刻行穿刺活检:患者取俯卧位,穿刺点定位于左后背侧胸壁,靶皮距约7.0cm,拟使用1根微波消融天线。

3. **麻醉方式** 局部麻醉。

4. **治疗过程及随访** 见图1-1-33。

消融后即刻活检病理为贴壁状腺癌,至少为微浸润。

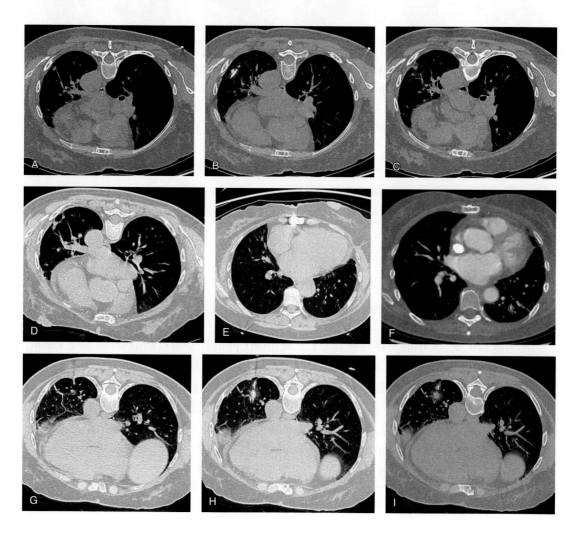

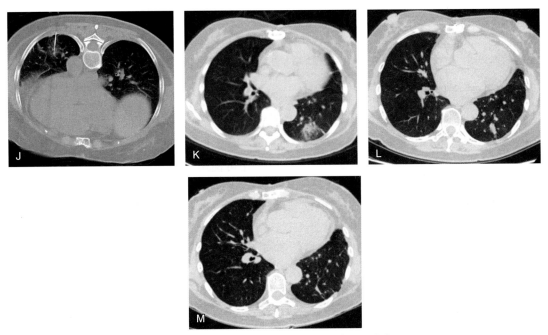

图 1-1-33　肺 GGN 微波消融治疗过程及随访

A. 病灶 1 消融前定位像：左肺下叶见大小 0.7cm×0.4cm 类圆形磨玻璃结节；B、C. 患者取俯卧位，1% 利多卡因局部麻醉，将微波消融天线插入病灶内，行单点微波消融（消融参数：50W，4min）；D. 消融术后 41 个月随访 CT 示病灶纤维化；E. 5 年前病灶 2 最大径 0.3cm，紧靠血管及支气管；F. 1 年前病灶 2 最大径 0.9cm，其内可见一粗大肺动脉分支通过；G. 患者取俯卧位，1% 利多卡因局部麻醉，尖头的套管针先穿透胸膜后进入肺实质内；H. 钝性头端的微波天线穿过病灶中央，并未损伤病灶中央的粗大血管，行单点消融（消融参数 40W，4min）；I. 消融术后微波天线撤出，套管针位置良好；J. 消融后即刻穿刺活检；K. 术后 1 天，周围渗出覆盖原病灶；L. 消融术后 3 个月病灶渗出明显减少；M. 消融术后 9 个月病灶纤维化。

例 1-1-34

【主诉】

左肺下叶腺癌术后，右肺上叶尖后段磨玻璃结节进行性增大。

【简要病史】

患者女，57 岁。于 6 年前查体行胸部 CT 发现右肺下叶混合型磨玻璃结节，最大径 1.6cm，遂于胸外科行左肺下叶部分切除术（楔形），术后病理提示微浸润性腺癌，术后规律随访，同年复查胸部 CT 提示右肺上叶尖后段新发磨玻璃结节，最大径 0.3cm，2 年前随访复查提示病灶逐步增大至最大径 0.65cm。既往史：健康。本次入院胸部 CT 示：右肺上叶尖后段磨玻璃结节大小 0.65cm×0.5cm。肺功能、心功能、肝肾功能、肿瘤标志物均正常。临床诊断：左肺下叶微浸润性腺癌术后，右肺上叶磨玻璃结节。

【消融指征】

左肺下叶腺癌术后,右肺上叶新发磨玻璃结节,经多学科讨论后决定行微波消融术。

【治疗及临床随访】

1. **治疗模式** 先行常规术前活检,后行微波消融术并于消融术后即刻再次活检。

2. **术前计划** 右肺上叶尖后段大小 0.65cm×0.5cm 类圆形磨玻璃结节,患者取俯卧位,穿刺点定位右后背侧胸壁,靶皮距约 9.5cm,选用可使用 18G 活检针的同轴系统,活检和消融穿刺路径相同,拟使用 1 根微波消融天线。

3. **麻醉方式** 局部麻醉。

4. **治疗过程及随访** 见图 1-1-34。

穿刺病理:消融术前穿刺活检病理提示肺泡上皮不典型增生,消融术后活检病理提示原位腺癌。

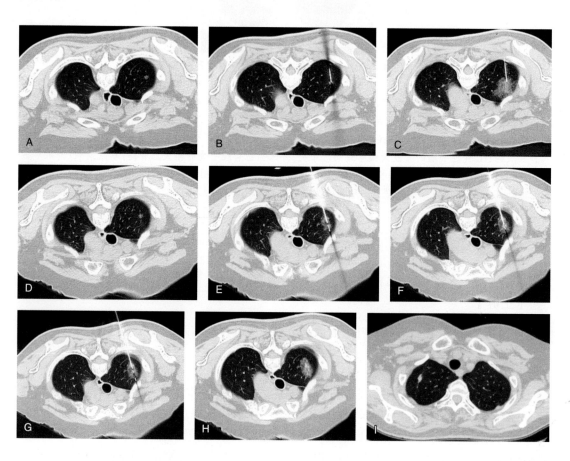

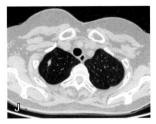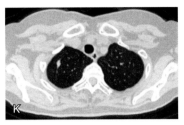

图 1-1-34　肺 GGN 微波消融治疗过程及随访

A. 右肺上叶尖后段可见大小 0.65cm×0.5cm 类圆形磨玻璃结节;B. 患者取俯卧位,消融术前活检,套管针抵近病灶;C. 半自动活检枪 1 次活检后,病灶周围出血,无法进一步辨别病灶;D. 活检术后 2 周复查 CT 提示病灶周围渗出完全吸收;E、F. 患者取俯卧位,1% 利多卡因局部麻醉,在 CT 引导下将 1 根微波消融天线采用套管针穿刺进入肺内,沿活检相同方向进针并穿刺入病灶,行单点消融(消融参数:30W,4min),术中动态扫描可见病灶皱缩,周围晕征明显;G. 微波消融术后撤出消融天线,沿套管针送入半自动活检枪进行活检,避免活检部位和消融针道重合;H. 活检完成后撤出所有器械,再次扫描未见明显气胸及肺内出血;I~K. 术后 6 个月、12 个月、18 个月随访病灶呈纤维瘢痕。

第二节　早期肺癌

肺叶切除加系统性淋巴结清扫仍旧是早期肺癌手术治疗的"金标准",但不是唯一手段。对于因高龄、心肺功能不全、有其他严重合并症不能耐受手术及拒绝手术的早期肺癌患者,可采用经皮热消融治疗。经皮热消融术特别是 MWA,具有消融时间短、消融范围大、受血流灌注影响小等优势,在早期肺癌治疗中的应用和发展日益广泛。MWA 在治疗肺部肿瘤方面具有创伤小、疗效明确、安全性高、患者恢复快、操作相对简单、适应人群广等特点,已成为继外科手术后早期肺癌的一种新型替代治疗方式。

例 1-2-1

【主诉】

咳嗽、痰中带血 7 天。

【简要病史】

患者男,63 岁。近 7 天出现咳嗽、痰中带血,无发热、夜间盗汗等症状。既往史:"慢性支气管炎"病史 20 年、"肺气肿"病史 10 年。吸烟:30 支 /d×40 年。本次入院胸部 CT 示:左肺下叶病灶大小约 3.6cm×3.5cm,有毛刺、强化明显,无肺门和纵隔淋巴结肿大。PET/CT 示:左肺下叶病灶代谢明显升高,最大标准摄取值(maximal standard uptake value,SUV_{max})6.4,全身其他器官和部位未发现代谢增高病灶。肺功能示重度弥散障碍,心功能、肝肾功能正常。临床诊断:左肺下叶占位,考虑肺癌。临床分期为ⅠB 期(cT2aN0M0)。

【消融指征】

肺功能差,无法耐受外科切除手术。

【治疗及临床随访】

1. **治疗模式**　活检＋单纯消融。

2. **术前计划**　左肺下叶病灶大小约 3.6cm×3.5cm,同步进行活检及微波消融术。患者取俯卧位,穿刺点 1 定位于后正中线左侧旁开 3.0cm 与第 4 肋间交点,靶皮距约为 10.5cm;穿刺点 2 定位于穿刺点 1 外侧 2.0cm,靶皮距约为 9.8cm,拟使用 2 根微波消融天线。

3. **麻醉方式**　局部麻醉。

4. **治疗过程及随访**　见图 1-2-1。

术后病理为鳞状细胞癌(简称鳞癌),临床分期：Ⅰ B 期(cT2aN0M0),曲霉菌治疗过程和转归见并发症章节。

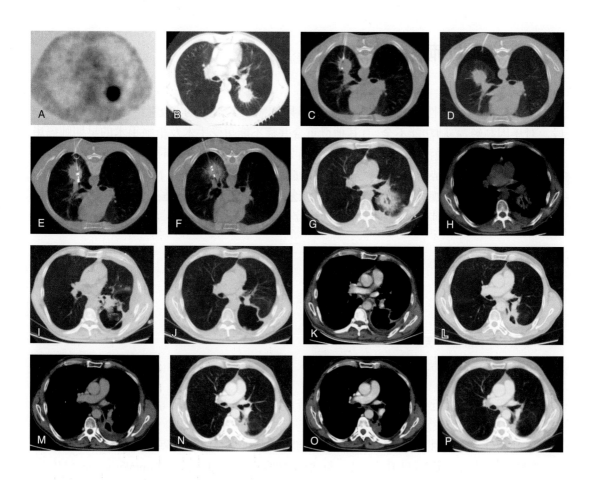

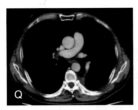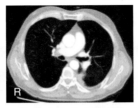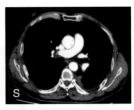

图 1-2-1 早期肺癌微波消融治疗过程及随访

A. PET/CT 示左肺下叶病灶代谢明显升高,SUV_{max} 6.4;B. 消融前左肺下叶病灶大小约 3.6cm×3.5cm;C、D. 患者取俯卧位,1% 利多卡因局部麻醉,先行活检,活检后出现气胸,给予胸腔穿刺置管;E、F. 在 CT 引导下分别将微波天线 1 分步插入瘤体内侧、微波天线 2 分步插入瘤体外侧进行双天线多点消融(消融参数:第 1 点 70W,8min;第 2 点 70W,8min);G、H. 术后 24 小时,周围 GGO 完整覆盖原病灶,超过病灶边缘 5mm,病灶内可见针道空洞;I. 术后 18 天病灶处形成内壁光滑的空洞,空洞内有附着物(患者术后 10 天出现高热,术后 19 天咳出灰黑色痰,培养为烟曲霉菌,HE 病理染色为曲霉菌菌丝和菌孢);J、K. 经过伏立康唑抗真菌治疗后,空洞内壁光滑,无附着物;L、M. 术后 3.5 个月,空洞明显缩小,无强化,有少量胸腔积液;N、O. 术后 13 个月,空洞消失,原病灶缩小,无强化;P、Q. 术后 35 个月,原病灶进一步缩小,无强化;R、S. 术后 63 个月,原病灶为纤维瘢痕所替代,无强化,无肿瘤局部复发及远处转移征象。疗效评估达到完全消融。

例 1-2-2

【主诉】

查体发现左肺上叶占位 10 天。

【简要病史】

患者男,76 岁。10 天前查体发现左肺上叶占位,无咳嗽、痰中带血,无发热、夜间盗汗等。既往史:"慢性支气管炎"病史 30 年,"肺气肿"病史 20 年,"糖尿病"病史 20 年。吸烟:20 支/d×50 年。本次入院胸部 CT 示:左肺上叶病灶大小约 2.0cm×2.8cm,有毛刺、浅分叶,无肺门、纵隔淋巴结肿大,无远处转移病灶。肺功能示重度弥散障碍,心功能、肝肾功能正常,血 CEA 21.6ng/ml。术前活检病理:高分化腺癌,*EGFR*、*ALK*、*ROS1* 均无突变。临床诊断及分期为左肺腺癌 ⅠA3 期(cT1cN0M0)。

【消融指征】

ⅠA3 期肺腺癌,无法耐受外科手术。

【治疗及临床随访】

1. **治疗模式** 单纯消融。
2. **术前计划** 左肺上叶病灶大小约 2.0cm×2.8cm,活检后 5 天进行微波消融手术。患者取仰卧位,穿刺点定位于左腋前线与第 4 肋间交点,靶皮距约为 12.5cm,拟使用 1 根微波消融天线。
3. **麻醉方式** 局部麻醉。

4. 治疗过程及随访　见图 1-2-2。

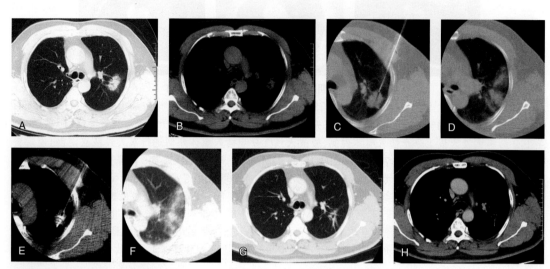

图 1-2-2　早期肺癌微波消融治疗过程及随访

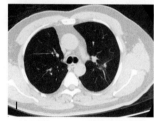

A、B. 左肺上叶见大小约 2.0cm×2.8cm 软组织占位；C. 消融前活检，病理为腺癌；D. 活检后肺内出血；E. 患者取仰卧位，1% 利多卡因局部麻醉，在 CT 引导下将 1 根消融天线分步穿刺入肿瘤，进行消融（消融参数：70W，8min）；F. 术后即刻，周围 GGO 完整覆盖原病灶，超过病灶边缘 5mm；G、H. 术后 12 个月病灶缩小，无强化，此时血 CEA 2.1ng/ml；I. 术后 36 个月病灶进一步缩小呈纤维瘢痕，此时血 CEA 2.6ng/ml。疗效评估达到完全消融。

例 1-2-3

【主诉】

痰中带血 10 天。

【简要病史】

患者女，71 岁。10 天前出现咳嗽、痰中带血，无发热、夜间盗汗等。既往史："慢性支气管炎"病史 35 年，"肺气肿"病史 30 年，"高血压、冠心病"病史 20 年。本次入院胸部 CT 示：右肺上叶病灶大小约 4.8cm×3.8cm，有毛刺、深分叶，无肺门、纵隔淋巴结肿大，无远处转移病灶。肺功能示重度弥散障碍，心功能示射血分数 45%，肝肾功能正常。术前活检病理：中分化鳞癌。临床诊断及分期：右肺鳞癌ⅡA 期（cT2bN0M0）。

【消融指征】

右肺鳞癌ⅡA 期，心肺功能差，无法耐受外科手术。

【治疗及临床随访】

1. 治疗模式　单纯消融。

2. **术前计划**　右肺上叶病灶大小约 4.8cm×3.8cm,活检 5 天后进行微波消融手术。患者取仰卧位,穿刺点 1 定位于右胸骨旁线外 2.0cm 与第 2 肋间交点,靶皮距约为 13.5cm;穿刺点 2 定位穿刺点 1 外侧 2.0cm,靶皮距约为 12.5cm。拟使用 2 根微波消融天线。

3. **麻醉方式**　局部麻醉。

4. **治疗过程及随访**　见图 1-2-3。

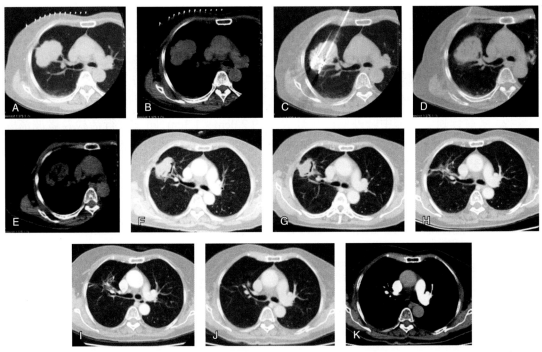

图 1-2-3　早期肺癌微波消融治疗过程及随访

A、B. 消融前定位像:右肺上叶见大小约 4.8cm×3.8cm 软组织占位;C. 患者取仰卧位,1% 利多卡因局部麻醉,在 CT 引导下将 2 根消融天线由内向外分步穿刺入肿瘤,穿刺时要避开胸廓内动脉,进行双天线多点消融(消融参数:第 1 根天线 70W,消融 6min,后退 2cm,继续消融 4min;第 2 根天线 70W,消融 5min,后退 2cm,继续消融 4min);D、E. 术后即刻,周围 GGO 完整覆盖原病灶,肿瘤内可见针道和不规则空洞;F. 术后 9 个月病灶缩小;G. 术后 12 个月病灶进一步缩小;H. 术后 24 个月病灶缩小为不规则纤维索条;I. 术后 48 个月病灶进一步缩小呈纤维瘢痕;J、K. 术后 82 个月病灶几乎消失,无强化。疗效评估达到完全消融。

例 1-2-4

【主诉】

咳嗽、咳痰、痰中带血 4 个月余,加重 10 余天。

【简要病史】

患者女,82 岁。既往史:"脑梗死"病史 5 年;"结核"病史 30 余年(已治愈);"颈椎病"病史 20 余年,常有头痛、头晕不适;18 年前因阴道流血(具体不详),行"子宫切除术";

"高血压病"病史多年;"碘造影剂"过敏。胸部增强 MR 示:右肺中叶外侧段结节,大小约 2.0cm×1.3cm,纵隔及双肺门未见明显肿大淋巴结。颅脑 CT 扫描:符合左侧颞叶缺血梗死灶 CT 表现。腹部超声:肝、胆、胰、脾、双肾未见异常。心脏超声:心内结构大致正常(左室射血分数 63%)。肺功能:通气功能正常,最大呼气流速正常,小气道功能正常,残气容积正常,弥散功能正常;通气储量百分比 89%。血 CEA:2.06ng/ml。临床诊断:右肺中叶结节。

【消融指征】

右肺中叶结节、高龄、脑血管病史,无外科手术指征。

【治疗及临床随访】

1. **治疗模式** 活检+单纯消融。
2. **术前计划** 右肺中叶外侧段病灶大小约 2.0cm×1.3cm,同步进行活检及微波消融术。患者取仰卧位,穿刺点定位于右腋前线与第 3 肋间交点,靶皮距约为 8.0cm,拟使用 1 根微波消融天线。
3. **麻醉方式** 局部麻醉。
4. **治疗过程及随访** 见图 1-2-4。

穿刺活检病理:腺癌。临床分期:ⅠA2 期(cT1bN0M0)。

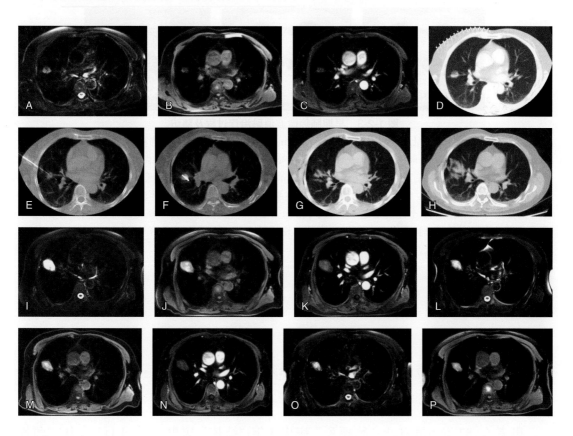

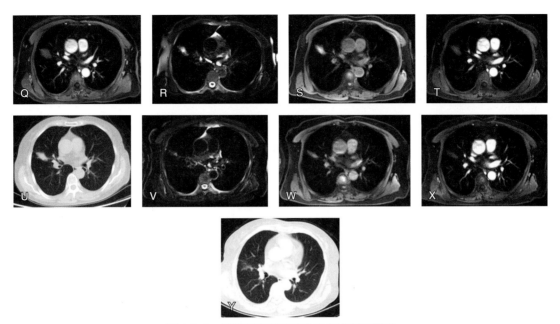

图 1-2-4　早期肺癌微波消融治疗过程及随访

A~C. 胸部 MRI：右肺中叶结节，大小约 2.0cm×1.3cm，T_2 与 T_1 稍高信号，明显不均质强化；D. 患者取仰卧位；E. 1% 利多卡因局部麻醉，首先行穿刺活检；F. 将 1 根消融天线分步穿刺入肿瘤，进行单针单点消融（消融参数：70W，6min）；G. 术后即刻，少量气胸；H. 术后 24 小时，GGO 完全覆盖原病灶，少量气胸，无胸腔积液；I~K. 术后 1 个月，胸部 MRI：T_2、T_1 高信号，病灶边界清晰，内部无明显强化；L~N. 术后 4 个月，病灶较前缩小，T_2 高信号，T_1 稍高信号，病灶边缘线性强化，内部无强化；O~Q. 术后 8 个月，病灶较前缩小，T_2 高信号，T_1 稍高信号，病灶边缘线性强化，内部无强化；R~T. 术后 20 个月，病灶继续缩小，T_2、T_1 稍高信号，无明显强化；U. 术后 21 个月 CT 平扫示病灶演变为纤维瘢痕；V~X. 术后 38 个月，病灶被纤维索条替代，无强化；Y. 术后 66 个月，胸部 CT 平扫示消融部位仅余纤维索条，未见复发征象，局部达到完全消融。

例 1-2-5

【主诉】

发现左肺下叶占位 3 周。

【简要病史】

患者男，62 岁。3 周前查体发现左肺下叶占位，无其他不适。既往史："冠心病"病史 20余年，曾多次住院治疗；"高血压"病史 10 余年，服用非洛地平治疗；"房颤"病史 5 年余；1个月前因"胸主动脉瘤"行胸主动脉瘤腔内修复术。本次入院行 PET/CT 检查：左肺下叶结节（大小约 1.8cm×1.2cm），FDG 代谢增高，考虑肿瘤，建议穿刺；余全身 PET/CT 显像未见异常 FDG 高代谢灶；右上颌窦炎症；胆囊结石。肺功能、心功能、肾功能及凝血功能正常。临床诊断：左下肺占位，考虑肺癌可能性大。临床分期：Ⅰ A2 期（cT1bN0M0）。

【消融指证】

ⅠA2 期,因"胸主动脉瘤病史"无法耐受外科切除手术。

【治疗及临床随访】

1. **治疗模式**　活检 + 单纯消融。

2. **术前计划**　左肺下叶病灶大小约 1.8cm×1.2cm,同步进行活检 + 微波消融术。患者取俯卧位,穿刺点定位于后正中线左侧旁开 4.0cm 与第 6 肋间交点,靶皮距约为 8.9cm,拟使用 1 根微波消融天线。

3. **麻醉方式**　局部麻醉。

4. **治疗过程及随访**　见图 1-2-5。

穿刺活检病理:腺癌。临床分期:ⅠA2 期(cT1bN0M0)。

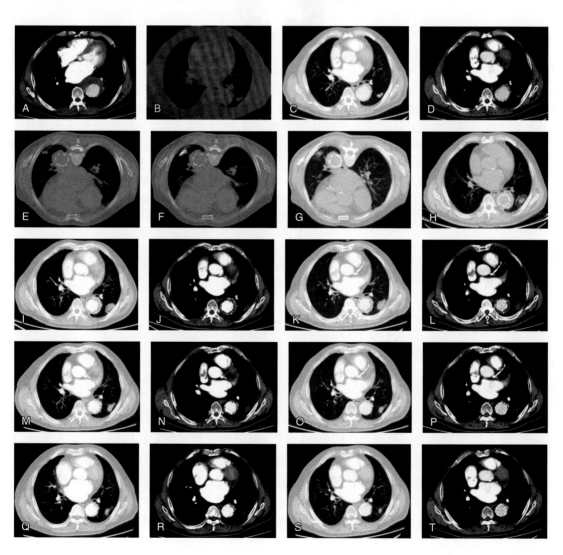

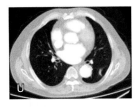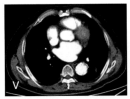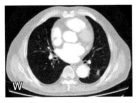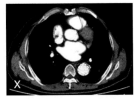

图 1-2-5 早期肺癌微波消融过治疗程及随访

A. 增强 CT 示胸主动脉瘤;B~D. 术前 PET/CT 及增强 CT 示病灶位于左肺下叶,大小约 1.8cm×1.2cm,为实性,强化明显;E. 1% 利多卡因局部麻醉,首先行穿刺活检;F. 将 1 根消融天线分步穿刺入肿瘤进行微波消融(消融参数:60W,5min);G. 术后即刻 CT 示无明显气胸及出血;H. 术后 24 小时,少量胸腔积液,无气胸,周围 GGO 完全覆盖原病灶;I、J. 术后 1 个月,渗出性改变较前减轻,病灶较术前增大,病灶内部密度不均,但无明显强化;K、L. 术后 2 个月,病灶较前缩小,边缘清,增强扫描未见强化,较前变密实;M、N. 术后 4 个月,病灶较前缩小,边缘清,增强扫描未见强化;O、P. 术后 7 个月,病灶范围较前缩小并纤维化,增强扫描未见强化;Q、R. 术后 11 个月,病灶进一步缩小变纤维索条,增强扫描未见明显强化;S、T. 术后 18 个月,纤维索条进一步缩小,病灶无强化;U、V. 术后 24 个月,纤维索条较前略缩小,病灶无明显强化;W、X. 术后 36 个月,纤维索条较前无明显变化,病灶无强化。疗效评估局部达到完全消融。

例 1-2-6

【主诉】

发现右肺占位 15 个月。

【简要病史】

患者男,56 岁。15 个月前查体行胸部 CT 平扫示右肺占位,无其他不适。既往史:"慢性支气管炎"病史 35 年、"肺气肿"病史 30 年、"高血压病""冠心病"病史 20 年。颅脑、胸腹部增强 CT 示:右肺下叶背段结节(大小约 1.1cm×0.7cm),无肺门、纵隔淋巴结肿大,无远处转移病灶。肺功能示:轻度小气道功能障碍,轻度弥散功能障碍。心功能正常(左室射血分数 63%),肾功能正常。临床诊断:右下肺占位,考虑肺癌可能性大。临床分期:ⅠA2 期(cT1bN0M0)。

【消融指征】

ⅠA2 期(cT1bN0M0),拒绝外科切除手术。

【治疗及临床随访】

1. **治疗模式** 活检+单纯消融。
2. **术前计划** 右肺下叶病灶大小约 1.1cm×0.7cm,同步进行活检+微波消融术。患者取俯卧位,穿刺点定位于后正中线右侧旁开 8.0cm 与第 6 肋间交点,靶皮距为 11.4cm,拟使用 1 根微波消融天线。
3. **麻醉方式** 局部麻醉。
4. **治疗过程及随访** 见图 1-2-6。

穿刺活检病理：鳞状细胞癌。临床分期：ⅠA2 期（cT1bN0M0）。

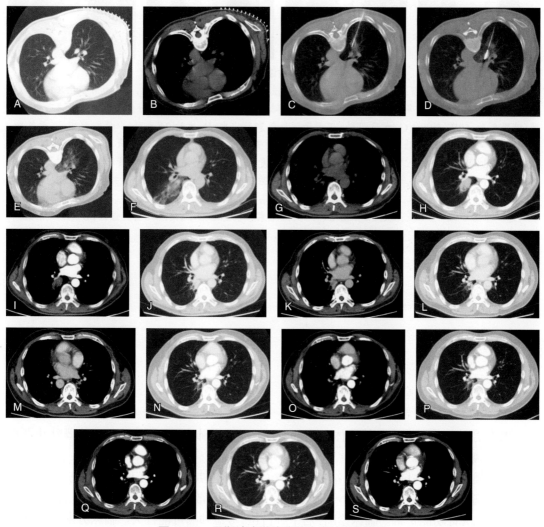

图 1-2-6 早期肺癌微波消融治疗过程及随访

A、B. 消融前定位像，右肺下叶见大小 1.1cm×0.7cm 实性结节，邻近右下肺门血管及支气管；C. 患者取俯卧位，右侧垫高，1% 利多卡因局部麻醉，首先行穿刺活检；D. 在 CT 引导下将 1 根消融天线分步穿刺入肿瘤，穿刺时要避开右下肺门血管，进行单针单点消融（消融参数：60W，4.5min）；E. 术后即刻 CT 示无明显气胸及出血；F、G. 术后 24 小时，周围 GGO 完全覆盖原病灶，无气胸及胸腔积液；H、I. 术后 1 个月，渗出性改变较前减轻，病灶较术前增大，边界清晰，病灶内部无强化；J、K. 术后 6 个月，病灶较前缩小，增强扫描未见强化，较前略变密实；L、M. 术后 12 个月，病灶较前继续缩小，纤维瘢痕形成，未见明显强化；N、O. 术后 18 个月，纤维瘢痕吸收，病灶进一步缩小变纤维索条，增强扫描未见明显强化；P、Q. 术后 24 个月，纤维索条较前无明显变化，增强扫描未见明显强化；R、S. 术后 36 个月，纤维索条较前无明显变化，病灶无强化。疗效评估局部达到完全消融。

例 1-2-7

【主诉】

发现左肺占位 3 个月。

【简要病史】

患者男,75 岁。3 个月前因"右下肢行走不稳,双上肢末端麻木"就诊于当地医院,行胸部 CT 检查示左肺下叶占位,无咳嗽、咳痰,无发热、痰中带血,无声音嘶哑、饮水呛咳等不适。既往史:"高血压"病史、"陈旧性脑梗死"病史及"右眼球摘除术"病史多年。吸烟40 支 /d × 50 余年。本次入院头颅、胸腹部增强 CT 示:脑内多发缺血、梗死灶;左肺下叶结节灶(大小约 1.7cm × 1.3cm)。肺功能示:轻度限制性通气功能障碍,轻度小气道功能障碍,中度弥散功能障碍。心功能、肾功能正常,术前血 CEA:3.34ng/ml。临床诊断:右肺结节,考虑肺癌可能性大。临床分期:Ⅰ A2 期(cT1bN0M0)。

【消融指征】

左肺小结节,拒绝外科切除手术。

【治疗及临床随访】

1. **治疗模式** 活检 + 单纯消融。
2. **术前计划** 左肺下叶病灶大小约 1.7cm × 1.3cm,同步进行活检 + 微波消融术。患者取俯卧位,穿刺点定位于后正中线左侧旁开 7.5cm 与第 6 肋间交点,靶皮距约为 9.1cm,拟使用 1 根微波消融天线。
3. **麻醉方式** 局部麻醉。
4. **治疗过程及随访** 见图 1-2-7。

穿刺活检病理:腺癌。临床分期:Ⅰ A2 期(cT1bN0M0)。随访:患者于术后 26 个月死于肝内广泛转移所致的多脏器功能衰竭。

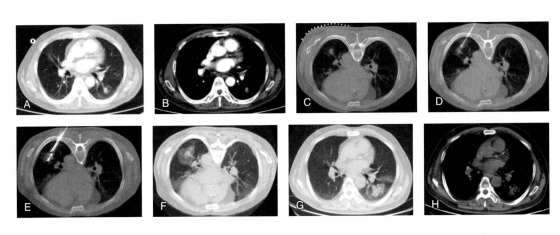

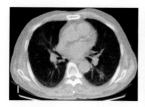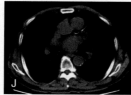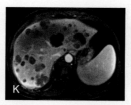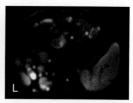

图 1-2-7 早期肺癌微波消融治疗过程及随访

A、B. 左肺下叶可见实性结节,大小约 1.7cm×1.3cm,强化明显;C. 消融前定位像,患者取俯卧位;D. 1% 利多卡因局部麻醉,首先行穿刺活检;E. 在 CT 引导下将 1 根微波消融天线分步穿刺入肿瘤,进行单点微波消融(消融参数:60W,5min);F. 术后即刻,周围 GGO 完全覆盖原病灶,超过病灶边缘 5mm,呈典型"煎蛋征";G、H. 术后 24 小时,周围 GGO 完全覆盖原病灶,无气胸及胸腔积液;I、J. 术后 24 个月病灶为纤维索条所代替,局部疗效评估达到完全消融;K、L. 术后 24 个月腹部增强 MRI(T₁ 及弥散相)示:肝内广泛转移。

例 1-2-8

【主诉】

查体发现右肺结节 6 个月。

【简要病史】

患者男,38 岁。6 个月前查体发现右肺实性结节,无咳嗽、咳痰、痰中带血等症状。既往史:健康,吸烟 20 支 /d×20 年。本次入院胸部 CT 示:右肺上叶大小 1.0cm×1.2cm 实性结节、强化不明显,无肺门、纵隔淋巴结肿大。颅脑 MR 及全身骨扫描正常。肺功能、心功能、肾功能正常,血 CEA:1.3ng/ml。临床诊断:右肺小结节。

【消融指征】

右肺小结节,拒绝外科切除手术。

【治疗及临床随访】

1. **治疗模式** 活检 + 单纯消融。
2. **术前计划** 右肺上叶病灶大小约 1.0cm×1.2cm,同步进行活检 + 微波消融术。患者取仰卧位,穿刺点定位于右前胸锁骨中线与第 4 肋间交点,靶皮距约为 7.8cm,拟使用 1 根微波消融天线。
3. **麻醉方式** 局部麻醉。
4. **治疗过程及随访** 见图 1-2-8。

穿刺活检病理:高分化腺癌(*EGFR*、*ALK*、*ROS1* 均无突变)。临床分期:Ⅰ A2 期(cT1bN0M0)。

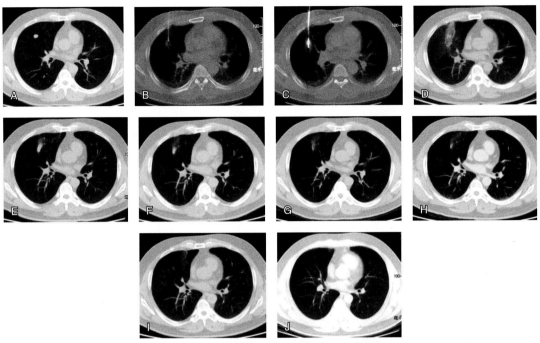

图 1-2-8　早期肺癌微波消融治疗过程及随访

A. 消融前定位像,右肺上叶见大小 1.0cm×1.2cm 的实性占位;B. 患者取仰卧位,1% 利多卡因局部麻醉,首先行活检;C. 在 CT 引导下将 1 根消融天线垂直分步穿刺入肿瘤,进行单点微波消融(消融参数:70W,5min);D. 术后即刻,周围 GGO 完整覆盖原病灶,超过病灶边缘 5mm,呈典型"煎蛋征";E. 术后 6 个月病灶周围渗出减少;F. 术后 9 个月病灶缩小;G. 术后 12 个月病灶进一步缩小;H. 术后 18 个月病灶缩小呈纤维瘢痕;I. 术后 24 个月病灶进一步缩小几乎消失;J. 术后 36 个月病灶消失。疗效评估局部达到完全消融。

例 1-2-9

【主诉】

发现右肺占位 1 个月。

【简要病史】

患者男,50 岁。1 个月前因"刺激性干咳"就诊于当地医院行胸部 CT 平扫示右肺上叶占位。既往史:"慢性支气管炎"病史 40 余年、"高血压病"病史 20 年。头颅、胸及全腹部增强 CT 示:右肺下叶背段占位(大小约 1.8cm×1.6cm),并纵隔多发增大淋巴结,考虑周围型肺癌并纵隔淋巴结转移可能。后行 PET/CT 示:右肺下叶 FDG 代谢增高结节,考虑恶性可能性大;肺门及纵隔淋巴结无代谢增高。肺功能示:重度混合性通气功能障碍,以阻塞为主,轻度弥散功能障碍。心功能示:左室阻力负荷过重(左室射血分数 60%)。肝肾功能正常。临床诊断:右肺下叶占位,考虑肺癌可能性大。临床分期:ⅠA2 期(cT1bN0M0)。

【消融指征】

ⅠA2 期，肺功能差，无法耐受外科手术。

【治疗及临床随访】

1. **治疗模式** 活检 + 单纯消融。

2. **术前计划** 右肺下叶病灶大小约 1.8cm×1.6cm，同步进行活检 + 微波消融术。患者取俯卧位，穿刺点定位于后正中线右侧旁开 7.0cm 与第 6 后肋间交点，靶皮距约为 8.2cm，拟使用 1 根微波消融天线。

3. **麻醉方式** 局部麻醉。

4. **治疗过程及随访** 见图 1-2-9。

穿刺活检病理：腺癌。临床分期：ⅠA2 期（T1bN0M0）。

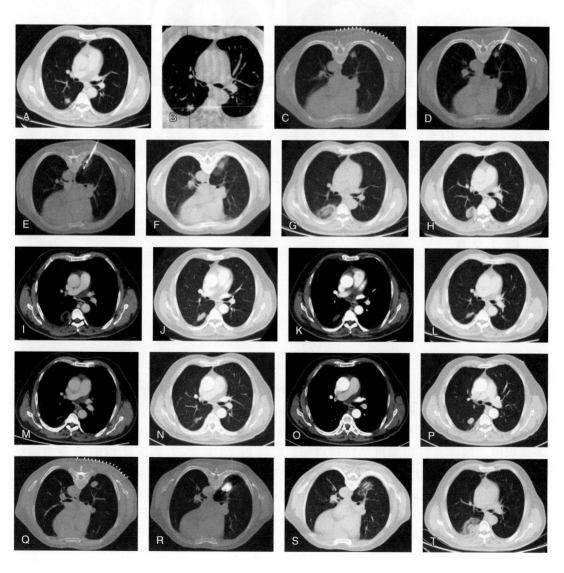

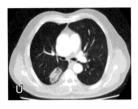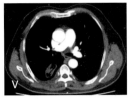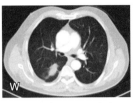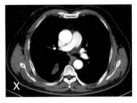

图 1-2-9 早期肺癌微波消融治疗过程及随访

A、B. 术前 CT 及 PET/CT 示右肺下叶背段实性占位,大小约 1.8cm×1.6cm,强化明显;C. 消融前定位像,患者取俯卧位;D. 1% 利多卡因局部麻醉,首先行穿刺活检;E. 将 1 根消融天线分步穿刺入肿瘤,进行单针单点消融(消融参数:50W,5min);F. 术后即刻,无明显气胸及出血;G. 术后 24 小时,周围 GGO 完全覆盖原病灶,无气胸及胸腔积液;H、I. 术后 1 个月,周围渗出较前吸收,病灶边界清晰,内部密度不均匀,无强化;J、K. 术后 9 个月,病灶较前缩小,较前变密实,无强化;L、M. 术后 18 个月,病灶继续缩小,纤维瘢痕形成,无强化;N、O. 术后 24 个月,消融部位纤维瘢痕吸收,余纤维索条,无强化;P. 术后 30 个月,病灶消融上缘新发病灶,最大径约 2.0cm,边界清楚,明显强化;Q. 第 2 次消融前定位像,患者取俯卧位;R. 局部充分麻醉后,将 2 根消融天线分步穿刺入肿瘤,进行双针消融(消融参数均为 50W,4.5min);S. 术后即刻,无明显气胸及出血;T. 第 2 次术后 24 小时,周围 GGO 完全覆盖原病灶,无气胸及胸腔积液;U、V. 第 2 次术后 1 个月,消融部位边界清楚,可见"蛋壳征",内部不均匀,无强化;W、X. 第 2 次术后 6 个月,病灶较前缩小,变密实,无强化。

例 1-2-10

【主诉】

查体发现左肺下叶占位 1 周。

【简要病史】

患者男,68 岁,1 周前查体发现左肺下叶占位。既往史:"房颤"病史 10 年余、"高血压病"10 年余、"甲亢"病史 2 年。对"碘造影剂"过敏。胸部增强 MR 示:左肺下叶占位(1.9cm×1.1cm),建议病理学检查。PET/CT 示:①左肺下叶结节灶,FDG 代谢增高,符合肺癌表现,建议结合病理学;右肺硬结灶,钙化灶;②甲状腺体积增大,密度不均匀,FDG 代谢不高,考虑结节性甲状腺肿;③前列腺内钙化灶。肺功能示:轻度限制性通气功能障碍;轻度弥散功能障碍。心功能示:左房大(左室射血分数 60%)。双下肢血管彩超示:双小腿肌间静脉血栓。肝肾功能正常,血 CEA:2.99ng/ml。临床诊断:左下肺占位,考虑肺癌可能性大。临床分期为ⅠA2 期(cT1bN0M0)。

【消融指征】

ⅠA2 期,拒绝外科切除手术。

【治疗及临床随访】

1. **治疗模式** 活检 + 单纯消融。
2. **术前计划** 左肺下叶病灶大小约 1.9cm×1.1cm,同步进行活检 + 微波消融术。患者取俯卧位,穿刺点定位于后正中线左侧 6.0cm 与第 9 肋间交点,靶皮距为 10.9cm,拟使用 1 根微波消融天线。

3. **麻醉方式** 局部麻醉。

4. **治疗过程及随访** 见图 1-2-10。

穿刺活检病理:腺癌。临床分期:Ⅰ A2 期(cT1bN0M0)。

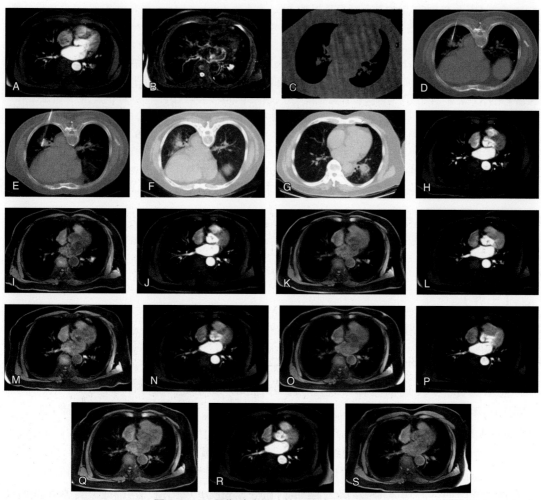

图 1-2-10 早期肺癌微波消融治疗过程及随访

A、B. 胸部增强 MR 及 T_2 相示左肺下叶占位,大小约 1.9cm×1.1cm,强化明显;C. 消融前 PET/CT 示:左肺下叶 FDG 代谢增高结节灶;D. 患者取俯卧位,1% 利多卡因局部麻醉,首先行穿刺活检;E. 在 CT 引导下将 1 根消融天线分步穿刺入肿瘤,进行单针单点消融(消融参数:60W,5min);F. 术后即刻,针道少许出血、无气胸;G. 术后 24 小时,周围 GGO 完全覆盖原病灶,无气胸及胸腔积液;H、I. 术后 1 个月,胸部 MRI T_1 略高信号,病灶边界清晰,无强化;J、K. 术后 3 个月,胸部 MRI T_1 略高信号,病灶较前缩小,无强化;L、M. 术后 6 个月,病灶继续缩小,纤维瘢痕形成,无强化;N、O. 术后 14 个月,纤维瘢痕吸收,余纤维索条,无强化;P、Q. 术后 24 个月,纤维条索完全吸收;R、S. 术后 40 个月,局部完全消融,未见复发转移征象。局部疗效评价达到完全消融。

例 1-2-11

【主诉】

发现右肺占位 20 余天。

【简要病史】

患者女,68 岁。20 余天前发现右肺占位,后行 CT 引导下肺穿刺活检病理(右肺上叶穿刺组织)结合临床符合贴壁型高分化腺癌。既往史:28 年前行"右侧乳腺癌根治术",术后给予放疗;10 年前曾行"阑尾切除术"。颅脑 + 胸部增强 CT:右肺上叶见不规则高密度软组织影,大小约 2.8cm × 2.1cm,呈明显不均匀强化,肺门及纵隔内未见明显肿大淋巴结。腹部超声:肝胆胰脾未见明显异常。骨发射计算机断层显像(ECT):胸腰椎退行性改变。心脏超声:三尖瓣少量反流;主动脉瓣少量反流;左室舒张功能减低。肺功能:轻度混合性通气功能障碍;轻度弥散功能障碍;通气储量百分比 77%。凝血及肝肾功能正常。临床诊断:右上肺高分化腺癌。临床分期为Ⅰ A3 期(T1cN0M0)。

【消融指征】

右上肺腺癌Ⅰ A3 期,拒绝外科切除手术。

【治疗及临床随访】

1. **治疗模式**　单纯消融。

2. **术前计划**　右肺上叶病灶大小约 2.8cm × 2.1cm,术前病理诊断明确,单纯行局部微波消融术。患者取俯卧位,穿刺点 1 定位于后正中线旁左侧旁开约 1.5cm 与第 3 后肋间交点,靶皮距约为 11.5cm,穿刺点 2 定位于后正中线左侧旁开 2.5cm 与第 4 后肋间交点,靶皮距约为 10.9cm,拟使用 2 根微波消融天线。

3. **麻醉方式**　局部麻醉。

4. **治疗过程及随访**　见图 1-2-11。

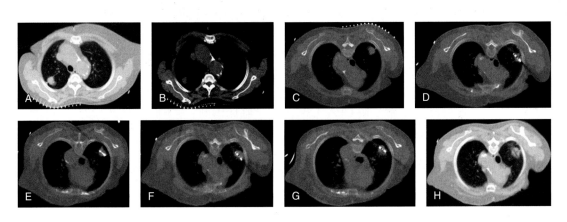

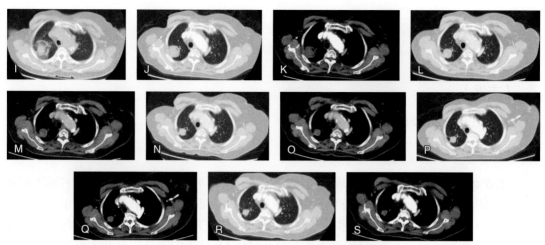

图 1-2-11   早期肺癌微波消融治疗过程及随访

A、B. 消融前即刻 CT 示：右肺上叶占位，大小约 2.8cm×2.1cm；C. 消融前定位像，患者取俯卧位；D、E. 1% 利多卡因局部麻醉，在 CT 引导下将 2 根消融天线分步穿刺入肿瘤，进行消融；F、G. 分别调整 2 根消融天线的角度，进行双针多点消融（消融参数：60W，4.5min；60W，6min）；H. 术后即刻，无明显气胸及出血；I. 术后 24 小时，周围 GGO 完全覆盖原病灶，无气胸及胸腔积液；J、K. 术后 1.5 个月，渗出性改变较前减轻，病灶较术前增大，边界清晰，病灶内部无强化；L、M. 术后 6 个月，病灶较前缩小，增强扫描未见强化，较前略变密实；N、O. 术后 12 个月，病灶较前略缩小，密度均匀，未见明显强化；P、Q. 术后 19 个月，病灶较前略缩小，密度均匀，无强化；R、S. 术后 31 个月，病灶较前变化不明显，纤维瘢痕形成，未见明显强化。疗效评估局部达到完全消融。

例 1-2-12

【主诉】

咳嗽伴痰中带血 4 个月，发现左肺占位 2 周。

【简要病史】

患者女，75 岁。4 个月前无明显原因出现咳嗽、咳痰，伴痰中带血，2 周前行 CT 检查示左下肺门占位。既往史："糖尿病"病史，服用阿卡波糖、二甲双胍控制血糖。胸部增强 CT 示：左肺下叶背段占位，大小约 3.2cm×2.2cm。PET/CT 检查示：左肺下叶近肺门处肿块高度摄取 FDG，提示恶性病变可能性大，未见其他部位转移。肺功能示：小气道功能障碍；轻度弥散功能障碍；通气储量百分比 86%。心脏超声示：心内结构大致正常，左室射血分数 62%。凝血及肝肾功能正常。血 CEA 4.89ng/ml。临床诊断：左下肺占位，考虑肺癌可能性大。临床分期：ⅠB 期（cT2aN0M0）。

【消融指征】

ⅠB 期（cT2aN0M0），拒绝外科切除手术及局部放射治疗。

【治疗及临床随访】

1. 治疗模式　活检＋单纯消融。

2. 术前计划　左肺下叶病灶大小约 3.2cm×2.2cm，同步进行活检＋微波消融术。患者取俯卧位，穿刺点 1 定位于后正中线左侧旁开 3.0cm 与第 8 肋间交点，靶皮距为 10.5cm；穿刺点 2 定位于穿刺点 1 左侧 3.0cm，靶皮距为 9.1cm，拟使用 2 根微波消融天线。

3. 麻醉方式　局部麻醉。

4. 治疗过程及随访　见图 1-2-12。

穿刺活检病理：腺癌。临床分期：ⅠB 期（cT2aN0M0）。随访：患者术后 14 个月因"急性心肌梗死"去世。

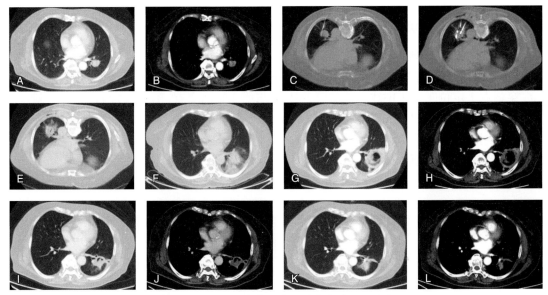

图 1-2-12　早期肺癌微波消融治疗过程及随访

A、B. 左肺下叶背段可见实性结节，大小约 3.2cm×2.2cm，强化明显；C. 患者取俯卧位，1% 利多卡因局部麻醉，首先从肿瘤外侧缘行穿刺活检；D. 在 CT 引导下将 2 根消融天线分步穿刺入肿瘤，进行双天线微波消融（消融参数：60W，3.5min；60W，5min）；E. 术后即刻，周围 GGO 完全覆盖原病灶，超过病灶边缘 5mm，呈典型"煎蛋征"；F. 术后 24 小时，周围 GGO 完全覆盖原病灶，渗出明显，无气胸；G、H. 术后 1 个月，渗出性改变较前减轻，病灶较前明显增大，内部密度不均匀，呈厚壁空洞，病灶边缘可见"蛋壳样"强化；I、J. 术后 5 个月，病灶较前明显缩小，空洞变小，未见强化，较前略变密实；K、L. 术后 12 个月，病灶较前进一步缩小，空洞消失，为瘢痕取代，未见明显强化，疗效评估局部达到完全消融。

例 1-2-13

【主诉】

确诊左肺上叶鳞状细胞癌 2 周。

【简要病史】

患者女,74 岁。2 周前发现左肺上叶占位,后行 MR 引导下左肺上叶占位穿刺活检,病理示鳞状细胞癌。既往史:"糖尿病"病史 9 年余。PET/CT 检查示:左肺上叶肿物(3.3cm×2.8cm),高 FDG 代谢,符合肺癌表现。胸部增强 CT 示:左肺上叶结节灶,边界清晰,轻度不均匀强化。肺功能示:小气道功能障碍;轻度弥散功能障碍;通气储量百分比 80%。心脏超声示:心内结构大致正常,左室射血分数 62%。凝血及肝肾功能正常。血 CEA 7.35ng/ml。临床诊断:左上肺鳞癌。临床分期:ⅠB 期(cT2aN0M0)。

【消融指征】

左上肺鳞癌ⅠB 期(cT2aN0M0),拒绝外科切除手术。

【治疗及临床随访】

1. **治疗模式**　单纯消融。
2. **术前计划**　左肺上叶病灶大小约 3.3cm×2.8cm,行局部微波消融术。患者取仰卧位,穿刺点 1 定位于前正中线左侧旁开约 4cm 与第 3 肋间交点,靶皮距为 11.2cm,穿刺点 2 定位于穿刺点 1 左侧 1.5cm,靶皮距为 11.5cm,拟使用 2 根微波消融天线。
3. **麻醉方式**　局部麻醉。
4. **治疗过程及随访**　见图 1-2-13。

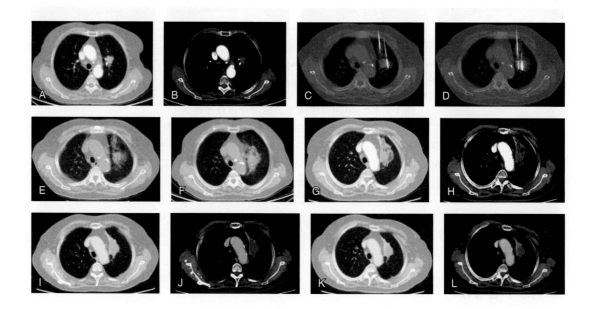

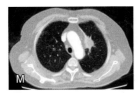 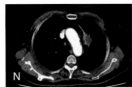 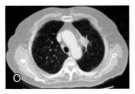 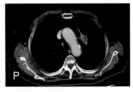

图 1-2-13 早期肺癌微波消融治疗过程及随访

A、B. 左肺上叶实性占位,大小约 3.3cm×2.8cm,邻近肺门,不均质强化;C. 1% 利多卡因局部麻醉,在 CT 引导下将消融天线 1 分步穿刺入肿瘤,进行消融;D. 在 CT 引导下调整消融天线 1 的角度,同时将消融天线 2 分步穿刺入肿瘤,进行双针多点消融(消融参数分别为 60W,7min;60W,6min);E. 术后即刻,针道少许出血,无明显气胸;F. 术后 24 小时,周围 GGO 完全覆盖原病灶,少量气胸,无胸腔积液;G、H. 术后 1 个月,渗出性改变较前减轻,合并远端部分肺不张,病灶内部密度不均匀,无明显强化;I、J. 术后 3 个月,病灶较前缩小、变密实,增强扫描未见强化,远端肺不张较前减轻;K、L. 术后 9 个月,病灶较前进一步缩小,密度均匀,未见明显强化;M、N. 术后 15 个月,病灶较前缩小,纤维瘢痕形成,边缘蛋壳样强化;O、P. 术后 24 个月,纤维瘢痕较前收缩,未见明显强化。疗效评估局部达到完全消融。

例 1-2-14

【主诉】

痰中带血半个月。

【简要病史】

患者男,66 岁。半个月前无明显诱因出现痰中带血,伴活动后憋喘。既往史:"高血压病" 病史 10 余年。长期大量吸烟史,吸烟指数 800 支·年。胸部增强 CT:符合右肺上叶前段肺癌 CT 表现(病灶位于右肺上叶前段,大小约 4.0cm×3.2cm);肺气肿并多发肺大疱。肺功能示:轻度阻塞性通气功能障碍;中度弥散功能障碍;通气储量百分比 85%。心脏超声示:心内结构大致正常,左室射血分数 64%。凝血及肝肾功能正常。血 CEA 5.01ng/ml。临床诊断:右肺上叶占位,考虑肺癌可能性大。临床分期为 ⅠB 期(cT2aN0M0)。

【消融指征】

右肺上叶占位考虑肺癌,临床分期为 ⅠB 期,肺功能差。

【治疗及临床随访】

1. **治疗模式** 活检＋单纯消融。
2. **术前计划** 右肺上叶病灶大小约 4.0cm×3.2cm,同步进行活检＋微波消融术。患者取仰卧位,穿刺点 1 定位于前正中线右侧旁开 4.5cm 与第 3 肋间交点,靶皮距为 10.5cm,穿刺点 2 位于穿刺点 1 外侧 1.0cm,靶皮距为 9.8cm,拟使用 2 根微波消融天线。
3. **麻醉方式** 局部麻醉。
4. **治疗过程及随访** 见图 1-2-14。

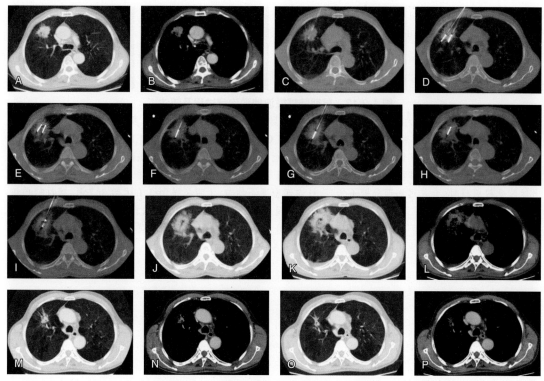

图 1-2-14　早期肺癌微波消融治疗过程及随访

A、B. 右肺上叶前段实性占位,大小约 4.0cm×3.2cm,不均质强化;C. 患者取仰卧位,1% 利多卡因局部麻醉,首先行穿刺活检;D. 在 CT 引导下将 2 根消融天线分步穿刺入肿瘤,进行双天线微波消融 2min;E. 双天线均退针 2.0cm,继续消融 2min;F. 在 CT 引导下调整消融天线 1 的角度,消融 2min;G. 在 CT 引导下调整消融天线 2 的角度,消融 2min;H. 消融天线 1 退针 1.5cm,继续消融 2min;I. 消融天线 2 退针 1.5cm,继续消融 2min(消融参数:60W,8min;60W,8min);J. 术后即刻,无明显气胸及出血;K、L. 术后 24 小时,周围 GGO 完全覆盖原病灶,无气胸,病灶内密度不均匀,少量胸腔积液;M、N. 术后 5 个月,病灶较前明显缩小,纤维瘢痕形成,病灶无强化;O、P. 术后 48 个月,纤维瘢痕较前收缩,可见粗纤维条索,无强化。疗效评估局部达到完全消融。

例 1-2-15

【主诉】

发现左下肺占位 1 个月。

【简要病史】

患者女,67 岁,肥胖体型,身高 158cm、体重 120kg,体重指数 48。既往史:"高血压病"病史 20 余年、"糖尿病"病史 2 年。胸部增强 CT 示:左肺下叶后基底段占位,大小约 2.8cm×2.5cm,肺癌不能排除。因体型过于肥胖,无法完成 PET/CT 检查。肺功能示:中重度阻塞性通气功能障碍;中度弥散功能障碍,通气储量百分比 67%。轻度小气道功能障碍,轻度弥散功能障碍。心功能示：左室阻力负荷过重（左室射血分数 60%）。凝血及肝肾功能正常，血 CEA 4.23ng/ml。临床诊断：左下肺占位，考虑肺癌可能性大。临床分期：ⅠA3 期（cT1cN0M0）。

【消融指征】

ⅠA3 期（cT1cN0M0），肺功能差，重度肥胖，无外科手术指征。

【治疗及临床随访】

1. **治疗模式**　活检＋单纯消融。
2. **术前计划**　左肺下叶后基底段病灶大小约 2.8cm×2.5cm，同步进行活检＋微波消融术。患者取俯卧位，穿刺点 1 定位于左侧肩胛下角线与第 8 后肋间交点，靶皮距为 11.5cm，穿刺点 2 定位于穿刺点 1 内侧 1.0cm，靶皮距为 11.5cm，穿刺点 3（行局部麻醉，减轻术中疼痛）定位于后正中线平第 8 肋间水平，靶皮距为 6.5cm，拟使用 2 根微波消融天线。
3. **麻醉方式**　局部麻醉。
4. **治疗过程及随访**　见图 1-2-15。

穿刺活检病理：腺癌。临床分期：ⅠA3 期（cT1cN0M0）。

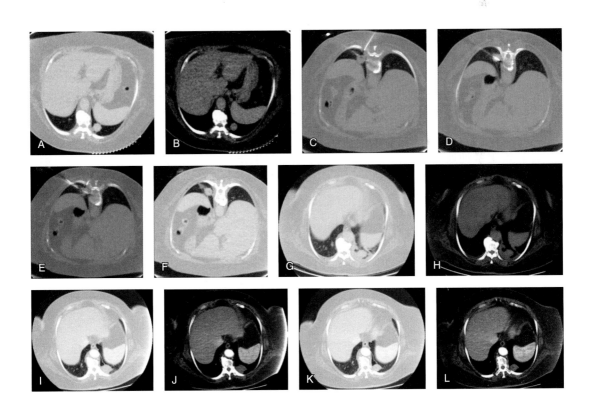

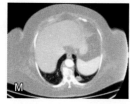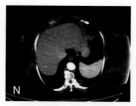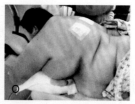

图 1-2-15　早期肺癌微波消融治疗过程及随访

A、B. 消融前即刻 CT,左肺下叶见大小约 2.8cm×2.5cm 实性占位,邻近膈肌及后纵隔胸壁;C. 患者取俯卧位,1% 利多卡因局部麻醉,首先行穿刺活检;D、E. 在 CT 引导下将 2 根消融天线分步穿刺入肿瘤,穿刺时要尽量避免损伤膈肌,进行多针消融(消融参数:60W,6min;60W,7min);F. 术后即刻,针道少量出血,无气胸;G、H. 术后 24 小时,周围 GGO 完全覆盖原病灶,少量胸腔积液;I、J. 术后 1 个月,渗出性改变完全吸收,病灶边界清晰,病灶内部无强化;K、L. 术后 6 个月,病灶较前缩小,增强扫描未见强化;M、N. 术后 20 个月,病灶较前继续缩小,纤维瘢痕形成,未见明显强化,疗效评估局部达到完全消融;O. 患者手术时照片。

例 1-2-16

【主诉】

发现右肺下叶占位 2 年。

【简要病史】

患者男,72 岁。2 年前因"咳嗽、咳痰"就诊于当地医院,行胸部 CT 检查示右肺下叶占位,此后未进一步诊疗及规律复查。既往史:23 年前行"甲状腺手术",18 年前行"胃癌根治术"。长期吸烟史,吸烟指数 800 支·年。PET/CT 示:甲状腺术后改变;胃癌术后改变;右肺下叶结节影(大小约 2.4cm×1.6cm),高 FDG 代谢(SUV$_{max}$ 5.2),符合肺癌,建议病理。肺功能示:轻度阻塞性通气功能障碍;重度弥散功能障碍,通气储量百分比 83%。心脏超声示:心内结构大致正常(左室射血分数 61%)。凝血及肝肾功能正常。血 CEA 4.82ng/ml。临床诊断:右下肺占位,考虑肺癌可能性大。临床分期:ⅠA3 期(cT1cN0M0)。

【消融指征】

ⅠA3 期(cT1cN0M0),肺功能差,无外科手术指征。

【治疗及临床随访】

1. **治疗模式**　活检 + 单纯消融。
2. **术前计划**　右肺下叶病灶大小约 2.4cm×1.6cm,同步进行活检 + 微波消融术。患者取俯卧位,穿刺点定位于后正中线右侧旁开 5.0cm 与第 7 肋间交点,靶皮距为 8.9cm,拟使用 1 根微波消融天线。
3. **麻醉方式**　局部麻醉。
4. **治疗过程及随访**　见图 1-2-16。

穿刺活检病理:腺癌。临床分期:ⅠA3 期(cT1cN0M0)。

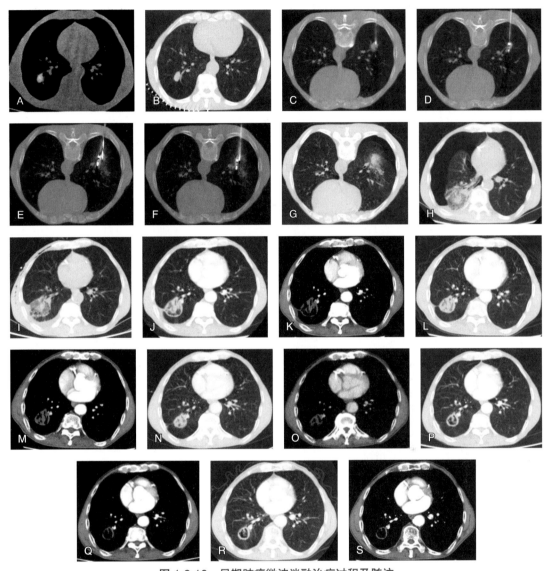

图 1-2-16 早期肺癌微波消融治疗过程及随访

A、B. 消融前 PET/CT 及平扫 CT 示：右肺下叶实性占位，大小约 2.4cm×1.6cm，内缘邻近血管；C. 患者取俯卧位，1% 利多卡因局部麻醉，消融前从肿瘤外侧缘行穿刺活检，减少出血；D. 在 CT 引导下将 1 根消融天线分步穿刺入肿瘤，进行消融；E、F. 2 次调整消融天线的角度，进行单针多点消融（消融参数：60W,8min）；G. 术后即刻，少量气胸，无明显出血；H. 术后 24 小时，大量气胸及少量胸腔积液，给予胸腔置管持续闭式引流；I. 术后 4 天，气胸消失，周围 GGO 完全覆盖原病灶；J、K. 术后 1.5 个月，病灶较前吸收，边界清晰，内部密度不均匀，无强化，可见"蛋壳征"；L、M. 术后 6 个月，病灶较前进一步缩小，内部密度不均匀，无强化，较前略变密实；N、O. 术后 12 个月，病灶较前继续缩小，内部密度不均匀，未见明显强化；P、Q. 术后 17 个月，病灶较前略缩小，内部空洞形成，周边呈"蛋壳样"强化；R、S. 术后 24 个月，病灶较前略缩小，内部空洞化，洞壁厚度均匀，局部达到完全消融。

例 1-2-17

【主诉】

查体发现右肺上叶占位 1 周。

【简要病史】

患者男,66 岁。既往史:"糖尿病"病史 10 年余,"冠心病"病史 5 年余,"肺气肿"病史 1 年余。无吸烟史。PET/CT 示:右肺上叶结节灶(大小约 1.8cm × 1.7cm),高 FDG 代谢,符合右肺癌,建议病理;右肝叶低密度影,未见 FDG 代谢,符合良性病变,必要时增强 CT 检查;双肺磨玻璃影,建议随访观察。肺部增强 CT:胸部右肺上叶结节灶(大小约 1.7cm × 1.8cm),符合肺癌表现;肺气肿并肺大疱;支气管扩张;肺内结节灶。肺功能示:重度阻塞性通气功能障碍;中度弥散功能障碍;通气储量百分比 69%;第一秒用力呼气容积(forced expiratory volume in one second,FEV_1)实测值 / 预测值(FEV_1%)为 38.7%,一氧化碳弥散能力(carbon monoxide diffusing capacity,TL_{CO})实测值 / 预测值(TL_{CO}%)为 44%。心脏超声示:心内结构大致正常(左室射血分数 63%)。凝血及肝肾功能正常。血 CEA 1.41ng/ml。临床诊断:右肺上叶占位,考虑肺癌可能性大。临床分期:Ⅰ A2 期(cT1bN0M0)。

【消融指征】

Ⅰ A2 期(cT1bN0M0),肺功能差,无外科手术指征。

【治疗及临床随访】

1. **治疗模式** 活检 + 单纯消融。

2. **术前计划** 右肺上叶病灶大小约 1.8cm × 1.7cm,同步进行活检 + 微波消融术。患者取俯卧位,穿刺点定位于后正中线向右旁开 2.0cm 与第 3 肋间交点,靶皮距为 10.4cm,拟使用 1 根微波消融天线。

3. **麻醉方式** 局部麻醉。

4. **治疗过程及随访** 见图 1-2-17。

穿刺活检病理:鳞状细胞癌。临床分期:Ⅰ A2 期(cT1bN0M0)。

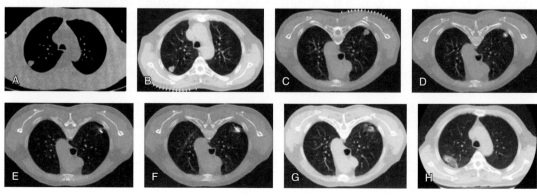

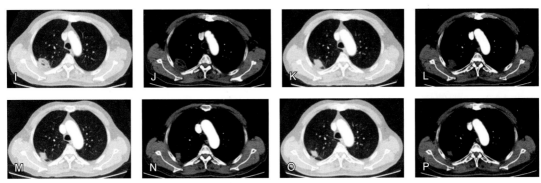

图 1-2-17 早期肺癌微波消融治疗过程及随访

A、B. 术前 PET/CT 及即刻 CT 示：右肺上叶实性占位,大小约 1.8cm×1.7cm,外缘邻近胸壁胸膜;C. 消融前定位像,患者取俯卧位;D. 1% 利多卡因局部麻醉,首先行穿刺活检;E. 在 CT 引导下将 1 根消融天线分步穿刺入肿瘤,进行消融;F. 调整消融天线的角度,进行单针多点消融(消融参数:60W,7.5min);G. 术后即刻,无气胸及出血;H. 术后 24 小时,周围 GGO 完全覆盖原病灶,无气胸;I、J. 术后 1 个月,病灶周围渗出吸收,边界清晰,内部密度不均匀,无强化;K、L. 术后 3 个月,病灶较前进一步缩小,较前变密实,密度均匀,无强化;M、N. 术后 9 个月,病灶较前继续缩小,形成纤维瘢痕,无强化;O、P. 术后 24 个月,病灶较前略缩小,密度均匀,无强化,局部达到完全消融。

例 1-2-18

【主诉】

查体发现双肺上叶占位 10 天。

【简要病史】

患者男,66 岁。10 天前查体发现双肺上叶占位。既往史:"高血压病"病史 1 年余,长期吸烟史,吸烟指数 1 000 支·年。胸部增强 CT 示:右肺上叶直径约 1.0cm 结节,有毛刺分叶,考虑肺癌;左上肺可见直径约 2.8cm 空腔病灶,中心处可见软组织,肺癌可能。PET/CT 结果示:双肺上叶结节,FDG 代谢增高,符合肿瘤表现。肺功能示:轻度限制性通气功能障碍;轻度弥散功能障碍;通气储量百分比 87%。心脏超声示:节段性室壁运动不良(左室射血分数 62%)。凝血及肝肾功能正常。血 CEA 5.04ng/ml。临床诊断:双肺上叶占位,考虑双原发性肺癌可能性大。临床分期:右肺上叶 ⅠA1 期(cT1aN0M0)、左肺上叶 ⅠA3 期(cT1cN0M0)。

【消融指征】

双肺上叶占位,考虑双原发性肺癌可能性大,拒绝外科手术。

【治疗及临床随访】

1. **治疗模式** 分期活检 + 单纯消融。

2. **术前计划** 对双肺上叶病灶分期同步进行活检+微波消融术。右肺上叶病灶大小约1.0cm,患者取仰卧位,穿刺点定位于右侧腋中线内侧1.0cm与第3肋间交点,靶皮距8.9cm,拟使用1根微波消融天线。右肺上叶病灶消融1周后患者无不适,治疗左肺上叶空腔病灶(最大径约2.8cm),患者取俯卧位,穿刺点定位于左肩胛下角线与第3肋间交点,靶皮距为12.3cm,拟使用1根微波消融天线。

3. **麻醉方式** 局部麻醉。

4. **治疗过程及随访** 见图1-2-18。

穿刺活检病理:右上肺腺癌ⅠA1期(cT1aN0M0);左上肺微浸润性腺癌,ⅠA1期(cT1aN0M0)。随访术后22个月复查发现左侧椎旁转移,后给予转移灶局部 ^{125}I 放射性粒子植入术并全身化疗,目前病情稳定,无进展。

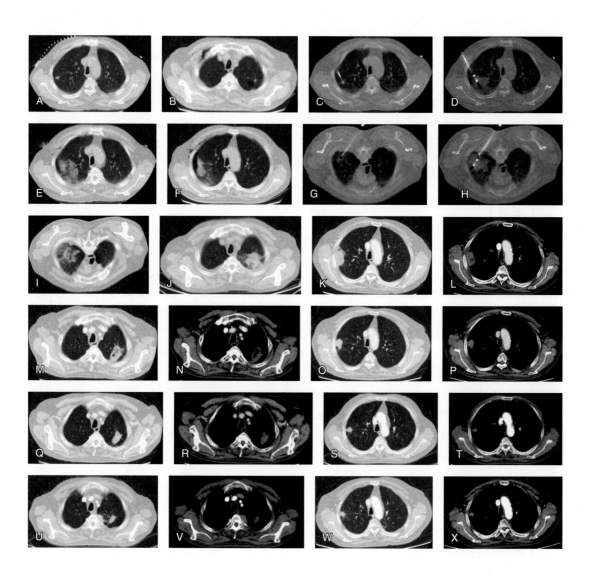

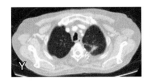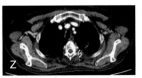

图 1-2-18　早期肺癌微波消融治疗过程及随访

A、B. 消融前 CT 示:双肺上叶占位,右肺上叶病灶为实性,直径约 1.0cm,左肺上叶病灶呈空腔样,直径约 2.8cm; C. 治疗右上肺病灶:患者取仰卧位,1% 利多卡因局部麻醉,首先行穿刺活检;D. 在 CT 引导下将 1 根消融天线分步穿刺入病灶,进行消融(消融参数:60W,5min);E. 术后即刻 CT 示肺内少许出血,无气胸;F. 术后 24 小时, GGO 完全覆盖原病灶,局部少量气胸;G. 治疗左上肺病灶,患者取俯卧位,1% 利多卡因局部麻醉,首先行穿刺活检;H. 在 CT 引导下将 1 根消融天线分步穿刺入病灶,进行消融(消融参数:60W,6.5min);I. 术后即刻 CT 示肺内少许出血,无气胸;J. 术后 24 小时,周围 GGO 完全覆盖原病灶,渗出明显,无气胸;K~N. 术后 1 个月,病灶周围渗出较前减轻,边界清晰,内部密度不均匀,无强化;O~R. 术后 5 个月,病灶较前缩小、变密实,密度均匀,无强化;S~V. 术后 22 个月,病灶较前继续缩小,纤维瘢痕形成,无强化,左侧椎旁可见转移灶;W~Z. 术后 36 个月,瘢痕较前进一步缩小,无强化,局部达到完全消融,左侧椎旁植入 ^{125}I 粒子后病灶明显缩小。

例 1-2-19

【主诉】

发现左肺占位 1 周。

【简要病史】

患者男,77 岁。1 周前查体发现左肺下叶占位。既往史:"高血压病" 病史 3 年余。长期吸烟史,吸烟指数 800 年支。胸腹部 CT 增强:左肺下叶背段结节(1.2cm×1.1cm),肺癌可能性大;纵隔、肺门多发小淋巴结。PET/CT:左肺下叶结节灶,高 FDG 代谢,符合肺癌表现,纵隔及肺门淋巴结未见 FDG 代谢增高。肺功能示:重度混合性通气功能障碍;中度弥散功能障碍;通气储量百分比 79%(FEV$_1$% 47%、TL$_{CO}$% 41.1%)。心脏超声示:心内结构大致正常(左室射血分数 62%)。血 CEA 5.55ng/ml。临床诊断:左肺下叶占位,考虑原发性肺癌可能性大。

【消融指征】

左肺下叶占位,考虑肺癌可能性大,肺功能差,无外科手术指征。

【治疗及临床随访】

1. **治疗模式**　活检 + 单纯消融。

2. **术前计划**　左肺下叶背段病灶大小约 1.2cm×1.1cm,同步进行活检 + 微波消融术。患者取俯卧位,穿刺点定位于左侧肩胛下角线与第 6 肋间交点,靶皮距为 9.1cm,拟使用 1 根微波消融天线。

3. **麻醉方式**　局部麻醉。

4. **治疗过程及随访**　见图 1-2-19。

穿刺活检病理:左下肺鳞癌。临床分期为 Ⅰ A2 期(cT1bN0M0)。

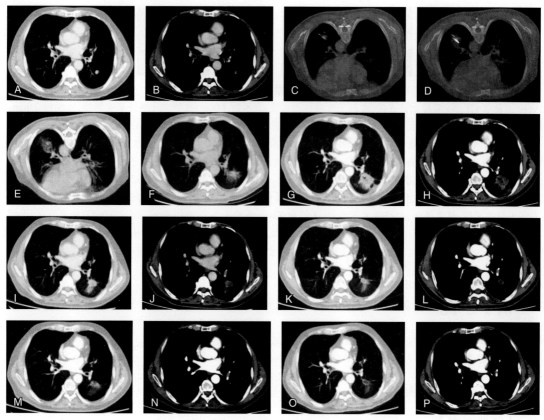

图 1-2-19　早期肺癌微波消融治疗过程及随访

A、B. 消融前增强 CT 示：左肺下叶实性占位，大小约 1.2cm×1.1cm；C. 患者取俯卧位，1% 利多卡因局部麻醉，首先行穿刺活检；D. 在 CT 引导下将 1 根消融天线分步穿刺入肿瘤，进行消融（消融参数：60W，6min）；E. 术后即刻，局部少许气胸，针道少量出血；F. 术后 24 小时，周围 GGO 完全覆盖原病灶，局部少量气胸；G、H. 术后 1 个月，病灶周围渗出明显，内部密度不均匀（痰培养示曲霉菌感染，给予伏立康唑治疗 3 个月）；I、J. 术后 4 个月，炎症减轻，病灶较前缩小、变密实，周边强化；K、L. 术后 6 个月，病灶较前进一步缩小，纤维瘢痕形成，无强化；M、N. 术后 16 个月，纤维瘢痕吸收收缩，纵隔窗病灶显示不清；O、P. 术后 30 个月，病灶仅可见纤维索条，纵隔窗病灶无显示，局部达到完全消融。

例 1-2-20

【主诉】

发现右肺占位 20 天。

【简要病史】

患者男，68 岁。20 天前查体发现右肺占位，后复查示右肺占位较前略增大、密实。既往史："高血压病"病史 20 余年，"脑梗死"病史 10 余年，现以"头晕"为主征。入院行胸腹部增强 CT 示：右肺上叶尖段病灶，大小约 1.1cm× 0.9cm，纵隔及双肺门未见明显肿大淋巴结，腹部及其他脏器未见转移 CT 征象。肺功能示：通气功能正常，最大呼气流速正常，小气道功能正常,残气容积正常,弥散功能正常;通气储量百分比 89%。心脏超声示:心内结构大致正常(左室射血分数 62%)。血常规、肝功能、肾功能及凝血功能正常。临床诊断:右肺上叶占位,考虑原发性肺癌可能性大。

【消融指征】

右肺上叶占位,拒绝外科手术。

【治疗及临床随访】

1. **治疗模式**　活检 + 单纯消融。
2. **术前计划**　右肺上叶尖段病灶大小约 1.1cm× 0.9cm,同步进行活检 + 微波消融术。患者取俯卧位,穿刺点定位于右侧肩胛线与第 3 肋间交点,靶皮距为 6.5cm,拟使用 1 根微波消融天线。
3. **麻醉方式**　局部麻醉。
4. **治疗过程及随访**　见图 1-2-20。

穿刺活检病理:腺癌。临床分期为Ⅰ A2 期(cT1bN0M0)。

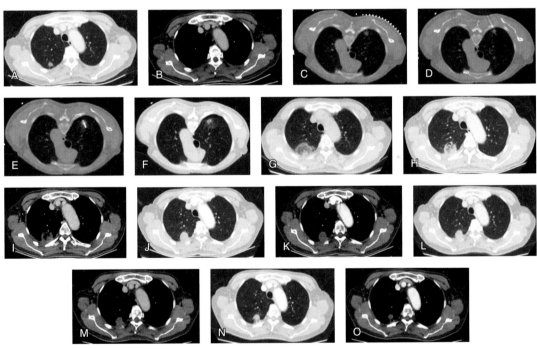

图 1-2-20　早期肺癌微波消融治疗过程及随访

A、B. 消融前增强 CT 示:结节位于右肺上叶尖段,大小约 1.1cm× 0.9cm;C. 消融前即刻定位像,患者取俯仰卧位;D. 1% 利多卡因局部麻醉,首先行穿刺活检;E. 在 CT 引导下将 1 根消融天线分步穿刺入肿瘤,进行消融(消融参数:70W,7min);F. 术后即刻,少许气胸;G. 术后 24 小时,周围 GGO 完全覆盖原病灶,气胸消失;H、I. 术后 1 个月,病灶周围渗出较前吸收,内部密度不均匀,无强化;J、K. 术后 3 个月,病灶较前缩小、变密实,边缘呈“蛋壳样”强化;L、M. 术后 15 个月,病灶较前进一步缩小,形成纤维瘢痕,无强化;N、O. 术后 24 个月,纤维瘢痕收缩,病灶变小,无强化,达到局部完全消融。

例 1-2-21

【主诉】

发热、咳嗽、咳痰、纳差 20 余天。

【简要病史】

患者男，75 岁。既往史："高血压病" 病史 10 余年，血压最高 160/80mmHg；"慢性支气管炎" 病史 40 余年；"肾功能不全" 病史 20 余天。吸烟 50 余年，吸烟指数 1 000 支·年。头颅、胸及腹部增强 CT 示：右肺上叶结节，大小约 1.4cm×1.2cm；双肺门及纵隔无明显肿大淋巴结；脑内多发缺血、梗死灶 CT 表现；腹部未见明显异常。肺功能示：混合性通气功能障碍，以阻塞性通气功能障碍为主(中度)；最大呼气流速降低；残气容积正常；重度弥散功能障碍；通气储量百分比 80%（TL_{CO}% 34.4%）。心脏超声示：心内结构大致正常（左室射血分数 62%）。血 CEA 1.64ng/ml。凝血功能正常。临床诊断：右肺上叶结节，考虑原发性肺癌可能性大。

【消融指征】

右肺上叶周围型肺癌可能性大，肺功能差，无外科手术指征。

【治疗及临床随访】

1. **治疗模式**　活检 + 单纯消融。
2. **术前计划**　右肺上叶病灶大小约 1.4cm×1.2cm，同步进行活检 + 微波消融术。患者取仰卧位，穿刺点定位于右腋前线与第 3 肋间交点，靶皮距为 9.5cm，拟使用 1 根微波消融天线。
3. **麻醉方式**　局部麻醉。
4. **治疗过程及随访**　见图 1-2-21。

穿刺活检病理：腺癌。临床分期：ⅠA2 期（cT1bN0M0）。

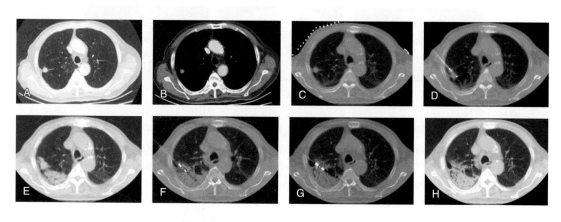

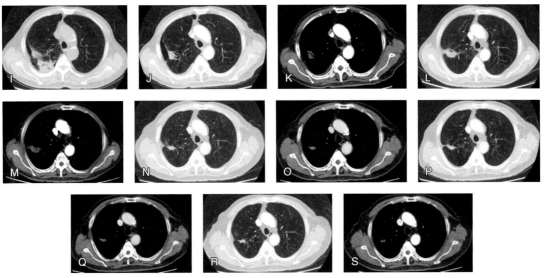

图 1-2-21 早期肺癌微波消融治疗过程及随访

A、B. 消融前增强 CT 示:右肺上叶实性占位,大小约 1.4cm×1.2cm;C. 术前即刻定位像,患者取仰卧位;
D、E. 1% 利多卡因局部麻醉,首先行穿刺活检,活检后即刻 CT 示肺内出血;F、G. 在 CT 引导下将 1 根消融
天线分步穿刺入肿瘤消融,术中调整消融角度(消融参数:70W,4.5min);H. 术后即刻,局部少许气胸,肺内
少量出血;I. 术后 24 小时,周围 GGO 完全覆盖原病灶,局部少量气胸,肺内出血较前减少;J、K. 术后 1 个
月,局部少量气胸,病灶周围渗出减少,内部不均匀,可见小空洞,无强化;L、M. 术后 3 个月,气胸消失,病灶
较前变密实,边缘"蛋壳样"强化,内部无强化;N、O. 术后 9 个月,病灶较前明显缩小,形成纤维瘢痕,无强
化;P、Q. 术后 14 个月,纤维瘢痕无明显变化,无强化;R、S. 术后 30 个月,病灶较前略缩小,为纤维灶替代,
局部达到完全消融。

例 1-2-22

【主诉】

发现左肺占位 3 年。

【简要病史】

患者男,88 岁。3 年前查体行胸部 X 线示左肺占位,未行进一步诊疗,后定期复查,现
复查示病灶较前增大。既往史:10 余年前曾行"胆囊切除术",2 周前行"右眼白内障手术"。
入院完善相关辅助检查,PET/CT 示:左肺上叶高 FDG 代谢(SUV 值 8.0)结节灶,大小约
1.6cm×1.7cm,符合肺癌表现,余部位未见异常 FDG 代谢。肺功能示:轻度限制性通气功能
障碍;轻度弥散功能障碍;通气储量百分比 81%。心脏超声示:节段性室壁运动不良(左室
射血分数 58%)。血 CEA 3.81ng/ml。血常规、肝肾功及凝血功能正常。临床诊断:左肺上叶
结节,考虑原发性肺癌可能性大。

【消融指征】

左肺上叶周围型肺癌可能性大,高龄,无外科手术指征。

【治疗及临床随访】

1. **治疗模式**   活检＋单纯消融。
2. **术前计划**   左肺上叶病灶大小约 1.6cm×1.7cm,同步进行活检＋微波消融术。患者取仰卧位,穿刺点定位于前正中线左侧旁开 3cm 与第 2 肋间交点,靶皮距为 10.3cm,拟使用 1 根微波消融天线。
3. **麻醉方式**   局部麻醉。
4. **治疗过程及随访**   见图 1-2-22。

穿刺活检病理:鳞状细胞癌。临床分期:ⅠA2 期(cT1bN0M0)。

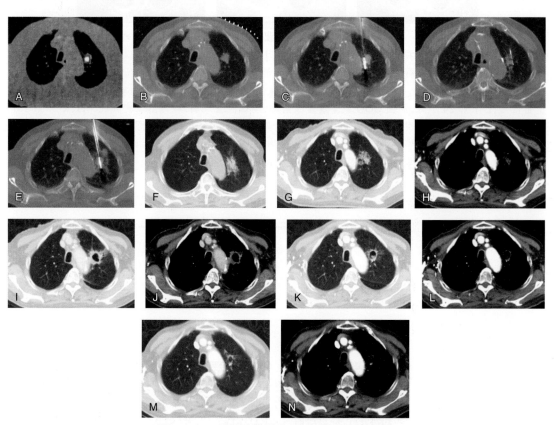

图 1-2-22　早期肺癌微波消融治疗过程及随访

A. 消融前 PET/CT 示:左肺上叶结节,大小约 1.6cm×1.7cm,高 FDG 代谢;B. 消融前定位像,患者取仰卧位,病灶邻近主动脉弓及右上肺血管;C. 1% 利多卡因局部麻醉,先将 1 根消融天线分步穿刺入肿瘤内缘,备活检后止血;D. 行穿刺活检,后开启天线消融 0.5min;E. 术中调整消融角度至病灶中心继续消融(消融参数:60W,7min);F. 术后 24 小时,周围 GGO 完全覆盖原病灶,无明显气胸及出血;G、H. 术后 1 个月,病灶较前略增大,周围渗出减轻,内部不均匀,无强化;I、J. 术后 3 个月,局部形成厚壁空洞,洞壁强化(曲霉菌感染,伏立康唑治疗近 2 个月);K、L. 术后 8 个月,病灶及空洞较前明显缩小,洞壁变薄;M、N. 术后 29 个月,病灶进一步缩小,形成薄壁空洞,局部达到完全消融。

例 1-2-23

【主诉】

发现右肺占位 18 天。

【简要病史】

患者女,52 岁。18 天前因 "嗜睡、乏力" 就诊于当地医院,行胸部 CT 检查发现右肺上叶占位,建议穿刺活检,患者拒绝并服用中药治疗至今。既往史:"乙肝" 病史 10 余年,"甲状腺功能减退" 病史 18 天。入院完善相关辅助检查,PET/CT 示:右肺上叶后段 FDG 代谢增高占位性病变(SUV 值 3.0),考虑为右肺上叶周围型肺癌;余部位未见异常代谢增高病灶。胸 + 上腹 CT 增强:右肺上叶结节灶(大小约 2.6cm × 2.0cm),考虑肺癌可能性大。肺功能示:通气功能正常;轻度弥散功能障碍;通气储量百分比 89%。心脏超声示:心内结构大致正常(左室射血分数 63%)。血 CEA 3.65ng/ml。血常规、肝肾功及凝血功能正常。临床诊断:右肺上叶占位,考虑原发性肺癌。

【消融指征】

右肺上叶原发性肺癌可能性大,拒绝外科切除手术。

【治疗及临床随访】

1. **治疗模式** 活检 + 单纯消融。
2. **术前计划** 右肺上叶病灶大小约 2.6cm × 2.0cm,同步进行活检 + 微波消融术。患者取俯卧位,穿刺点定位于右侧肩胛下角线与第 5 肋间交点,靶皮距为 9.5cm,拟使用 1 根微波消融天线。
3. **麻醉方式** 局部麻醉。
4. **治疗过程及随访** 见图 1-2-23。

穿刺活检病理:浸润性腺癌。临床分期:Ⅰ A3 期(cT1cN0M0)。

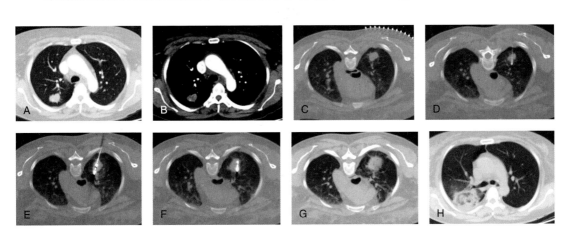

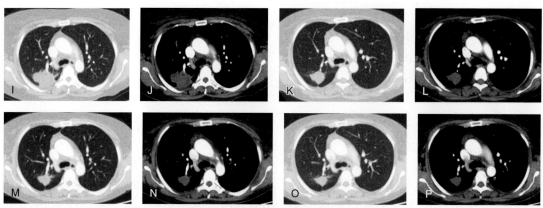

图 1-2-23　早期肺癌微波消融治疗过程及随访

A、B. 消融前增强 CT 示：右肺上叶实性占位，大小约 2.6cm×2.0cm，强化明显；C. 术前即刻定位像，患者取俯卧位；D. 1% 利多卡因局部麻醉，首先行穿刺活检；E、F. 在 CT 引导下将 1 根消融天线分步穿刺入肿瘤消融，术中调整消融角度（消融参数：60W，10min）；G、H. 术后即刻及 24 小时，周围 GGO 完全覆盖原病灶，渗出明显，无气胸及出血；I、J. 术后 1 个月，病灶周围渗出减少，病灶内密度均匀，无强化；K、L. 术后 6 个月，病灶较前明显缩小，边界清，无强化；M、N. 术后 16 个月，病灶较前进一步缩小，密度均匀，边缘线性强化，内部无强化；O、P. 术后 22 个月，病灶较前略缩小，纤维瘢痕形成，无强化，局部达到完全消融。

例 1-2-24

【主诉】

咳嗽、咳痰 20 天，发现右肺占位 8 天。

【简要病史】

患者男，73 岁。既往史："风湿性关节炎"病史 7 年余。长期吸烟史，吸烟指数 750 年支。入院完善相关辅助检查，PET/CT 示：右肺上叶略高 FDG 代谢小结节灶（SUV$_{max}$ 1.0），考虑肺癌可能。头颅 + 胸部增强 CT 示：右肺上叶尖段小结节（大小约 1.0cm×0.8cm），考虑周围型肺癌可能性大。肺功能示：中度阻塞性通气功能障碍；中度弥散功能障碍；通气储量百分比 81%。心脏超声示：心内结构大致正常（左室射血分数 62%）。血 CEA 5.05ng/ml。血常规、肝肾功及凝血功能正常。临床诊断：右肺上叶小结节，考虑原发性肺癌可能性大。

【消融指征】

右肺上叶小结节，原发性肺癌可能，肺功能差，无外科手术指征。

【治疗及临床随访】

1. **治疗模式**　活检 + 单纯消融。

2. **术前计划**　右肺上叶尖段病灶大小约 1.0cm×0.8cm，同步进行活检 + 微波消融术。患者取仰卧位，穿刺点定位于右侧锁骨中线与第 2 肋间交点，靶皮距为 9.5cm，拟使用 1 根微波消融天线。

3. **麻醉方式** 局部麻醉。

4. **治疗过程及随访** 见图 1-2-24。

穿刺活检病理：腺癌。临床分期：ⅠA1 期（cT1aN0M0）。

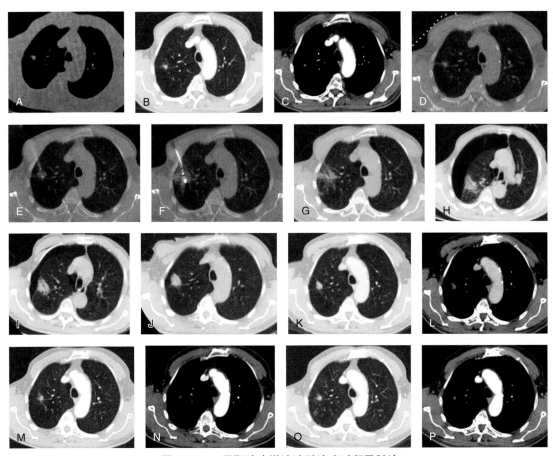

图 1-2-24 早期肺癌微波消融治疗过程及随访

A~C. 消融前 PET/CT 及胸部增强 CT 示：右肺上叶小结节，大小约 1.0cm×0.8cm，略高 FDG 代谢；D. 消融前定位像，患者取仰卧位；E. 1% 利多卡因局部麻醉，首先行穿刺活检；F. 将 1 根消融天线分步穿刺入肿瘤消融（消融参数：60W，5min）；G. 术后即刻，无明显气胸及出血；H. 术后 24 小时，大量气胸（给予置管引流）；I、J. 术后第 6 天及第 28 天，持续引流后气胸逐渐消失，周围渗出吸收，病灶逐渐缩小；K、L. 术后 7 个月，病灶明显缩小，无强化；M、N. 术后 14 个月，病灶较前进一步缩小，无强化；O、P. 术后 26 个月，病灶较前无变化，形成纤维瘢痕，局部达到完全消融。

例 1-2-25

【**主诉**】

发现左肺上叶占位 3 年。

【简要病史】

患者男,57岁。3年前行胸部CT示左肺上叶结节灶,此后定期复查,2个月前胸部CT示左肺上叶病灶较前略增大、变实。既往史:"高血压病"病史30年;"冠心病"病史20年;"脑梗死"病史8个月余,有认知功能障碍后遗症。入院完善相关辅助检查,PET/CT示:左肺上叶大小约2.2cm×2.5cm的较高FDG代谢结节灶(SUV$_{max}$ 2.7),符合肺癌表现。胸部CT示:左肺上叶混合磨玻璃结节灶,符合肺癌CT表现。肺功能示:通气功能正常;弥散功能正常;通气储量百分比88%。心脏超声示:心内结构大致正常(左室射血分数63%)。血CEA 2.93ng/ml。血常规、肝肾功及凝血功能正常。临床诊断:左肺上叶结节,考虑原发性肺癌可能性大。

【消融指征】

左肺上叶结节,合并心脑血管疾病,无外科手术指征。

【治疗及临床随访】

1. **治疗模式** 活检+单纯消融。
2. **术前计划** 左肺上叶病灶大小约2.2cm×2.5cm,同步进行活检+微波消融术。患者取仰卧位,穿刺点定位于左侧锁骨中线与第2肋间交点,靶皮距为10.0cm,拟使用1根微波消融天线。
3. **麻醉方式** 局部麻醉。
4. **治疗过程及随访** 见图1-2-25。

穿刺活检病理:浸润性腺癌。临床分期:ⅠA3期(cT1cN0M0)。

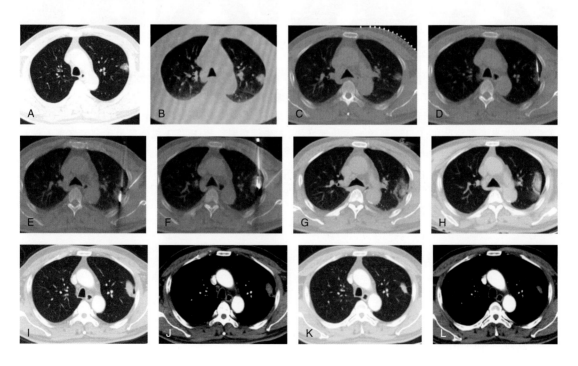

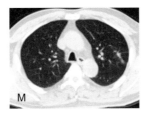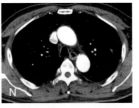

图 1-2-25　早期肺癌微波消融治疗过程及随访

A、B. 消融前胸部平扫 CT 及 PET/CT 示：左肺上叶占位，大小约 2.2cm×2.5cm，略高 FDG 代谢；C. 消融前定位像，患者取仰卧位；D. 1% 利多卡因局部麻醉，行穿刺活检；E、F. 对肿瘤邻近的肋间壁层胸膜充分麻醉，将 1 根消融天线分步穿刺入肿瘤消融，消融过程适度退针（消融参数：60W，8.5min）；G、H. 术后即刻及 24 小时，周围 GGO 完全覆盖原病灶，少量气胸；I、J. 术后 1 个月，病灶周围渗出减少，边界清晰，内部密度均匀，无强化；K、L. 术后 7 个月，病灶较前进一步缩小，边界清，无强化；M、N. 术后 24 个月，病灶较前继续缩小，为纤维索条所替代，局部达到完全消融。

例 1-2-26

【主诉】

发现左肺占位 4 年余。

【简要病史】

患者男，62 岁。4 年前因"慢性阻塞性肺疾病急性发作"于当地医院行胸部 CT 示：左上肺尖后段占位，未行进一步诊治，现复查示病变较前增大。既往史："慢性阻塞性肺疾病"病史 8 年余，"高血压病"病史 1 年。长期吸烟史，吸烟指数 1 200 支·年。入院后完善相关辅助检查，PET/CT 示：病灶位于左肺上叶尖后段，大小约 2.0cm×2.5cm（SUV_{max} 6.1），符合肺癌表现。肺功能示：极重度混合性通气功能障碍；重度弥散功能障碍；通气储量百分比 61%、FEV_1% 23.9%、TL_{CO}% 17.4%。心脏超声示：左室壁心肌节段性运动异常。血 CEA 2.44ng/ml。血常规、肝肾功及凝血功能正常。临床诊断：左肺上叶尖后段占位，考虑原发性肺癌可能性大。

【消融指征】

左肺上叶尖后段占位，肺功能差，无外科手术指征。

【治疗及临床随访】

1. **治疗模式**　活检 + 单纯消融。

2. **术前计划**　左肺上叶尖后段病灶大小约 2.0cm×2.5cm，同步进行活检 + 微波消融术。患者取俯卧位，穿刺点 1（活检）定位于左侧肩胛下角线与第 5 肋间交点，靶皮距为 7.6cm，穿刺点 2（消融）定位于后正中线左侧旁开 3cm 与第 5 肋间交点，靶皮距为 8.5cm，拟使用 1 根微波消融天线。

3. **麻醉方式**　局部麻醉。

4. 治疗过程及随访   见图 1-2-26。

穿刺活检病理：鳞状细胞癌。临床分期：Ⅰ A3 期（cT1cN0M0）。

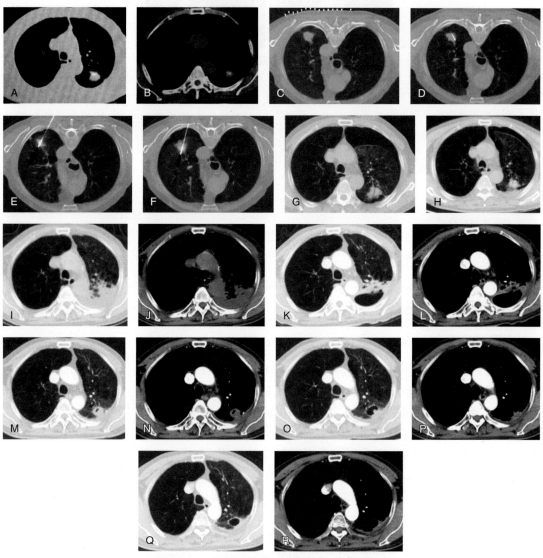

图 1-2-26   早期肺癌微波消融治疗过程及随访

A、B. 消融前 PET/CT 及示：左肺上叶尖后段高 FDG 代谢占位，大小约 2.0cm×2.5cm；C. 消融前定位像，患者取俯卧位；D. 1% 利多卡因局部麻醉，首先行穿刺活检；E、F. 将 1 根消融天线分步穿刺入肿瘤内部并适当调整消融角度，进行单针多点消融（消融参数：60W，7.5min）；G. 术后即刻，大量气胸（给予胸腔穿刺置管，持续负压吸引）；H. 术后 13 天气胸较前减少；I、J. 术后 26 天，病灶周围斑片状渗出明显，伴局部包裹性积液（合并曲霉菌感染，伏立康唑治疗 2 个月），边界欠清晰，内部密度欠均匀；K、L. 术后 1.5 个月，病灶渗出较前明显减轻，局部积气，病灶无强化；M、N. 术后 4 个月，病灶较前缩小，内部可见小空洞，无强化；O、P. 术后 7 个月，病灶内空洞增大，内壁可见附着物；Q、R. 术后 26 个月，病灶为薄壁空洞所替代，邻近增厚胸膜较前减轻，局部达到完全消融。

例 1-2-27

【主诉】

发现右肺占位 2 年。

【简要病史】

患者女,84 岁。既往史:"脑梗死"病史 11 年余;"高血压病""冠心病"病史 7 年余;4 年前行"左乳腺浸润性导管癌根治术"(病理分期 pT1N1M0),术后未行放化疗。入院后完善相关辅助检查,PET/CT 示:符合左侧乳腺癌术后改变;右肺上叶结节灶,未见 FDG 代谢,结合病史及其 CT 影像特点,考虑肺癌。肺部 CT 示:右肺上叶病灶,大小约 1.7cm × 1.5cm,符合肺癌 CT 表现。肺功能示:通气功能正常;弥散功能正常;通气储量百分比 86%。心脏超声示:心内结构大致正常。血 CEA 3.10ng/ml。血常规、肝功、凝血功能未见显著异常。临床诊断:右肺上叶结节,不除外原发或转移癌。

【消融指征】

右肺上叶单发结节,高龄,拒绝外科手术。

【治疗及临床随访】

1. **治疗模式** 活检 + 单纯消融。
2. **术前计划** 右肺上叶病灶大小约 1.7cm × 1.5cm,同步进行活检 + 微波消融术。患者取仰卧位,穿刺点定位于右侧腋中线与第 4 肋间交点,靶皮距为 6.8cm,拟使用 1 根微波消融天线。
3. **麻醉方式** 局部麻醉。
4. **治疗过程及随访** 见图 1-2-27。

穿刺活检病理:黏液腺癌,结合免疫组化结果,考虑肺来源。临床分期:ⅠA2 期(cT1bN0M0)。

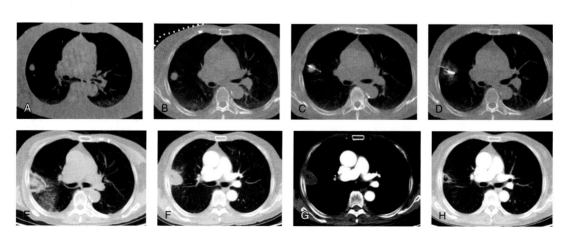

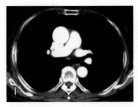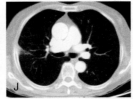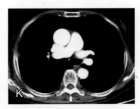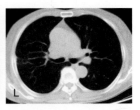

图 1-2-27　早期肺癌微波消融治疗过程及随访

A. 消融前 PET/CT 示：病灶位于右肺上叶，FDG 代谢不高，大小约 1.7cm×1.5cm；B. 消融前定位像，患者取仰卧位；C. 1% 利多卡因局部麻醉，首先行穿刺活检；D. 在 CT 引导下将 1 根消融天线分步穿刺入肿瘤内部进行单针单点消融（消融参数：60W，7min）；E. 术后 24 小时，周围 GGO 完全覆盖原病灶，无气胸；F、G. 术后1 个月，病灶周围渗出减少，界清，内部密度欠均匀，无强化；H、I. 术后 3 个月，病灶较前明显缩小，内部空洞形成，纵隔窗显示不清；J、K. 术后 6 个月，病灶较前继续缩小，为纤维索条所替代；L. 术后 36 个月，病灶完全吸收，局部胸膜略增厚，局部达到完全消融。

例 1-2-28

【主诉】

咳嗽、咳痰伴血丝 15 天。

【简要病史】

患者男，69 岁。既往史："左侧胸膜炎"病史 20 余年（已治愈），"支气管哮喘"病史 15年。长期吸烟史，吸烟指数 1 200 支·年。入院完善相关辅助检查，头颅、胸及腹部增强 CT示：左下肺后基底段肿块（3.5cm×2.4cm），符合周围型肺癌 CT 表现；双侧基底节区多发腔隙性脑梗死。肺功能示：混合性通气功能障碍，以阻塞性通气功能障碍为主（重度），重度弥散功能障碍，通气储量百分比 69%（FEV_1% 35.4%，TL_{CO} 38.3%）。心脏超声示：心内结构大致正常（左室射血分数 63%）。血常规、肝肾功及凝血功能正常。穿刺活检病理为左肺腺癌。临床诊断：左下肺后基底段腺癌，临床分期：ⅠB 期（cT2aN0M0）。

【消融指征】

左下肺后基底段腺癌，肺功能差，无外科手术指征。

【治疗及临床随访】

1. **治疗模式**　单纯消融。
2. **术前计划**　左下肺后基底段病灶大小约 3.5cm×2.4cm，择期行微波消融手术。患者取俯卧位，穿刺点 1 定位于左肩胛下角线与第 8 肋间交点，靶皮距为 8.6cm，穿刺点 2 定位于穿刺点 1 正下方 1.0cm，靶皮距为 9.5cm，拟使用 2 根微波消融天线。
3. **麻醉方式**　局部麻醉。
4. **治疗过程及随访**　见图 1-2-28。

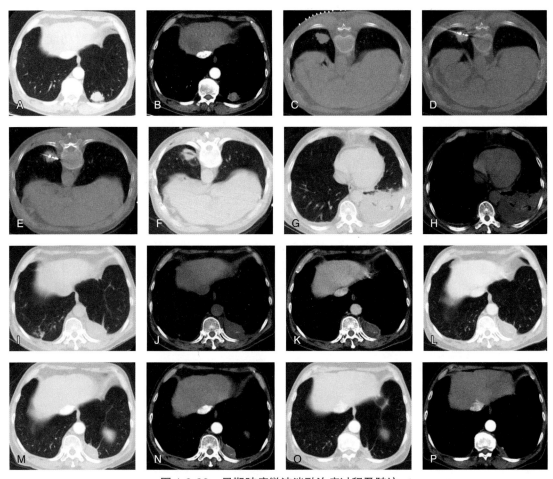

图 1-2-28　早期肺癌微波消融治疗过程及随访

A、B. 消融前增强 CT 示：左下肺后基底段占位，大小约 3.5cm×2.4cm，明显强化；C. 术前即刻定位像，患者取俯卧位；D、E. 1% 利多卡因局部麻醉，在 CT 引导下将 2 根消融天线分步穿刺入肿瘤内部多针多点消融（消融参数：70W，6min；70W，8min）；F. 术后即刻，局部少许气胸，无出血；G、H. 术后 2 天，病灶周围渗出明显，伴中量胸腔积液（给予置管引流）；I、J. 术后 1 个月，病灶周围渗出及胸腔积液明显减少；K、L. 术后 2 个月，病灶较前缩小，边界清，无强化；M、N. 术后 4 个月，病灶较前进一步缩小，密度均匀，边缘线性强化，内部无强化；O、P. 术后 14 个月，病灶消失，局部胸膜略增厚，局部达到完全消融。

例 1-2-29

【主诉】

痰中带血 5 天。

【简要病史】

患者女，58 岁。既往史：健康。入院完善相关辅助检查，颅脑、胸腹部增强 CT 示：颅脑 CT 扫描未见明显异常;右肺下叶肿块(3.5cm×3.0cm),符合周围型肺癌 CT 表现。肺功能示:通气功能正常,最大呼气流速正常,小气道功能正常,残比值增大,弥散功能正常,通气储量百分比 90%。心脏超声示:心内结构大致正常(左室射血分数 63%)。血 CEA 10.87ng/ml。血常规、肝肾功及凝血功能正常。临床诊断:右肺下叶占位,考虑原发性肺癌可能性大。

【消融指征】

右肺下叶占位,患者及家属拒绝外科手术。

【治疗及临床随访】

1. **治疗模式** 活检 + 消融。
2. **术前计划** 右肺下叶病灶大小约 3.5cm×3.0cm,同步进行活检 + 微波消融术。患者取俯卧位,穿刺点 1 定位于后正中线右侧旁开 2.0cm 与第 7 肋间交点,靶皮距为 9.1cm;穿刺点 2 位于后正中线右侧旁开 3.0cm 与第 7 肋间交点,靶皮距为 9.2cm,拟使用 2 根微波消融天线。
3. **麻醉方式** 局部麻醉。
4. **治疗过程及随访** 见图 1-2-29。

穿刺活检病理:腺癌,*EGFR* 19 外显子缺失突变。临床分期:ⅠB 期(cT2aN0M0)。

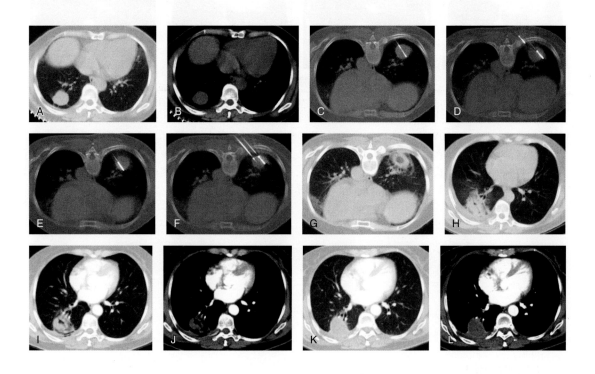

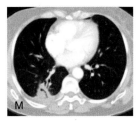 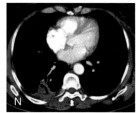 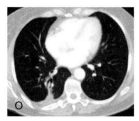 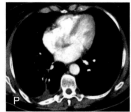

图 1-2-29　早期肺癌微波消融治疗过程及随访

A、B. 消融前 CT 示:右下肺后基底段占位,大小约 3.5cm×3.0cm;C. 患者取俯卧位,1% 利多卡因局部麻醉,首先行穿刺活检;D~F. 在 CT 引导下将 2 根消融天线分步穿刺入肿瘤内部消融,并适当退针,进行多针多点消融(消融参数:70W,9.5min;70W,9.5min);G、H. 术后即刻及 24 小时,周围 GGO 完全覆盖原病灶,无气胸,少量积液;I、J. 术后 1 个月,病灶周围渗出明显减少,内部不均质,无强化;K、L. 术后 3 个月,病灶较前略缩小,边界清,内部密度均匀,无强化;M、N. 术后 6 个月,病灶较前明显缩小,密度欠均匀,无强化;O、P. 术后 26 个月,病灶为纤维索条替代,局部胸膜增厚,局部达到完全消融。

例 1-2-30

【主诉】

查体发现肺占位 10 余天。

【简要病史】

患者男,65 岁。既往史:"慢性阻塞性肺疾病"病史 30 余年,"脑梗死"病史 3 年余,"高血压病"病史 3 年余。长期吸烟史,吸烟指数 1 200 支·年。入院完善相关辅助检查,胸部增强 CT 示:右肺上叶周围型肺癌 CT 表现(周围可见分叶征、毛刺征,大小约 3.0cm×3.4cm);符合慢性支气管炎并肺气肿、肺大疱 CT 表现。肺功能示:中度混合性通气功能障碍,以阻塞性通气功能障碍为主,最大呼气流速降低,残比值增大,轻度阻塞性肺气肿,中度弥散功能障碍,通气储量百分比 77%。心脏超声示:心内结构大致正常(左室射血分数 62%)。血 CEA 8.08ng/ml。血常规、肝肾功及凝血功能正常。临床诊断:右肺上叶占位,考虑原发性肺癌。

【消融指征】

右肺上叶占位,考虑原发性肺癌,肺功能差,无外科手术指征。

【治疗及临床随访】

1. **治疗模式**　活检 + 单纯消融。

2. **术前计划**　右肺上叶病灶大小约 3.0cm×3.4cm,同步进行活检 + 微波消融术。患者取仰卧位,穿刺点 1 定位于右侧锁骨中线与第 3 肋间交点,靶皮距为 13.4cm,穿刺点 2 定位于右腋前线与第 5 肋间交点,靶皮距为 13.9cm,拟使用 2 根微波消融天线。

3. **麻醉方式**　局部麻醉。

4. 治疗过程及随访 见图 1-2-30。

穿刺活检病理：鳞状细胞癌。临床分期：ⅠB 期（cT2aN0M0）。

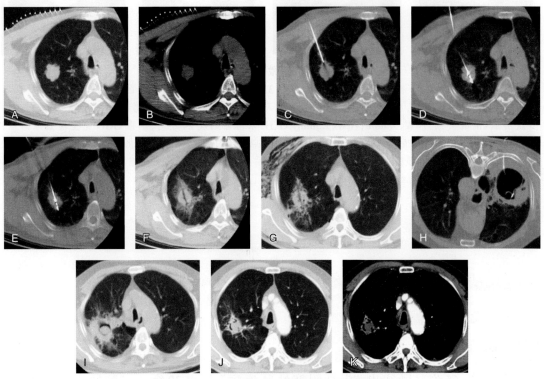

图 1-2-30 早期肺癌微波消融治疗过程及随访

A、B. 消融前即刻 CT 示：右肺上叶实性占位，大小约 3.0cm×3.4cm；C. 患者取仰卧位，1% 利多卡因局部麻醉，首先行穿刺活检；D、E. 在 CT 引导下将 2 根消融天线分步穿刺入肿瘤消融，进行多针多点消融（消融参数：70W，7min；70W，7min）；F. 术后即刻，少许气胸；G. 术后 24 小时，周围 GGO 完全覆盖病灶，气胸消失，胸壁皮下气肿；H. 术后 1.5 个月，消融部位厚壁、不规则空洞形成，给予置管引流冲洗（曲霉菌感染，伏立康唑抗感染治疗 2 个月）；I. 术后 2.5 个月，厚壁空洞，较前明显缩小，内见"新月征"及真菌球；J、K. 术后 36 个月，病灶进一步缩小，空洞变薄，周围炎症吸收，内部为纤维瘢痕替代，局部达到完全消融。

例 1-2-31

【主诉】

发现右肺下叶占位 8 天。

【简要病史】

患者男，70 岁。既往史：吸烟史 30 年，已戒 15 年，吸烟指数 600 支·年。入院完善相关辅助检查，胸部增强 CT 示：病灶位于右肺下叶背段，形态欠规则，最大径约 1.6cm，边缘分叶，明显不均匀强化，病灶邻近胸膜轻度牵拉，并可见血管集束征。肺功能示：中重度阻塞性通气功能障碍;中度弥散功能障碍。心脏超声示:心内结构大致正常(左室射血分数 60%)。血 CEA 5.09ng/ml。血常规、肝肾功及凝血功能正常。临床诊断:右肺下叶占位,考虑原发性肺癌。

【消融指征】

右肺下叶占位,考虑原发性肺癌,肺功能差,无外科手术指征。

【治疗及临床随访】

1. **治疗模式** 活检 + 单纯消融。
2. **术前计划** 右肺下叶背段病灶最大径约 1.6cm,同步进行活检 + 微波消融术。患者取仰卧位,穿刺点定位于右侧腋中线与第 6 肋间交点,靶皮距为 10.5cm,拟使用 1 根微波消融天线。
3. **麻醉方式** 局部麻醉。
4. **治疗过程及随访** 见图 1-2-31。

穿刺活检病理:低分化腺癌。临床分期:ⅠA2 期(cT1bN0M0)。

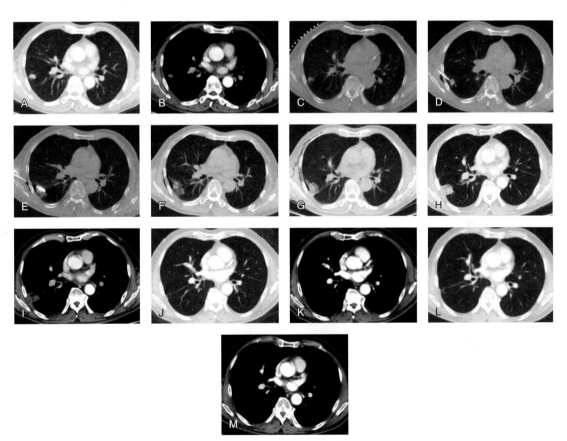

图 1-2-31 早期肺癌微波消融治疗过程及随访

A、B. 消融前增强 CT 示:右肺上叶实性占位,最大径约 1.6cm;C. 消融前定位像,患者取仰卧位;D. 1% 利多卡因局部麻醉,首先行穿刺活检;E. 在 CT 引导下将 1 根消融天线分步穿刺入肿瘤消融,进行单针消融(消融参数:60W,6min);F. 术后即刻,少许气胸,周围 GGO 完全覆盖原病灶;G. 术后 24 小时,少量气胸及胸壁皮下气肿;H、I. 术后 3.5 个月,病灶周围渗出吸收,内部不均质,无强化;J、K. 术后 14 个月,病灶完全吸收,残存纤维索条,纵隔窗无显示;L、M. 术后 26 个月,纤维索条同前无明显变化,局部达到完全消融。

例 1-2-32

【主诉】

发现右肺上叶占位 17 天。

【简要病史】

患者男,66 岁。既往史:"高血压病" 病史 15 年、"肺气肿" 病史 10 年。长期吸烟史,吸烟指数 800 支·年,已戒 5 年。入院完善相关辅助检查,PET/CT 示:右肺上叶高 FDG 代谢病灶(SUV_{max} 7.7),大小约 2.6cm × 2.3cm,符合右肺上叶周围型肺癌表现。肺功能示:重度阻塞性通气功能障碍,重度弥散性功能障碍($FEV_1\%$ 19.4%,$TL_{CO}\%$ 47.5%)。心脏超声示:心内结构大致正常(左室射血分数 60%)。血 CEA 4.16ng/ml,血常规、肝肾功及凝血功能正常。临床诊断:右肺上叶占位,考虑原发性肺癌。

【消融指征】

右肺上叶占位,考虑原发性肺癌,肺功能差,无外科手术指征。

【治疗及临床随访】

1. **治疗模式**　活检 + 单纯消融。
2. **术前计划**　右肺上叶病灶大小约 2.6cm × 2.3cm,同步进行活检 + 微波消融术。患者取仰卧位,穿刺点定位于右侧腋前线内侧 2.0cm 与第 2 肋间交点,靶皮距为 10.5cm,拟使用 1 根微波消融天线。
3. **麻醉方式**　局部麻醉。
4. **治疗过程及随访**　见图 1-2-32。

穿刺活检病理:鳞状细胞癌。临床分期:Ⅰ A3 期(cT1cN0M0)。

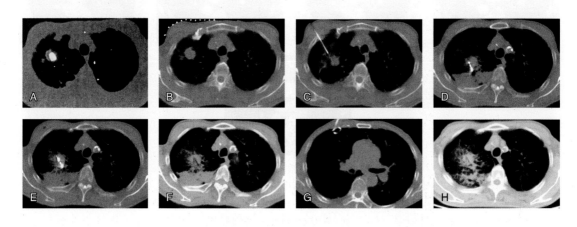

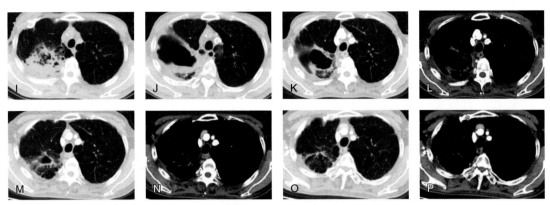

图 1-2-32 早期肺癌微波消融治疗过程及随访

A. 消融前 PET/CT 示：右肺上叶大小约 2.6cm×2.3cm、高 FDG 代谢病灶；B. 术前即刻定位像，患者取仰卧位；C. 1% 利多卡因局部麻醉，首先行穿刺活检；D、E. 在 CT 引导下将 1 根消融天线分步穿刺入肿瘤内部，并于术中调针进行单针多点消融（消融参数：60W，9min）；F、G. 术后即刻，肺内出血、气胸，行胸腔置管引流；H. 术后 2 天，病灶周围少量渗出，局部少量气胸（持续负压引流中）；I. 术后 1 个月，病灶周围渗出较前增多，病灶呈蜂窝状改变，内部坏死形成小空洞（曲霉菌感染）；J. 术后 1.5 个月，病灶坏死形成巨大厚壁空洞，合并胸膜瘘；K、L. 术后 3 个月（伏立康唑治疗 2 个月），空洞较前缩小，周围渗出吸收减轻，瘘口闭合；M、N. 术后 5 个月，空洞较前明显缩小，洞壁变薄，呈线性强化；O、P. 术后 27 个月，空洞消失，为纤维索条代替，局部达到完全消融。

例 1-2-33

【主诉】

查体发现左肺占位 20 天。

【简要病史】

患者女，64 岁。既往史："慢性支气管炎"病史 20 年。入院完善相关辅助检查，胸腹部增强 CT 示：病灶位于左肺上叶前段，大小约 4.0cm×3.0cm，形态不规则，呈分叶状，边缘有毛刺，增强扫描病灶不均匀强化。全身骨显像未见明显异常。肺功能示：混合性通气功能障碍，以阻塞性通气功能障碍为主（重度）；最大呼气流速降低；残比值增大；重度阻塞性肺气肿；重度弥散功能障碍；通气储量百分比 62%。心脏超声示：心内结构大致正常（左室射血分数 62%）。血 CEA 9.63ng/ml。经皮穿刺活检病理为左上肺腺癌。血常规、肝肾功及凝血功能正常。临床诊断：左上肺腺癌。临床分期：ⅠB 期（cT2aN0M0）。

【消融指征】

左上肺腺癌ⅠB 期（cT2aN0M0），肺功能差，无外科手术指征。

【治疗及临床随访】

1. **治疗模式** 单纯消融。

2. **术前计划**　左肺上叶前段病灶大小约 4.0cm×3.0cm,择期行左上肺腺癌微波消融手术。患者取仰卧位,穿刺点 1 定位于左侧锁骨中线与第 2 肋间交点,靶皮距为 9.5cm,穿刺点 2 定位于穿刺点 1 外侧 2.0cm,靶皮距为 10.5cm,拟使用 2 根微波消融天线。

3. **麻醉方式**　局部麻醉。

4. **治疗过程及随访**　见图 1-2-33。

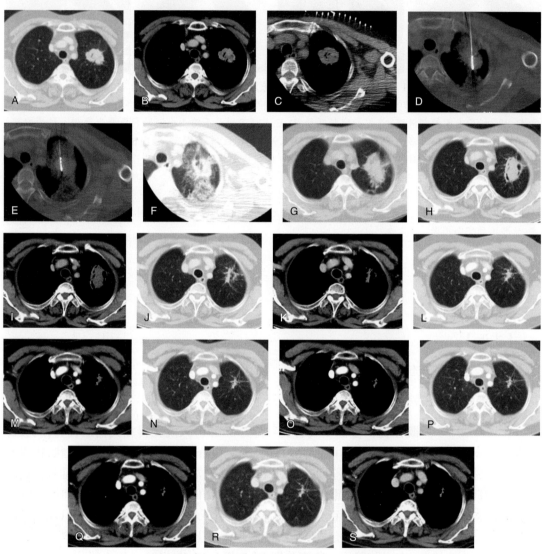

图 1-2-33　早期肺癌微波消融治疗过程及随访

A、B. 消融前增强 CT 示:左肺上叶实性占位,大小约 4.0cm×3.0cm;C. 消融前定位像,患者取仰卧位;D、E. 1% 利多卡因局部麻醉,在 CT 引导下将 2 根消融天线分步穿刺入肿瘤消融,进行双针消融(消融参数:70W,9min;70W,9min);F. 术后即刻,少许肺内出血,无气胸;G. 术后 6 天,肺内出血吸收,周围 GGO 完全覆盖原病灶;H、I. 术后 2 个月,病灶缩小,内部密度不均匀,无强化,边缘可见"蛋壳征";J、K. 术后 7 个月,病灶明显缩小,形成不规则的厚壁空洞;L、M. 术后 14 个月,空洞消失,形成粗大的纤维条索;N、O. 术后 27 个月,纤维条索较前略缩小;P~S. 术后 44 个月及 60 个月 CT 所示,纤维条索无明显变化,局部达到完全消融。

例 1-2-34

【主诉】

查体发现左下肺占位 1 个月余。

【简要病史】

患者男,67 岁。既往史:"高血压病"病史 20 余年,"糖尿病" 20 余年,"房颤"病史 2 年余。入院完善相关辅助检查,PET/CT 示:左肺下叶 FDG 代谢增高结节(SUV$_{max}$ 值 2.2),大小约 1.9cm×1.7cm,考虑肺癌可能性大。肺功能示:通气功能正常;弥散功能正常;通气储量百分比 86%。心脏超声示:左房大,节段性室壁运动不良(左室射血分数 60%)。血 CEA 4.11ng/ml。血常规、肝肾功及凝血功能正常。临床诊断:左肺下叶占位,考虑原发性肺癌。

【消融指征】

左肺下叶占位,患者及家属拒绝外科手术。

【治疗及临床随访】

1. **治疗模式** 活检 + 单纯消融。

2. **术前计划** 左肺下叶病灶大小约 1.9cm×1.7cm,同步进行活检 + 微波消融术。患者取俯卧位,穿刺点定位于左肩胛下角线与第 6 肋间交点,靶皮距为 8.8cm,拟使用 1 根微波消融天线。

3. **麻醉方式** 局部麻醉。

4. **治疗过程及随访** 见图 1-2-34。

穿刺活检病理:腺癌,*EGFR* 基因 20 号外显子 *20-Ins* 突变。临床分期:Ⅰ A2 期(T1bN0M0)。

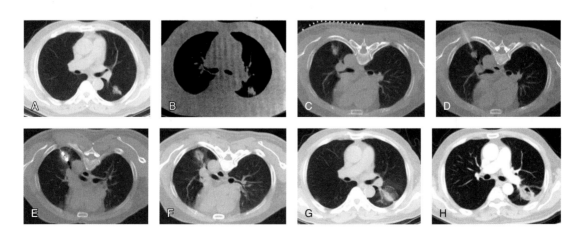

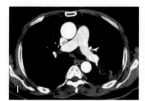
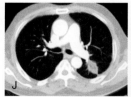
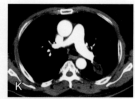
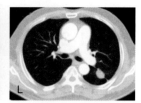
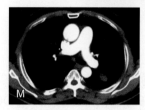

图 1-2-34　早期肺癌微波消融治疗过程及随访

A、B. 消融前 CT 及 PET/CT 示：左肺下叶实性占位，大小约 1.9cm×1.7cm；C. 消融前定位像，患者取俯卧位；D. 1% 利多卡因局部麻醉，首先行穿刺活检；E. 充分局部麻醉胸壁后，在 CT 引导下将 1 根消融天线分步穿刺入肿瘤消融，进行单针消融（消融参数：60W，7min）；F、G. 术后即刻及 24 小时，无出血及气胸，周围 GGO 完全覆盖原病灶；H、I. 术后 1 个月，病灶密度不均匀，内可见小空洞，无强化；J、K. 术后 2 个月，病灶较前缩小、变实，内部无强化；L、M. 术后 22 个月，病灶进一步缩小、密实，纤维瘢痕形成，局部达到完全消融。

例 1-2-35

【主诉】

查体发现右肺上叶占位 4 个月余。

【简要病史】

患者男，60 岁。既往史："支气管哮喘"病史 50 年，"冠状动脉性心脏病""糖尿病"病史 2 年余。吸烟 40 余年，吸烟指数 1 600 支·年。"碘造影剂"过敏史。入院完善相关辅助检查，颅脑、胸腹部增强 CT 示：右肺上叶一大小约 1.1cm×1.3cm 类圆形高密度影，边缘毛糙，邻近胸膜受牵连。肺功能示：混合性通气功能障碍，以阻塞性通气功能障碍为主（重度），最大呼气流速降低，残比值增大，中度弥散功能障碍，通气储量百分比 67%（FEV$_1$% 30.9%，TL$_{CO}$% 42.8%）。心脏超声示：心内结构大致正常（左室射血分数 60%）。血 CEA 3.62ng/ml。血常规、肝肾功及凝血功能正常。临床诊断：右肺上叶占位，考虑原发性肺癌。

【消融指征】

右肺上叶占位，肺功能差，无外科手术指征。

【治疗及临床随访】

1. **治疗模式**　活检＋单纯消融。
2. **术前计划**　右肺上叶病灶大小约 1.1cm×1.3cm，同步进行活检＋微波消融术。患者取仰卧位,穿刺点定位于右侧腋前线与第 4 肋间交点,靶皮距为 7.4cm,拟使用 1 根微波消融天线。

3. **麻醉方式**　局部麻醉。

4. **治疗过程及随访**　见图 1-2-35。

穿刺活检病理示:腺癌。临床分期:Ⅰ A2 期(cT1bN0M0)。

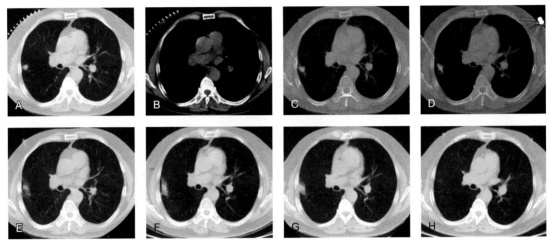

图 1-2-35　早期肺癌微波消融治疗过程及随访

A、B. 消融前即刻 CT:病灶位于右肺上叶,大小约 1.1cm×1.3cm;C. 患者取仰卧位,1% 利多卡因局部麻醉,首先行穿刺活检;D. 在 CT 引导下将 1 根消融天线分步穿刺入肿瘤消融,进行单针消融(消融参数:70W,4.5min);E、F. 术后即刻及 24 小时,无出血及气胸,周围 GGO 完全覆盖原病灶;G. 术后 2 个月,病灶较前略缩小,密度欠均匀;H. 术后 49 个月,病灶完全吸收,仅余纤细纤维条索,局部达到完全消融。

例 1-2-36

【主诉】

查体发现右肺占位 3 个月。

【简要病史】

患者男,79 岁。3 个月前查体发现右肺上叶占位,无咳嗽、咳痰、咯血等症状。既往史:"高血压"病史、"脑出血手术"史、"前列腺增生"病史。全身 PET/CT 检查示:右肺上叶有一大小约 2.5cm×2.3cm 不规则结节,伴糖代谢异常增高,无其他转移征象。肺穿刺活检病理示:右肺上叶鳞状细胞癌。肺功能示:重度混合性通气功能障碍;重度弥散功能障碍;通气储量百分比 72%。心脏超声示:心内结构大致正常(左室射血分数 60%)。其他辅助检查未见明显异常。临床诊断:右肺上叶鳞癌。临床分期:Ⅰ A3 期(cT1cN0M0)。

【消融指征】

患者高龄,肺功能差,不能耐受外科手术。

【治疗及临床随访】

1. **治疗模式**　单纯消融。

2. **术前计划**　右肺上叶病灶大小约 2.5cm×2.3cm,择期行局部微波消融术。患者取仰卧位,穿刺点定位于右侧锁骨中线与第 3 肋间交点,靶皮距为 12.0cm,拟使用 1 根微波消融天线。

3. **麻醉方式**　局部麻醉。

4. **治疗过程及随访**　见图 1-2-36。

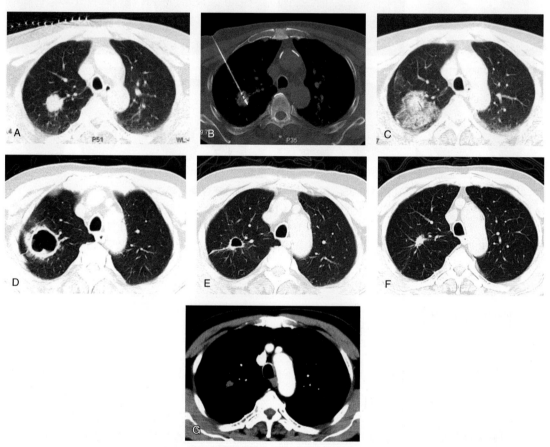

图 1-2-36　早期肺癌微波消融治疗过程及随访

A. 消融前定位像,右肺上叶见大小约 2.5cm×2.3cm 肿物;B. 患者取仰卧位,1% 利多卡因局部麻醉,在 CT 引导下将 1 根微波消融天线分步穿刺入肿瘤,进行多点消融(消融参数:40W,1min;50W,2min;45W,2min;40W,2min);C. 术后即刻,肿瘤密度减低,肿瘤周围呈磨玻璃样改变;D. 术后 1 个月,消融区呈薄壁空洞样改变,洞壁厚度不均匀;E. 术后 4 个月,空洞较前明显减小,洞壁变薄;F、G. 术后 6 个月,空洞消失,局部为纤维瘢痕所取代,结节无强化,局部达到完全消融。

例 1-2-37

【主诉】

查体发现右肺结节 1 个月余。

【简要病史】

患者女,64 岁。1 个月前查体发现右肺结节,无咳嗽、咳痰、咯血等症状。CT 示:右肺中叶近胸膜处类圆形结节,不除外恶性。既往史:"高血压"及"2 型糖尿病"病史 10 年。本次入院胸部 CT 示:右肺中叶外侧段胸膜下结节大小约 1.5cm×1.2cm,呈浅分叶状,无肺门和纵隔淋巴结肿大。实验室检查无明显异常。活检病理为中分化腺癌。临床诊断:右肺中叶腺癌。临床分期:ⅠA2 期(cT1bN0M0)。

【消融指征】

ⅠA2 期肺腺癌,拒绝外科切除手术。

【治疗及临床随访】

1. **治疗模式**　单纯消融。
2. **术前计划**　右肺中叶外侧段胸膜下病灶大小约 1.5cm×1.2cm,择期行局部微波消融术。患者取仰卧位,穿刺点定位于右侧腋前线与第 5 肋间交点,靶皮距约 11.1cm,拟使用 1 根微波消融天线。
3. **麻醉方式**　局部麻醉。
4. **治疗过程及随访**　见图 1-2-37。

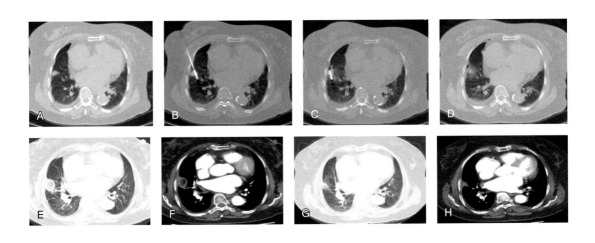

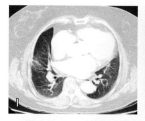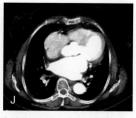

图 1-2-37　早期肺癌微波消融治疗过程及随访

A. 消融前定位示：右肺中叶外侧段胸膜下结节大小约 1.5cm×1.2cm；B、C. 患者取仰卧位，1% 利多卡因局部麻醉，在 CT 引导下将 1 根微波消融天线分步穿刺入肿瘤，进行多点消融（消融参数：40W，8min）；D. 术后即刻观察，周围 GGO 完整覆盖原病灶，超过病灶边缘 5mm，呈"煎蛋征"；E、F. 术后 1 个月复查，消融区域完全覆盖原病灶，内部可见坏死小空洞，增强 CT 未见明显强化，呈"蛋壳征"；G、H. 术后 6 个月，病灶较前明显缩小，增强 CT 未见强化；I、J. 术后 12 个月，原病灶仅见少许纤维索条，无强化。局部疗效评估达到完全消融。

例 1-2-38

【主诉】

查体发现左肺上叶结节 3 年。

【简要病史】

患者男，79 岁。3 年前查体发现左肺上叶大小约 1.1cm×1.0cm 结节，偶有咳嗽、咳痰，无胸闷、喘憋、痰中带血等症状。既往史："足底黑色素瘤"切除术后 1 年、"高血压"病史 20 年、"糖尿病"病史 11 年、"冠状动脉粥样硬化性心脏病"病史 12 年（支架置入术后）。吸烟 30 年，已戒烟 10 年。本次入院胸部 CT 示：左肺上叶尖后段大小约 2.0cm×1.4cm 实性结节，呈分叶状，可见短毛刺、血管集束征及胸膜牵拉。肺功能示：通气功能稍减退，重度弥散功能障碍，限制性通气功能障碍。心功能、肾功能正常；血清鳞状细胞癌抗原（squamous cell carcinoma antigen，SCC）1.7ng/ml。临床诊断：左肺上叶结节，疑似早期肺癌。

【消融指征】

左肺上叶实性结节，疑似早期肺癌；双肺弥漫间质纤维化，拒绝外科切除。

【治疗及临床随访】

1. **治疗模式**　活检＋单纯消融。
2. **术前计划**　左肺上叶病灶大小约 2.0cm×1.4cm，同步进行活检＋微波消融术。患者取俯卧位，穿刺点定位于左后正中线外 4.0cm 与第 3 肋间交点，靶皮距约为 6.5cm，拟使用 1 根穿刺活检针（17G）及 1 根微波消融天线。
3. **麻醉方式**　局部麻醉。
4. **治疗过程及随访**　见图 1-2-38。

穿刺活检病理:鳞癌。临床分期:ⅠA2 期(cT1bN0M0)。

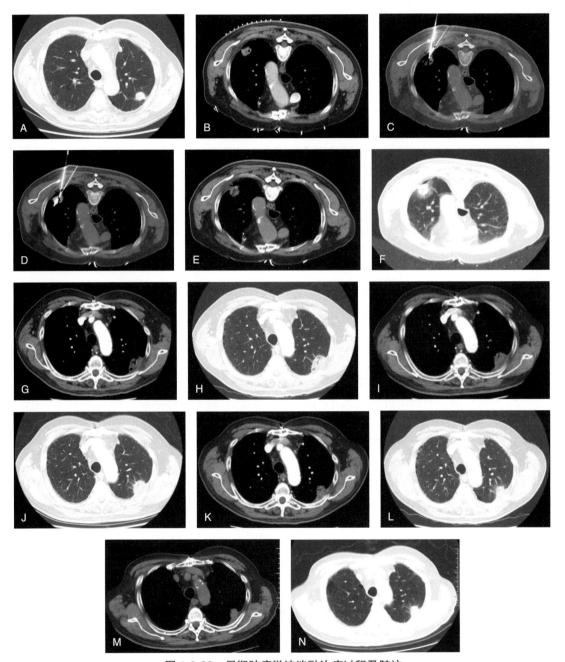

图 1-2-38 早期肺癌微波消融治疗过程及随访

A. 消融前左肺上叶尖后段见大小约 2.0cm×1.4cm 实性占位,邻近胸壁胸膜;B. 患者取俯卧位,行增强 CT 扫描,穿刺点选在左后正中线外 4cm 与第 3 肋间交点;C. 1% 利多卡因局部麻醉,首先行穿刺活检;D. 在 CT 引导下将 1 根微波消融天线分步穿刺入肿瘤,进行单点消融(消融参数:50W,5min);E、F. 术后即刻,周围 GGO 完整覆盖原病灶;G、H. 术后 2 个月病灶周围渗出减少,无强化;I、J. 术后 6 个月病灶缩小,无强化;K、L. 术后 12 个月病灶进一步缩小,无强化;M、N. 术后 18 个月病灶纤维化,无肿瘤局部复发迹象,无远处转移。局部疗效评估达到完全消融。

例 1-2-39

【主诉】

查体发现右肺占位 16 天。

【简要病史】

患者女,69 岁。16 天前查体时发现右肺占位,无咳嗽、痰中带血,无发热、夜间盗汗等。既往史:"支气管哮喘"病史 60 年、"肺气肿"病史 15 年。无吸烟史。本次入院胸部 CT 示:右肺上叶病灶大小约 3.8cm×3.2cm,有毛刺、分叶,强化明显,无肺门和纵隔淋巴结肿大,肝、脾、肾、肾上腺、腹盆腔未见异常强化病灶。颅脑 MRI 示:颅内见多发缺血灶,未见占位。骨 ECT 示:全身骨扫描未见浓聚现象。肺功能示:重度弥散功能障碍。心功能、肾功能正常。临床诊断:右肺占位。

【消融指征】

右肺占位,疑似早期肺癌,无法耐受外科切除。

【治疗及临床随访】

1. **治疗模式** 活检 + 单纯消融。
2. **术前计划** 右肺上叶病灶大小约 3.8cm×3.2cm,同步进行活检 + 微波消融术。患者取仰卧位,穿刺点 1 定位于右胸骨旁线与第 2 肋间交点,靶皮距约为 6.5cm;穿刺点 2 定位于穿刺点 1 外侧 2.0cm,靶皮距约为 6.8cm,拟使用 2 根消融天线。
3. **麻醉方式** 局部麻醉。
4. **治疗过程及随访** 见图 1-2-39。
穿刺活检病理:中分化腺癌。临床分期:ⅠB 期(cT2aN0M0)。

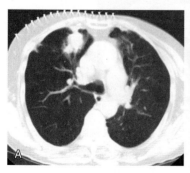
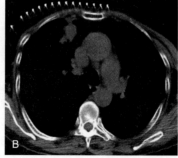
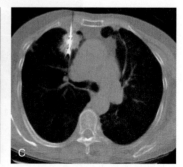

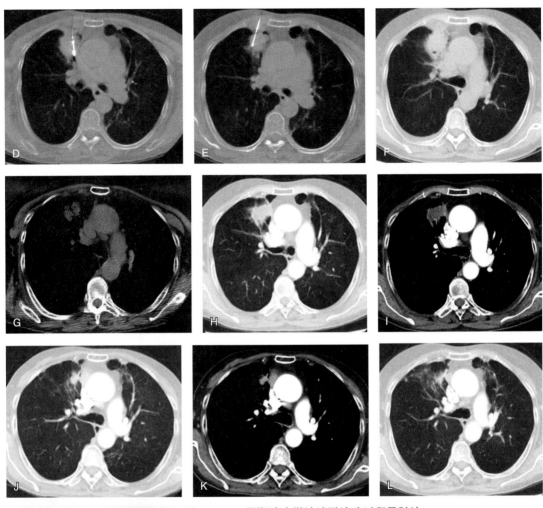

图 1-2-39　早期肺癌微波消融治疗过程及随访
A、B. 病灶位于右肺上叶,大小约 3.8cm×3.2cm,有毛刺、分叶;C~E. 患者取仰卧位,1% 利多卡因局部麻醉后,在 CT 引导下将 2 根消融天线分步穿刺入病灶中,同时沿微波天线插入活检针进行活检,后进行多点消融(消融参数:70W,5min;70W,6min);F、G. 术后 24 小时,周围 GGO 完整覆盖原病灶,超过病灶边缘 5mm,病灶内有不规则的小空洞;H、I. 术后 6 个月病灶周围渗出减少,并纤维化,周边环形强化,肿瘤内部无强化;J、K. 术后 12 个月病灶纤维化并逐渐缩小,无强化;L、M. 术后 24 个月,病灶进一步缩小呈纤维瘢痕,无强化。

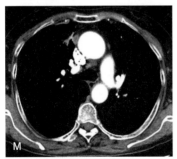

例 1-2-40

【主诉】

咳嗽 1 个月。

【简要病史】

患者男,63岁。近1个月来出现咳嗽,以干咳为主,无痰中带血等。既往史:"糖尿病"病史20年、"冠状动脉粥样硬化性心脏病"病史15年、"脑梗死"病史5年。吸烟30支/d×30年。本次入院行胸部CT示:右肺下叶大小约1.5cm×1.2cm实性结节、有分叶,强化明显,无肺门、纵隔淋巴结肿大;颅脑MRI示:陈旧性脑梗死。全身骨扫描正常。术前穿刺活检病理示:中分化腺癌。肺功能示:重度弥散功能障碍。心功能、肾功能正常,血CEA1.8ng/ml。临床诊断:右肺腺癌。临床分期:ⅠA2期(cT1bN0M0)。

【消融指征】

右肺腺癌(ⅠA2期),不能耐受外科切除手术。

【治疗及临床随访】

1. **治疗模式** 单纯消融。

2. **术前计划** 右肺下叶病灶大小约1.5cm×1.2cm,择期行局部微波消融术。患者取俯卧位,穿刺点定位于后正中线右侧旁开7.0cm与第5肋间交点,靶皮距约为9.0cm,拟使用1根微波消融天线。

3. **麻醉方式** 局部麻醉。

4. **治疗过程及随访** 见图1-2-40。

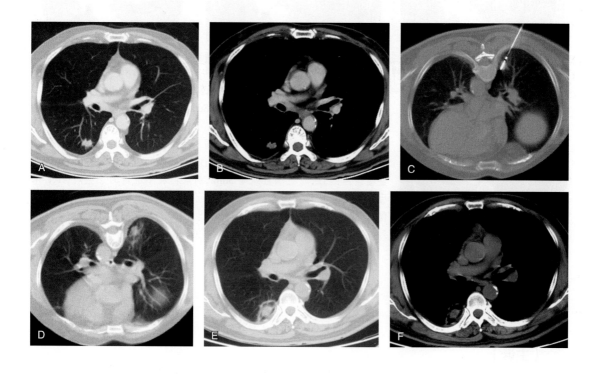

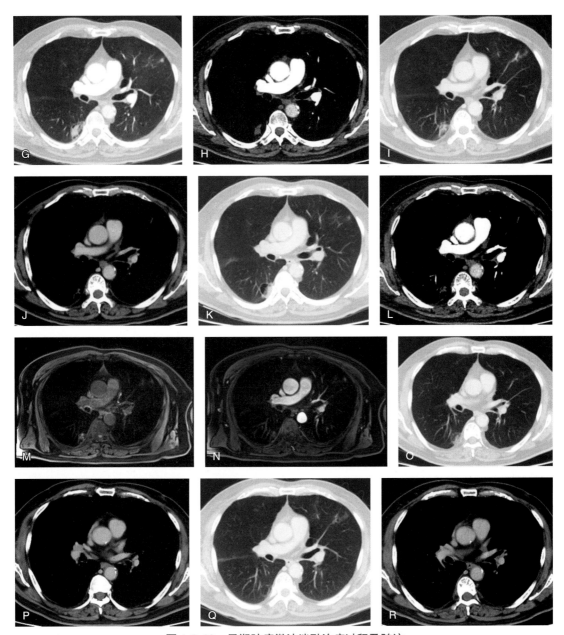

图 1-2-40　早期肺癌微波消融治疗过程及随访

A、B. 右肺下叶大小约 1.5cm×1.2cm 实性结节,有分叶,强化明显;C. 患者取俯卧位,1% 利多卡因局部麻醉,在 CT 引导下将 1 根消融天线分步穿刺入肿瘤,进行单点微波消融(消融参数:60W,6min);D. 术后即刻观察,周围 GGO 完整覆盖原病灶,超过病灶边缘 5mm;E、F. 术后 24 小时,病灶周围水肿,GGO 完整覆盖原病灶,呈典型"煎蛋"征;G、H. 术后 3 个月,病灶周围渗出减少,无强化;I、J. 术后 9 个月,病灶纤维化并缩小,无强化;K、L. 术后 18 个月,病灶纤维化缩小,似有空洞,无强化;M、N. 术后 18 个月,MR 示异常信号处无强化;O、P. 术后 24 个月,病灶纤维化进一步缩小,无强化;Q、R. 术后 36 个月病灶进一步缩小呈纤维瘢痕,无强化。疗效评估达到完全消融。

例 1-2-41

【主诉】

胸痛 10 天。

【简要病史】

患者男,79 岁。10 天前出现持续性胸痛,心慌、胸闷,无咳嗽、发热、夜间盗汗等。既往史:"糖尿病""高血压病""冠状动脉粥样硬化性心脏病"病史 30 年,吸烟 20 支 /d×50 年。本次入院胸部 CT 示:病灶位于左肺上叶,大小约 2.8cm×2.8cm,有毛刺、分叶,强化明显,无肺门、纵隔淋巴结肿大,无远处转移病灶。肺功能示:重度弥散功能障碍。心功能示:左室射血分数 42%。肾功能正常。术前穿刺活检病理示:中分化腺癌。临床诊断:左肺腺癌。临床分期:ⅠA 期(cT1cN0M0)。

【消融指征】

ⅠA 期肺癌,无法耐受外科切除手术。

【治疗及临床随访】

1. **治疗模式** 单纯消融。

2. **术前计划** 左肺上叶病灶大小约 2.8cm×2.8cm,活检后 7 天,进行微波消融手术。患者取仰卧位,穿刺点定位于左胸骨旁线外 2.0cm 与第 2 肋间交点,靶皮距约为 6.5cm,拟使用 1 根微波消融天线。

3. **麻醉方式** 局部麻醉。

4. **治疗过程及随访** 见图 1-2-41。

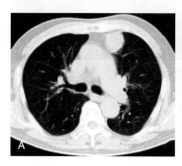
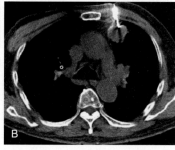
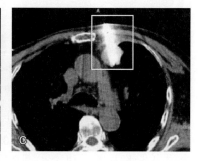

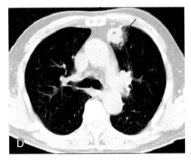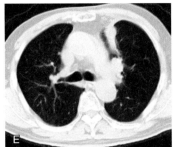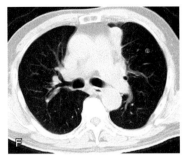
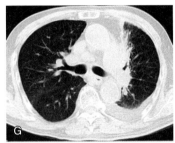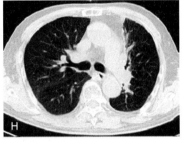

图 1-2-41　早期肺癌微波消融治疗过程及随访

A. 消融前 CT：左肺上叶见大小约 2.8cm×2.8cm 软组织占位；B. 1% 利多卡因局部麻醉后，将活检针穿刺入肿瘤内取活检；C. 患者取仰卧位，1% 利多卡因局部麻醉，在 CT 引导下将 1 根消融天线由内向外分步穿刺入肿瘤，穿刺时要避开胸廓内动脉，进行单点微波消融（消融参数：70W，8min）；D. 术后 3 个月，病灶周围仍有渗出（红箭），肿瘤内见不规则空洞；E. 术后 12 个月，病灶纤维化并缩小；F. 术后 24 个月病灶进一步缩小；G. 术后 60 个月病灶缩小为不规则纤维索条（可见胸腔积液，为病毒性胸膜炎所致，经治疗后积液消失）；H. 术后 84 个月，病灶几乎完全消失。疗效评估达到完全消融。

例 1-2-42

【主诉】

右胸痛 1 个月。

【简要病史】

患者男，57 岁。近 1 个月来出现右胸疼痛，无心慌、咳嗽、咳痰等。既往史："糖尿病""冠状动脉粥样硬化性心脏病"病史 10 年。吸烟 20 支 /d×30 年。本次入院胸部 CT 示：右肺上叶大小约 1.9cm×1.7cm 结节，有空洞、毛刺，强化明显，无肺门、纵隔淋巴结肿大。颅脑 MRI 示无异常。PET/CT 示：右肺上叶大小约 1.9cm×1.7cm 结节，代谢活跃，SUV_{max} 7.1，全身其他部位未见代谢异常。术前穿刺活检病理示：腺癌。肺功能示：中度弥散功能障碍。心功能、肾功能正常；血 CEA 3.2ng/ml。临床诊断：右肺腺癌。临床分期：ⅠA2 期（cT1bN0M0）。

【消融指征】

肺癌（ⅠA2 期），拒绝外科切除手术。

【治疗及临床随访】

1. **治疗模式**　单纯消融。

2. **术前计划**　右肺上叶病灶大小约 1.9cm×1.7cm,择期行局部微波消融术。患者取仰卧位,穿刺点定位于右锁骨中线与第 2 肋间交点,靶皮距约为 9.0cm,拟使用 1 根微波消融天线。

3. **麻醉方式**　局部麻醉。

4. **治疗过程及随访**　见图 1-2-42。

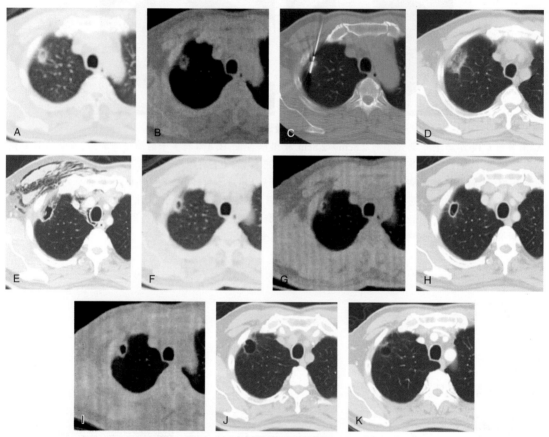

图 1-2-42　早期肺癌微波消融治疗过程及随访

A. 右肺上叶可见大小约 1.9cm×1.7cm 结节,有空洞、毛刺;B.PET/CT 示:右肺上叶大小约 1.9cm×1.7cm 结节,代谢活跃,SUV_{max} 7.1;C. 患者取仰卧位,1% 利多卡因局部麻醉,将 1 根消融天线分步穿刺入肿瘤,进行单点微波消融(消融参数:60W,6min);D. 术后即刻观察,周围 GGO 完整覆盖原病灶,超过病灶边缘 5mm,病灶内见针道;E. 术后 1 个月,肿瘤内空洞形成,周围渗出明显,可见胸膜皮下瘘,纵隔少量气肿(未做特殊处理,约 1 个月后胸膜皮下瘘自愈,纵隔少量气肿消失);F. 术后 3 个月,病灶为空洞,周围渗出减少;G. 术后 3 个月,PET/CT 示病灶有空洞,周边代谢活跃,SUV_{max} 6.8,考虑炎性病变;H. 术后 18 个月,病灶呈空洞样;I. 术后 18 个月,PET/CT 示病灶有空洞,无代谢活跃,SUV_{max} 1.8;J. 术后 36 个月,病灶呈薄空洞样变;K. 术后 60 个月,病灶呈纤维化样空洞。疗效评估达到完全消融。

例 1-2-43

【主诉】

咳嗽 1 个月。

【简要病史】

患者男,67 岁。近 1 个月来出现咳嗽,以干咳为主,无痰中带血等。既往史:"糖尿病""冠状动脉粥样硬化性心脏病"病史 20 年,"脑梗死"病史 3 年。吸烟 20 支 /d×30 年。本次入院胸部 CT 示:左肺上叶大小 2.8cm×2.6cm 实性结节,有分叶、毛刺,强化明显,无肺门、纵隔淋巴结肿大。颅脑 MRI 示:陈旧性脑梗死。PET/CT 示:左肺上叶大小约 2.8cm×2.6cm 实性结节,代谢活跃,SUV_{max} 12.1,全身其他部位未见代谢异常。术前穿刺活检病理示:中分化腺癌。肺功能示:重度弥散功能障碍。心功能、肾功能正常;CEA 33.2ng/ml。临床诊断:左肺腺癌。临床分期:ⅠA3 期(cT1bN0M0)。

【消融指征】

肺癌(ⅠA3 期),不能耐受手术切除。

【治疗及临床随访】

1. **治疗模式**　单纯消融。

2. **术前计划**　左肺上叶病灶大小约 2.8cm×2.6cm,择期行局部微波消融术。患者取仰卧位,穿刺点定位于左锁骨中线与第 2 肋间交点,靶皮距约为 7.0cm,拟使用 1 根微波消融天线。

3. **麻醉方式**　局部麻醉。

4. **治疗过程及随访**　见图 1-2-43。

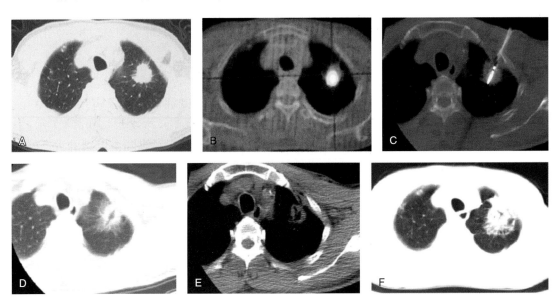

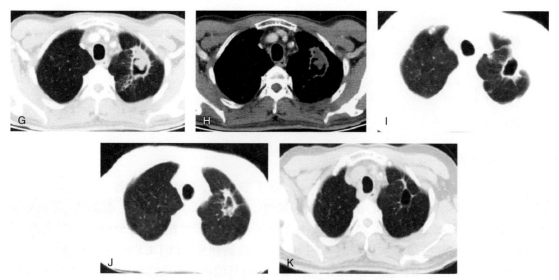

图 1-2-43　早期肺癌微波消融治疗过程及随访

A. 左肺上叶可见大小约 2.8cm×2.6cm 实性结节,有分叶、毛刺;B.PET/CT 示:左肺上叶大小约 2.8cm×2.6cm 实性结节,代谢活跃,SUV$_{max}$ 12.1;C. 患者取仰卧位,1% 利多卡因局部麻醉,将 1 根消融天线分步穿刺入肿瘤,进行单点微波消融(消融参数:70W,8min);D、E. 术后即刻,周围 GGO 完整覆盖原病灶,超过病灶边缘 5mm,肿瘤内见针道及不规则空洞;F. 术后 48 小时,病灶周围水肿,周围 GGO 完整覆盖原病灶,呈典型"煎蛋征";G、H. 术后 6 个月,病灶周围渗出减少,肿瘤内有空洞,肿瘤周边强化呈典型"蛋壳征",此时血 CEA 2.7ng/ml;I. 术后 9 个月,病灶空洞缩小;J. 术后 18 个月,病灶纤维化,空洞缩小;K. 术后 24 个月,病灶呈纤维化样空洞。疗效评估达到完全消融。

例 1-2-44

【主诉】

咳嗽 1 个月。

【简要病史】

患者男,69 岁。近 1 个月来出现咳嗽,无痰中带血等。既往史:"糖尿病"病史 30 年、"冠状动脉粥样硬化性心脏病"病史 25 年。吸烟 20 支 /d×40 年。本次入院胸部 CT 示:右肺下叶大小约 1.9cm×1.6cm 实性结节,有分叶,强化明显,无肺门、纵隔淋巴结肿大。PET/CT 示:右肺下叶大小约 1.9cm×1.6cm 实性结节,代谢活跃,SUV$_{max}$ 8.1,全身其他部位未见代谢异常。术前穿刺活检病理示:腺癌。肺功能示:重度弥散功能障碍。心功能、肾功能正常,血 CEA 21.1ng/ml。临床诊断:右肺腺癌。临床分期:ⅠA2 期(cT1bN0M0)。

【消融指征】

右肺腺癌(ⅠA2 期),不能耐受手术切除。

【治疗及临床随访】

1. **治疗模式**　单纯消融。

2. **术前计划**　右肺下叶病灶大小约 1.9cm×1.6cm,择期行局部微波消融术。患者取俯卧位,穿刺点定位于后正中线右外 6.0cm 与第 5 肋间交点,靶皮距约为 14.0cm,拟使用 1 根微波消融天线。

3. **麻醉方式**　局部麻醉。

4. **治疗过程及随访**　见图 1-2-44。

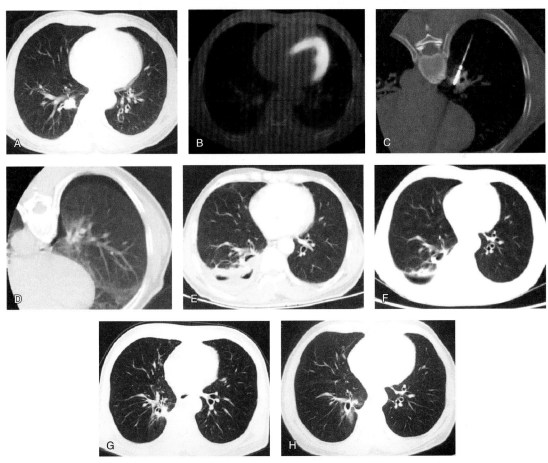

图 1-2-44　早期肺癌微波消融治疗过程及随访

A. 右肺下叶可见大小约 1.9cm×1.6cm 实性结节,有分叶;B.PET/CT 示:右肺下叶大小约 1.9cm×1.6cm,实性结节,代谢活跃,SUV_{max} 8.1;C. 患者取俯卧位,1% 利多卡因局部麻醉,将 1 根消融天线分步穿刺入肿瘤,进行单点微波消融(消融参数:60W,8min);D. 术后即刻,周围 GGO 完整覆盖原病灶,超过病灶边缘 5mm,有少量气胸;E. 术后 3 个月,可见液气胸,经引流后控制,胸膜肥厚,病灶缩小,此时血 CEA 1.9ng/ml;F. 术后 9 个月,胸膜肥厚减轻,有少量气体,病灶纤维化并缩小;G. 术后 18 个月,病灶纤维化缩小,似有空洞;H. 术后 30 个月,病灶进一步缩小呈纤维瘢痕。疗效评估达到完全消融。

例 1-2-45

【主诉】

查体发现左肺鳞癌 10 个月。

【简要病史】

患者男,67 岁。10 个月前因"外伤后反复发热"于当地医院就诊行胸部 CT 示左肺占位,考虑肺癌,后转院行纤维支气管镜提示左肺鳞癌,行多西他赛单药化疗 7 周期,病灶进展。既往史:"高血压病"病史多年。本次入院胸部 CT 示:左肺上叶近肺门处软组织肿块影,大小约 3.5cm×4cm,形态不规则且病灶与纵隔分界不清,两肺见散在微小结节影。肺功能、心功能、肾功能正常,血 CEA 3.33ng/ml。临床诊断:左肺鳞癌。临床分期:Ⅰ B 期(cT2aN0M0)。

【消融指征】

左肺鳞癌,经化疗后肿瘤仍有进展。

【治疗及临床随访】

1. **治疗模式**　单纯消融。
2. **术前计划**　左肺上叶病灶大小约 3.5cm×4cm,择期行局部微波消融术。患者取仰卧位,穿刺点定位于正中线往左 5.4cm 与第 3 肋间交点,靶皮距约为 11.5cm,拟使用 1 根微波消融天线。第 1 次消融术后 1 个月复查提示主病灶较前稍增大,进行了第 2 次消融术。
3. **麻醉方式**　局部麻醉。
4. **治疗过程及随访**　见图 1-2-45。

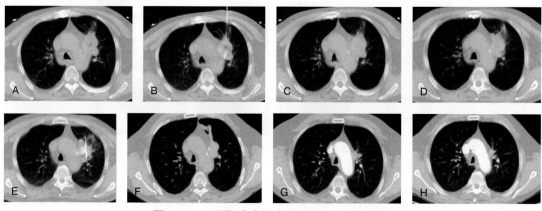

图 1-2-45　早期肺癌微波消融治疗过程及随访

A. 消融前定位像,左肺上叶病灶大小约 3.5cm×4cm;B. 患者取仰卧位,1% 利多卡因局部麻醉,在 CT 引导下将 1 根微波消融天线分步穿刺入肿瘤,进行单点消融(消融参数:80W,10min);C. 术后即刻,周围 GGO 完整覆盖原病灶;D. 术后 1 个月病灶较前稍增大,决定对原病灶再次消融;E. 患者取仰卧位,1% 利多卡因局部麻醉,在 CT 引导下将 1 根消融天线分步穿刺入肿瘤,进行微波消融(消融参数:60W,10min);F. 第 2 次术后 1 个月病灶缩小;G. 第 2 次术后 7 个月病灶缩小呈纤维瘢痕;H. 第 2 次术后 28 个月病灶较前相仿。疗效评估达到完全消融。

第三节　进展期肺癌

进展期非小细胞肺癌约占非小细胞肺癌的 2/3,该类患者预后不良。传统治疗手段主要是化疗,近年来靶向治疗及免疫治疗应用日益广泛,显著改善了患者生存时间。

微波消融在进展期非小细胞肺癌的探索集中于几个方面:

1. **联合化疗**　进展期患者化疗联合微波消融治疗较单纯微波消融治疗可显著提高无进展生存时间及总生存时间。

2. **联合靶向治疗**　靶向治疗后寡进展的患者进展病灶微波消融联合原靶向治疗较单纯更换化疗方案无进展生存时间更长;*EGFR* 阳性寡进展患者应用 EGFR 酪氨酸激酶抑制剂(EGFR tyrosine kinase inhibitor,EGFR-TKI)联合微波消融可能获得较长生存期。

3. **联合免疫治疗**　抗 PD-1 单抗免疫治疗联合微波消融较单纯免疫治疗有效率更高。

微波消融与其他治疗方式的联合在改善生存的同时并不增加微波消融及其他治疗方式相关的不良反应,因此是进展期非小细胞肺癌一种安全有效的联合治疗策略。

例 1-3-1

【主诉】

咳嗽 1 周,发现左肺占位 6 天。

【简要病史】

患者女,65 岁。1 周前出现咳嗽。既往史:"2 型糖尿病"病史 10 年。否认吸烟史。心肺功能正常。胸部 CT 示:左肺下叶占位,大小 4.5cm×4.4cm,纵隔淋巴结转移。MRI 示:多发脑转移。活检病理诊断:腺癌。基因检测:*EGFR*(−)、*ALK*(−)。CEA:18.44ng/ml。临床诊断:左下肺腺癌。临床分期:ⅣB 期(T2bN2M1)。

【消融指征】

左下肺腺癌(ⅣB 期),局部治疗联合全身治疗。

【治疗及临床随访】

1. **治疗模式**　消融后化疗。

2. **术前计划**　左下肺病灶大小 4.5cm×4.4cm,患者取仰卧位,穿刺点 1 定位于前正中线左侧旁开 15.2cm 与第 4 肋间交点,靶皮距 12.4cm,穿刺点 2 定位于前正中线左侧旁开 16.4cm 与第 5 肋间交点,靶皮距 13.1cm,拟使用 2 根消融天线。

3. **麻醉方式**　局部麻醉。

4. **治疗过程及随访**　见图 1-3-1。

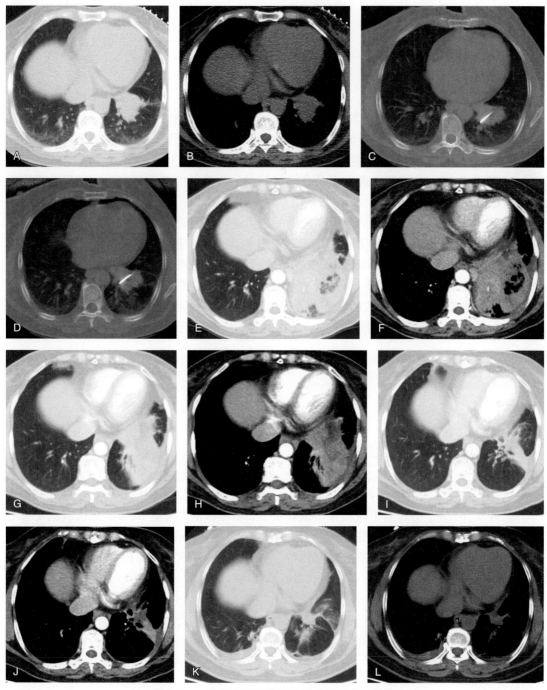

图 1-3-1 进展期肺癌微波消融治疗过程及随访

A、B. 消融前,左肺下叶病灶邻近心包,大小 4.5cm×4.4cm;C、D. 术中,患者取仰卧位,1% 利多卡因局部麻醉,在 CT 引导下将 2 根消融天线分步穿刺入病灶中进行消融(第 1 根天线:60W,7min;第 2 根天线:60W,7min);E、F. 消融后 1 个月,左肺病灶无明显强化,周围呈渗出性改变(期间行培美曲塞 + 奈达铂化疗 1 周期);G、H. 消融后 3 个月,左肺病灶无强化,较前缩小,伴左下肺肺不张;I、J. 消融后 6 个月,左肺病灶无强化,较前缩小,肺不张减轻(期间行培美曲塞 + 奈达铂化疗 4 周期,非消融病灶进展后改为多西他赛化疗 2 周期后未再治疗);K、L. 消融后 15 个月,左肺病灶无强化,较前进一步缩小,肺不张消失(左肺新发病灶行消融治疗,未再行全身化疗)。消融疗效评价为完全消融。

例 1-3-2

【主诉】

咳嗽、胸闷 2 个月余。

【简要病史】

患者男,74 岁。2 个月余前出现咳嗽、胸闷,CT 示:左肺上叶占位,大小 2.9cm×2.5cm,双肺门及纵隔淋巴结转移,双肺转移。活检病理示:肺腺鳞癌。临床诊断:左上肺鳞癌。临床分期:ⅣA 期(T4N3M1a)。既往史:"股骨头置换术" 术后 10 年。吸烟:30 支/d×50 年。肺功能示:重度混合性通气功能障碍,重度弥散功能障碍。心功能正常。

【消融指征】

左上肺鳞癌ⅣA 期,局部治疗联合全身治疗。

【治疗及临床随访】

1. **治疗模式** 消融后化疗。
2. **术前计划** 左上肺病灶大小 2.9cm×2.5cm,患者取仰卧位,穿刺点定位于前正中线左侧旁开 3.0cm 与第 2 肋间交点(靶皮距 8.0cm);拟使用 1 根消融天线。
3. **麻醉方式** 局部麻醉。
4. **治疗过程及随访** 见图 1-3-2。

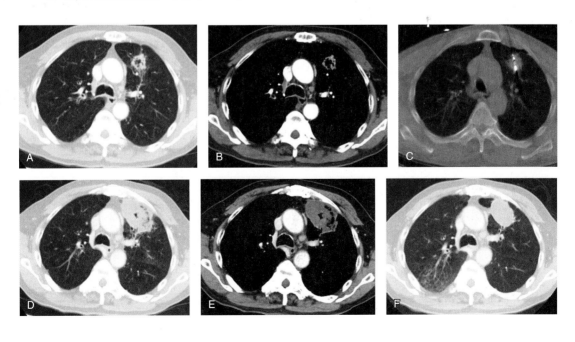

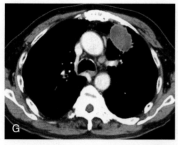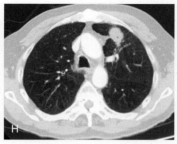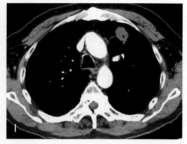

图 1-3-2　进展期肺癌微波消融治疗过程及随访

A、B. 消融前,左上肺病灶,大小 2.9cm×2.5cm,内部呈空洞性改变;C. 术中,患者取仰卧位,1% 利多卡因局部麻醉,在 CT 引导下将 1 根消融天线分步穿刺入病灶中进行消融(60W,10.0min);D、E. 消融后 1 个月,左肺病灶较前显著增大,无强化(期间行多西他赛单药化疗 1 周期);F、G. 消融后 3 个月,左肺病灶较前缩小,无强化(继续原方案化疗 3 周期);H、I. 消融后 24 个月,左肺病灶较前缩小,无强化(右肺转移灶较前增大,行右肺转移灶消融,并原方案化疗)。消融疗效评价为完全消融。

例 1-3-3

【主诉】

左肺癌术后 9 年余,发现右肺占位 1 个月余。

【简要病史】

患者男,80 岁。9 年余前行左下肺癌切除术,术后病理为鳞癌,分期为Ⅰ B 期(pT2aN0M0)。1 个月余前发现右肺占位,CT 示:右肺上叶病灶大小 2.0cm×1.5cm,纵隔淋巴结转移,心包积液。CEA:4.72ng/ml。活检病理示:肺腺癌。基因检测:*EGFR*(−)、*ALK*(−)、*ROS1*(−)。临床诊断:右上肺腺癌。临床分期:Ⅳ A 期(T1bN3M1a)。既往史:"高血压病"病史 30 年、"冠状动脉粥样硬化性心脏病"病史 20 年。吸烟:20 支 /d×40 年。肺功能示:极重度混合性通气功能障碍,重度弥散功能障碍。心功能正常。

【消融指征】

右上肺腺癌Ⅳ A 期,局部治疗联合全身治疗。

【治疗及临床随访】

1. **治疗模式**　消融后化疗。
2. **术前计划**　右上肺病灶大小 2.0cm×1.5cm,患者取仰卧位,穿刺点定位于右侧锁骨中线与第 3 肋间交点(靶皮距约 7.5cm)。拟使用 1 根消融天线。
3. **麻醉方式**　局部麻醉。
4. **治疗过程及随访**　见图 1-3-3。

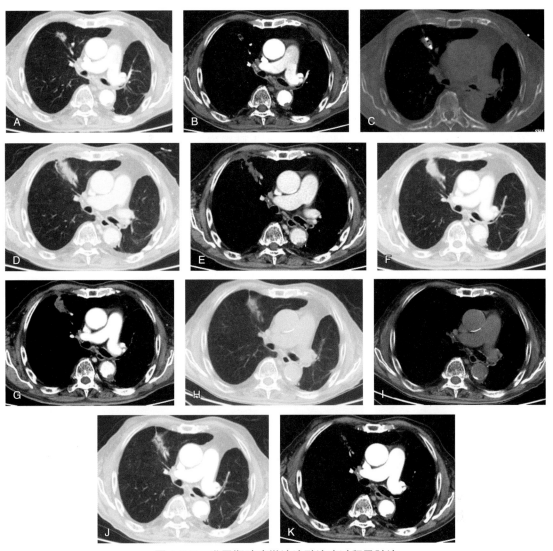

图 1-3-3 进展期肺癌微波消融治疗过程及随访

A、B. 消融前,右上肺病灶,大小 2.0cm×1.5cm,可见毛刺;C. 术中,患者取仰卧位,1% 利多卡因局部麻醉,在 CT 引导下将 1 根消融天线分步穿刺入病灶中进行消融(60W,10.0min);D、E. 消融后 1 个月,右肺病灶较前显著增大,无强化(期间未行抗肿瘤治疗);F、G. 消融后 3 个月,右肺病灶较前缩小,无强化;H、I. 消融后 8 个月,右肺病灶较前缩小,纵隔窗未见确切显示,消融疗效评价为完全消融;J、K. 消融后 15 个月,右肺病灶增大,考虑复发(患者 ECOG 评分 3 分,未再行后续抗肿瘤治疗)。

例 1-3-4

【主诉】

痰中带血 2 年,乏力 2 个月。

【简要病史】

患者女,75岁。2年前出现痰中带血,2个月前出现乏力。既往史:"慢性支气管炎"病史40年、"胃炎"病史20年。吸烟:20支/d×30年。CT示:右肺上叶占位,大小4.0cm×4.0cm,可见分叶、毛刺及胸膜牵拉,考虑肺癌,纵隔淋巴结转移。CEA:19.20ng/ml。活检病理:肺腺癌。基因检测:*EGFR*(−)、*ALK*(−)、*ROS1*(−)。肺功能示:小气道功能障碍,中度弥散功能障碍。心功能正常。临床诊断:右上肺腺癌。临床分期:ⅢB期(T2bN3M0)。

【消融指征】

右上肺腺癌ⅢB期,局部治疗联合全身治疗。

【治疗及临床随访】

1. **治疗模式** 消融后化疗。
2. **术前计划** 右上肺病灶大小4.0cm×4.0cm,患者取仰卧位,穿刺点1定位于右侧锁骨中线与第2肋间交点,靶皮距12.5cm,穿刺点2定位于穿刺点1内侧2.0cm,靶皮距12.5cm,拟使用2根消融天线。
3. **麻醉方式** 局部麻醉。
4. **治疗过程及随访** 见图1-3-4。

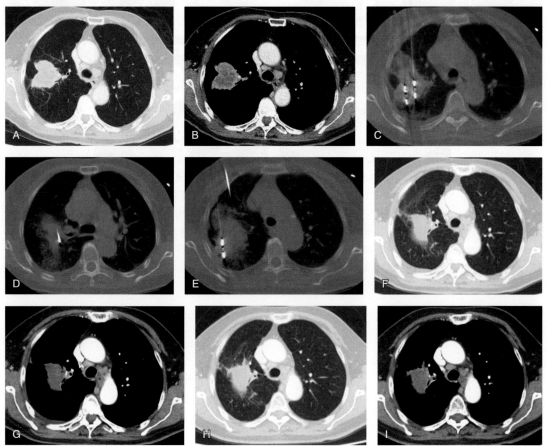

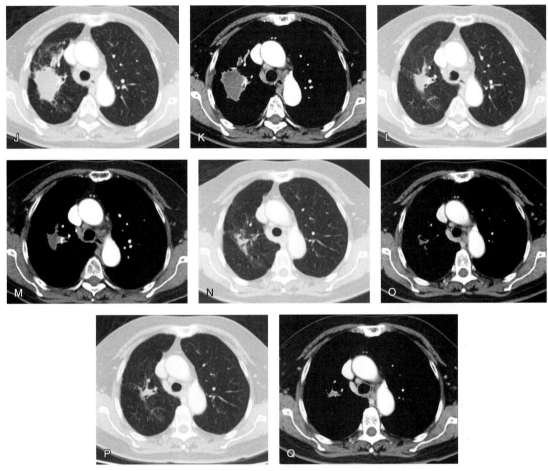

图 1-3-4　进展期肺癌微波消融治疗过程及随访

A、B. 消融前,右上肺病灶大小 4.0cm×4.0cm,可见分叶、毛刺及胸膜牵拉;C~E. 术中,患者取仰卧位,1% 利多卡因局部麻醉,在 CT 引导下将 2 根消融天线分步穿刺入病灶中进行消融,之后调整消融天线角度及深度(第 1 根天线:70W,7.0min;第 2 根天线:70W,7.0min);F、G. 消融后 1 个月,右肺病灶大小同前,无强化(期间行培美曲塞化疗 1 周期);H、I. 消融后 3 个月,右肺病灶大致同前,无强化(期间行培美曲塞化疗 3 周期);J、K. 消融后 6 个月,右肺病灶大致同前,无强化(期间再行单药培美曲塞化疗 4 周期);L、M. 消融后 12 个月,右肺病灶较前缩小,无强化;N、O. 消融后 24 个月,右肺病灶较前缩小,无强化(消融后 24 个月余出现右肺转移灶,行右肺转移灶局部微波消融术,后因脑转移行伽玛刀治疗);P、Q. 消融后 36 个月,右肺病灶局部复发(局部微波消融后行单药培美曲塞治疗)。消融疗效评价为完全消融。患者随访 46 个月,病情稳定。

例 1-3-5

【主诉】

确诊右肺腺癌 1 年余。

【简要病史】

患者女,53 岁。1 年前病理诊断为右肺腺癌,分期为ⅢB 期,基因检测:*EGFR* 20 外显子突变。一线紫杉醇＋卡铂化疗 4 周期后单药培美曲塞维持治疗 8 周期,二线吉西他滨化疗 4 周期。CT 示:右下肺病灶,大小 3.1cm×2.9cm,呈分叶征,纵隔淋巴结转移,双肺转移。既 往史:"高血压病"病史 10 年、"2 型糖尿病"病史 5 年、冠状动脉粥样硬化性心脏病病史 3 年。否认吸烟史。肺功能示:轻度小气道功能障碍;残气容积增大。心功能正常。临床诊 断:右肺腺癌。临床分期:ⅣA 期(cT4N3M1a)。

【消融指征】

右肺腺癌ⅣA 期,局部治疗联合全身治疗。

【治疗及临床随访】

1. **治疗模式**　消融后靶向治疗。

2. **术前计划**　右下肺病灶大小 3.1cm×2.9cm,患者取俯卧位,穿刺点 1 定位于后正 中线右侧旁开 6.0cm 与第 10 肋间交点,靶皮距 7.8cm,穿刺点 2 定位于后正中线右侧旁 开 7.0cm 与第 10 肋间交点,靶皮距 7.0cm,拟使用 2 根微波消融天线。

3. **麻醉方式**　局部麻醉。

4. **治疗过程及随访**　详见图 1-3-5。

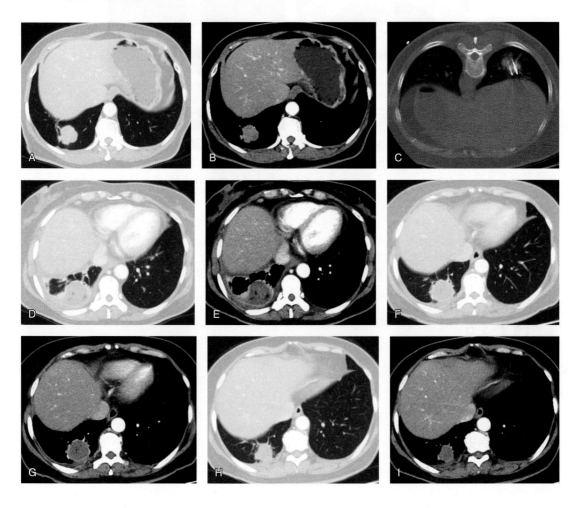

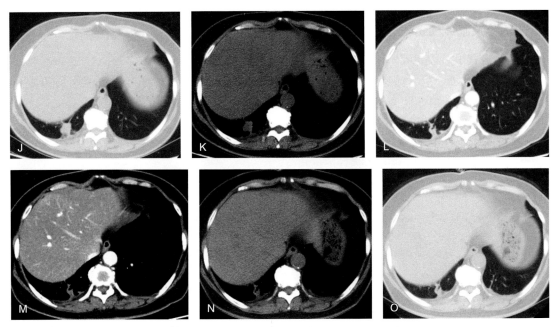

图 1-3-5　进展期肺癌微波消融治疗过程及随访

A、B. 消融前 CT,右下肺病灶大小 3.1cm×2.9cm,可见分叶;C. 患者取俯卧位,1% 利多卡因局部麻醉,在 CT 引导下将 2 根消融天线分步穿刺入病灶中进行消融(第 1 根天线,消融参数:65W,8.0min;第 2 根天线:消融参数:60W,7.0min);D、E. 消融后 1 个月病灶较前增大,无强化,伴局限性胸腔积液(期间行吉非替尼靶向治疗);F、G. 消融后 3 个月,右肺病灶较前缩小,无强化,胸腔积液吸收(期间行吉非替尼靶向治疗 2 个月);H、I. 消融后 6 个月,右肺病灶较前缩小,无强化(期间行吉非替尼靶向治疗 3 个月,期间因右肺新发转移灶行局部微波消融术);J、K. 消融后 12 个月,右肺病灶较前进一步缩小,无强化;L、M. 消融后 24 个月,右肺病灶缩小为纤维瘢痕(期间病情进展行替吉奥+阿帕替尼治疗);N、O. 消融后 36 个月,右肺病灶呈纤维瘢痕,大致同前(期间病情进展行培美曲塞化疗,再次进展后行卡瑞利珠单抗免疫治疗)。消融疗效评价为完全消融。随访 48 个月,病情稳定。

例 1-3-6

【主诉】

确诊右肺腺癌 1 个月余。

【简要病史】

患者女,67 岁。1 个月余前诊断为右肺腺癌、双肺转移,拒绝基因检测,行多西他赛+顺铂化疗 2 周期,评价疗效为进展。CT 示:右上肺癌并双肺转移,较大病灶位于左肺下叶,大小 1.5cm×1.0cm。CEA:1.06ng/ml。既往史:"高血压病"病史 13 年。否认吸烟史肺功能示:小气道功能障碍。心功能正常。临床诊断:右上肺腺癌。临床分期:ⅣA 期(T4N0M1a)。

【消融指征】

右上肺腺癌ⅣA 期,局部治疗联合全身治疗。

【治疗及临床随访】

1. **治疗模式**　消融后化疗。

2. **术前计划**　左下肺病灶大小 1.5cm × 1.0cm，患者取俯卧位，穿刺点定位于后正中线左侧旁开 9.0cm 与第 6 肋间交点，靶皮距约 8.2cm，拟使用 1 根微波消融天线。

3. **麻醉方式**　局部麻醉。

4. **治疗过程及随访**　见图 1-3-6。

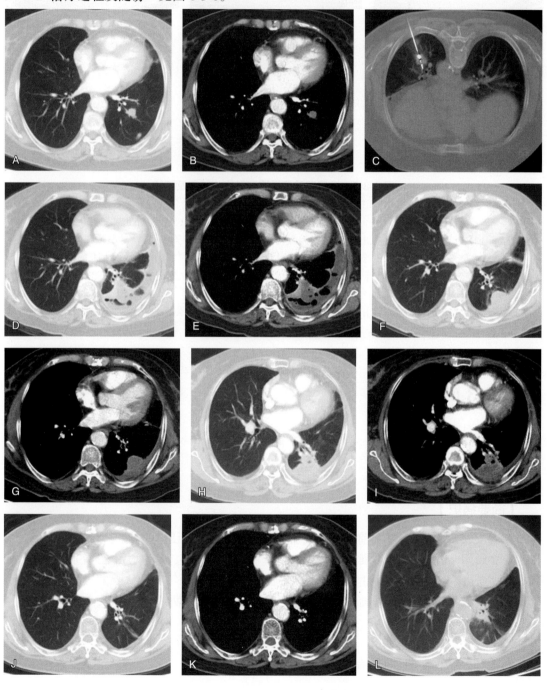

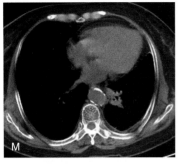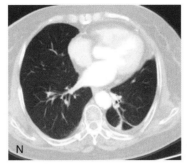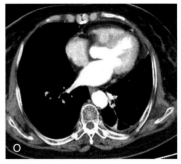

图 1-3-6　进展期肺癌微波消融治疗过程及随访

A、B. 术前 CT 示：左下肺病灶大小 1.5cm×1.0cm；C. 患者取俯卧位，1% 利多卡因局部麻醉，在 CT 引导下将 1 根消融天线分步穿刺入病灶中进行消融，消融参数：70W，3.0min；D、E. 消融后 1 个月，病灶较前增大，无强化，伴左侧局限性胸腔积液（期间行吉西他滨化疗 1 周期）；F、G. 消融后 3 个月，病灶大致同前，无强化，胸腔积液减少（期间行吉西他滨化疗 3 周期）；H、I. 消融后 6 个月，病灶大致同前，无强化，胸腔积液同前（期间行右肺转移灶微波消融）；J、K. 消融后 24 个月，病灶较前缩小，无强化，胸腔积液消失（消融后 22 个月病情进展，行培美曲塞化疗）；L、M. 消融后 36 个月，病灶较前增大，考虑局部复发（再次行微波消融，后行培美曲塞化疗）；N、O. 消融后 48 个月，病灶进一步缩小，成为纤维瘢痕，无强化。消融疗效评价为完全消融。

例 1-3-7

【主诉】

发现左肺结节 2 年余，确诊肺腺癌 7 天。

【简要病史】

患者男，74 岁，2 年前发现左肺上叶结节，未进一步诊治，10 天前病灶增大，7 天前行穿刺活检病理示肺腺癌。既往史："高血压病"病史 31 年、"冠状动脉粥样硬化性心脏病"病史 13 年。吸烟史：10 支 /d×30 年。入院 CT 示：左肺上叶病灶大小 2.8cm×1.4cm，双肺转移，多发骨转移。CEA：3.51ng/ml。基因检测：*EGFR*（－）、*ALK*（－）、*ROS1*（－）。肺功能示：轻度阻塞性通气功能障碍，轻度弥散功能障碍。心功能正常。临床诊断：左上肺腺癌。临床分期：ⅣB 期（T4N0M1c）。

【消融指征】

左上肺腺癌ⅣB 期，局部治疗联合全身治疗。

【治疗及临床随访】

1. **治疗模式**　消融后化疗。

2. **术前计划**　左上肺病灶大小 2.8cm×1.4cm，患者取俯卧位，穿刺点定位于后正中线与第 3 肋间交点，靶皮距约 10.9cm，拟使用 1 根消融天线。

3. **麻醉方式**　局部麻醉。

4. **治疗过程及随访**　见图1-3-7。

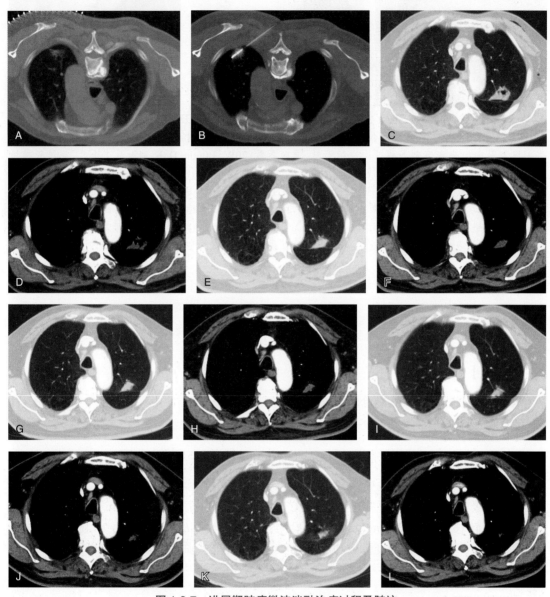

图 1-3-7　进展期肺癌微波消融治疗过程及随访

A. 消融前定位,左上肺病灶大小 2.8cm×1.4cm;B. 术中,患者取俯卧位,1% 利多卡因局部麻醉,在 CT 引导下 1 根消融天线分步穿刺入病灶中进行消融(消融参数:60W,7.0min);C、D. 消融后 1 个月,左肺病灶较前增大,局部空洞性改变,无强化(期间行培美曲塞 + 奈达铂化疗 1 周期);E、F. 消融后 3 个月,病灶较前缩小,空洞消失,无强化(期间行培美曲塞 + 奈达铂化疗 3 周期);G、H. 消融后 6 个月,病灶缩小,无强化(期间行培美曲塞维持化疗 2 周期);I、J. 消融后 12 个月,病灶缩小,无强化(期间行培美曲塞维持化疗 5 周期);K、L. 消融后 15 个月,病灶继续缩小,无强化。消融疗效评价为完全消融。

例 1-3-8

【主诉】

咳嗽 2 个月余,发现左肺占位 1 周。

【简要病史】

患者男,72 岁。2 个月余前出现咳嗽,1 周前外院检查提示左肺占位。既往史:健康,吸烟史:15 支 /d × 50 年。入院 CT 示:左肺上叶病灶大小 1.9cm × 1.6cm,考虑肺癌,双肺门、纵隔、右颈部、双锁骨上淋巴结转移。穿刺活检病理示肺腺癌。基因检测:*EGFR*(-)、*ALK*(-)、*ROS1*(-)。肺功能示:小气道功能障碍,中度弥散功能障碍。心功能正常。临床诊断:左肺腺癌。临床分期:ⅣA 期(T1bN3M1b)。

【消融指征】

左肺腺癌ⅣA 期,局部治疗联合全身治疗。

【治疗及临床随访】

1. **治疗模式**　消融后化疗。

2. **术前计划**　左上肺病灶大小 1.9cm × 1.6cm,患者取仰卧位,穿刺点定位于左侧腋中线与第 4 肋间交点,靶皮距约 10.2cm,拟使用 1 根消融天线。

3. **麻醉方式**　局部麻醉。

4. **治疗过程及随访**　见图 1-3-8。

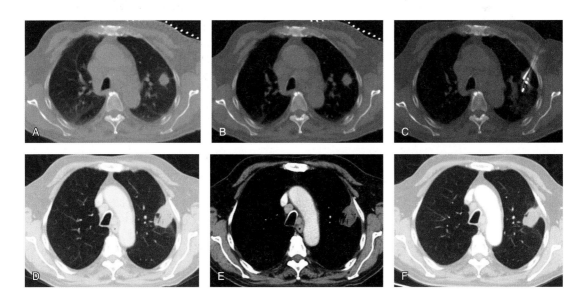

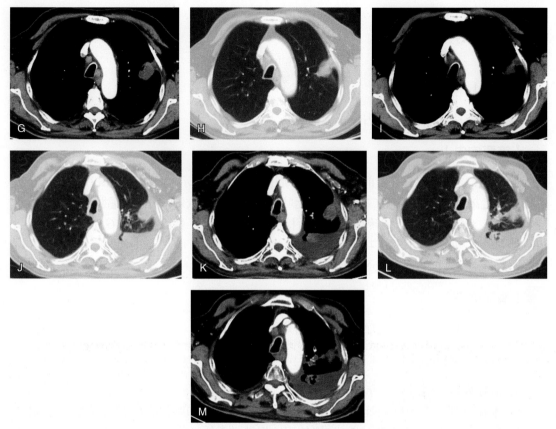

图 1-3-8　进展期肺癌微波消融治疗过程及随访

A、B. 消融前 CT,左上肺病灶大小 1.9cm×1.6cm;C. 术中,患者取仰卧位,1% 利多卡因局部麻醉,在 CT 引导下将 1 根消融天线分步穿刺入病灶中进行消融(消融参数:60W,5.0min);D、E. 消融后 1 个月,左肺病灶较前增大,无强化(期间行培美曲塞 + 顺铂化疗 1 周期);F、G. 消融后 3 个月,病灶较前缩小,无强化(期间行培美曲塞 + 顺铂化疗 1 周期);H、I. 消融后 6 个月,病灶继续缩小,无强化(消融后 3 个月病情进展,二线多西他塞化疗 2 周期,进展后三线替吉奥 + 阿帕替尼治疗);J、K. 消融后 12 个月,病灶较前增大,局部强化,考虑局部复发,伴左侧胸腔积液(期间行转移淋巴结放疗,并继续替吉奥 + 阿帕替尼治疗);L、M. 消融后 18 个月,病灶较前缩小,无强化,左侧胸腔积液同前(评价疗效为进展,四线安罗替尼治疗)。疗效评价为完全消融。

例 1-3-9

【主诉】

查体发现肺癌半个月余,间断咯血 1 周。

【简要病史】

患者男,47 岁。半个月余前行胸部 CT 示右肺癌,1 周前出现间断咯血,行穿刺活检示肺腺癌,基因检测:*EGFR L858R*(+)、*L861Q*(+)、*ALK*(−)、*ROS1*(−)。头颅核磁共振示脑转移。骨扫描示多发骨转移。入院 CT 示:右肺下叶病灶大小 2.5cm × 1.3cm。既往史:健康,否认吸烟史。心肺功能正常。临床诊断:右肺腺癌。临床分期:ⅣB 期(cT2aN0M1c)。

【消融指征】

右肺腺癌ⅣB 期,局部治疗联合靶向治疗。

【治疗及临床随访】

1. **治疗模式** 消融后靶向治疗。
2. **术前计划** 右下肺病灶大小 2.5cm × 1.3cm,患者取俯卧位,穿刺点 1 定位于右侧腋后线与第 7 肋间交点,靶皮距 9.3cm,穿刺点 2 定位于穿刺点 1 正上方 1.0cm,靶皮距 9.5cm,拟使用 2 根微波消融天线。
3. **麻醉方式** 局部麻醉。
4. **治疗过程及随访** 见图 1-3-9。

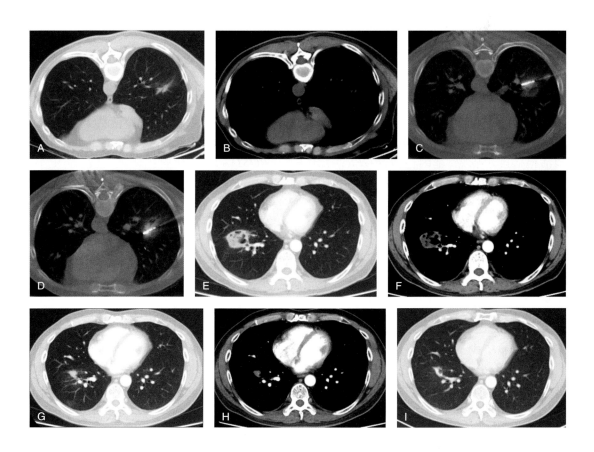

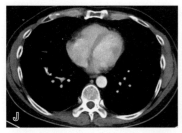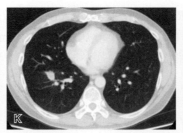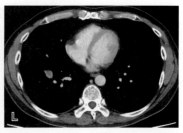

图 1-3-9　进展期肺癌微波消融治疗过程及随访

A、B. 消融前定位像,右下肺病灶大小 2.5cm×1.3cm;C、D. 患者取俯卧位,1% 利多卡因局部麻醉,在 CT 引导下将 2 根消融天线分步穿刺入病灶中进行消融(消融参数:60W,6.5min;60W,5.5min);E、F. 消融后 1 个月,右肺病灶较前增大,无强化(期间行厄洛替尼靶向治疗 1 个月);G、H. 消融后 6 个月,右肺病灶较前缩小,无强化(期间继续厄洛替尼靶向治疗);I、J. 消融后 12 个月,右肺病灶缩小为纤维瘢痕(期间继续厄洛替尼靶向治疗);K、L. 消融后 18 个月,右肺病灶较前增大,无强化(不考虑局部复发,继续观察,期间继续厄洛替尼靶向治疗)。消融疗效评价为完全消融。随访 26 个月,病情无进展。

例 1-3-10

【主诉】

咳嗽 1 个月余。

【简要病史】

患者女,58 岁。1 个月余前出现咳嗽,CT 提示右上肺占位并右肺内转移,右上肺占位穿刺活检病理示腺癌,基因检测:*EGFR*(-)、*ALK*(-)、*ROS1*(-)。既往史:"高血压病" 病史 17年,否认吸烟史。入院 CT 示:右肺上叶病灶大小 2.9cm×1.8cm,纵隔淋巴结转移,多发骨转移。CEA:5.86ng/ml。肺功能示:轻度限制性通气功能障碍,残气容积增大,轻度小气道功能障碍。心功能正常。临床诊断:右上肺腺癌。临床分期:ⅣB 期(cT4N0M1c)。

【消融指征】

右上肺腺癌ⅣB 期,局部治疗联合全身治疗。

【治疗及临床随访】

1. **治疗模式**　消融后化疗。
2. **术前计划**　右肺上叶病灶大小 2.9cm×1.8cm,患者取仰卧位,穿刺点 1 定位于右侧腋前线与第 2 肋间交点,靶皮距约 15.2cm,穿刺点 2 定位于前正中线右侧旁开 8.5cm 与第 4肋间交点,靶皮距约 11.2cm,拟使用 2 根微波消融天线。
3. **麻醉方式**　局部麻醉。
4. **治疗过程及随访**　详见图 1-3-10。

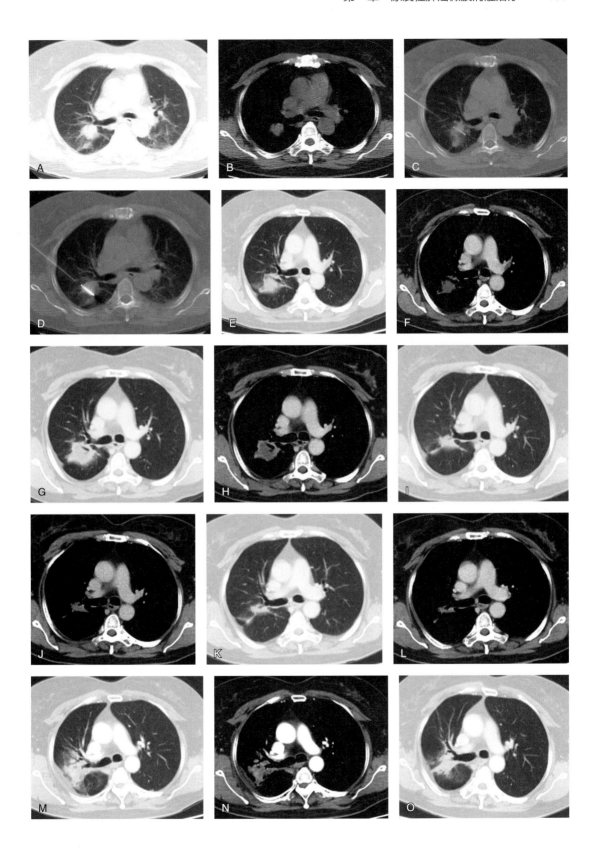

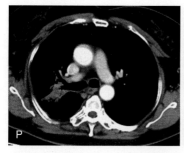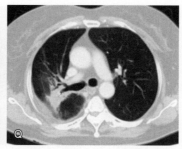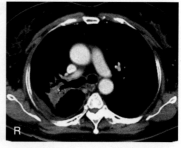

图 1-3-10　进展期肺癌微波消融治疗过程及随访

A、B. 消融前 CT，右肺上叶病灶大小约 2.9cm×1.8cm；C、D. 患者取仰卧位，1% 利多卡因局部麻醉，在 CT 引导下将 2 根消融天线分步穿刺入病灶中进行消融（消融参数：60W，9.0min；60W，4.0min）；E、F. 消融后 1 个月，右肺较前增大，无强化（期间行培美曲塞＋奈达铂化疗 1 周期）；G、H. 消融后 3 个月，病灶大小同前，无强化（期间行培美曲塞＋奈达铂化疗 2 周期）；I、J. 消融后 6 个月，病灶较前缩小，无强化（期间行培美曲塞＋奈达铂化疗 3 周期，培美曲塞维持化疗 1 周期）；K、L. 消融后 12 个月，病灶缩小为纤维瘢痕（期间行培美曲塞维持化疗 5 周期）；M、N. 消融后 24 个月，右肺病灶较前增大，不均匀强化，伴放射性肺炎（期间行培美曲塞维持化疗，因右下肺原发灶局部复发行放疗，改为二线多西他赛化疗）；O、P. 消融后 36 个月，右肺病灶较前缩小，放射性肺炎减轻（期间行吉非替尼靶向治疗 3 个月，期间因右肺新发转移灶行局部微波消融术）；Q、R. 消融后 48 个月，右肺病灶大小同前，无强化（期间病情进展，三线培美曲塞化疗）。消融疗效评价疗效为完全消融。

例 1-3-11

【主诉】

痰中带血 1 个月余，诊断为肺鳞癌 13 天。

【简要病史】

患者男，63 岁。1 个月余前发现痰中带血，外院 CT 提示左上肺占位，穿刺活检病理为鳞癌。既往史："慢性阻塞性肺疾病"病史 10 年。吸烟：20 支 /d×40 年。入院 CT 示：左肺上叶病灶大小 4.9cm×3.7cm，左肺门、纵隔淋巴结转移，双肺内转移，左侧胸膜转移。血 CEA：8.49ng/ml。肺功能示：小气道功能障碍；轻度弥散功能障碍。心功能正常。临床诊断：左上肺鳞癌。临床分期：ⅣA 期（cT4N3M1a）。

【消融指征】

左上肺鳞癌ⅣA 期，局部治疗联合全身治疗。

【治疗及临床随访】

1. **治疗模式**　消融后化疗。

2. **术前计划**　左上肺病灶大小 4.9cm×3.7cm，患者取仰卧位，穿刺点 1 定位于前正中线左侧旁开 1.0cm 与第 2 肋间交点，靶皮距 15.4cm，穿刺点 2 定位于前正中线左侧旁开 3.0cm 与第 3 肋间交点，靶皮距 14.4cm，拟使用 2 根微波消融天线。

3. **麻醉方式**　局部麻醉。

4. 治疗过程及随访　详见图 1-3-11。

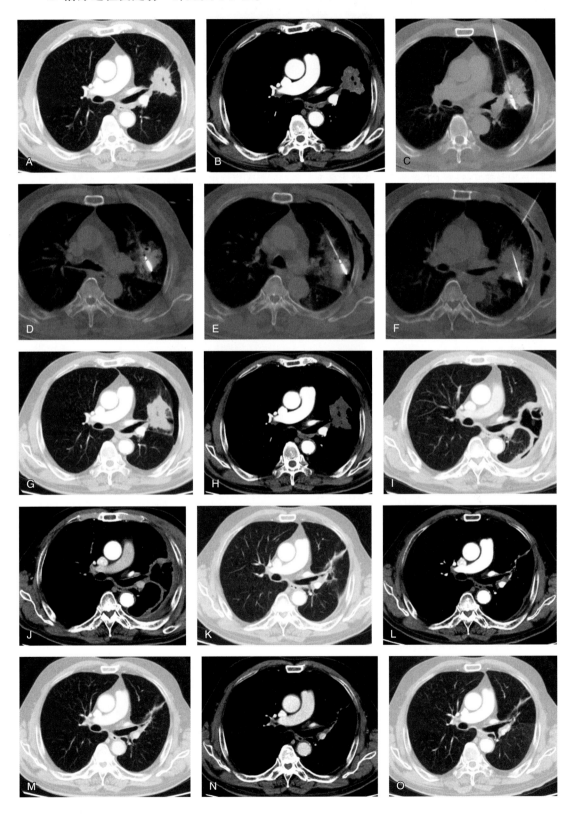

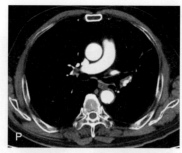

图 1-3-11　进展期肺癌微波消融治疗过程及随访

A、B. 消融前 CT，左上肺病灶，大小约 4.9cm×3.7cm，可见分叶、毛刺及胸膜凹陷征；C~F. 患者取仰卧位，1% 利多卡因局部麻醉，在 CT 引导下将 2 根消融天线分步穿刺入病灶中进行消融，期间调整消融天线角度（第 1 根天线，消融参数：65W，13.5min；第 2 根天线，消融参数 65W，14.5min）；G、H. 消融后 1 个月，左肺病灶较前增大，无强化，左侧少量气胸（期间行多西他赛 + 奈达铂化疗 1 周期）；I、J. 消融后 3 个月，左肺病灶较前明显缩小，局部支气管胸膜瘘形成（期间行多西他赛 + 奈达铂化疗 1 周期，支气管胸膜瘘形成，引流并抗感染治疗）；K、L. 消融后 6 个月，左肺病灶缩小为纤维瘢痕，支气管胸膜瘘缓解，左侧胸腔积液较前减少（期间行多西他赛 + 奈达铂化疗 4 周期）；M、N. 消融后 12 个月，左肺病灶呈纤维瘢痕，大小同前（期间病情进展行替吉奥 + 阿帕替尼治疗）；O、P. 消融后 18 个月，左肺病灶呈纤维瘢痕，大小同前（期间替吉奥 + 阿帕替尼治疗，病情进展后行进展部分放疗）。患者消融评价为完全消融。随访 24 个月病情进展，行局部放疗。

例 1-3-12

【主诉】

痰中带血 3 天，发现左肺占位 2 天。

【简要病史】

患者男，76 岁。3 天前出现痰中带血，2 天前发现左肺占位，入院 CT 示：左肺上叶病灶，大小 4.5cm×3.5cm，纵隔淋巴结转移。穿刺活检病理为腺癌。基因检测：*EGFR*（-），*ALK* 及 *ROS1* 未测。既往史："高血压病""2 型糖尿病""脑梗死""窦性心动过速"多年。吸烟指数 20 支 /d× 50 年。肺功能示：最大呼气流速降低，中度弥散功能障碍。心脏超声正常。临床诊断：左上肺腺癌。临床分期：ⅢA 期（cT2aN3M0）。

【消融指征】

左上肺腺癌ⅢA 期，局部治疗联合全身治疗。

【治疗及临床随访】

1. **治疗模式**　消融后化疗。

2. **术前计划**　左上肺病灶大小 4.5cm×3.5cm，患者取仰卧位，穿刺点 1 定位于前正中线左侧旁开 3.0cm 与第 2 肋间交点，靶皮距约 8.5cm，穿刺点 2 定位于前正中线左侧旁开 4.0cm 与第 2 肋间交点，靶皮距约 8.0cm，拟使用 2 根微波消融天线。

3. **麻醉方式**　局部麻醉。

4. 治疗过程及随访　详见图 1-3-12。

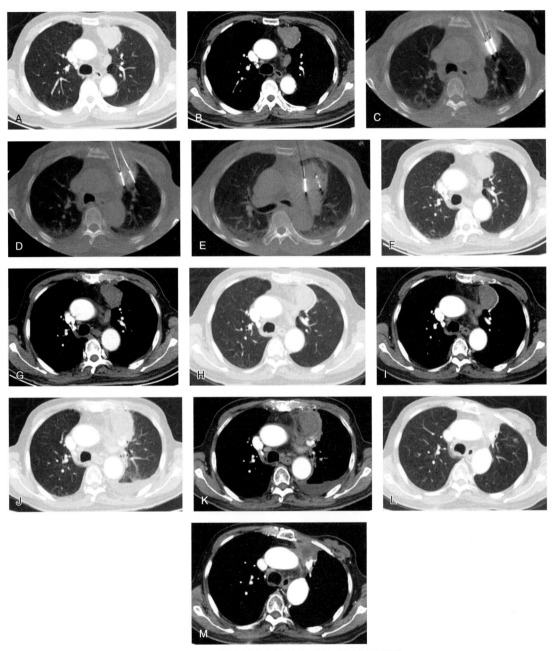

图 1-3-12　进展期肺癌微波消融治疗过程及随访

A、B. 消融前 CT，左上肺病灶，大小约 4.5cm×3.5cm，可见分叶征，纵隔淋巴结转移；C~E. 患者取仰卧位，1% 利多卡因局部麻醉，在 CT 引导下将 2 根消融天线分步穿刺入病灶中进行消融，期间调整消融天线角度（第 1 根天线，消融参数：70W，15.5min；第 2 根天线，消融参数：70W，14.0min）；F、G. 消融后 1 个月，左肺病灶大小同前，无强化，纵隔转移淋巴结同前（期间行培美曲塞 + 奈达铂化疗 1 周期）；H、I. 消融后 12 个月，右肺病灶大小同前，无强化，纵隔转移淋巴结同前（期间未再行化疗）；J、K. 消融后 24 个月，左肺病灶较前增大，伴环形强化，左侧胸腔积液（行胸腔穿刺置管并灌注化疗）；L、M. 消融后 48 个月，左肺病灶较前缩小，环形强化，左侧胸腔积液消失（期间未行化疗）。患者消融评价为完全消融。随访 56 个月，病情无进展。

例 1-3-13

【主诉】

右肺癌多发转移靶向治疗后 1 年余。

【简要病史】

患者女,51 岁。1 年前诊断为右肺腺癌、双侧多发肺转移。基因检测:*EGFR 19Del*(+)。口服厄洛替尼靶向治疗,评价为进展。近期复查原发病灶较前增大。再次活检基因检测示 *EGFR* 无突变。既往史:健康。否认吸烟史。入院 CT 示:右肺上叶病灶,大小约 1.1cm×0.8cm,双侧多发肺转移瘤。CEA:4.72ng/ml。肺功能正常。心脏超声正常。临床诊断:右上肺腺癌。临床分期:ⅣA 期(T4N0M1a)。

【消融指征】

右上肺腺癌ⅣA 期,局部治疗联合全身治疗。

【治疗及临床随访】

1. **治疗模式**　消融后继续靶向治疗。
2. **术前计划**　右上肺病灶大小约 1.1cm×0.8cm,患者取仰卧位,穿刺点定位于前正中线右侧旁开 3.0cm 与第 3 肋间交点,靶皮距约 7.8cm,拟使用 1 根消融天线。
3. **麻醉方式**　局部麻醉。
4. **治疗过程及随访**　见图 1-3-13。

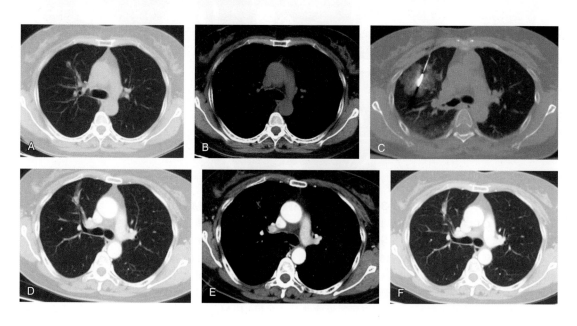

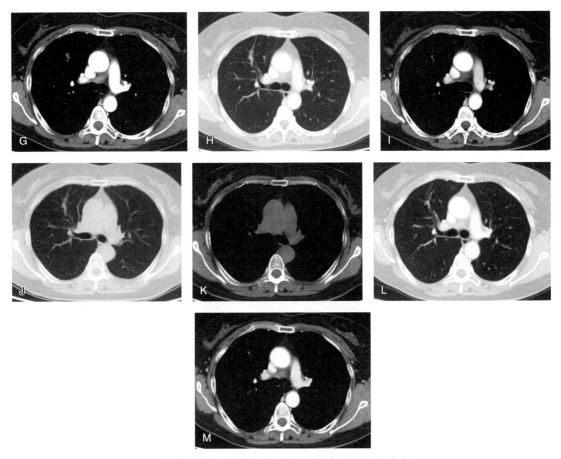

图 1-3-13　进展期肺癌微波消融治疗过程及随访

A、B. 消融前, 右上肺病灶, 大小约 1.1cm×0.8cm; C. 术中, 患者取仰卧位, 1% 利多卡因局部麻醉, 在 CT 引导下将 1 根消融天线分步穿刺入病灶中进行消融 (消融参数: 60W, 7.0min); D、E. 消融后 1 个月, 右肺病灶略增大, 无强化 (期间继续厄洛替尼治疗); F、G. 消融后 3 个月, 右肺病灶大小同前, 无强化 (期间继续厄洛替尼治疗); H、I. 消融后 6 个月 (纵隔窗), 右肺病灶较前缩小, 无强化 (期间继续厄洛替尼治疗); J、K. 消融后 12 个月, 右肺病灶缩小为纤维瘢痕 (期间继续厄洛替尼治疗); L、M. 消融后 18 个月, 右肺病灶呈纤维瘢痕 (期间继续厄洛替尼治疗)。消融疗效评价为完全消融。随访 26 个月, 病情无进展。

例 1-3-14

【主诉】

查体发现左肺占位 1 周。

【简要病史】

患者男, 70 岁。1 周前查体发现左肺占位, 无自觉症状, CT 示: 左肺上叶病灶, 大小 1.4cm×1.1cm, 双肺门及纵隔淋巴结转移, 左下肺转移。CEA: 45.72ng/ml。活检病理示: 肺腺癌。基因检测示: *EGFR* (-)、*ALK* (-)、*ROS1* (-)。既往史: "高血压病" 病史 31 年, "冠状动脉粥样硬化性心脏病"病史6年。吸烟：20支/d×40年。肺功能示：轻度混合性通气功能障碍，残气量与肺总量比值增大，中度弥散功能障碍。心脏超声正常。临床诊断：左上肺腺癌。临床分期：ⅢC期（T4N3M0）。

【消融指征】

左上肺腺癌ⅢC期，局部治疗联合全身治疗。

【治疗及临床随访】

1. **治疗模式**　消融后化疗。

2. **术前计划**　左上肺病灶大小1.4cm×1.1cm，患者取俯卧位，穿刺点定位于左侧腋后线与第3肋间交点，靶皮距约8.5cm，拟使用1根消融天线。

3. **麻醉方式**　局部麻醉。

4. **治疗过程及随访**　见图1-3-14。

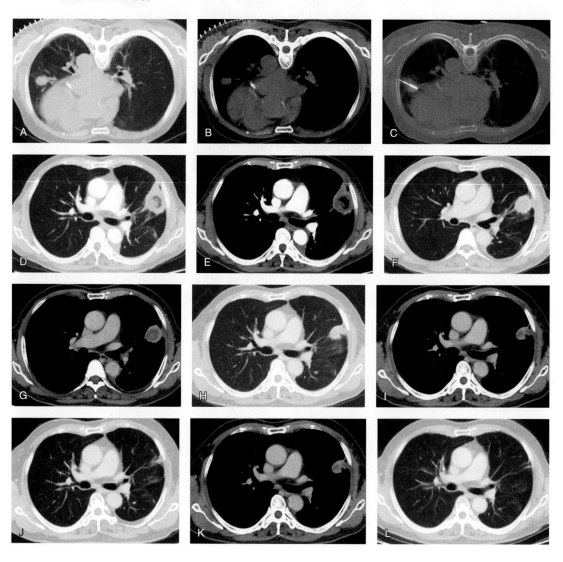

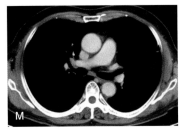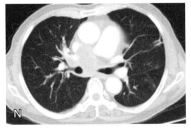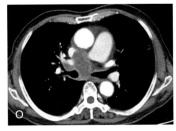

图 1-3-14　进展期肺癌微波消融治疗过程及随访

A、B. 左肺癌消融前,左上肺病灶,大小约 1.4cm×1.1cm;C. 术中,患者取俯卧位,1% 利多卡因局部麻醉,在 CT 引导下将 1 根消融天线分步穿刺入病灶中进行消融(消融参数:70W,7.5min);D、E. 消融后 1 个月,左肺病灶较前增大,无强化(期间出现真菌感染,未抗肿瘤治疗);F、G. 消融后 3 个月,左肺病灶较前缩小,无强化(期间行单药培美曲塞化疗 2 周期);H、I. 消融后 6 个月,右肺病灶无强化,较前缩小(期间行单药培美曲塞化疗 1 周期);J、K. 消融后 12 个月,左肺病灶较前缩小,无强化(期间行单药培美曲塞化疗 3 周期);L、M. 消融后 24 个月,左肺病灶缩小为纤维瘢痕(期间病情稳定);N、O. 消融后 36 个月,左肺病灶呈纤维瘢痕,纵隔 7 组淋巴结显著增大,疗效评价为进展(消融后 27 个月进展,二线行卡瑞利珠单抗治疗 4 周期,疗效评价为进展,改为三线培美曲塞化疗 6 周期,进展后改为四线多西他赛化疗)。消融疗效评价为完全消融。

例 1-3-15

【主诉】

咳嗽、咳痰、痰中带血 2 个月余,加重伴咯血 1 个月。

【简要病史】

患者男,69 岁。2 个月余前出现咳嗽、咳痰、痰中带血,1 个月前病情加重伴咯血。入院 CT 示:左肺上叶占位大小 11.2cm×7.3cm,左锁骨上及纵隔淋巴结转移。穿刺病理示:鳞癌。既往史:"支气管扩张"病史 23 年。吸烟:30 支 /d×30 年。肺功能示:中度限制性通气功能障碍,最大呼气流速降低,小气道功能障碍,轻度弥散功能障碍。心功能正常。临床诊断:左上肺鳞癌。临床分期:ⅢC 期(T4N3M0)。

【消融指征】

左上肺鳞癌ⅢC 期,局部治疗联合全身治疗。

【治疗及临床随访】

1. **治疗模式**　消融后化疗。

2. **术前计划**　第 1 次消融:左上肺病灶大小为 11.2cm×7.3cm,患者取俯卧位,穿刺点 1 定位于后正中线与第 2 肋间交点,靶皮距约 13.0cm,穿刺点 2 定位于后正中线与第 3 肋间交点,靶皮距约 14.0cm,拟使用 2 根微波消融天线。第 2 次消融:穿刺点 3 定位于后正中线左侧旁开 2.5cm 与第 5 肋间交点,靶皮距约 16.0cm,穿刺点 4 定位于后正中线左侧旁开

2.8cm 与第 6 肋间交点，靶皮距约 16.0cm，拟使用 2 根微波消融天线。

3. **麻醉方式**　局部麻醉。

4. **治疗过程及随访**　详见图 1-3-15。

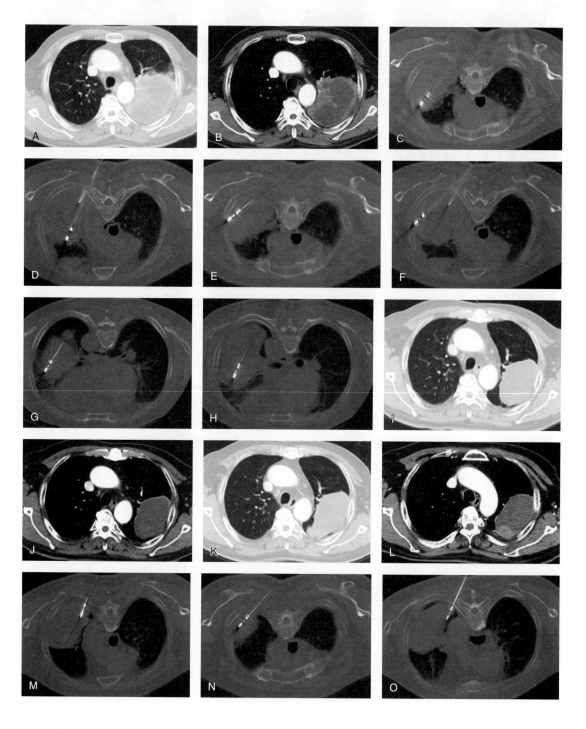

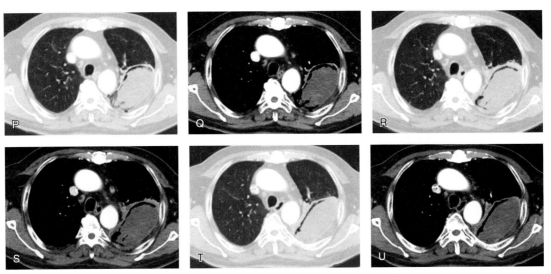

图 1-3-15 进展期肺癌微波消融治疗过程及随访

A、B. 消融前 CT,左上肺病灶,大小约 11.2cm×7.3cm;C~H. 术中,患者取俯卧位,1% 利多卡因局部麻醉,在 CT 引导下将 2 根消融天线分步穿刺入病灶中进行消融,期间 2 次调整进针角度(消融参数:第 1 根天线,60W,10.5min;60W,11.5min;第 2 根天线,60W,16.0min;60W,14.0min);I、J. 消融后 2 个月,病灶较前缩小,无强化(期间行多西他赛 + 奈达铂化疗 2 周期);K、L. 消融后 5 个月,病灶较前增大,局部强化,考虑复发(期间行多西他赛 + 奈达铂化疗 6 周期);M~O. 再次消融术中,患者取俯卧位,1% 利多卡因局部麻醉,在 CT 引导下 2 根消融天线分步穿刺入病灶中进行消融,期间调整进针角度(消融参数:第 1 根天线,60W,8.0min,60W,5.5min;第 2 根天线,60W,12.5min);P、Q. 首次消融后 6 个月,再次消融后 1 个月,左肺病灶略增大,无强化(期间行吉西他滨化疗 1 周期);R、S. 首次消融后 9 个月,再次消融后 4 个月,左肺病灶大小同前,无强化(期间行吉西他滨化疗 2 周期);T、U. 首次消融后 10 个月,再次消融后 5 个月,右肺病灶较前缩小,无强化(期间病情进展,行替吉奥 + 阿帕替尼治疗)。

例 1-3-16

【主诉】

左肺鳞癌 5 个月余。

【简要病史】

患者男,54 岁。5 个月余前因左侧颈部淋巴结肿大诊断为"左下肺癌并纵隔及左颈部淋巴结转移",左颈部淋巴结穿刺活检病理为鳞癌,一线多西他赛 + 奈达铂化疗 4 周期,疗效评价为疾病稳定(stable disease,SD)。本次 CT 示:左肺下叶病灶,大小 1.2cm×0.8cm,纵隔淋巴结转移,左侧颈部淋巴结转移。既往史:"高血压病"病史 11 年,"冠状动脉粥样硬化性心脏病"病史 3 年。吸烟:40 支 / 年 ×20 年。肺功能示:轻度混合性通气功能障碍,轻度弥散功能障碍。心脏超声正常。临床诊断:左下肺鳞癌。临床分期:ⅣA 期(T1bN3M1b)。

【消融指征】

左下肺鳞癌ⅣA 期,局部治疗联合全身治疗。

【治疗及临床随访】

1. **治疗模式** 消融后化疗。

2. **术前计划** 左下肺病灶大小 1.2cm×0.8cm,患者取俯卧位,穿刺点定位于后正中线左侧旁开 5.0cm 与第 9 肋间交点,靶皮距约 6.0cm,拟使用 1 根消融天线。

3. **麻醉方式** 局部麻醉。

4. **治疗过程及随访** 见图 1-3-16。

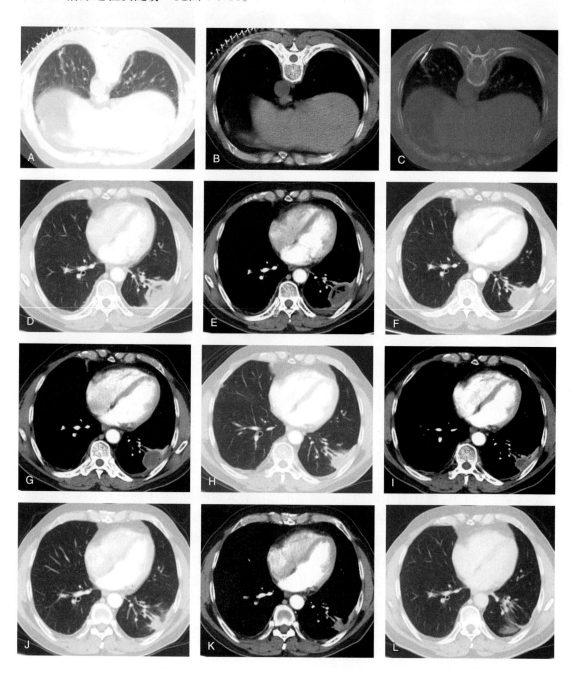

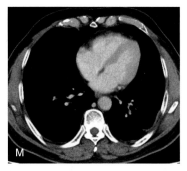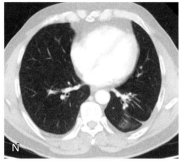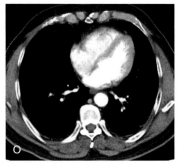

图 1-3-16　进展期肺癌微波消融治疗过程及随访

A、B. 左肺癌术前定位像,左下肺病灶大小约 1.2cm×0.8cm,可见分叶;C. 术中,患者取俯卧位,1% 利多卡因局部麻醉,在 CT 引导下 1 根消融天线分步穿刺入病灶中进行消融(消融参数:70W,4.0min);D、E. 消融后 2 个月,左肺病灶较前显著增大,无强化,伴左侧胸腔积液(期间未行抗肿瘤治疗);F、G. 消融后 3 个月,左肺病灶较前缩小,无强化,左侧胸腔积液减少(期间未行抗肿瘤治疗);H、I. 消融后 9 个月,左肺病灶较前缩小,无强化,左侧胸腔积液减少(期间行吉西他滨化疗 2 周期);J、K. 消融后 12 个月,左肺病灶较前缩小,无强化,左侧胸腔积液消失(期间未行抗肿瘤治疗);L、M. 消融后 24 个月,左肺病灶缩小为纤维瘢痕(期间未行抗肿瘤治疗);N、O. 消融后 60 个月,左肺病灶呈纤维瘢痕(期间未行抗肿瘤治疗)。消融疗效评价为完全消融。随访 72 个月,病情无进展,生存中。

例 1-3-17

【主诉】

咳嗽伴胸闷 25 天。

【简要病史】

患者男,53 岁。25 天前出现咳嗽、胸闷,CT 示:左肺上叶病灶,大小 3.6cm×3.5cm,纵隔淋巴结转移,双肺转移。病理诊断示:肺腺癌。基因检测示:*EGFR*(−),*ALK* 及 *ROS1* 未测。CEA:11.49ng/ml。既往史:"慢性阻塞性肺疾病"病史 8 年,"脑梗死"病史 3 年,"脑出血"病史 1 年。吸烟:40 支 / 年 ×20 年。肺功能示:重度阻塞性通气功能障碍、最大呼气流速降低、残气比值增大、重度弥散功能障碍;残气量增大。心功能正常。临床诊断:左下肺腺癌。临床分期:ⅣA 期(T4N2M1a)。

【消融指征】

局部治疗联合全身治疗。

【治疗及临床随访】

1. **治疗模式**　消融后化疗。

2. **术前计划**　左上肺病灶大小 3.6cm×3.5cm,患者取仰卧位,穿刺点 1 定位于前正中线左侧旁开 5.1cm 与第 1 肋间交点,靶皮距约 6.4cm,穿刺点 2 定位于前正中线左侧旁开

6.1cm 与第 1 肋间交点,靶皮距约 6.5cm,拟使用 2 根微波消融天线。

　　3. **麻醉方式** 局部麻醉。

　　4. **治疗过程及随访** 详见图 1-3-17。

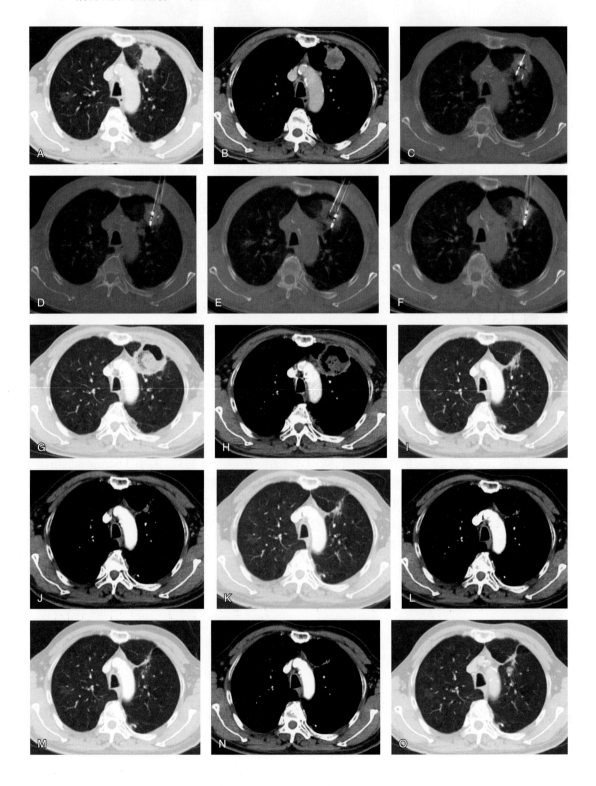

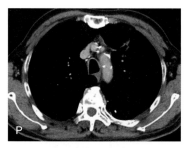

图 1-3-17 进展期肺癌微波消融治疗过程及随访

A、B. 消融前 CT,左上肺病灶大小 3.6cm×3.5cm;C~F. 患者取仰卧位,1% 利多卡因局部麻醉,在 CT 引导下将 2 根消融天线分步穿刺入病灶中进行消融,期间调整消融天线角度(消融参数:第 1 根天线,70W,5.0min;第 2 根天线,70W,5.0min);G、H. 消融后 1 个月,左肺病灶较前增大,无强化(期间行多西他赛 + 奈达铂化疗 1 周期);I、J. 消融后 4 个月,左肺病灶显著缩小,无强化,伴局限性胸腔积液(期间行多西他赛 + 奈达铂化疗 1 周期,消融后 2 个月疗效评价为进展,行二线培美曲塞化疗 1 周期);K、L. 消融后 7 个月,左肺病灶缩小为纤维瘢痕(期间行培美曲塞化疗 4 周期);M、N. 消融后 12 个月,左肺病灶呈纤维瘢痕(期间行培美曲塞化疗 1 周期);O、P. 消融后 15 个月,左肺病灶呈纤维瘢痕,左肺内新发转移病灶(期间未再行抗肿瘤治疗)。消融疗效评价为完全消融。消融后 20 个月,病情无进展。

例 1-3-18

【主诉】

发现左肺占位 3 天。

【简要病史】

患者男,66 岁。3 天前查体发现左肺占位,无自觉症状。CT 示:左肺上叶病灶,大小 2.3cm×2.1cm,双肺门及纵隔淋巴结转移。病理示:鳞癌。既往史:体健。吸烟史:40 支 /d×50 年。肺功能示:轻度小气道功能障碍、残气量增大、轻度弥散功能障碍。心功能正常。临床诊断:左上肺腺癌。临床分期:ⅢC 期(T1cN3M0)。

【消融指征】

左上肺腺癌ⅢC 期,局部治疗联合全身治疗。

【治疗及临床随访】

1. **治疗模式** 消融后化疗。

2. **术前计划** 左上肺病灶大小 2.3cm×2.1cm,患者取仰卧位,穿刺点 1 定位于左侧腋前线与第 2 肋间交点,靶皮距约 9.2cm,穿刺点 2 定位于前正中线左侧旁开 10.0cm 与第 4 肋间交点,靶皮距约 8.0cm,拟使用 2 根微波消融天线。

3. **麻醉方式** 局部麻醉。

4. **治疗过程及随访** 详见图 1-3-18。

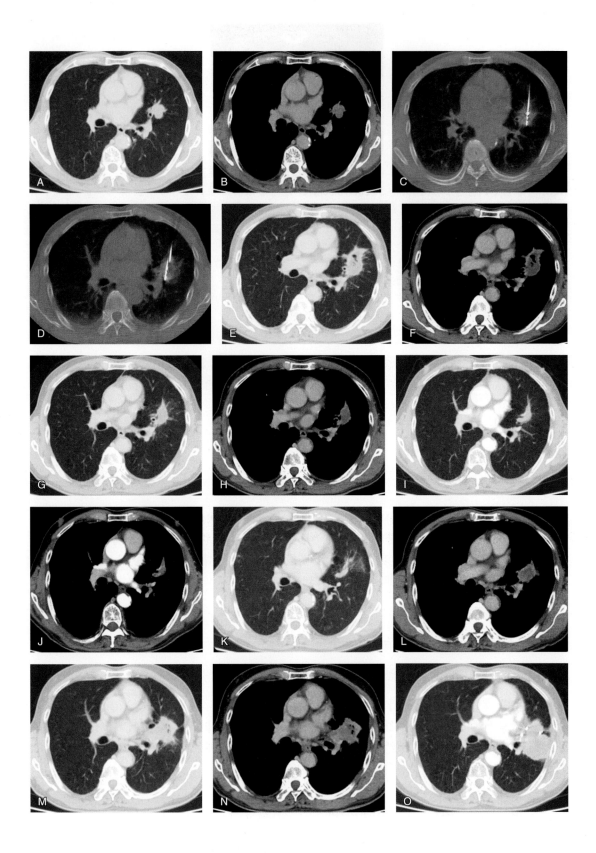

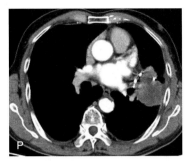

图 1-3-18　进展期肺癌微波消融治疗过程及随访

A、B. 消融前 CT,左上肺病灶,大小约 2.3cm×2.1cm;C、D. 术中,患者取仰卧位,1% 利多卡因局部麻醉,在 CT 引导下将 2 根消融天线分步穿刺入病灶中进行消融(消融参数:第 1 根天线,60W,5.0min;第 2 根天线,60W,7.5min);E、F. 消融后 1 个月,左肺病灶较前增大,无强化(期间行紫杉醇＋奈达铂化疗 1 周期);G、H. 消融后 3 个月,左肺病灶较前缩小,无强化(期间行紫杉醇＋奈达铂化疗 1 周期);I、J. 消融后 6 个月,左肺病灶较前缩小,无强化(期间行紫杉醇＋奈达铂化疗 2 周期);K、L. 消融后 18 个月,左肺病灶缩小为纤维瘢痕(期间未行抗肿瘤治疗);M、N. 消融后 24 个月,左肺病灶较前增大伴强化,局部复发(期间行替吉奥＋阿帕替尼治疗);O、P. 消融后 36 个月,左肺病灶较前进一步增大(期间行替吉奥＋阿帕替尼治疗)。消融疗效评价为完全消融。

例 1-3-19

【主诉】

胸闷、气短 2 个月余。

【简要病史】

患者女,67 岁。2 个月余前出现胸闷、气短,无咳嗽、咳痰、咯血等症状,胸部 CT 示:右肺上叶结节,大小 2.7cm×2.0cm。PET/CT 示:右肺上叶结节,代谢异常增高,双肺门及纵隔多发淋巴结代谢增高。活检病理:高分化腺癌。基因检测:*EGFR 19Del*(＋)。既往史:"房颤" 20 年,"脑梗死" 3 年。否认吸烟史。心肺功能正常。临床诊断:右肺腺癌。临床分期:ⅢB 期(T1cN3M0),双肺门及纵隔淋巴结转移。

【消融指征】

右上肺腺癌ⅢB 期,局部治疗联合靶向治疗。

【治疗及临床随访】

1. **治疗模式**　消融后靶向治疗。
2. **术前计划**　右上肺病灶 2.7cm×2.0cm,患者取右侧卧位,穿刺点定位于后正中线与第 5 肋间交点,靶皮距约 9.1cm,拟使用 1 根消融天线。
3. **麻醉方式**　局部麻醉。
4. **治疗过程及随访**　见图 1-3-19。

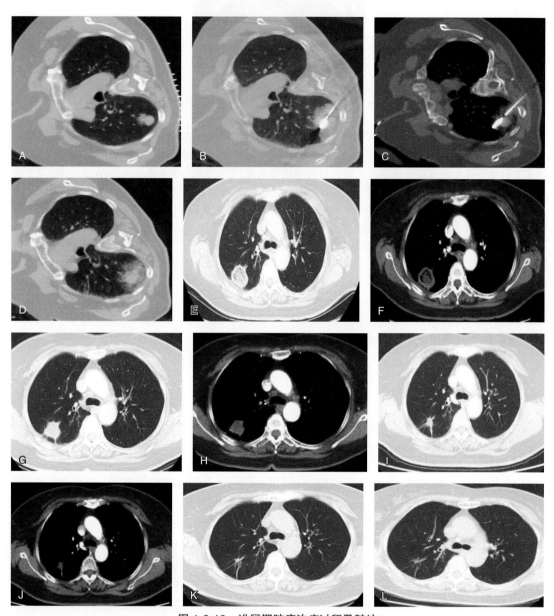

图 1-3-19 进展期肺癌治疗过程及随访

A. 右肺癌术前,右上肺病灶,大小 2.7cm×2.0cm;B、C. 患者取右侧卧位,1% 利多卡因局部麻醉,在 CT 引导下将 1 根消融天线分步穿刺入病灶中进行多点消融(消融参数:60W,8min);D. 消融后即刻肺窗观察病灶周围 GGO 完整覆盖原病灶,呈"煎蛋征";E、F. 消融术后 2 个月,消融病灶内可见空洞形成,病灶未见明显强化,周围的渗出吸收,呈"蛋壳征";G、H. 消融术后 3 个月,病灶较前缩小,空洞消失;I、J. 消融后 7 个月,病灶较前明显缩小,未见强化;K. 消融后 12 个月,病灶进一步缩小;L. 消融后 18 个月,病灶缩小为纤维瘢痕。消融后行靶向治疗吉非替尼 0.25g 每日一次。消融疗效评价:完全消融。随访 30 个月,无病情进展。

例 1-3-20

【主诉】

左后背痛 2 个月余。

【简要病史】

患者男,71 岁。2 个月余前出现左后背持续性疼痛,口服止痛药可缓解,无发热、咳嗽、咳痰、咯血等,胸部 CT 示:左肺上叶尖后段肿块,大小约 5.6cm×4.1cm,邻近胸膜增厚并受牵拉。PET/CT 示:左肺上叶肿块代谢异常增高,SUV_{max} 17.2,双肺门及纵隔淋巴结代谢增高,右侧后胸壁见一 1.2cm×1.9cm 代谢摄取增高结节,SUV_{max} 9.4,部分累及第 8 后肋。活检病理示:中-低分化腺癌,基因检测 *EGFR21* 外显子突变。既往史:"高血压病" 15 年。心肺功能正常。

临床诊断:左肺上叶腺癌。临床分期:ⅣA 期(T3N3M1b)。

【消融指征】

左肺上叶腺癌ⅣA 期,局部治疗联合靶向治疗。

【治疗及临床随访】

1. **治疗模式** 消融后靶向治疗。
2. **术前计划** 左上肺病灶大小 5.6cm×4.1cm,患者取左侧卧位,穿刺点 1 定位于左侧脊柱旁线第 3 肋间,靶皮距约 9.5cm,穿刺点 2 定位于左肩胛线与第 3 肋间交点,靶皮距约 8.7cm,拟使用 2 根微波消融天线。
3. **麻醉方式** 局部麻醉。
4. **治疗过程及随访** 患者消融后给予埃克替尼 125mg 每日三次靶向治疗,见图 1-3-20。

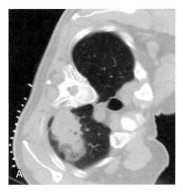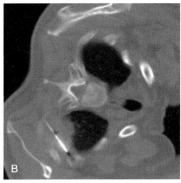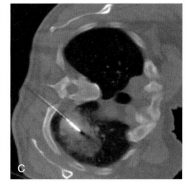

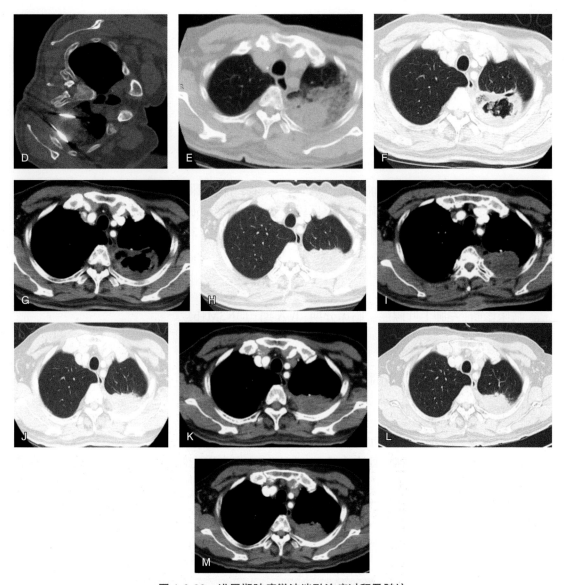

图 1-3-20 进展期肺癌微波消融治疗过程及随访

A. 左肺上叶尖后段 5.6cm×4.1cm 肿块；B~D. 患者取左侧卧位，1% 利多卡因局部麻醉，在 CT 引导下 2 根消融天线分步穿刺入病灶中进行多点消融（消融参数均为 60W，20min）；E. 消融后即刻肺窗观察病灶周围 GGO 完整覆盖原病灶；F、G. 消融后 1 个月，消融区域坏死，空洞形成，未见强化，周围渗出吸收；H、I. 消融后 6 个月，病灶逐渐缩小，空洞消失，无强化；J、K. 消融后 12 个月，病灶逐渐缩小，无强化；L、M. 消融后 18 个月，病灶进一步缩小，无强化。消融疗效评价为完全消融。随访 24 个月，病情无进展。

例 1-3-21

【主诉】

确诊右肺癌 6 个月余。

【简要病史】

患者女,79 岁。6 个月前因 "咳嗽、痰中带血" 住院,支气管镜下活检病理确诊腺癌。给予 4 周期化疗(培美曲塞 + 顺铂),出现 3 度骨髓抑制、胃肠道反应重,无法耐受,并病情进展,拒绝继续化疗。本次入院 CT 示:右肺上叶 4.5cm×4.0cm 软组织密度肿块,有毛刺、深分叶,右肺门及纵隔淋巴结肿大,无远处转移病灶。既往史:"高血压病" 多年。心肺功能正常。临床诊断:右肺腺癌。临床分期:ⅡB 期(cT2bN1M0)。

【消融指征】

右肺腺癌ⅡB 期(T2bN1M0),拒绝放射治疗、化学治疗及外科切除手术。

【治疗及临床随访】

1. **治疗模式**　第 2 次活检与微波消融同步进行。

2. **术前计划**　右肺上叶病灶大小 4.5cm×4.0cm,患者取仰卧位,穿刺点 1 定位于右侧锁骨中线与第 1 肋间交点,靶皮距约 7.5cm,穿刺点 2 定位于穿刺点 1 外内侧 2.0cm,靶皮距约 7.5cm,拟使用 1 根穿刺活检针(15G)及 2 根微波消融天线。

3. **麻醉方式**　局部麻醉。

4. **治疗过程及随访**　见图 1-3-21。

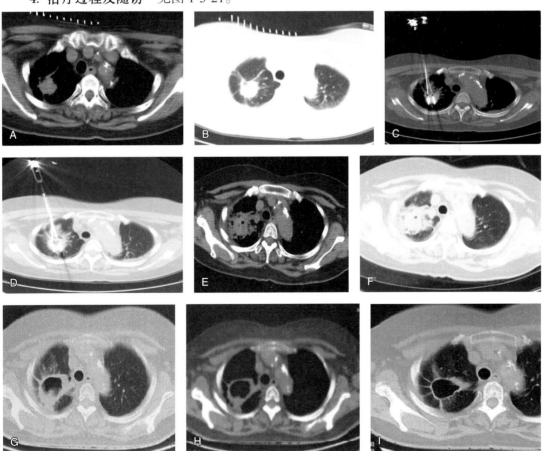

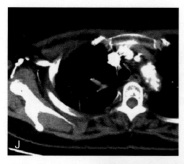
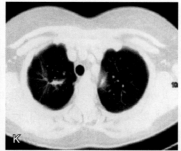
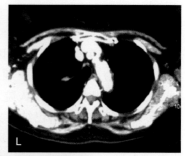
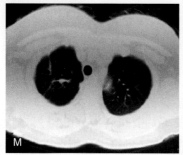
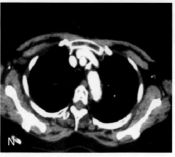

图 1-3-21　进展期肺癌微波消融治疗过程及随访

A、B. 消融前 CT 扫描定位像,右肺上叶 4.5cm×4.0cm 软组织肿块,右肺门及纵隔淋巴结肿大,初步确诊 GTR;C、D. 患者取仰卧位,1% 利多卡因局部麻醉,在 CT 引导下将 15G 穿刺活检针经右前胸壁穿刺至病灶取活检;将 2 根消融天线分步穿刺入病灶中进行多点消融(第 1 根天线消融参数 60W,5min;第 2 根天线消融参数 60W,5min);调针消融天线位置,再次消融参数同前;E、F. 术后即刻,肺窗观察病灶周围 GGO 完整覆盖原病灶,未见气胸、胸腔积液;G、H. 消融后 1 个月,病灶呈不规则空洞,周围炎性渗出明显减少;基因检测 *EGFR* 的 21 号外显子(L858R)突变,口服吉非替尼治疗;I、J. 消融后 3 个月,右上肺空洞型病变,内侧壁较厚,呈轻度强化,周围见条索影;K、L. 消融后 6 个月,右上肺空洞型病变消失,见条索状高密度影,无强化;M、N. 消融后 12 个月,病灶逐渐缩小,成为纤维病灶,无强化。消融疗效评价为完全消融。继续吉非替尼靶向治疗,随访 20 个月,病情无进展。

例 1-3-22

【主诉】

右上肺癌靶向药物治疗 12 个月,进展 2 个月。

【简要病史】

患者男,61 岁。12 个月前诊断为右肺腺癌,基因检测提示 *EGFR* 基因 21 号外显子 L858R 位点突变,口服吉非替尼治疗,评价疗效为部分缓解(partial response,PR)。2 个月前复查发现右肺病变较前增大,提示病变进展,考虑吉非替尼耐药。本次入院 CT 示:右肺上叶前段 3.0cm×2.5cm 软组织密度结节,边缘深分叶、毛刺及胸膜牵拉。既往史:"糖尿病" 4 年。吸烟史:20 支 /d×30 年。心肺功能正常。临床诊断:右肺腺癌。临床分期:ⅡA 期 (T1cN1M0)。

【消融指征】

右肺腺癌 Ⅱ A 期（T1cN1M0），TKI 药物耐药，拒绝放射治疗、化学治疗及外科切除手术。

【治疗及临床随访】

1. **治疗模式**　第 2 次活检与微波消融同步进行。

2. **术前计划**　右肺上叶病灶大小为 3.0cm×2.5cm，患者取仰卧位，穿刺点 1（活检）定位于前正中线右侧旁开 1.5cm 与第 2 肋间交点，穿刺点 2（消融）定位于右侧锁骨中线与第 2 肋间交点，靶皮距约 8.5cm，拟使用 1 根穿刺活检针（15G）及 1 根微波消融天线。

3. **麻醉方式**　局部麻醉。

4. **治疗过程及随访**　见图 1-3-22。

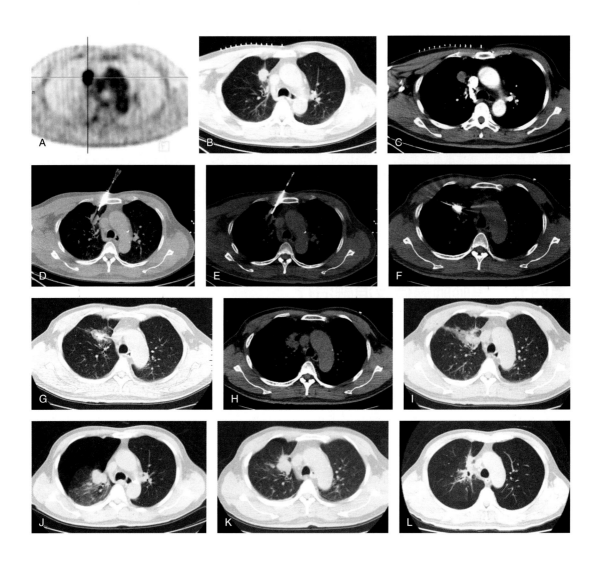

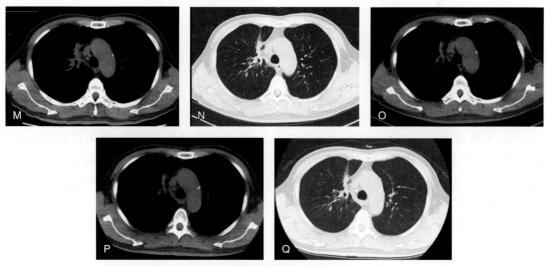

图 1-3-22　TKI 耐药后微波消融治疗过程及随访

A. 消融前,右肺上叶前段见 3.0cm×2.5cm 软组织密度结节,PET/CT 示右肺上叶病灶代谢活性明显,SUV 值 14.4,初步确定 GTR;B、C. 患者取仰卧位,消融前行增强 CT 扫描,定位右肺上叶病灶为穿刺活检及消融治疗靶点;D、E.1% 利多卡因局部麻醉,消融前 CT 引导活检;F、G. 经穿刺针套管将消融天线穿刺入病灶,进行微波消融(消融参数:60W,4min),考虑到病变短径处有长毛刺,为减少局部残存复发可能,又使用微波消融天线穿刺病变短轴消融(消融参数:60W,4min);H、I. 消融后即刻肺窗观察病灶周围 GGO 完整覆盖,超过病灶 5mm;J、K. 术后 1 天,患者自感胸闷、喘憋,复查 CT 示右侧气胸,予以置管引流,气胸消失后拔除引流管,消融后 5 天继续服用吉非替尼治疗;L、M. 术后 3 个月病灶缩小,周围炎性渗出较前减少;N、O. 术后 6 个月病灶缩小为不规则纤维索条;P、Q. 术后 12 个月病灶为纤维瘢痕明显缩小,基本消失。消融疗效评价为完全消融。二次活检病理:腺癌。基因检测提示 *EGFR* 21 号外显子 L858R 突变,无 *EGFR* 20 号外显子 T790M 突变。

第四节　单肺肺癌微波消融治疗

在一侧全肺切除术后的患者中,部分患者会发生对侧肺内的新发病灶或转移病灶。对于单肺的患者,由于肺通气功能明显下降,可选择的治疗方案极少。对于严格按适应证选择的病人,外科手术切除需要足够的心肺功能。手术方式多采用楔形切除或肺段切除,但是术后复发率高,手术并发症发生率高。放射治疗,特别是立体定向放射治疗也可以应用,但是放疗后发生 3 级以上毒性反应概率高。因此,大多数这样的病人无法安全地接受外科手术或放疗。

多项研究已经证实了微波消融术是不适合或拒绝手术或放射治疗的单肺肺癌患者的有效替代治疗方案,安全性较高。

例 1-4-1

【主诉】

左肺鳞癌左肺全切术后 3 年余,发现右肺占位并痰中带血 3 天。

【简要病史】

患者男,56 岁。3 年前因"咳嗽、痰中带血 15 天"住院,CT 示:左肺近肺门处大小 3.5cm×4.2cm 占位,遂行"左肺全切术",术后病理示鳞癌,病理分期为ⅡA 期(pT2bN0M0),患者术后未进行化疗。术后 3 年余,出现痰中带血,CT 示:右肺下叶新发大小 2.0cm×2.8cm 占位。临床诊断:左肺癌左肺全切术后(ⅡA 期,pT2bN0M0),右肺转移。

【消融指征】

左肺癌左肺全切术后,右肺单发转移,放射治疗和手术切除相对禁忌。

【治疗及临床随访】

1. **治疗模式**　单纯消融。

2. **术前计划**　第 1 次微波消融:患者取左侧斜卧位,消融前右肺下叶病灶大小 2.0cm×2.8cm,穿刺点定位于右腋前线第 5 肋间处,靶皮距约 9.8cm,拟使用 1 根消融天线。第 2 次微波消融:新发病灶(第 1 次消融术后 36 个月出现、位于原病灶外),患者取俯卧位,穿刺点定位于右侧腋前线与第 7 肋间交点,靶皮距约 9.0cm,拟使用 1 根消融天线。

3. **麻醉方式**　局部麻醉。

4. **治疗过程及随访**　见图 1-4-1。

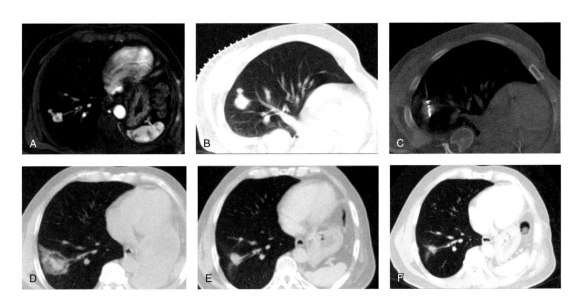

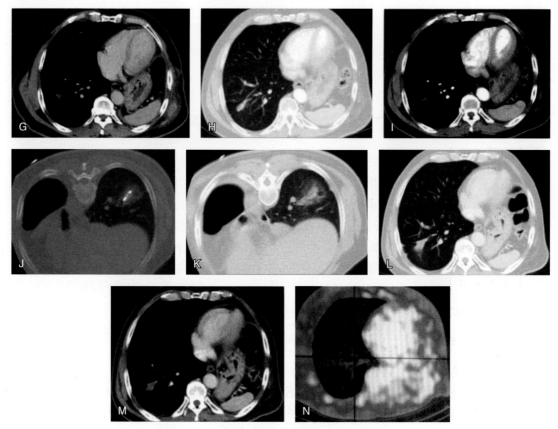

图 1-4-1   单肺肺癌微波消融治疗过程及随访

A. 消融前 MRI：右肺下叶 T_1WI 见一最大径 2.8cm 的高信号；B. 消融前定位像，右肺下叶见一个大小 2.0cm×2.8cm 的转移病灶；C. 患者取左侧斜卧位，1% 利多卡因局部麻醉，在 CT 引导下将 1 根消融天线分步穿刺入病灶内，进行微波消融（消融参数：70W，7min）；D. 术后 48 小时，肺窗观察病灶周围 GGO 完整覆盖，超过原病灶边缘 5mm，呈典型的"煎蛋"征；E. 术后 6 个月病灶缩小；F、G. 术后 16 个月病灶进一步缩小，无强化，逐渐成为纤维瘢痕；H、I. 术后 36 个月病灶进一步缩小呈纤维索条，但术后 36 个月在原病灶处出现新发病灶，轻度强化；J. 对右肺新发病灶进行消融，患者取俯卧位，1% 利多卡因局部麻醉，在 CT 引导下将 1 根消融天线分步穿刺入病灶内，进行微波消融（消融参数：60W，5min）；K. 术后即刻，肺窗观察病灶周围 GGO 完整覆盖，超过原病灶边缘 5mm；L、M. 原病灶术后 50 个月，右肺新发病灶消融后 14 个月，病灶逐渐成为纤维瘢痕，无强化；N. 原病灶术后 56 个月，右肺新发病灶消融后 18 个月，PET/CT 示：病灶无代谢活性。疗效评估达到完全消融。

例 1-4-2

【主诉】

左肺癌术后 14 年，发现右肺占位 3 个月。

【简要病史】

患者男,61 岁。14 年前行左肺全切术,术后病理:中分化鳞状细胞癌(分期不详)。术后未行辅助治疗,定期复查。3 个月前复查发现右肺占位。既往史:健康,否认结核病史及接触史。胸部 CT 增强扫描示:右肺下叶类圆形结节,大小 1.4cm×1.8cm。肺功能示:轻度混合性通气功能障碍。心功能、肝肾功能及凝血功能正常。临床诊断:左肺全切术后,右肺结节,考虑转移。

【消融指征】

左肺癌全切术后,右肺单发结节,考虑转移。

【治疗及临床随访】

1. **治疗模式**　右肺结节穿刺活检明确病理,同步进行微波消融。

2. **术前计划**　第 1 次消融:患者取俯卧位,消融前右下肺病灶(病灶 1)大小为 1.4cm×1.8cm,穿刺点定位于右侧肩胛下角线与第 6 肋间交点,靶皮距为 7.0cm,拟使用 1 根消融天线。第 2 次消融(术后 15 个月右肺下叶出现新发病灶):患者取俯卧位,消融前右肺下叶病灶(病灶 2),大小为 0.5cm×0.5cm,穿刺点定位于后正中线与第 4 肋间交点,靶皮距为 8.8cm,拟使用 1 根消融天线。第 3 次消融(第 2 次消融术后 41 个月,病灶 1 增大,考虑局部复发):患者取俯卧位,消融前右肺下叶病灶(病灶 3)大小 2.3cm×2.0cm,穿刺点定位于后正中线右侧 5.0cm 与第 4 肋间交点,靶皮距为 10.7cm,拟使用 1 根消融天线。

3. **麻醉方式**　局部麻醉。

4. **治疗过程及随访**　见图 1-4-2。

穿刺病理(病灶 1)为鳞癌,结合病史考虑转移。

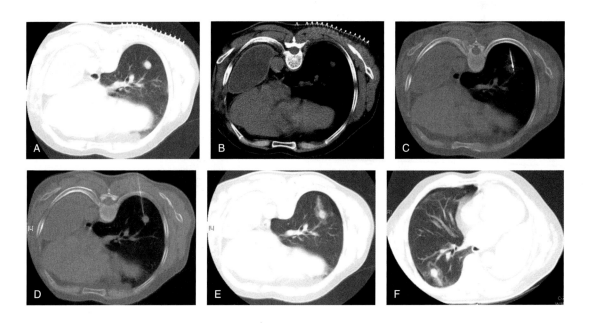

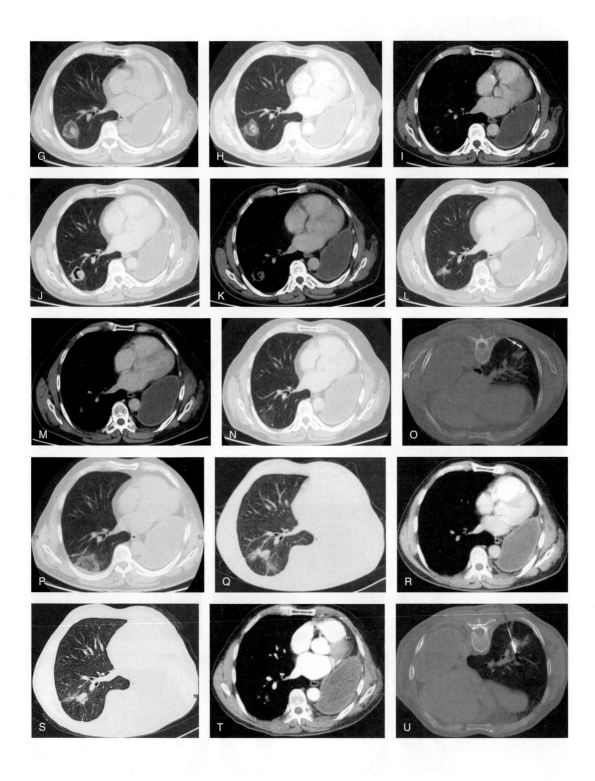

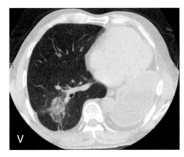

图 1-4-2 单肺肿瘤微波消融治疗过程及随访

A、B. 病灶 1：右肺下叶单发类圆形结节，大小 1.4cm×1.8cm；C、D. 患者取俯卧位，1% 利多卡因局部麻醉，在 CT 引导下将 1 根微波消融天线分步穿刺入病灶，同时将活检针插入病灶取活检，活检后进行单点消融（消融参数：70W，3.5min）；E. 消融术后即刻病灶渗出覆盖原病灶，少量气胸；F. 俯卧位改为仰卧位，气胸量少，未置管；G. 术后 24 小时病灶渗出减少，呈煎蛋征；H、I. 术后 1 个月病灶缩小；J、K. 术后 2 个月病灶进一步缩小；L、M. 术后 15 个月病灶呈纤维化；N. 术后 15 个月发现右肺下叶新发转移病灶（病灶 2），大小 0.5cm×0.5cm；O. 患者取俯卧位，1% 利多卡因局部麻醉，在 CT 引导下将 1 根微波消融天线分步穿刺入病灶内进行单点消融（消融参数：60W，2.5min）；P. 第 2 次消融术后 24 小时，病灶渗出将原病灶覆盖；Q、R. 第 2 次消融术后 29 个月，病灶渗出减少；S、T. 第 2 次消融术后 41 个月，病灶 1 增大，呈结节状，考虑局部复发；U. 患者取俯卧位，1% 利多卡因局部麻醉，在 CT 引导下将 1 根微波消融天线分步穿刺入病灶 1 进行单点消融（消融参数：40W，8min）；V. 第 3 次消融术后 3 天病灶渗出覆盖原病灶区域。

例 1-4-3

【主诉】

左肺癌术后 5 年余，发现右肺占位 1 周。

【简要病史】

患者男，68 岁。5 年前因"左肺鳞癌"行左全肺切除 + 淋巴结清扫术，1 周前复查发现右肺占位。既往史："慢性支气管炎"病史 30 余年。胸部 CT 增强扫描：右肺下叶结节，大小 3.0cm×2.2cm。肺功能示：极重度混合性通气功能障碍。心功能检查正常。临床诊断：左肺鳞癌左肺全切术后、右肺占位。

【消融指征】

左肺癌全切术后，右肺占位，无外科手术指征。

【治疗及临床随访】

1. **治疗模式** 活检与微波消融同步进行。
2. **术前计划** 患者取俯卧位，消融前右下肺病灶大小 3.0cm×2.2cm。穿刺点 1 定位于后正中线右侧旁开 5.0cm 与第 6 肋间交点，靶皮距 7.6cm，穿刺点 2 定位于第 1 点下方约 3.0cm 处，靶皮距 8.2cm，拟使用 2 根消融天线。

3. **麻醉方式**　局部麻醉。

4. **治疗过程及随访**　见图1-4-3。

右肺占位穿刺病理为鳞癌。

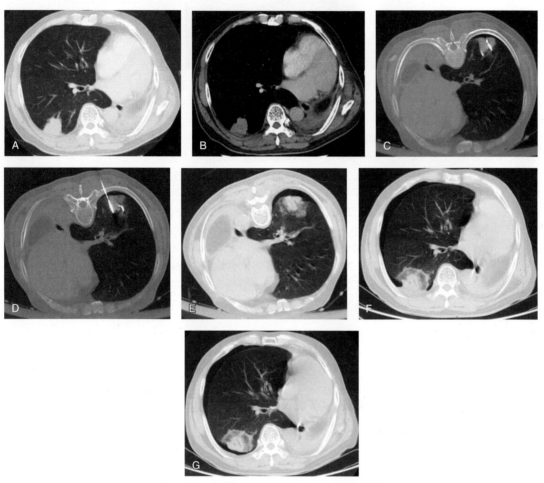

图1-4-3　单肺肿瘤微波消融治疗过程及随访

A、B. 右肺下叶占位，大小3.0cm×2.2cm；C、D. 患者取俯卧位，1%利多卡因局部麻醉，在CT引导下将2根微波消融天线分别分步穿刺入病灶，同时将活检针插入病灶取活检，活检后进行多点消融（消融参数：45W，9min；45W，8min）；E. 消融术后即刻病灶渗出覆盖原病灶，少量气胸；F. 术后24小时病灶渗出减少，呈"蛋壳征"，气胸较前略有增多；G. 术后2天病灶渗出进一步减少，呈煎蛋征，气胸较前未增多。

例 1-4-4

【主诉】

左肺鳞癌左肺全切术后2年余，发现右肺占位7天。

【简要病史】

患者男,52 岁。2 年前因"咳嗽、痰中带血 7 天"住院,CT 示:左肺近肺门处大小 3.2cm×3.0cm 占位,后行"左肺全切术"。术后病理:鳞癌。临床分期:ⅠB(T2aN0M0)。患者术后未进行化疗。术后 2 年余,复查 CT 示:右肺下叶一新发大小 1.5cm×1.3cm 占位。临床诊断:左肺癌左肺全切术后,右肺转移。

【消融指征】

左肺癌左肺全切术后,右肺单发转移,放射治疗和手术切除相对禁忌。

【治疗及临床随访】

1. **治疗模式** 单纯消融。

2. **消融术前计划** 患者取俯卧位,消融前右下肺病灶大小为 1.5cm×1.3cm。穿刺点定位于后正中线右侧旁开 4.0cm 与第 6 肋间交点,靶皮距约 6.8cm,拟使用 1 根消融天线。

3. **麻醉方式** 局部麻醉。

4. **治疗过程及随访** 见图 1-4-4。

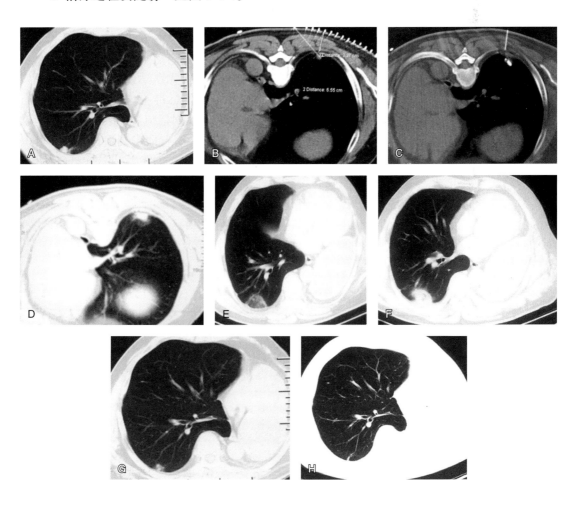

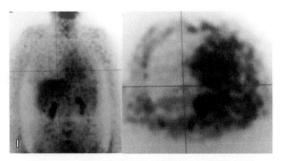

图 1-4-4 单肺肿瘤微波消融治疗过程及随访

A. 消融前右肺下叶大小 1.5cm×1.3cm 占位；B. 消融前定位像；C. 患者取俯卧位，在 CT 引导下将 1 根消融天线分步穿刺入肿瘤，进行微波消融（消融参数：70W，6min）；D. 消融术后即刻，病灶周围 GGO 完整覆盖原病灶；E. 术后 48 小时，肺窗观察病灶周围 GGO 完整覆盖原病灶，呈"煎蛋"征；F. 消融术后 3 个月病灶渗出减轻，逐渐纤维化；G. 消融术后 9 个月病灶进一步缩小；H. 消融术后 24 个月病灶进一步缩小；I. 消融术后 24 个月 SPET 扫描，病灶无放射性浓聚。疗效评估达到完全消融。

第五节　局部复发后再次微波消融治疗

对于瘤体较大、分叶或形状不规则的肿瘤，一次热消融可能无法达到完全消融，出现残留或复发。胸部增强 CT 扫描是目前评价微波消融局部疗效的标准方法，有条件的可结合 PET/CT，两者相结合可以更准确地判断消融后的疗效。出现下列任何一项表现可考虑消融不完全或者局部复发：①空洞形成不全，有部分实性，且 CT 扫描有造影剂强化或 / 和 PET/CT 肿瘤有代谢活性；②部分纤维化，病灶部分纤维化仍存有部分实性成分，且实性部分 CT 扫描有造影剂强化或 / 和 PET/CT 肿瘤有代谢活性；③实性结节，大小无变化或增大，且伴 CT 扫描造影剂有强化征象或 / 和 PET/CT 肿瘤有代谢活性。

肿瘤局部复发后可采取的治疗手段包括：再次微波消融、放疗、化疗、靶向治疗。作为一种相对安全的局部治疗手段，再次微波消融的风险较低，可重复操作，且有效性也已经得到临床证实。

例 1-5-1

【主诉】

咳嗽、痰中带血 15 天。

【简要病史】

患者女，71 岁。近 15 天来出现咳嗽、痰中带血，无发热、夜间盗汗等。既往史："慢性支气管炎"25 年、"肺气肿"15 年、"高血压病"20 年，无吸烟史。本次入院胸部 CT 示：

左肺上叶病灶大小 2.8cm×3.2cm,有毛刺和分叶、强化明显,无肺门和纵隔淋巴结肿大。PET/CT 示:左肺上叶病灶代谢明显升高,SUV_{max} 值 6.2,全身其他器官和部位未发现代谢增高病灶。肺功能示:重度弥散功能障碍。心功能、肾功能正常,血 CEA 215.3ng/ml。活检病理:腺癌。临床诊断:左肺癌(腺癌)。临床分期为ⅠB期(cT2aN0M0)。

【消融指征】

ⅠB期肺癌,无法耐受外科切除手术。

【治疗及临床随访】

1. **治疗模式**　单纯消融。

2. **术前计划**　患者活检后 7 天,进行微波消融手术,左肺上叶病灶大小 2.8cm×3.2cm,患者取俯卧位,穿刺点定位于后正中线左侧 8.0cm 与第 4 肋间交点,靶皮距约 12.5cm,拟使用 1 根微波消融天线。第 1 次消融术后 6 个月,在原病灶前内侧出现局部增大,PET/CT 示局灶性代谢活性明显,SUV_{max} 值 4.6,明确病灶局部进展,又进行了第 2 次消融:患者取俯卧位,穿刺点定位于左背后正中线第 4 肋间后外 8cm,靶皮距约 12.5cm,拟使用 1 根微波消融天线。

3. **麻醉方式**　2 次消融均采用局部麻醉。

4. **治疗过程及随访**　第 1 次消融见图 1-5-1A~C,第 2 次消融见图 1-5-1D~O。

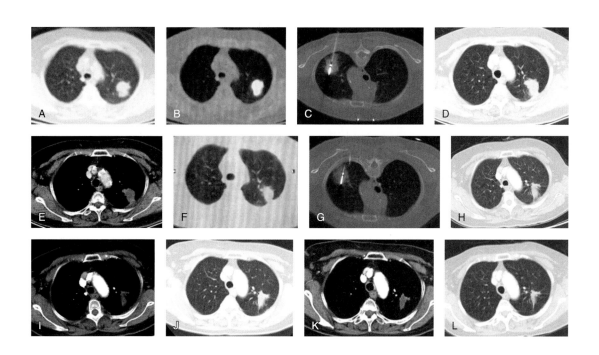

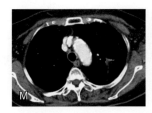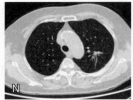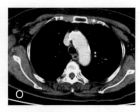

图 1-5-1　消融后复发肺癌微波消融治疗过程及随访

A、B. 左肺上叶病灶大小 2.8cm×3.2cm,PET/CT 示左肺上叶病灶代谢活性明显增高,SUV_max 6.2 ;C. 患者取俯卧位,1% 利多卡因局麻,将 1 根微波消融天线分布穿刺入病灶内进行消融(消融参数 70W,8min);D、E. 消融后 6 个月,在病灶的前内侧缘局部增大,强化明显,考虑病灶局部进展;F. 消融后 6 个月,PET/CT 示左肺上叶病灶的前内侧局灶性代谢活性明显,SUV_max 4.6,明确病灶局部进展;G. 第 2 次消融:患者取俯卧位,1% 利多卡因局麻,将 1 根微波消融天线分步穿刺入局部进展病灶内进行第 2 次消融(消融参数 70W,5min);H、I. 第 2 次消融后 2 年,左肺上叶病灶缩小,病灶内无强化;J、K. 第 2 次消融后 3 年,左肺上叶病灶进一步缩小,病灶内无强化;L、M. 第 2 次消融后 4 年,左肺上叶病灶缩小为纤维瘢痕,病灶内无强化;N、O. 第 2 次消融后 5 年,左肺上叶病灶缩小为纤维索条,病灶内无强化。临床疗效评价达到完全消融。

例 1-5-2

【主诉】

查体发现左肺占位 2 个月。

【简要病史】

患者男,81 岁。2 个月前查体发现左肺占位,无咳嗽、痰中带血,无发热、夜间盗汗等。既往史:"高血压病" 40 年、"冠状动脉粥样硬化性心脏病" 30 年(持续房颤 20 年),无吸烟史。本次入院胸部 CT 示:左肺上叶病灶大小 1.8cm×1.5cm,有分叶,强化明显,无肺门和纵隔淋巴结肿大。肺功能示:重度弥散功能障碍。心功能、肾功能正常,CEA 5.3ng/ml。临床诊断:左肺上叶占位,疑似早期肺癌。

【消融指征】

左肺上叶占位,疑似早期肺癌,无法耐受外科切除手术。

【治疗及临床随访】

1. **治疗模式**　活检联合微波消融。
2. **术前计划**　左肺上叶病灶大小 1.8cm×1.5cm,患者活检后即刻进行微波消融术,患者取仰卧位,穿刺点定位于左锁骨中线与第 3 肋间交点,靶皮距约 11.5cm,拟使用 1 根微波消融天线。患者第 1 次消融术随访 12 个月后,未再进行 CT 检查,但在第 1 次消融术后 20 个月复查时原病灶出现局部增大,病灶大小 2.2cm×1.8cm,不均匀强化,又进行了第 2 次消融:患者取仰卧位,穿刺点定位于左锁骨中线与第 3 肋间交点,靶皮距约 12.5cm,拟使用 2 根微波消融天线。第 2 次消融术后 24 个月在原病灶旁又出现新发病灶,大小

1.2cm×1.0cm,不均匀强化,又进行了第 3 次消融:患者取仰卧位,穿刺点定位于左锁骨中线与第 3 肋间交点,靶皮距约 12.0cm,拟使用 1 根微波消融天线。

3. **麻醉方式** 3 次消融均采用局部麻醉。

4. **治疗过程及随访** 第 1 次消融见图 1-5-2A~G,第 2 次消融见图 1-5-2H~K,第 3 次消融见图 1-5-2L~R。

穿刺病理为腺癌,临床诊断:原发性肺癌(ⅠA2 期,cT1bN0M0)。

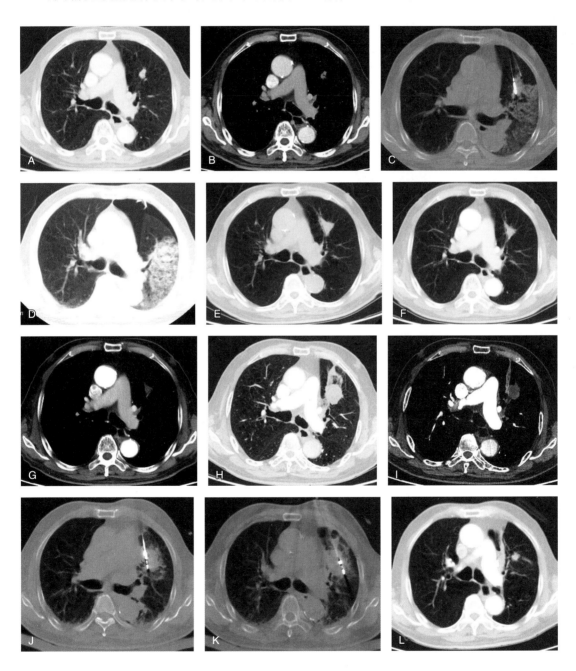

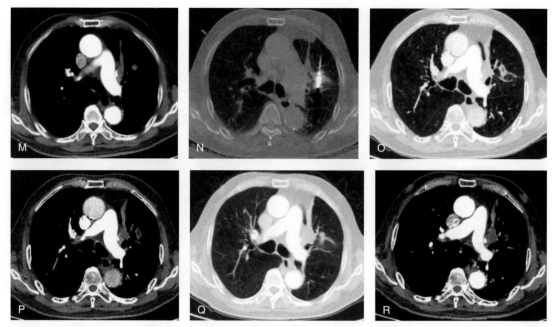

图 1-5-2　消融后复发肺癌微波消融治疗过程及随访

A、B. 左肺上叶病灶大小 1.8cm×1.5cm，有分叶、强化明显；C. 患者取仰卧位，1% 利多卡因局麻，先行活检，活检后局部出血明显，应用止血药物后出血停止，然后将 1 根微波消融天线分步穿刺入病灶内进行单点消融（消融参数 60W，5min）；D. 消融后出现血气胸，给予置管负压吸引；E. 消融后 1 个月，病灶渗出减少，并纤维化；F、G. 消融后 3 个月，左肺上叶病灶纤维化并缩小，无强化；H、I. 第 1 次消融后 20 个月，原病灶出现局部增大，病灶大小 2.2cm×1.8cm，不均匀强化，病灶局部进展明确；J、K. 第 2 次消融：患者取仰卧位，局部麻醉后，将 2 根微波消融天线平行相距 1cm 穿入病灶内进行多点消融（第 1 根天线消融参数：60W，5min；第 2 根天线消融参数：60W，5min）；L、M. 第 2 次消融后 24 个月，在原病灶旁又出现新发病灶，大小 1.2cm×1.0cm，不均匀强化；N. 第 3 次消融：患者取仰卧位，局部麻醉后，用 1 根微波消融天线穿入病灶内进行单点消融（消融参数 60W，5min）；O、P. 第 3 次消融后 3 个月，左肺上叶病灶纤维化，内有小空洞，病灶无强化；Q、R. 第 3 次消融后 9 个月，左肺上叶病灶进一步缩小，病灶内无强化。临床疗效评价达到完全消融。

例 1-5-3

【主诉】

查体发现右肺占位 8 个月。

【简要病史】

患者女，52 岁。8 个月前查体发现右肺占位，无咳嗽、痰中带血，无发热、夜间盗汗等。既往史："陈旧性肺结核"病史，无吸烟史。本次入院胸部 CT 示：右肺上叶大小 2.4cm×1.8cm 半实性病灶，有分叶、强化明显；右肺中叶大小 0.9cm×0.8cm 磨玻璃结节，有少许实性成分；左肺上叶见多发索条状高密度影及斑点状钙化灶；无肺门和纵隔淋巴结肿大。PET/CT 示：右肺上叶大小 2.4cm×1.8cm 高代谢病灶，SUV_{max} 2.3；身体其他部位未见高代谢病灶。肺功能、心功能、肾功能正常，CEA 1.53ng/ml。临床诊断：右肺多发占位，疑似早期肺癌；陈旧性肺结核。

【消融指征】

右肺多发占位，疑似多原发早期肺癌，拒绝外科切除手术。

【治疗及临床随访】

1. **治疗模式** ①右肺上叶病灶（病灶 1）微波消融联合活检；② 右肺中叶病灶（病灶 2）观察，择期治疗。

2. **术前计划** 病灶 1：消融前右肺上叶病灶大小 2.4cm×1.8cm，患者取仰卧位，穿刺点定位于右腋前线与第 3 肋间交点，靶皮距约 10.5cm，拟使用 2 根微波消融天线。病灶 2：第 1 次消融术后 6 个月，患者要求行右肺中叶病灶消融，消融前病灶大小 0.9cm×0.8cm，患者取仰卧位，穿刺点定位于右腋前线与第 4 肋间交点，靶皮距约 12.0cm，拟使用 1 根微波消融天线。第 1 次消融术后 38 个月复查时，原病灶 1 处出现 2 个相邻的小病灶，大小分别为 0.5cm×0.5cm 和 0.6cm×0.6cm，后对这 2 个病灶进行了活检联合消融：患者取仰卧位，穿刺点定位于右腋中线与第 4 肋间交点，靶皮距约 8.0cm，拟使用 1 根微波消融天线。

3. **麻醉方式** 局部麻醉。

4. **治疗过程及随访** 见图 1-5-3。

穿刺活检病理：病灶 1 病理为中分化腺癌；两个相邻小病灶病理为腺癌。临床诊断：右肺腺癌（ⅠA3 期，cT1cN0M0）。

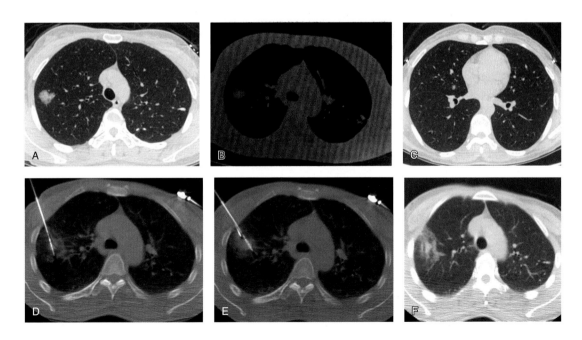

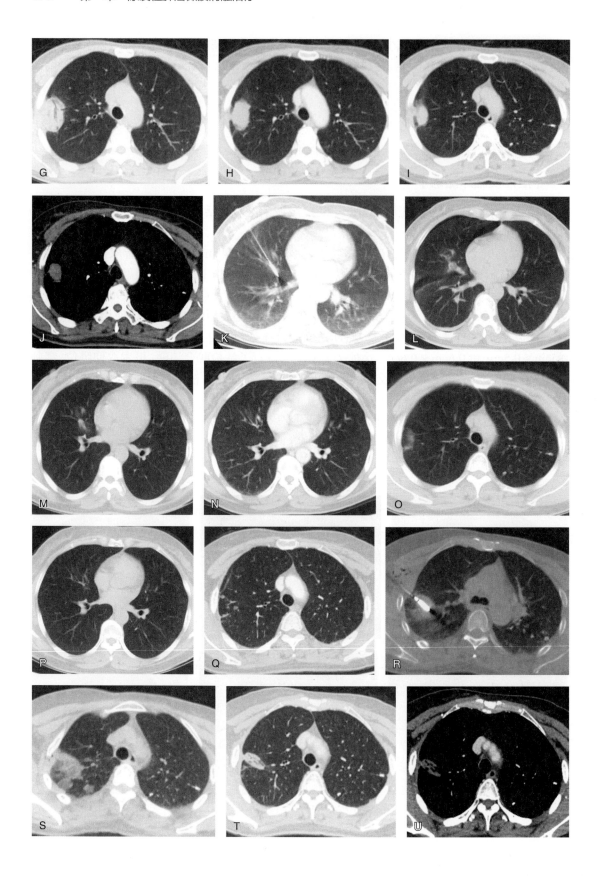

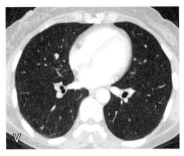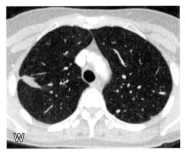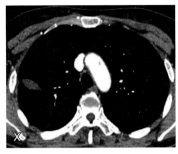

图 1-5-3　消融后复发肺癌微波消融治疗过程及随访

A. 病灶 1 位于右肺上叶，大小 2.4cm×1.8cm，呈半实性，有分叶；B.PET/CT 示：病灶 1 呈高代谢，SUV_{max} 2.3；C. 病灶 2 位于右肺中叶，大小 0.9cm×0.8cm，有少许实性成分；D. 患者取仰卧位，1% 利多卡因局麻后，将 2 根微波消融天线平行相距 1cm 穿入病灶内；E. 插入活检针取活检；活检后进行多点消融（第 1 根天线消融参数 60W，5min；第 2 根天线消融参数 60W，5min）；F. 病灶 1 消融后即刻，周围 GGO 完全覆盖原病灶，呈"煎蛋征"；G. 病灶 1 消融后 1 个月，病灶周围渗出减少，并纤维化；H. 病灶 1 消融后 3 个月，病灶纤维化并缩小；I、J. 病灶 1 消融后 6 个月，病灶纤维化并进一步缩小，无强化；K. 病灶 1 消融后 6 个月，对病灶 2 进行消融：患者取仰卧位，将 1 根微波消融天线穿入病灶内进行单点消融（消融参数 60W，4min）；L. 病灶 2 消融后即刻，病灶周围 GGO 完全覆盖原病灶，呈"煎蛋征"，有少量气胸；M. 病灶 2 消融后 1 个月，病灶周围渗出减少，并纤维化；N. 病灶 2 消融后 6 个月，病灶纤维化并逐渐缩小成瘢痕；O. 病灶 1 消融后 24 个月，病灶纤维化并进一步缩小；P. 病灶 2 消融后 18 个月，病灶缩小成瘢痕，几乎消失；Q. 在第 1 次消融术后 38 个月复查时，病灶 1 处出现 2 个相邻的小病灶；R. 对 2 个相邻的小病灶进行活检联合消融：患者取仰卧位，将 1 根微波消融天线穿入两个病灶内，同时插入活检针取活检，活检后进行多点消融（第 1 点消融参数 60W，3min；第 2 点消融参数 60W，3min）；S.2 个相邻的小病灶消融后即刻；T、U.2 个相邻的小病灶消融后 1 个月，病灶周围渗出减少，并纤维化，无强化；V. 病灶 2 消融后 38 个月，病灶几乎消失；W、X. 2 个相邻的小病灶消融后 6 个月（原病灶 1 处），病灶纤维化，无强化。

例 1-5-4

【主诉】

咳嗽、痰中带血 2 周。

【简要病史】

患者女，66 岁。2 周前无明显诱因出现咳嗽、痰中带血，半个月前行胸部 CT 发现右肺上叶占位。既往史："胆囊息肉"病史 4 年。胸部 CT 示右肺上叶占位，大小 2.3cm×1.5cm。肺功能、心功能、肾功能正常，CEA 1.98ng/ml。临床诊断：右肺上叶占位。

【消融指征】

右肺上叶占位，考虑早期肺癌，拒绝外科切除手术。

【治疗及临床随访】

1. **治疗模式**　活检与消融同步进行。

2. **术前计划**　右肺上叶病灶大小 2.3cm×1.5cm，患者取仰卧位，穿刺点定位于右侧腋前线与第 3 肋间交点，靶皮距 10.0cm，拟使用 1 根微波消融天线。第 1 次消融术后 30 个月局部复发，大小 1.5cm×1.9cm，行第 2 次消融：患者取仰卧位，穿刺点定位于右锁骨中线与第 3 肋间交点，靶皮距 12.0cm，拟使用 1 根微波消融天线。

3. **麻醉方式**　局部麻醉。

4. **治疗过程及随访**　见图 1-5-4。

穿刺病理为腺癌。临床诊断：原发性肺癌（Ⅰ A3 期，cT1cN0M0）。

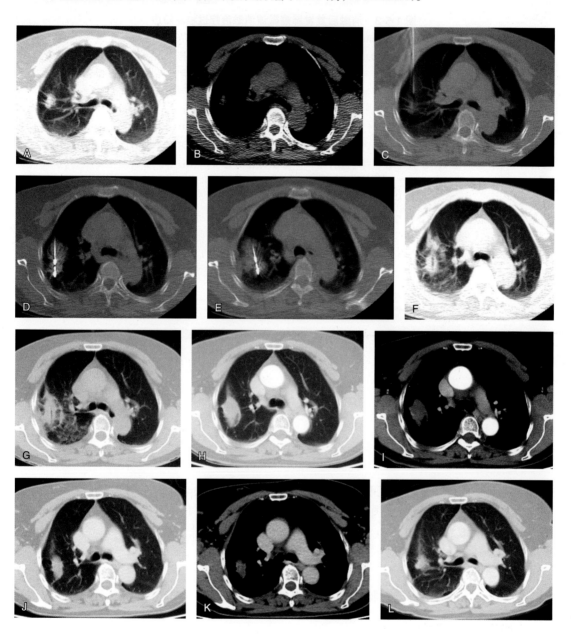

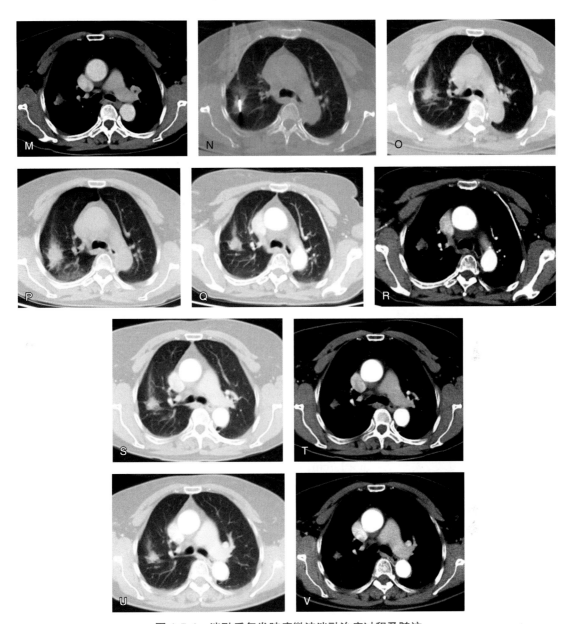

图 1-5-4 消融后复发肺癌微波消融治疗过程及随访

A、B. 右肺上叶病灶大小 2.3cm×1.5cm；C~E. 患者取仰卧位,1% 利多卡因局麻,将 1 根微波消融天线穿入病灶内,同时插入活检针取活检,活检后进行单点消融(参数:60W,8min);F. 消融后即刻,病灶周围的 GGO 完全覆盖了原病灶,呈"煎蛋征";G. 消融后 24 小时,病灶周围渗出减少;H、I. 消融后 1 个月,病灶缩小,无强化;J、K. 消融后 10 个月,病灶进一步缩小,无强化;L、M. 消融后 30 个月,病灶局部强化,考虑仍有活性;N. 第 2 次微波消融:患者取仰卧位,1% 利多卡因局麻,将 1 根微波消融天线穿入病灶内进行单点消融(参数:50W,9min);O. 第 2 次消融术后即刻,病灶周围的 GGO 完全覆盖了原病灶;P. 第 2 次消融术后 24 小时,病灶周围渗出略增多;Q、R. 第 2 次消融术后 3 个月,病灶逐渐缩小,无强化;S、T. 第 2 次消融术后 6 个月,病灶进一步缩小,无强化;U、V. 第 2 次消融术后 15 个月,病灶缩小,无强化。

例 1-5-5

【主诉】

确诊左肺鳞癌 5 天。

【简要病史】

患者男,65 岁。5 天前查体发现左肺占位,行穿刺活检病理诊断为鳞癌。既往史:"慢性支气管炎"病史 10 余年。胸部 CT 示:左肺上叶尖后段纵隔旁一大小 1.2cm × 1.9cm 形态不规则高密度结节,边界欠清,边缘不规则,可见分叶,呈不均匀强化,周围见片状模糊磨玻璃密度影,左侧胸腔内见气体影,邻近左肺受压。肺功能、心功能、肾功能正常。临床诊断:左肺上叶鳞癌。临床分期:ⅠA2 期(cT1bN0M0)。

【消融指征】

左肺上叶鳞癌ⅠA2 期,拒绝外科切除手术。

【治疗及临床随访】

1. **治疗模式** 单纯消融。
2. **术前计划** 左肺上叶病灶大小 1.2cm × 1.9cm,患者取仰卧位,穿刺点定位于前正中线左侧旁开 2.0cm 与第 2 肋间交点,靶皮距 12.0cm,拟使用 1 根微波消融天线。第 1 次消融术后 3 个月局部复发,大小 2.4cm × 1.7cm,行第 2 次微波消融:患者取仰卧位,穿刺点定位于前正中线左侧旁开 3.0cm 与第 1 肋间交点,靶皮距 12.0cm,拟使用 1 根微波消融天线。
3. **麻醉方式** 局部麻醉。
4. **治疗过程及随访** 见图 1-5-5。

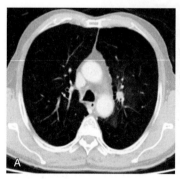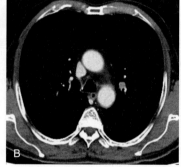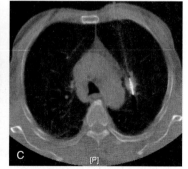

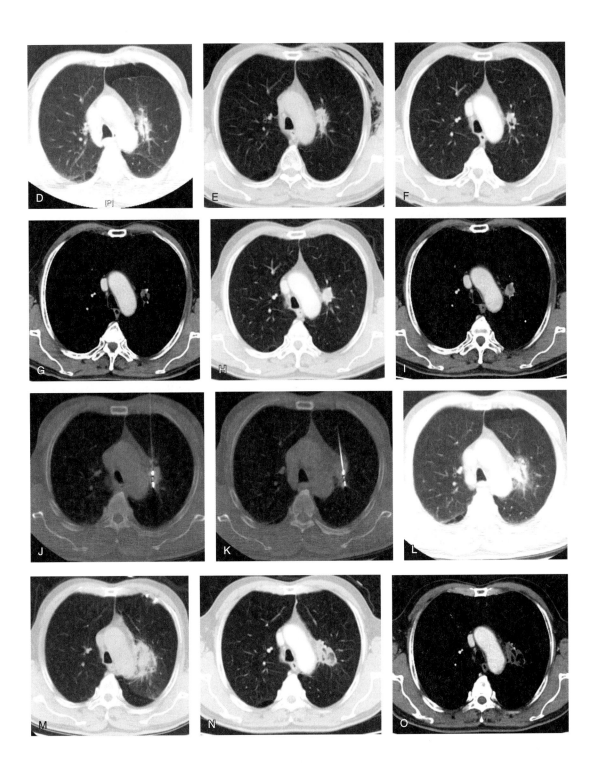

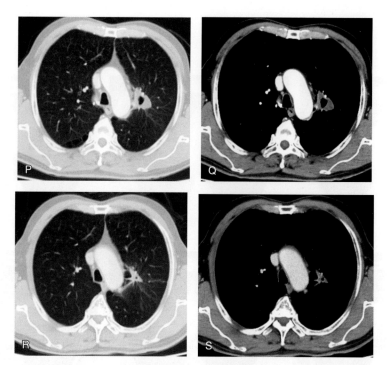

图 1-5-5　消融后复发肺癌微波消融治疗过程及随访

A、B. 左肺上叶大小 1.2cm×1.9cm 占位；C. 患者取仰卧位，1% 利多卡因局麻，将 1 根微波消融天线穿入病灶内进行单点消融（参数：60W，4min）；D. 消融后即刻，病灶周围 GGO 完全覆盖原病灶；E. 消融后 6 天，病灶周围渗出减少；F、G. 消融后 1 个月，病灶缩小，无强化；H、I. 消融后 3 个月，病灶较前增大，局部强化，考虑复发；J、K. 第 2 次微波消融：患者取仰卧位，1% 利多卡因局麻，将 1 根微波消融天线穿入病灶内进行单点消融（参数：60W，7min）；L. 第 2 次消融后即刻，病灶周围 GGO 完全覆盖原病灶，少量气胸，予以胸腔置管闭式引流；M. 消融后 5 天，病灶周围渗出增多；N、O. 第 2 次消融后 1 个月，病灶逐渐缩小，无强化；P、Q. 第 2 次消融后 3 个月，病灶内部出现空洞，无强化；R、S. 第 2 次消融后 7 个月，病灶较前缩小，无强化。

例 1-5-6

【主诉】

查体发现左肺占位 3 个月。

【简要病史】

患者女，65 岁。3 个月前查体发现左肺占位，无咳嗽、咳痰、痰中带血。既往史：体健。胸部 CT 示：左肺上叶尖后段结节，肺癌可能性大（大小 2.2cm×1.5cm）。肺功能、心功能、肾功能正常。临床诊断：左肺结节。

【消融指征】

左肺结节，拒绝外科切除手术。

【治疗及临床随访】

1. **治疗模式**　活检与消融同步进行。

2. **术前计划**　左肺上叶病灶大小 2.2cm×1.5cm，患者取俯卧位，穿刺点定位于后正中线左侧旁开 2.0cm 与第 5 肋间交点，靶皮距 8.5cm，拟使用 1 根微波消融天线。第 1 次消融术后 7 个月局部复发，大小 1.0cm×1.0cm，行第 2 次微波消融：患者取仰卧位，穿刺点定位左侧腋前线与第 4 肋间交点，靶皮距 15.0cm，拟使用 1 根微波消融天线。

3. **麻醉方式**　局部麻醉。

4. **治疗过程及随访**　见图 1-5-6。

穿刺病理为腺癌。临床诊断：原发性肺癌（ⅠA3 期，cT1cN0M0）。

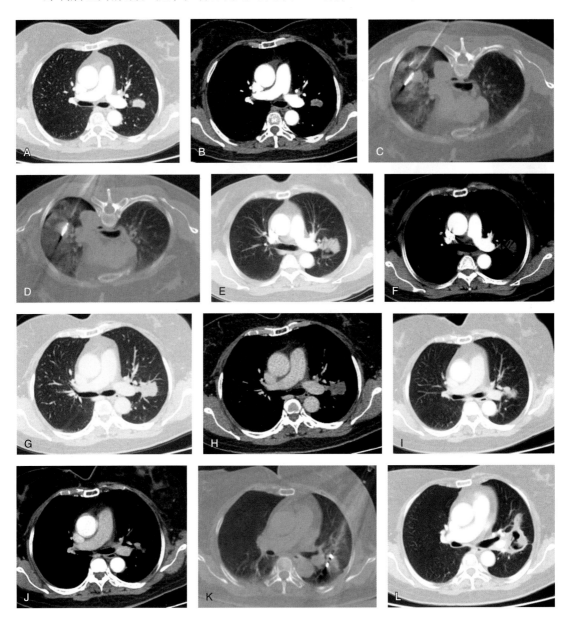

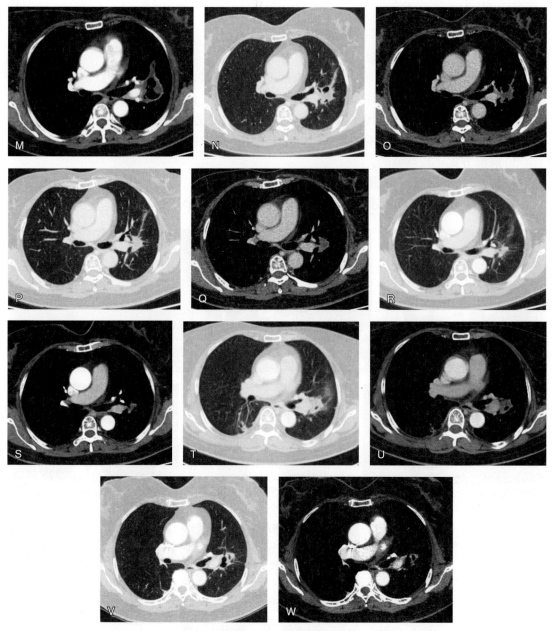

图 1-5-6 消融后复发微波消融治疗过程及随访

A、B. 左肺上叶病灶大小 2.2cm×1.5cm;C、D. 患者取俯卧位,1% 利多卡因局麻,在 CT 引导下将 1 根微波消融天线分步穿刺入病灶,同时将活检针插入病灶取活检,活检后进行单点消融(参数:60W,6.5min);E、F. 消融后 1 个月,病灶内无强化;G、H. 消融术后 3 个月,病灶无强化,较前略缩小;I、J. 消融术后 6 个月,病灶内侧可见大小 1.0cm×1.0cm 强化结节,考虑复发;K. 第 2 次消融:患者取仰卧位,1% 利多卡因局麻,将 1 根微波消融天线穿入病灶内进行单点消融(参数:60W,8min);L、M. 第 2 次消融术后 1 个月,病灶内部出现空洞,无强化;N、O. 第 2 次消融术后 3 个月,病灶较前缩小,无强化;P、Q. 第 2 次消融术后 6 个月,病灶较前缩小,无强化;R、S. 第 2 次消融术后 11 个月,病灶较前缩小,无强化;T、U. 第 2 次消融术后 16 个月,病灶较前缩小,无强化;V、W. 第 2 次消融术后 19 个月,病灶较前缩小呈纤维瘢痕,无强化。

例 1-5-7

【主诉】

右肺鳞癌术后 7 个月,发现左肺下叶转移 3 个月。

【简要病史】

患者男,64 岁。7 个月前全麻下行胸腔镜右肺中下叶切除 + 淋巴结清扫术,病理示鳞癌,临床分期:Ⅰ A2 期(pT1bN0M0),3 个月前复查胸部 CT 发现左肺下叶转移灶,并进行性增大。无咳嗽、咳痰、痰中带血。胸部 CT 示左肺下叶基底段结节,考虑转移(大小 1.6cm×1.0cm)。肺功能、心功能、肾功能正常。临床诊断:右肺下叶鳞癌(Ⅰ A2 期,cT1bN0M0),左下肺转移。

【消融指征】

右肺下叶鳞癌(Ⅰ A2 期,cT1bN0M0),左下肺转移,患者及家属拒绝外科手术切除。

【治疗及临床随访】

1. **治疗模式**　单纯消融。

2. **术前计划**　左肺下叶病灶大小 1.6cm×1.0cm,患者取俯卧位,穿刺点定位于右侧腋前线与第 2 肋间交点,靶皮距 9.5cm,拟使用 1 根微波消融天线。第 1 次消融术后 11 个月局部复发,行第 2 次微波消融,活检与消融同步进行:患者取俯卧位,穿刺点定位于后正中线左侧旁开 2.0cm 与第 8 肋间交点,靶皮距 8.0cm,拟使用 1 根微波消融天线。第 2 次消融术后 9 个月局部复发,行第 3 次微波消融:患者取俯卧位,穿刺点定位左侧肩胛下角线第 9 后肋间,靶皮距为 7.5cm,拟使用 1 根微波消融天线。

3. **麻醉方式**　局部麻醉。

4. **治疗过程及随访**　见图 1-5-7。

穿刺左肺下叶病灶活检病理为鳞癌。

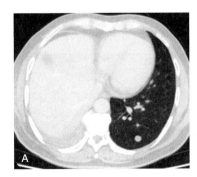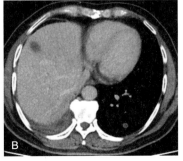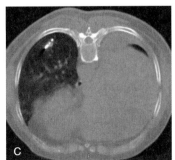

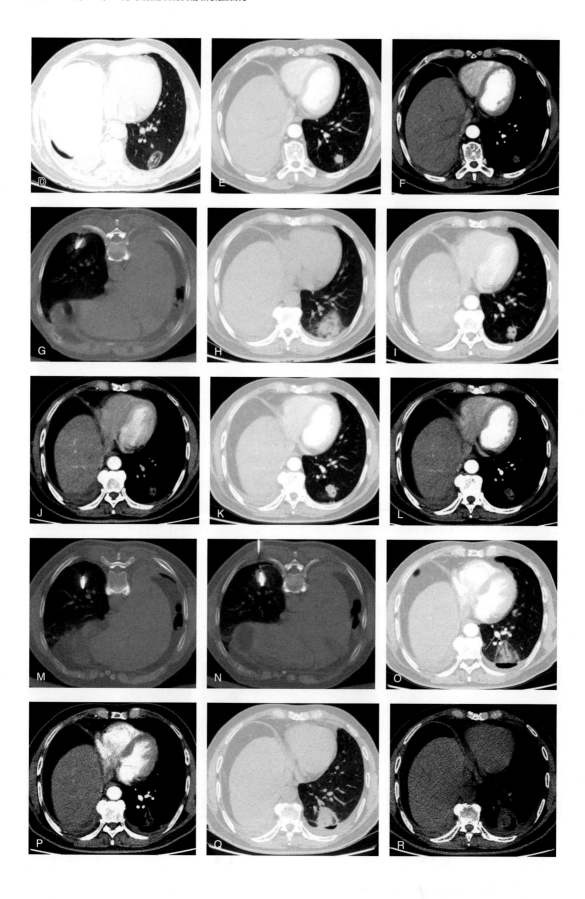

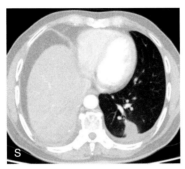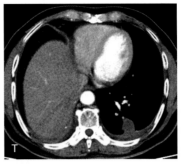

图 1-5-7　消融后复发肺癌微波消融治疗过程及随访

A、B. 左肺下叶病灶大小 1.6cm×1.0cm；C. 患者取俯卧位，1% 利多卡因局麻，将 1 根微波消融天线穿入病灶内进行单点消融（消融参数：60W，4min）；D. 消融术后 24 小时，病灶周围 GGO 完全覆盖原病灶；E、F. 消融后 11 个月，病灶呈轻中度强化，考虑局部复发；G. 第 2 次微波消融（活检与消融同步进行）：患者取俯卧位，1% 利多卡因局麻，在 CT 引导下将 1 根微波消融天线分步穿刺入病灶，同时将活检针插入病灶取活检，活检后进行单点消融（消融参数：60W，8min）；H. 第 2 次消融术后 24 小时，病灶周围 GGO 完全覆盖原病灶；I、J. 第 2 次消融术后 4 个月，病灶内出现空洞，无强化，较前略缩小；K、L. 消融术后 9 个月，病灶内侧可见最大径 3.5cm 强化结节，考虑局部复发；M、N. 第 3 次微波消融：患者取俯卧位，1% 利多卡因局麻，将 2 根微波消融天线穿入病灶内进行多点消融（参数：50W，5min；50W，5.5min）；O、P. 第 3 次消融术后 1 个月，病灶周围 GGO 完全覆盖原病灶；Q、R. 第 3 次消融术后 2 个月，病灶较前缩小，无强化；S、T. 第 3 次消融术后 6 个月，病灶较前缩小，无强化。

例 1-5-8

【主诉】

确诊左肺腺癌 7 个月。

【简要病史】

患者 7 个月前发现左肺占位，行 MRI 引导下经皮肺占位穿刺活检术，病理示：（左肺占位穿刺）腺癌，*EGFR* 基因检测示突变阴性。后行全身化疗 6 周期。无咳嗽、咳痰、痰中带血。胸部 CT 示：左肺下叶后基底段不规则密度增高影，大小 2.9cm×1.4cm，增强扫描可见强化。肺功能、心功能、肾功能正常。临床诊断：左肺腺癌。临床分期：ⅠA3 期（cT1cN0M0）。

【消融指征】

左肺下叶腺癌诊断明确，拒绝外科切除手术。

【治疗及临床随访】

1. **治疗模式**　单纯消融。

2. **术前计划**　左肺下叶病灶大小 2.9cm×1.4cm，患者取俯卧位，穿刺点 1 定位于左肩胛间线第 5 后肋间，靶皮距为 6.5cm，穿刺点 2 定位于左肩胛间线与第 7 肋间交点，靶皮距为 7.6cm，穿刺点 3 定位于第 2 点内侧约 2.5cm 处，靶皮距为 7.8cm，拟使用 3 根微波消融天线。第 1 次消融术后 5 个月局部复发,行第 2 次微波消融:患者取俯卧位,穿刺点 1 定位于左肩胛下角线与第 5 肋间交点,靶皮距为 5.5cm,穿刺点 2 定位于左肩胛下角线与第 7 肋间交点,靶皮距为 7.9cm,拟使用 2 根微波消融天线。

　　3. **麻醉方式**　局部麻醉。

　　4. **治疗过程及随访**　见图 1-5-8。

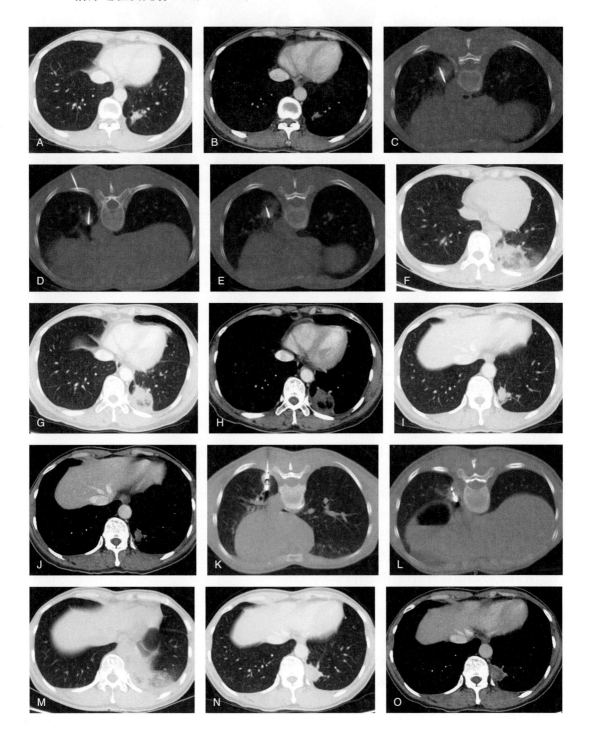

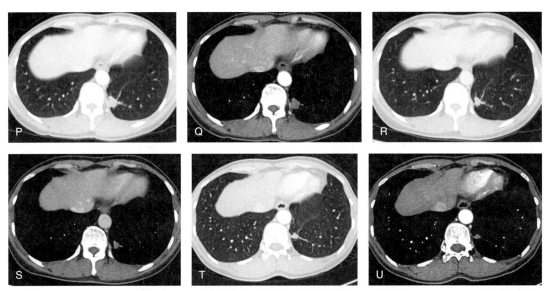

图 1-5-8　消融后复发肺癌微波消融治疗过程及随访

A、B. 左肺下叶病灶大小 2.9cm×1.4cm;C~E. 患者取俯卧位,1% 利多卡因局麻,将 3 根微波消融天线穿入病灶内进行多点消融(参数:60W,2min;60W,6.5min;60W,4.5min);F. 消融术后 24 小时,病灶周围 GGO 完全覆盖原病灶;G、H. 消融术后 1 个月,病灶周围渗出较前减少;I、J. 消融术后 5 个月,病灶较前缩小,内侧仍有强化,考虑局部复发;K、L. 第 2 次微波消融:患者取俯卧位,1% 利多卡因局麻,将 2 根微波消融天线穿入病灶内进行多点消融(参数:60W,5.5min;60W,4.5min);M. 第 2 次消融术后 24 小时,病灶周围 GGO 完全覆盖原病灶;N、O. 第 2 次消融术后 2 个月,病灶较前缩小,无强化;P、Q. 第 2 次消融术后 5 个月,病灶较前缩小,无强化;R、S. 第 2 次消融术后 9 个月,病灶较前缩小,无强化;T、U. 第 2 次消融术后 11 个月,病灶较前缩小,无强化,局部达到完全消融。

例 1-5-9

【主诉】

发现右肺占位 1 年余。

【简要病史】

患者男,62 岁。1 年前发现右肺占位,偶有咳嗽,无咳痰及痰中带血。既往史:健康。胸部 CT 示:右肺下叶后基底段软组织密度影,大小 1.6cm×1.0cm,其内密度欠均,内部可见小空泡影,边界欠清,可见浅分叶,邻近支气管显示中断,周围见条索状密度增高灶,病灶范围较前增大,增强扫描呈不均质轻中度强化。肺功能、心功能、肾功能正常。临床诊断:右肺占位,考虑肺癌可能性大。

【消融指征】

右肺下叶占位,考虑早期肺癌,拒绝外科切除手术。

【治疗及临床随访】

1. **治疗模式** 活检与消融同步进行。

2. **术前计划** 右肺下叶病灶大小 1.6cm×1.0cm，患者取俯卧位，穿刺点定位于后正中线右侧旁开 1.5cm 与第 9 肋间交点，靶皮距为 9.5cm，拟使用 1 根微波消融天线。第 1 次消融术后 5 个月局部复发，行第 2 次微波消融，患者取俯卧位，穿刺点定位于右侧肩胛下角线与第 9 肋间交点，靶皮距为 8.4cm，拟使用 1 根微波消融天线。

3. **麻醉方式** 局部麻醉。

4. **治疗过程及随访** 图 1-5-9。

穿刺病理为鳞癌。临床诊断：右肺下叶鳞癌（ⅠA3 期，cT1cN0M0）。

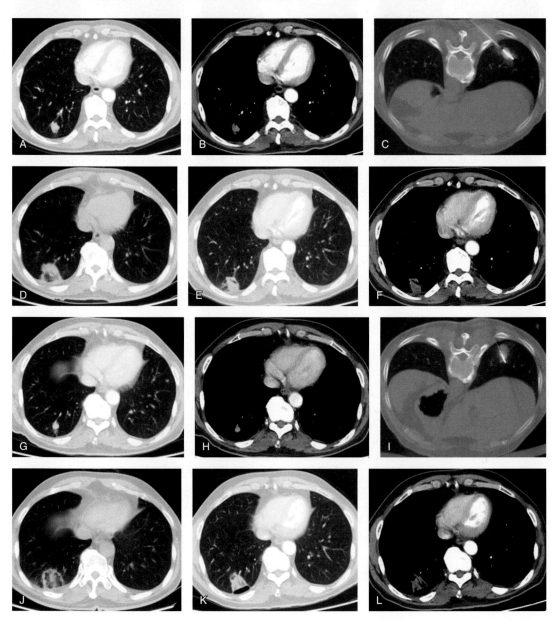

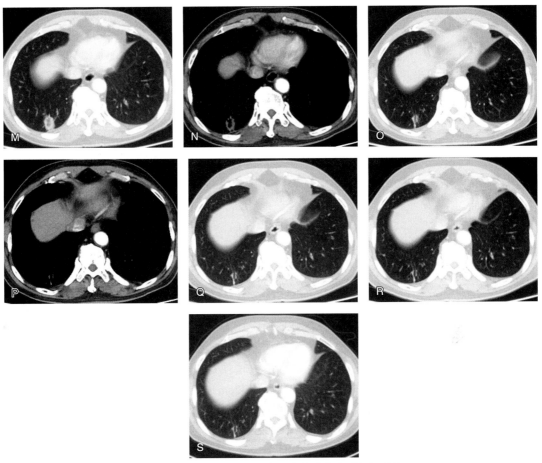

图 1-5-9 消融后复发肺癌微波消融治疗过程及随访

A、B. 右肺下叶病灶大小 1.6cm×1.0cm；C. 患者取俯卧位，1% 利多卡因局麻，在 CT 引导下将 1 根微波消融天线分步穿刺入病灶，同时将活检针插入病灶取活检，活检后进行单点消融（参数：60W，6min）；D. 消融术后24 小时，病灶周围 GGO 完全覆盖原病灶；E、F. 消融术后 3 个月，病灶周围渗出较前减少；G、H. 消融术后 5个月，病灶局部较前增大，大小 2.2cm×1.8cm，可见强化，考虑局部复发；I. 第 2 次微波消融：患者取俯卧位，1% 利多卡因局麻，将 1 根微波消融天线穿入病灶内进行单点消融（参数：60W，7.5min）；J. 消融术后 24 小时，病灶周围 GGO 完全覆盖原病灶；K、L. 第 2 次消融术后 1 个月，病灶较前缩小，无强化；M、N. 第 2 次消融术后 3 个月，病灶较前缩小，无强化；O、P. 第 2 次消融术后 6 个月，病灶缩小呈纤维瘢痕，无强化；Q~S. 第2 次消融术后 9 个月、12 个月、17 个月，病灶纤维化，无强化。

例 1-5-10

【主诉】

体检发现右下肺结节 3 周。

【简要病史】

患者男,65 岁。入院前 3 周体检发现右肺下叶混合密度结节,未出现咳嗽、咳痰、咯血、胸闷等症状。既往史:"胃溃疡胃大部切除术"后 30 年,"支气管哮喘、慢性阻塞性肺疾病"病史 15 年,"高血压病"病史 5 年。无烟酒嗜好。CT 示:右肺下叶混合密度结节,实性成分约 50%,最大径 1.8cm。血常规、凝血功能、肝肾功能、电解质、肿瘤标志物均在正常范围。入院后行 PET/CT 检查:右肺下叶结节,考虑肺癌;纵隔 4 区,双肺门代谢增高淋巴结多系良性,不完全除外转移。临床诊断:右肺下叶结节,肺癌可能性大,纵隔双肺门淋巴结转移可能。

【消融指征】

右肺下叶结节,疑似肺癌,无法耐受外科手术。

【治疗及临床随访】

1. **治疗模式**　活检与消融同步进行。

2. **术前计划**　第 1 次微波消融:右肺下叶病灶大小 1.8cm×1.3cm,活检后即刻进行微波消融术,患者取俯卧位,穿刺点定位于后正中线与第 5 肋间交点,靶皮距约 10.5cm,拟使用 1 根微波消融天线。第 1 次消融术后 3 个月随访,增强 CT 示复发(病灶边缘较前饱满,轻度强化),择期进行第 2 次消融:右肺下叶病灶大小 3.2cm×1.8cm,患者取仰卧位,穿刺点定位于右腋前线锁骨中线与第 5 肋间交点,靶皮距约 11.5cm,拟使用 1 根微波消融天线。

3. **麻醉方式**　局部麻醉。

4. **治疗过程及随访**　见图 1-5-10。

穿刺病理(右肺下叶结节):腺癌,中分化,以贴壁生长为主。基因检测:*EGFR* 18 号外显子存在 *G719X* 位点突变。

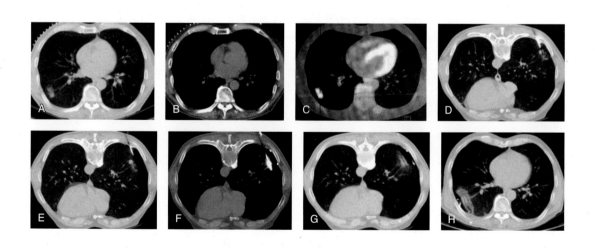

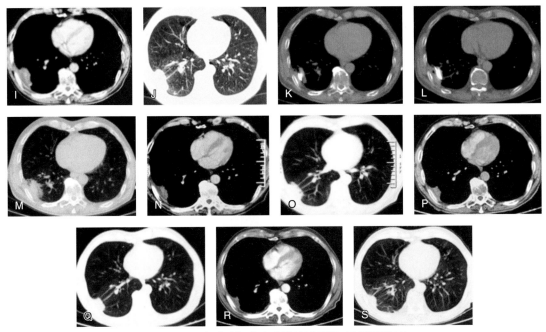

图 1-5-10　消融后复发肺癌微波消融治疗过程及随访

A、B. 右肺下叶近胸膜结节大小 1.8cm×1.3cm, 初步确定肿瘤病变区域(GTR);C.PET/CT 可见代谢活性增高, SUV 值 4.3;D. 患者俯卧位,1% 利多卡因局部麻醉后, CT 引导下右肺下叶近胸膜结节活检;E. 活检后再次扫描可见气胸;F.CT 引导下置管引流后,将微波消融天线穿刺入结节,进行单点消融(消融参数:50W, 8min);G. 消融术后即刻病灶渗出 GGO 覆盖原病灶;H. 消融术后 3 天病灶渗出 GGO 覆盖原病灶,呈"煎蛋征",气胸基本消失,拔管后出院;I、J. 第 1 次消融后 3 个月,病灶边缘较前饱满,轻度强化,考虑局部复发; K、L. 第 2 次消融:患者取仰卧位,1% 利多卡因局部麻醉后,将 1 根微波消融天线穿刺入病灶内,进行单点消融(消融参数:50W,12min);M. 消融术后即刻病灶渗出 GGO 覆盖原病灶,呈"煎蛋征";N、O. 第 2 次微波消融术后 3 个月,病灶较前缩小;P、Q. 第 2 次微波消融术后 6 个月,病灶进一步缩小;R、S. 第 2 次微波消融术后 12 个月,病灶进一步缩小,无强化。临床评价达到完全消融。

（叶　欣　黄广慧　危志刚　王　娇　池嘉昌　严　媛　别志欣　陈　锦　原　强）

第二章

肺转移瘤微波消融治疗

第一节　单发肺转移瘤

肺转移瘤是恶性肿瘤晚期的表现,20%~54% 的恶性肿瘤在其自然病程中会发生肺转移,临床常见的较易发生肺转移的原发肿瘤包括结直肠癌、肝癌、肾癌、膀胱癌、绒毛膜癌、软组织恶性肿瘤等。肺转移瘤可表现为单发或多发,根据原发灶的恶性程度、放化疗敏感性及无瘤间隔期时长,单发肺转移瘤可选择外科手术、立体定向体部放射治疗(stereotactic body radiation therapy,SBRT)等局部治疗手段。近年来,微波消融以其微创、安全、有效、可重复使用的优势在治疗肺转移瘤的领域发挥愈加重要的作用。

例 2-1-1

【主诉】

直肠癌术后 1 年。

【简要病史】

患者男,49 岁。1 年前行腹腔镜辅助直肠癌根治术,分期为 pT4N2M0,ⅢC 期。基因检测示微卫星稳定,术后行 FOLFOX 方案(奥沙利铂联合 5- 氟尿嘧啶 / 亚叶酸钙)辅助化疗 6 周期。术后半年复查发现右肺下叶及肝内单发转移,右肺转移灶直径约 0.6cm,肝右叶转移灶直径约 1.5cm。行 FOLFIRI 方案(伊立替康联合 5- 氟尿嘧啶 / 亚叶酸钙)化疗 2 周期,右肺及肝转移灶均较前进展。既往史:体健。胸腹部增强 CT 示:右肺下叶后基底段近胸膜下一直径约为 1.0cm 类圆形高密度灶,边界尚清,周围见多发纤维索条影;肝内单发转移瘤,直径约 2.0cm。心肺功能正常,血 CEA 28.88ng/ml、CA125 106U/ml、CA724 60.41U/ml。临床诊断:直肠癌右肺转移、肝转移。

【消融指征】

直肠癌术后,单发肺转移瘤,单发肝转移瘤。

【治疗及临床随访】

1. **治疗模式**　肺、肝转移瘤分次局部消融,术后全身化疗。
2. **术前计划**　消融右下肺病灶,直径 1.0cm,患者取俯卧位,穿刺点定位于右肩胛下角线与第 11 肋间交点,靶皮距为 8.5cm,拟使用 1 根消融天线。
3. **麻醉方式**　局部麻醉。
4. **治疗过程及随访**　见图 2-1-1。

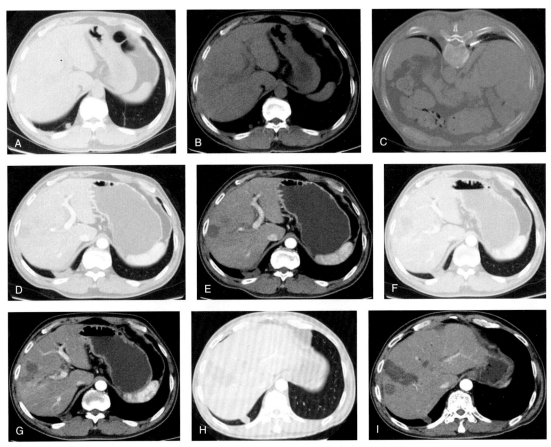

图 2-1-1　单发肺转移瘤微波消融治疗过程及随访

A、B. 右肺下叶后基底段近胸膜下见直径约为 1.0cm 类圆形高密度灶,边界尚清;C. 患者取俯卧位,1% 利多卡因局部麻醉,在 CT 引导下将 1 根微波消融天线分步穿刺入肿瘤,进行单点消融(消融参数:50W,4.5min);D、E. 术后 1 个月病灶原有形态消失,范围较前增大,无明显强化,复查 CEA 27.9ng/ml、CA125 67.9 U/ml、CA724 49.24 U/ml;F、G. 术后 3 个月病灶较前缩小,无强化,同期发现肝内转移局部复发,行微波消融术后继续全身化疗;H、I. 术后 6 个月肺内转移灶进一步缩小,无强化,肝内转移灶无强化。疗效评估达到完全消融,复查 CEA 14.32ng/ml、CA125 52.28 U/ml、CA724 21.25 U/ml。

例 2-1-2

【主诉】

原发性肝癌术后 16 个月,发现左肺上叶结节 10 个月余。

【简要病史】

患者男,48 岁,16 个月前行"肝癌根治性(V 段)切除术、贲门周围血管离断术、脾切除术",术后病理示:肝细胞肝癌,未行抗肿瘤治疗。术后 6 个月发现左肺结节,定期随访结节进行性增大。既往史:"慢性乙型病毒性肝炎"病史 11 年,口服恩替卡韦抗病毒治疗。胸部 CT 增强扫描：左肺尖小结节（直径约 1.0cm，类圆形，边界清，呈显著强化），转移瘤不能除外，建议病理学检查。心肺功能检查正常。血 AFP 4.2ng/ml。临床诊断：原发性肝癌，左肺转移。

【消融指征】

肝癌术后，单发肺转移瘤。

【治疗及临床随访】

1. **治疗模式**　单纯消融。
2. **术前计划**　消融左上肺病灶，直径 1.0cm，患者取俯卧位，穿刺点定位于后正中线左侧旁开 4.0cm 与第 2 后肋间交点，靶皮距 7.5cm，拟使用 1 根消融天线。
3. **麻醉方式**　局部麻醉。
4. **治疗过程及随访**　见图 2-1-2。

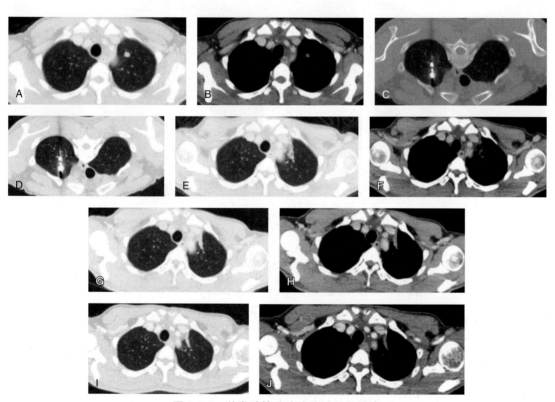

图 2-1-2　单发肺转移瘤治疗过程及随访

A、B. 胸部增强 CT：左上肺见一直径 1.0cm 类圆形结节，轻度强化；C. 患者取俯卧位，1% 利多卡因局部麻醉，在 CT 引导下将 1 根微波消融天线分步穿刺入病灶内，进行单点消融（消融参数：65W，5min）；D. 消融过程中扫描，消融天线位于肿瘤中心位置，病灶周围呈磨玻璃样渗出；E. 术后 1 个月病灶原有形态消失，周围渗出减少，血 AFP 2.0ng/ml；F. 术后 1 个月病灶无强化；G、H. 术后 6 个月病灶进一步缩小，无异常强化；I、J. 术后 9 个月病灶缩小呈纤维索条，无强化。疗效评估达到完全消融，血 AFP 2.0µg/ml。

例 2-1-3

【主诉】

直肠癌术后 7 年余,发现右肺结节 3 天。

【简要病史】

患者男,59 岁。7 年余前行"直肠癌根治术",术后病理为腺癌,分期为ⅠA期(pT1N0M0),术后未行辅助治疗。3 天前复查发现右肺结节,考虑转移。既往史:体健,否认慢性病史,否认结核病史及密切接触史。胸部增强 CT 扫描示:右肺上叶尖段纵隔旁一小结节灶,边界清晰,呈分叶状,大小约 1.6cm×1.4cm。心肺功能检查正常,血 CEA 43.0ng/ml、CA724 60.6 U/ml。临床诊断:直肠癌术后,右肺转移。

【消融指征】

直肠癌术后,右肺单发转移瘤。

【治疗及临床随访】

1. **治疗模式**　单纯消融。
2. **术前计划**　消融右上肺病灶,大小约 1.6cm×1.4cm,患者取仰卧位,穿刺点定位于前正中线右侧旁开 7cm 与右侧第 3 肋间交点,靶皮距为 11.3cm,拟使用 1 根消融天线。
3. **麻醉方式**　局部麻醉。
4. **治疗过程及随访**　见图 2-1-3。局部进展原因分析:病灶靠近大血管,消融术后未联合全身治疗。

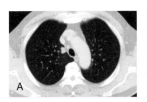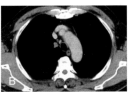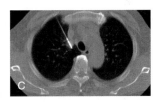
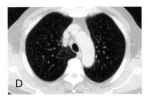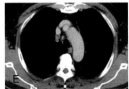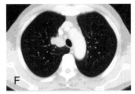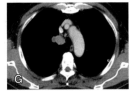

图 2-1-3　单发肺转移瘤治疗过程及随访

A、B. 胸部增强 CT:右肺上叶纵隔旁小结节灶,边界清晰,呈分叶状,大小约 1.6cm×1.4cm,病灶呈不均匀强化;C. 患者取仰卧位,1% 利多卡因局部麻醉,在 CT 引导下将 1 根消融天线穿刺入病灶内,进行单点消融(消融参数:60W,5min);D. 术后 3 个月病灶较前缩小,周围少量渗出样改变;E. 术后 3 个月病灶无明显强化;F、G. 术后 6 个月病灶较前增大,明显异常强化。疗效评估为局部进展。

例 2-1-4

【主诉】

食管癌病史 3 年,进食哽噎感 2 个月。

【简要病史】

患者女,64 岁。3 年前因声音嘶哑就诊,CT 检查示:食管中段管壁增厚,符合食管癌表现。胃镜检查病理示:食管中段鳞状细胞癌。行放射治疗 28 次,后行 TP(紫衫类 + 铂类)方案化疗 4 个周期,后定期复查病情稳定。2 个月前出现进食哽噎感,复查胸部 CT 增强扫描提示食管中下段复发、左肺下叶转移瘤。既往史:"糖尿病" 病史 10 年,给予胰岛素降糖治疗,血糖控制良好。胸部 CT 增强扫描示:左肺下叶背段见一小结节灶,直径约 0.6cm。心肺功能检查正常。临床诊断:食管癌放化疗后,左肺下叶转移。

【消融指征】

食管癌放化疗后,单发肺转移瘤。

【治疗及临床随访】

1. **治疗模式** 单发肺转移瘤消融,联合全身化疗。
2. **术前计划** 消融左下肺病灶,直径 0.6cm,患者取俯卧位,穿刺点位于后正中线左侧旁开约 3cm 与第 7 后肋间交点,靶皮距为 5.9cm,拟使用 1 根消融天线。
3. **麻醉方式** 局部麻醉。
4. **治疗过程及随访** 见图 2-1-4。患者消融术后行奥沙利铂联合替吉奥方案全身治疗6 个周期。

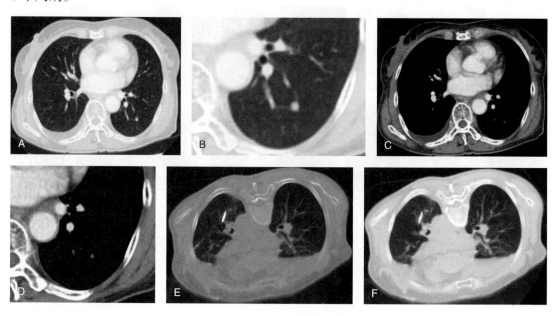

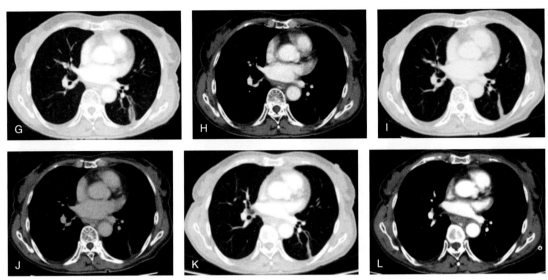

图 2-1-4　单发肺转移瘤治疗过程及随访

A、B. 胸部 CT：左下肺背段小结节灶,直径约 0.6cm；C、D. 胸部 CT：左下肺背段小结节灶轻度强化；E. 患者取俯卧位,1% 利多卡因局部麻醉,在 CT 引导下将 1 根消融天线穿刺入病灶内,进行单点消融(消融参数：65W,2.5min)；F. 消融过程中,消融天线处于肿瘤中心位置,病灶周围呈磨玻璃样渗出；G、H. 术后 1 个月病灶形态消失,呈索条状,无强化；I、J. 术后 3 个月病灶进一步缩小,无异常强化；K、L. 术后 6 个月病灶进一步缩小呈纤维索条,无强化。疗效评估达到完全消融。

例 2-1-5

【主诉】

直肠癌术后 26 个月。

【简要病史】

患者男,76 岁。26 个月前行直肠癌根治术(DIXON),术后病理为ⅢB 期(pT4N1M0),术后未行辅助放化疗。既往史：体健。胸部 CT 增强扫描示：左肺上叶前段类圆形结节,最大径约 0.8cm,结合病史,考虑转移瘤。心肺功能检查正常。临床诊断：直肠癌术后,左肺转移。

【消融指征】

直肠癌术后,单发肺转移瘤。

【治疗及临床随访】

1. **治疗模式**　单纯消融。
2. **术前计划**　消融左肺上叶病灶,直径约 0.8cm,患者取仰卧位,穿刺点定位于左侧锁骨中线与第 4 前肋间交点,靶皮距为 6.0cm,拟使用 1 根消融天线。

　　3. **麻醉方式**　局部麻醉。

　　4. **治疗过程及随访**　见图 2-1-5。

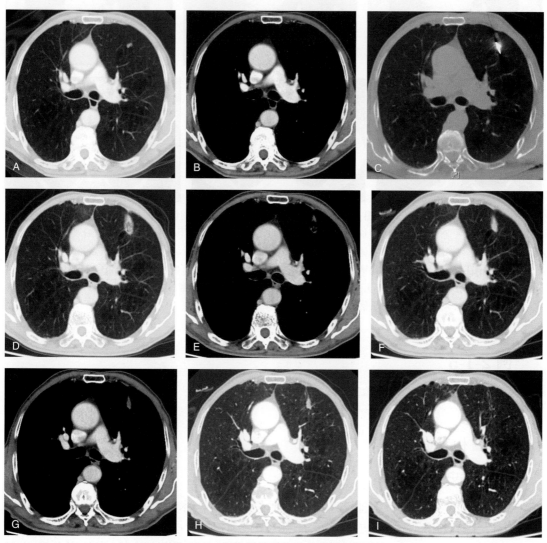

图 2-1-5　单发肺转移瘤治疗过程及随访

A、B. 胸部增强 CT:左肺上叶单发结节灶,最大径约 0.8cm,边缘光滑;C. 患者取仰卧位,1% 利多卡因局部麻醉,在 CT 引导下将 1 根消融天线穿刺入病灶内,单点消融(消融参数:60W,4min);D、E. 术后 3 个月病灶范围较前增大,密度减低,无强化;F、G. 术后 6 个月病灶较前缩小,无异常强化;H. 术后 12 个月进一步缩小呈索条状,边缘变光滑;I. 术后 18 个月病灶消失。疗效评估达到完全消融。

例 2-1-6

【主诉】

右肺癌术后 3 个月,2 周期化疗后 2 周。

【简要病史】

患者男,55 岁。3 个月前行"右肺上叶切除 + 淋巴结清扫术",术后病理示:右肺腺癌(pT1aN2M0,ⅢA 期),基因检测:*EGFR*、*ALK*、*ROS-1* 均为野生型。术后行 2 周期培美曲塞联合铂类方案辅助化疗,复查发现左肺上叶新发单个转移瘤。既往史:"高血压病"3 年,血压控制良好;吸烟指数 400 支·年,戒烟 3 个月。胸部增强 CT 扫描:右肺上叶术后改变,左肺上叶舌段新增结节,直径约 0.6cm,类圆形,边界清,考虑转移。心肺功能检查正常。临床诊断:右肺腺癌(pT1aN2M0,ⅢA 期),左肺转移。

【消融指征】

右肺癌术后,左肺单发转移瘤。

【治疗及临床随访】

1. **治疗模式**　左肺转移瘤消融,术后联合全身化疗。
2. **术前计划**　消融左上肺病灶,直径 0.6cm,患者取仰卧位,穿刺点定位于左侧锁骨中线与第 5 肋间交点,靶皮距 9.5cm,拟使用 1 根消融天线。
3. **麻醉方式**　局部麻醉。
4. **治疗过程及随访**　见图 2-1-6。患者术后行多西他赛联合铂类方案化疗 4 个周期,定期复查稳定。

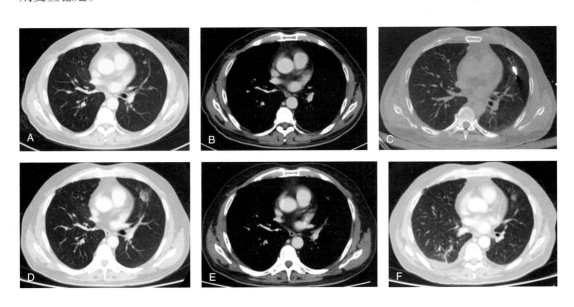

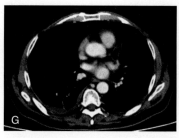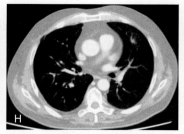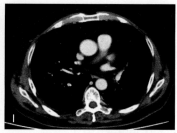

图 2-1-6 单发肺转移瘤治疗过程及随访

A、B. 胸部增强 CT：左肺上叶舌段一直径 0.6cm 类圆形结节；C. 患者取仰卧位，1% 利多卡因局部麻醉，在 CT 引导下将 1 根消融天线穿刺入病灶内，单点消融（消融参数：50W，3min）；D、E. 术后 1 个月病灶范围较前增大，周围渗出明显，病灶无强化；F、G. 术后 3 个月病灶范围较前缩小，周围渗出性改变较前减轻，无异常强化；H、I. 术后 9 个月进一步缩小呈纤维索条，无强化。疗效评估达到完全消融。

例 2-1-7

【主诉】

左乳腺癌术后 4 年，发现右肺上叶结节灶 2 个月。

【简要病史】

患者女，65 岁。4 年前因"左乳腺癌"行外科手术治疗，术后行化疗 1 周期，因无法耐受胃肠道反应停止化疗。2 个月前发现右肺结节考虑转移，予来曲唑调节内分泌治疗。既往史："冠状动脉粥样硬化性心脏病"病史 3 个月，现口服调血脂、扩张冠脉血管药物，无明显心绞痛。胸部 CT 增强扫描：右肺上叶前段见一截面约 1.1cm × 0.8cm 结节，边缘略呈分叶状，轻度强化。心肺功能检查正常。临床诊断：乳腺癌术后化疗后，右肺转移。

【消融指征】

乳腺癌术后化疗后，单发肺转移瘤。

【治疗及临床随访】

1. **治疗模式** 肺转移灶消融，术后内分泌治疗。
2. **术前计划** 消融右肺上叶前段病灶，大小约 1.1cm × 0.8cm，患者取仰卧位，穿刺点定位于右侧腋前线第 3 前肋间，靶皮距为 7.0cm，拟使用 1 根消融天线。
3. **麻醉方式** 局部麻醉。
4. **治疗过程及随访** 见图 2-1-7。患者消融术后继续行内分泌治疗。

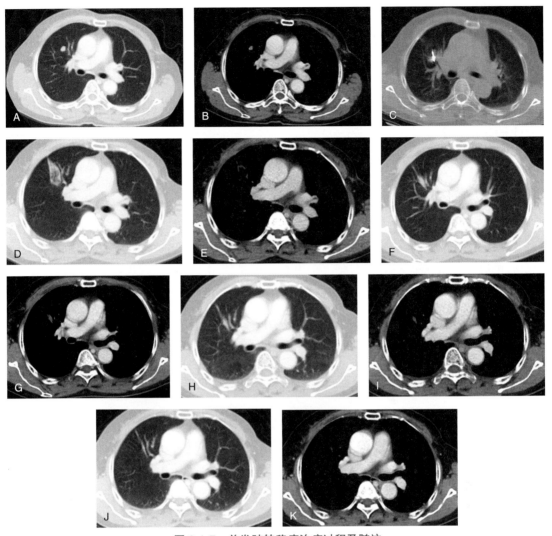

图 2-1-7 单发肺转移瘤治疗过程及随访

A、B. 胸部 CT：右肺上叶前段病灶，大小约 1.1cm×0.8cm，边缘欠光滑，增强扫描可见强化；C. 患者取仰卧位，1% 利多卡因局部麻醉，在 CT 引导下将 1 根消融天线穿刺入病灶内，单点消融（消融参数：60W，4min）；D、E. 术后 1 个月病灶范围较前增大，密度减低，无强化；F、G. 术后 3 个月病灶范围较前缩小，呈索条状，无强化（纵隔窗）；H、I. 术后 12 个月进一步缩小，呈索条状，无强化；J、K. 术后 24 个月病灶消失，无强化；疗效评估达到完全消融。

例 2-1-8

【主诉】

右肺鳞癌术后 2 年，发现右肺下叶结节半个月。

【简要病史】

患者男,60岁。2年前行全麻下右肺中叶切除术,病理示:右肺中叶鳞癌(pT1aN0M0,ⅠA期)。半个月前复查发现右肺下叶结节,结合病史,考虑转移。未行抗肿瘤治疗。既往史:"高血压病"3年余,现血压平稳。胸部CT示:右肺下叶单发结节,截面约1.0cm×0.6cm。心肺功能检查正常。临床诊断:右肺鳞癌术后,右肺转移。

【消融指征】

右肺鳞癌术后,单发肺转移瘤。

【治疗及临床随访】

1. **治疗模式** 单纯肺转移灶消融。
2. **术前计划** 消融右肺下叶背段病灶,大小约1.0cm×0.6cm,患者取俯卧位,穿刺点定位于右侧肩胛下角线第9后肋间,靶皮距为6.0cm,拟使用1根消融天线。
3. **麻醉方式** 局部麻醉。
4. **治疗过程及随访** 见图2-1-8。

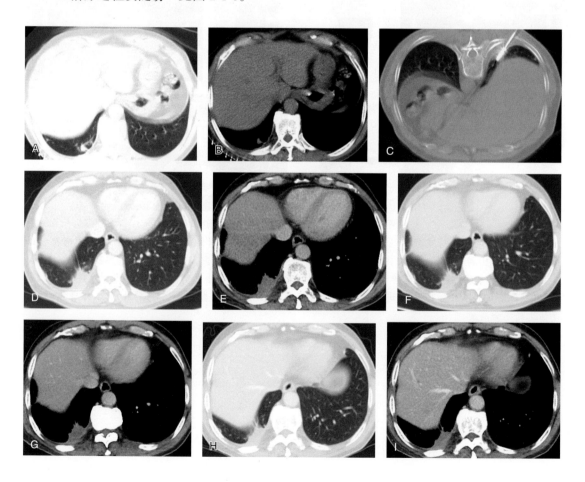

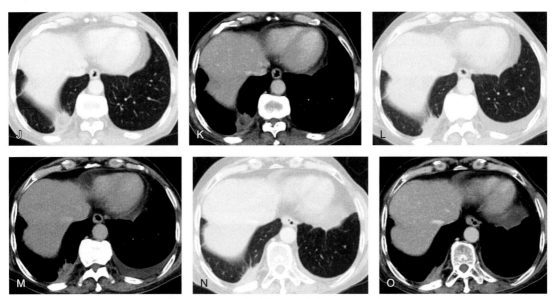

图 2-1-8 单发肺转移瘤治疗过程及随访

A、B. 胸部 CT：右肺下叶背段病灶，大小约 1.0cm×0.6cm，形态不规则；C. 患者取俯卧位，1% 利多卡因局部麻醉，在 CT 引导下将 1 根消融天线穿刺入病灶内，单点消融（消融参数：70W，6min）；D、E. 术后 6 个月病灶范围较前增大，呈团块状，周围可见毛刺，宽基底附着于脏胸膜，无强化；F、G. 术后 1 年病灶范围较前缩小，呈团块状，周围渗出较前减轻，无强化；H、I. 术后 2 年较前缩小，呈团块状，无强化；J、K. 术后 3 年病灶进一步缩小，无强化；L、M. 术后 4 年病灶进一步缩小，周围毛刺减少，无强化；N、O. 术后 5 年病灶进一步缩小，无强化。疗效评估达到完全消融。

例 2-1-9

【主诉】

直肠癌术后 2 年，发现左肺转移 10 个月。

【简要病史】

患者男，51 岁。2 年前因"排便习惯及粪便性状改变"就诊，诊断为直肠癌，行直肠癌根治术，病理分期为ⅢB 期（pT3N1M0），术后行 FOLFOX 方案辅助化疗 6 周期，后定期复查病情稳定。10 个月前复查发现左肺转移，行全身化疗及左肺转移灶局部放疗，目前复查发现左肺转移瘤活性残留。既往史：体健。胸部 CT 增强扫描：左肺上叶主动脉弓旁见一不规则团块状，截面大小为 2.2cm×2.0cm。肺功能示：轻度通气功能障碍，弥散功能正常。心功能正常。临床诊断：直肠癌术后化疗后，左肺转移。

【消融指征】

直肠癌术后化疗后，左肺转移灶放化疗后活性残留。

【治疗及临床随访】

1. **治疗模式** 单发左肺转移瘤消融。

　　2. **术前计划**　消融左肺上叶病灶,大小 2.2cm×2.0cm,患者取仰卧位,穿刺点定位于左侧锁骨中线第 2 前肋间交点,靶皮距为 11.0cm,拟使用 2 根消融天线多角度消融。

　　3. **麻醉方式**　局部麻醉。

　　4. **治疗过程及随访**　见图 2-1-9。

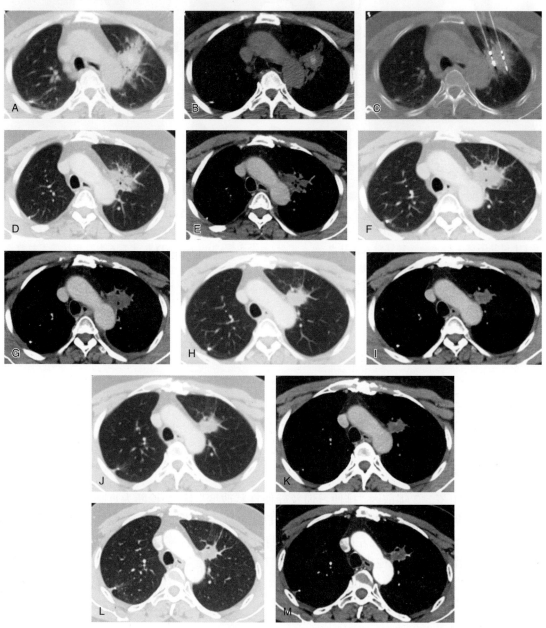

图 2-1-9　单发肺转移瘤治疗过程及随访

A、B. 胸部增强 CT:病灶位于左肺上叶主动脉弓旁,大小约 2.2cm×2.0cm,不均匀强化;C. 患者取仰卧位,1% 利多卡因局部麻醉,在 CT 引导下将 2 根消融天线穿刺入病灶内,双天线消融(消融参数均为 60W,7min);D、E. 术后 1 个月病灶范围较前增大,周围可见纤维条索样渗出,无强化;F、G. 术后 3 个月病灶较前缩小,周围渗出减轻,无异常强化;H、I. 术后 9 个月病灶较前进一步缩小,无强化;J、K. 术后 12 个月病灶大小较前无明显变化,无强化;L、M. 术后 26 个月病灶较前缩小,无强化。疗效评估达到完全消融。

例 2-1-10

【主诉】

左肺鳞癌术后 5 个月,发现右肺下叶结节 9 天。

【简要病史】

患者男,71 岁。5 个月前全麻下行左肺上叶切除术,病理示:左肺鳞癌(pT2aN0M0,ⅠB 期)。9 天前复查发现右肺下叶结节,直径 0.5cm,考虑转移。既往史:体健。胸部 CT:右肺下叶单发结节,直径 0.5cm。心肺功能检查正常。临床诊断:左肺鳞癌术后,右肺转移。

【消融指征】

左肺鳞癌术后,单发肺转移瘤。

【治疗及临床随访】

1. **治疗模式**　单纯肺转移灶消融。
2. **术前计划**　消融右肺下叶病灶,直径约 0.5cm,患者取俯卧位,穿刺点定位于右侧肩胛下角线与第 8 后肋间交点,靶皮距为 7.0cm,拟使用 1 根消融天线。
3. **麻醉方式**　局部麻醉。
4. **治疗过程及随访**　见图 2-1-10。

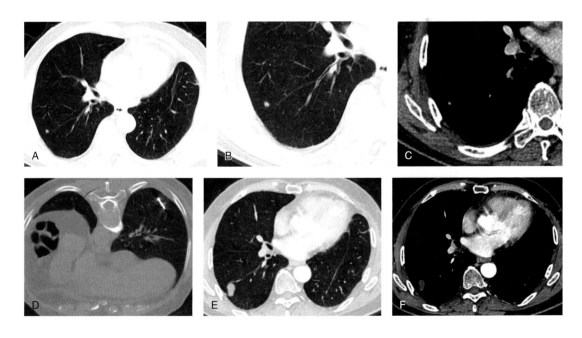

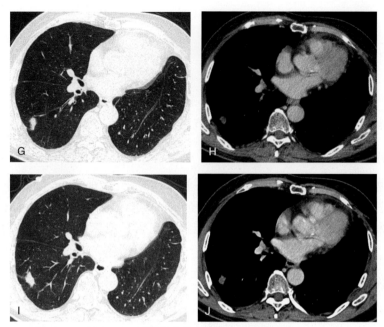

图 2-1-10　单发肺转移瘤治疗过程及随访

A~C.胸部增强 CT：病灶位于右肺下叶后段，直径约 0.5cm，轻度强化；D.患者取俯卧位，1% 利多卡因局部麻醉，在 CT 引导下将 1 根消融天线穿刺入病灶内，单点消融（消融参数：40W，4min）；E、F.术后 1 个月病灶范围较前增大，呈团块状，无强化；G、H.术后 6 个月病灶范围较前缩小，呈团块状，无强化；I、J.术后 12 个月病灶较前无明显变化，呈团块状，无强化。疗效评估达到完全消融。

例 2-1-11

【主诉】

左肺腺癌术后 1 年，发现右肺下叶转移 4 个月。

【简要病史】

患者女，50 岁。1 年前行"左肺上叶切除 + 纵隔淋巴结清扫术"，术后病理分期为 ⅢA 期（pT3N2M0），术后行辅助化疗 6 个周期，辅助化疗结束 3 个月后复查发现右肺下叶转移，未积极治疗，进行性增大。既往史：2009 年行"脑膜瘤切除术"。胸部增强 CT 扫描：右肺下叶外基底段可见一最大截面约 2.7cm×3.1cm 类圆形肿块，边缘略呈分叶状，增强扫描不均匀强化；邻近支气管明显变窄。心肺功能检查正常，CEA 1.62ng/ml。临床诊断：左肺腺癌（Ⅳ期），右肺转移。

【消融指征】

左肺腺癌术后化疗后，右肺单发肺转移瘤。

【治疗及临床随访】

1. **治疗模式** 单纯消融。

2. **术前计划** 消融右下肺病灶，大小约 2.7cm×3.1cm，患者取俯卧位，体表穿刺点定位于后正中线右侧旁开 9cm 左侧与第 8 后肋间交点，靶皮距 10cm，拟使用 1 根消融天线。

3. **麻醉方式** 局部麻醉。

4. **治疗过程及随访** 见图 2-1-11。

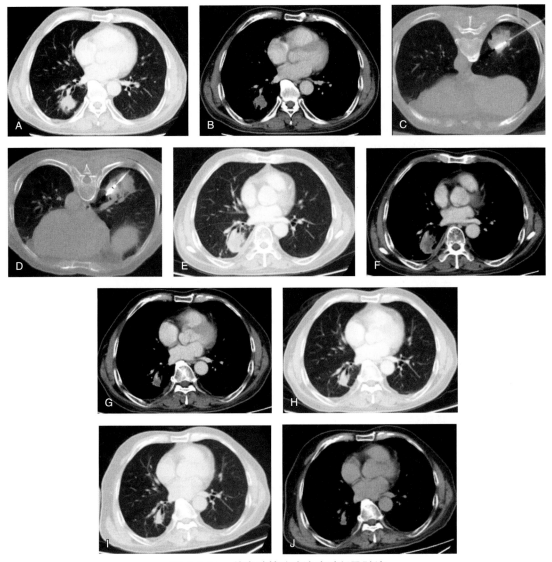

图 2-1-11 单发肺转移瘤治疗过程及随访

A、B. 胸部增强 CT，病灶位于右肺下叶背段，呈团块状，大小约 2.7cm×3.1cm，轻度强化；C. 患者取俯卧位，1% 利多卡因局部麻醉，在 CT 引导下将 1 根消融天线穿刺入病灶内，先消融病灶腹侧部分（消融参数：65W，11.5min）；D. 调整消融天线角度，再消融病灶背侧部分（消融参数：65W，15.0min）；E、F. 术后 3 个月病灶范围较前增大，呈团块状，无强化；G、H. 术后 6 个月病灶进一步缩小，无异常强化；I、J. 术后 1 年病灶呈纤维索条，较前进一步缩小，无强化（纵隔窗）。疗效评估达到完全消融。

例 2-1-12

【主诉】

确诊左肺腺癌 2 年,发现右肺转移 10 个月。

【简要病史】

患者女,53 岁。2 年前因"发现左侧锁骨上区无痛性肿大淋巴结"就诊,胸部 CT 示:左肺癌并颈部、纵隔、左肺门、左锁骨上窝淋巴结肿大,双肺多发结节灶。行左侧锁骨上肿大淋巴结穿刺活检,病理示转移性腺癌。行多西他赛联合顺铂方案化疗 4 周期,疗效评价为稳定。*EGFR* 基因检测:*Exon19* 位点缺失突变。1 年前开始口服吉非替尼,病情稳定。10 个月前复查发现右肺结节,进行性增大,考虑转移可能。行右肺结节穿刺活检术,病理示:(右肺)腺癌。*EGFR* 基因检测示:19 外显子位点突变阳性,*T790M* 为野生型。停用吉非替尼治疗,改行培美曲塞联合卡铂方案化疗 6 个周期,疗效评价为右肺转移灶稳定。既往史:体健。胸部 CT 增强扫描示:右肺上叶大小约为 1.4cm×1.7cm 结节,边界清,边缘可见浅分叶,增强扫描可见不均匀强化。心肺功能检查正常。临床诊断:左肺腺癌,右肺转移瘤。

【消融指征】

左肺腺癌靶向治疗及化疗后,单发右肺转移瘤。

【治疗及临床随访】

1. **治疗模式**　右肺转移灶穿刺活检,明确基因突变情况,同时联合微波消融减轻肿瘤负荷。

2. **术前计划**　消融右上肺病灶,大小约 1.4cm×1.7cm,患者取仰卧位,穿刺点定位于右侧锁骨中线第 3 前肋间,靶皮距为 7.0cm,拟使用 1 根消融天线。

3. **麻醉方式**　局部麻醉。

4. **治疗过程及随访**　见图 2-1-12。

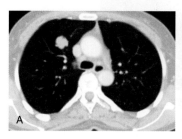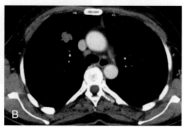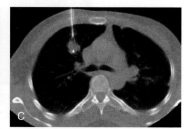

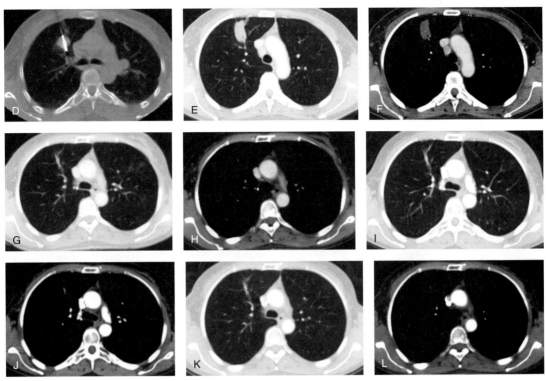

图 2-1-12　单发肺转移瘤治疗过程及随访

A、B. 胸部增强 CT,病灶位于右肺上叶,大小约为 1.4cm×1.7cm,边界清,边缘可见浅分叶,增强扫描可见不均匀强化(纵隔窗);C. 患者取仰卧位,1% 利多卡因局部麻醉后,先行 CT 引导下穿刺活检;D. 在 CT 引导下将 1 根消融天线穿刺入病灶内,进行单点微波消融(消融参数:60W,6min);E、F. 术后 6 个月病灶范围较前增大,呈团块状,无明显强化;G、H. 术后 1 年病灶范围较前缩小,呈条索状,无强化;I、J. 术后 2 年进一步缩小,无强化;K、L. 术后 4 年进一步缩小,无强化。疗效评估达到完全消融。

例 2-1-13

【主诉】

右乳浸润性导管癌术后 4 年,发现右肺占位 2 个月。

【简要病史】

患者女,62 岁。4 年前因"右乳腺癌"行手术治疗,术后行辅助化疗,后定期复查,2 个月前发现右肺下叶结节,并进行性增大,行穿刺活检示乳腺癌肺转移。既往史:体健。胸部 CT 示:右肺下叶软组织结节影,大小约 2.5cm×2.5cm,边界较清,增强扫描可见强化。肺功能、心功能、肾功能正常。临床诊断:右乳腺癌、右肺下叶转移瘤。

【消融指征】

乳腺癌肺转移。

【治疗及临床随访】

1. **治疗模式**　单纯消融。

2. **术前计划**　消融右肺下叶病灶,大小约 2.5cm×2.5cm,患者取左侧半卧位,穿刺点定位于右侧腋前线与第 7 肋间交点处,靶皮距 9.4cm,拟使用 1 根微波消融天线。第 1 次消融术后 15 个月局部复发,病灶大小约 3.0cm×1.5cm,行第 2 次微波消融:患者取俯卧位,穿刺点 1 定位于后正中线右侧旁开约 1.5cm 与第 6 后肋间交点,靶皮距为 8.2cm,穿刺点 2 定位于后正中线右侧旁开 2.5cm 与第 6 后肋间交点,靶皮距 7.5cm,拟使用 2 根微波消融天线。

3. **麻醉方式**　局部麻醉。

4. **治疗过程及随访**　图 2-1-13。

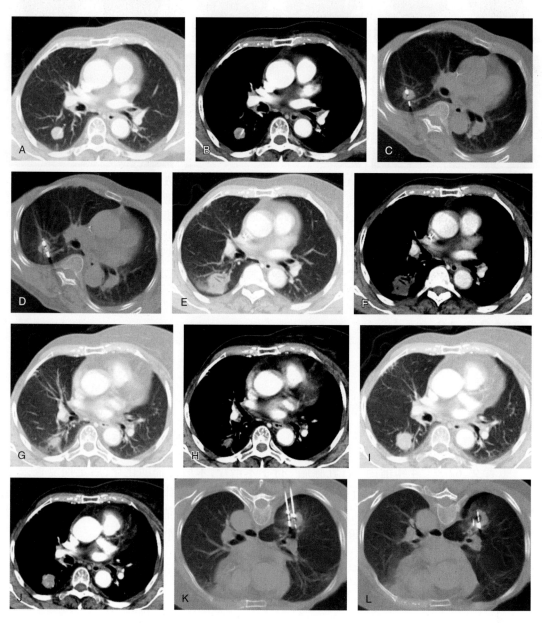

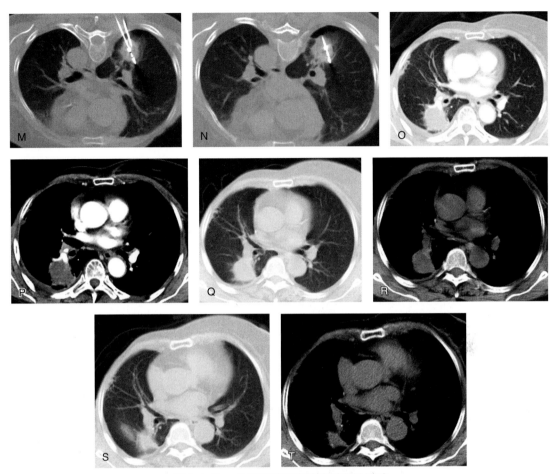

图 2-1-13　单发肺转移瘤治疗过程及随访

A、B. 病灶位于右肺下叶,大小约 2.5cm×2.5cm;C、D. 患者取左侧半卧位,1% 利多卡因局麻,将 1 根微波消融天线穿入病灶内进行单点消融(消融参数:60W,6min);E、F. 消融后 1 个月,病灶范围较前增大,无强化;G、H. 消融术后 9 个月,病灶较前缩小,无强化;I、J. 消融术后 15 个月,病灶较前增大,局部明显强化,考虑局部复发;K~N. 第 2 次微波消融:患者取俯卧位,1% 利多卡因局麻后,将 2 根微波消融天线穿入病灶内进行多点消融(消融参数:60W、7.5min,60W、7.0min);O、P. 第 2 次消融术后 3 个月,病灶较前增大,无强化;Q、R. 第 2 次消融术后 10 个月,病灶逐渐缩小,无强化;S、T. 第 2 次消融术后 22 个月,病灶进一步缩小,无强化。疗效评价达到局部完全消融。

例 2-1-14

【主诉】

右肾癌术后 7 个月,发现右肺转移 5 天。

【简要病史】

患者男,44 岁。7 个月前无明显诱因出现无痛性肉眼血尿,超声检查示:右肾实性占位性病变,考虑肾癌。全麻下行腹腔镜右肾癌根治术,术后病理:右肾透明细胞性肾细胞癌。术后分期为 I 期(pT1N0M0)。术后未予靶向治疗等抗肿瘤治疗。5 天前复查时发现右肺单个新发结节,考虑转移。既往史:曾行"晶状体置换术"。心、肺、肾功能检查均未见异常。临床诊断:右肾癌术后并右肺转移。

【消融指征】

右肾癌术后,右肺单发转移瘤。

【治疗及临床随访】

1. **治疗模式**　肺转移瘤消融术后行靶向抗肿瘤治疗。
2. **术前计划**　消融右肺下叶病灶 1.9cm × 1.6cm,患者取俯卧位,穿刺点定位于右侧肩胛下角线与第 11 后肋间交点,靶皮距为 6.1cm,拟使用 1 根消融天线。
3. **麻醉方式**　局部麻醉。
4. **治疗过程及随访**　见图 2-1-14。

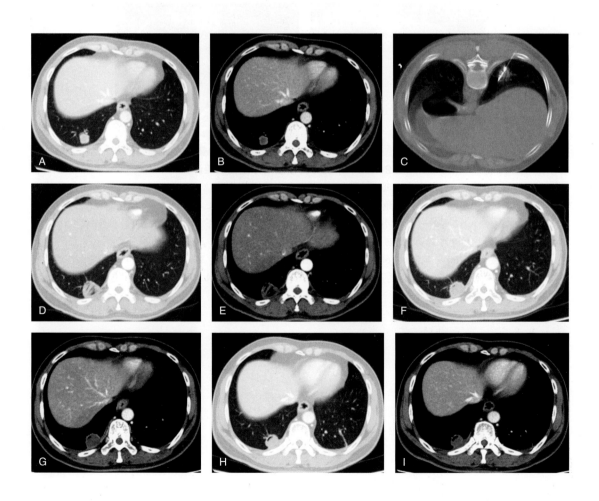

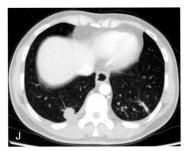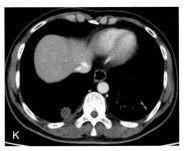

图 2-1-14　单发肺转移瘤治疗过程及随访

A、B. 术前 CT 影像,病灶位于右肺下叶(1.9cm×1.6cm);C. 患者取俯卧位,1% 利多卡因局部麻醉,在 CT 引导下将 1 根微波消融天线穿刺入肿瘤,进行微波消融(消融参数:60W,6min);D、E. 术后 1 个月,病灶可见周围渗出性改变,未见明显强化;F、G. 术后 3 个月病灶较前缩小,未见明显强化;H、I. 术后 6 个月病灶较前进一步缩小,未见明显强化;J、K. 术后 12 个月病灶较前进一步缩小,未见明显强化。

例 2-1-15

【主诉】

食管癌术后 4 年,纵隔淋巴结转移放疗后近 3 年,发现右肺上叶占位 8 天。

【简要病史】

患者男,63 岁。4 年前于全麻下行"食管癌切除、胃食管右胸顶吻合术",术后病理示:(胸下段食管)髓质型鳞状细胞癌,Ⅱ 级,分期为 Ⅱ B 期(pT2N1M0),术后未行辅助放化疗。3 年前复查提示纵隔淋巴结转移,行局部放疗,后规律复查提示病情稳定。8 天前常规复查胸腹部增强 CT 发现右肺上叶结节,结合病史首先考虑转移瘤,亦不能除外原发性肺癌可能。既往史:"高血压病"7 年、"糖尿病"6 年。胸部 CT 增强扫描:右肺上叶尖段见大小约 2.1cm×2.3cm 结节灶,呈分叶状。心肺功能检查正常。临床诊断:食管癌术后,右肺转移可能性大。

【消融指征】

食管癌术后,右肺单发病灶。

【治疗及临床随访】

1. **治疗模式**　右肺单发病灶穿刺活检联合局部消融。

2. **术前计划**　右肺上叶结节穿刺活检明确病理,同时行局部微波消融降低肿瘤负荷。患者取俯卧位,活检穿刺点位于后正中线右侧旁开 5.0cm 与第 4 后肋间交点,靶皮距 11.0cm;消融穿刺点 1 定位于活检穿刺点右侧旁开 1.5cm,靶皮距 11.5cm;穿刺点 2 定位于穿刺点 1 外侧 1.5cm,靶皮距 11.5cm,拟使用 2 根消融天线。

3. **麻醉方式**　局部麻醉。

4. 治疗过程及随访 见图 2-1-15。患者右肺结节穿刺活检病理为鳞癌,免疫组化支持食管癌肺转移瘤。消融术后口服阿帕替尼联合替吉奥全身治疗,无进展生存期(progress free survival,PFS)达 12 个月。

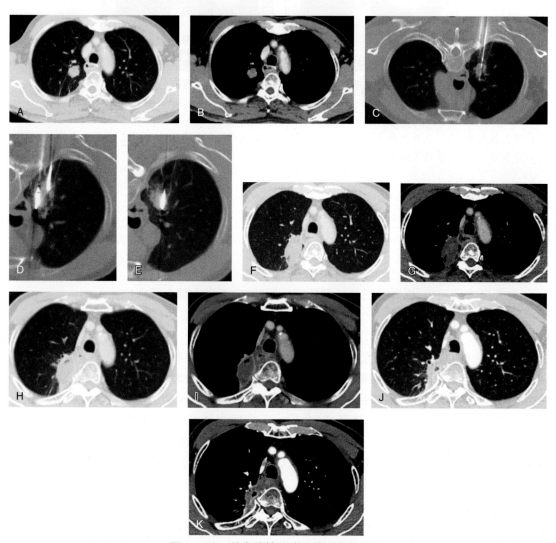

图 2-1-15　单发肺转移瘤治疗过程及随访

A、B. 胸部增强 CT:病灶位于右肺上叶尖段,大小约 2.1cm×2.3cm,呈分叶状,病灶呈轻度强化,尖段分支支气管截断;C. 患者取俯卧位,1% 利多卡因局部麻醉,CT 引导下行穿刺活检;D、E. 在 CT 引导下将 2 根微波消融天线穿刺入病灶内,进行双天线消融(消融参数均为 65W,7.5min);F、G. 术后 2 个月病灶原有形态消失,呈团块状,无强化;H、I. 术后 6 个月病灶较前缩小,无异常强化;J、K. 术后 12 个月病灶进一步缩小呈纤维索条,无强化。疗效评估达到完全消融。

例 2-1-16

【主诉】

左乳癌术后 5 年,发现左下肺转移 1 年。

【简要病史】

患者女,76 岁。5 年前行左乳癌改良根治术,分期为ⅢA 期(pT1bN2aM0),免疫组化示:ER(3+)、PR(2+)、Her-2(−)。术后行 ET 方案辅助化疗 4 周期,并行局部放疗 50Gy/25f,放化疗后开始行来曲唑内分泌治疗,定期复查稳定。1 年前发现左肺下叶新发结节,考虑转移,行 ET(蒽环类 + 紫杉类)及 GP(吉西他滨 + 铂类)方案化疗,左下肺转移灶缩小,但化疗副反应重,遂停用化疗,继续内分泌治疗。1 周前复查发现左肺下叶转移灶较前明显增大。胸部 CT 示:左肺下叶软组织结节影,直径约 1.5cm,边界较清,增强扫描可见强化。肺功能、心功能、肾功能正常。临床诊断:左乳腺癌术后,左肺下叶转移。

【消融指征】

乳腺癌术后放化疗后,左肺单发转移,化疗不能耐受。

【治疗及临床随访】

1. **治疗模式**　肺转移灶消融后继续内分泌治疗。

2. **术前计划**　消融左肺下叶病灶,直径约 1.5cm,患者取仰卧位,穿刺点定位于左侧腋前线与第 4 前肋间交点,靶皮距 11.0cm,拟使用 1 根微波消融天线。术后 9 个月左肺下叶转移灶部分活性残留,行第 2 次局部微波消融术。患者取仰卧位,穿刺点定位于左侧腋前线与第 4 前肋间交点,靶皮距 12.0cm,拟使用 1 根微波消融天线。

3. **麻醉方式**　局部麻醉。

4. **治疗过程及随访**　图 2-1-16。患者乳腺癌肺转移灶消融术后未行全身化疗,继续内分泌治疗。

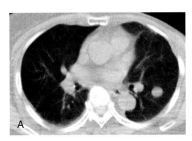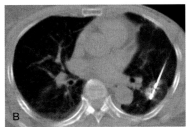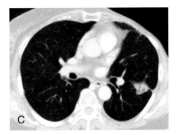

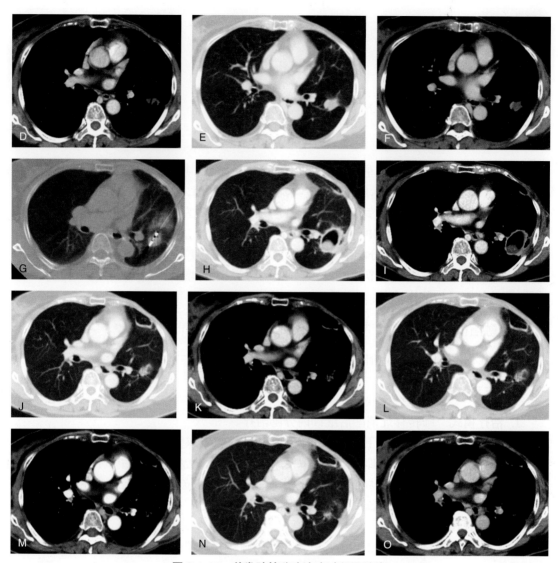

图 2-1-16   单发肺转移瘤治疗过程及随访

A. 病灶位于左肺下叶,直径约 1.5cm,类圆形;B. 患者取仰卧位,1% 利多卡因局麻,将 1 根微波消融天线穿入病灶内进行单点消融(消融参数:60W,6min);C、D. 消融术后 1 个月,病灶范围较前增大,无强化;E、F. 消融后 9 个月,病灶范围较前增大,大部分无强化,内侧近肺门血管部异常强化,考虑部分活性残留;G. 行左肺转移灶活性残留部分微波消融:患者取仰卧位,1% 利多卡因局麻,将 1 根微波消融天线穿入病灶内进行单点消融(消融参数:60W,5min);H、I. 第 2 次消融术后 1 个月,病灶原有形态消失,呈薄壁空洞,洞壁轻度均匀强化,内见无强化结节;J、K. 第 2 次消融术后 3 个月,空洞样病灶消失,呈纤维索条样,无强化;L、M. 第 2 次消融术后 6 个月,病灶较前缩小,无强化;N、O. 第 2 次消融术后 27 个月,病灶较前进一步缩小,呈磨玻璃样改变,无强化。

例 2-1-17

【主诉】

右乳癌术后 17 个月,发现左下肺转移 9 天。

【简要病史】

患者女,59 岁。17 个月前行右乳癌改良根治术,术后病理示:右乳浸润性导管癌,Ⅲ级。病理分期为Ⅱb期(pT3N0M0),ER、PR、Her-2 均为阴性。术后行 1 个周期 EC 方案化疗,难以耐受副反应,此后未再予辅助抗肿瘤治疗。9 天前发现左肺下叶结节,结合病史考虑肺转移瘤。胸部 CT 示:左肺下叶近胸膜处一软组织结节影,截面约 1.5cm×1.2cm,边界较清,增强扫描可见强化。既往史:"2 型糖尿病"病史 20 余年,目前应用"胰岛素泵"治疗,空腹血糖约 9.0mmol/L。肺功能、心功能正常,慢性肾功能不全。临床诊断:右乳腺癌、左肺下叶转移。

【消融指征】

乳腺癌术后化疗后,左肺单发转移,化疗不能耐受,外科手术风险高。

【治疗及临床随访】

1. **治疗模式**　肺转移灶消融后全身化疗。
2. **术前计划**　消融左肺下叶病灶大小 1.5cm×1.2cm,患者取俯卧位,穿刺点定位于左侧肩胛下角线与第 6 后肋间交点,靶皮距 10.0cm,拟使用 1 根微波消融天线。
3. **麻醉方式**　局部麻醉。
4. **治疗过程及随访**　图 2-1-17。患者乳腺癌肺转移灶消融术后行多疗程全身化疗,总生存期 24 个月。

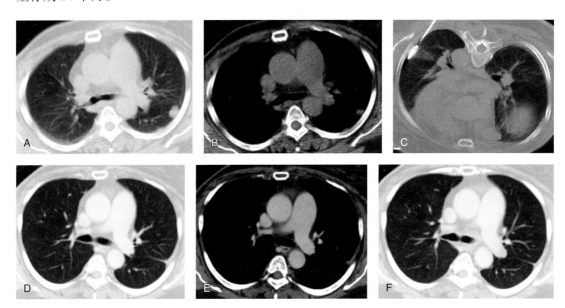

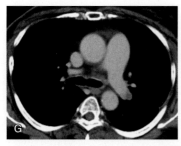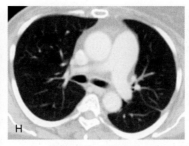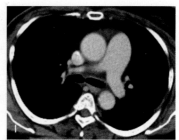

图 2-1-17 单发肺转移瘤治疗过程及随访

A、B. 病灶位于左肺下叶近胸膜处,大小约 1.5cm×1.2cm;C. 患者取俯卧位,1% 利多卡因局麻,将 1 根微波消融天线穿入病灶内进行单点消融(消融参数:60W,5min);D、E. 消融术后 6 个月,病灶原有形态消失,呈纤维索条,局部胸膜牵拉并轻度增厚,无强化;F、G. 消融后 12 个月,病灶范围较前缩小,无强化,局部胸膜增厚程度较前减轻;H、I. 消融术后 18 个月,病灶呈纤维索条,无强化。

例 2-1-18

【主诉】

原发性肝癌术后 15 年,右肺转移癌术后 2 年余,发现右肺上叶占位 3 周。

【简要病史】

患者男,72 岁。15 年前因"肝左叶占位"行"左肝外叶切除术",术后病理示:胆管细胞腺癌。2015 年 12 月发现右肺上叶及中叶结节,考虑转移,行"右肺上叶前段切除 + 中叶结节楔形切除术",术后病理示:转移性胆管腺癌,中低分化,术后行 6 个周期化疗(方案:奥沙利铂 + 吉西他滨)。3 周前复查胸部 CT 发现右肺上叶肺门旁肿块。PET/CT 示:右肺上叶术区肿块,代谢活性增高,考虑复发。

【消融指征】

肝癌术后,右肺转移术后,术区肿瘤复发(姑息消融)。

【治疗及临床随访】

1. **治疗模式** 单纯消融。
2. **术前计划** 消融右肺上叶肺门旁肿块,大小约 4.4cm×2.9cm,患者取仰卧位,穿刺点定位于右侧腋中线第 3 肋间处,靶皮距约 15.0cm,拟使用 1 根消融天线。
3. **麻醉方式** 局部麻醉。
4. **治疗过程及随访** 见图 2-1-18。

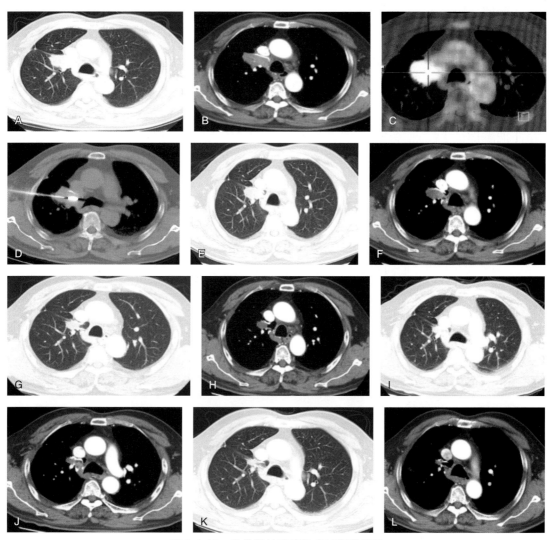

图 2-1-18　单发肺转移瘤治疗过程及随访

A、B.胸部增强 CT 示病灶位于右肺上叶肺门旁,大小约 4.4cm×2.9cm,与上腔静脉分界欠清;C.PET/CT 示右肺上叶肺门旁肿块,代谢活性增高,SUV_{max} 15.2;D.患者取仰卧位,1% 利多卡因局部麻醉,在 CT 引导下将 1 根消融天线穿刺入肿瘤,进行微波消融(消融参数:60W,10min);E、F.术后 1 个月病灶较前缩小,无明显强化;G、H.术后 6 个月病灶缩小,无明显强化;I、J.术后 12 个月病灶明显缩小,无明显强化;K、L.术后18 个月病灶进一步缩小成为纤维条索。疗效评估达到完全消融。

例 2-1-19

【主诉】

结肠癌术后 1 年,发现左肺占位 1 个月。

【简要病史】

患者男,72岁。1年前行结肠癌根治术,术后口服卡培他滨治疗8周期,1个月前复查胸部CT示:左肺上叶尖后段结节,大小约1.7cm×1.2cm,考虑转移瘤。既往史:"双侧腹股沟疝"修补术后、"右肾囊肿"减压术后。心肺功能及实验室检查无明显异常。临床诊断:结肠癌术后,左肺转移。

【消融指征】

结肠癌术后,单发左肺转移。

【治疗及临床随访】

1. **治疗模式** 单纯消融。
2. **术前计划** 消融左肺上叶尖后段结节,大小约1.7cm×1.2cm,患者取仰卧位,穿刺点定位左侧腋前线与第4肋间交点,靶皮距约8.8cm,拟使用1根消融天线。
3. **麻醉方式** 局部麻醉。
4. **治疗过程及随访** 见图2-1-19。

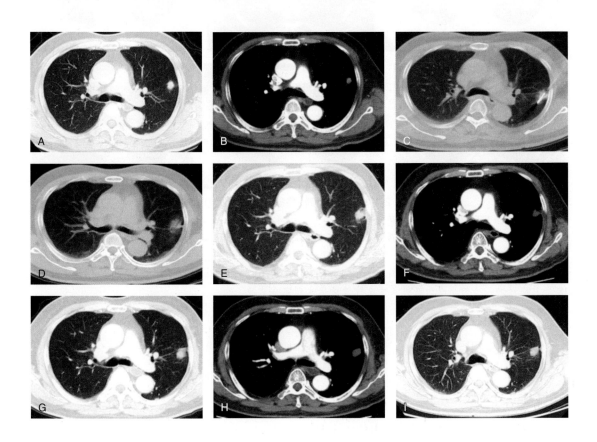

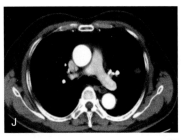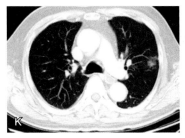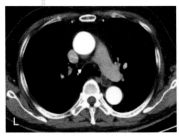

图 2-1-19　单发肺转移瘤治疗过程及随访

A、B. 胸部增强 CT 示左肺上叶尖后段结节,大小约 1.7cm×1.2cm;C. 患者取仰卧位,1% 利多卡因局部麻醉,在 CT 引导下将 1 根消融天线分步穿刺入肿瘤内,进行微波消融(消融参数:50W,8min);D. 术后即刻 CT,肺窗观察病灶周围 GGO 完整覆盖病灶;E、F. 术后 1 个月病灶较前稍增大,周围渗出吸收减少,病灶无明显强化;G、H. 术后 6 个月周围渗出基本吸收,病灶无明显强化;I、J. 术后 12 个月病灶较前缩小,无明显强化;K、L. 术后 24 个月病灶进一步缩小,密度减低,无明显强化。疗效评价达到完全消融。

例 2-1-20

【主诉】

直肠癌术后 27 个月,发现右肺结节半年。

【简要病史】

患者女,73 岁。27 个月前因"便鲜血"行肠镜发现直肠占位,肠镜病理考虑直肠腺癌,全身评估时发现右肺下叶磨玻璃结节。行"直肠癌全系膜切除术",分期:ⅢA 期(pT2N1M0)。术后行盆腔放疗及 13 周期化疗。右肺下叶磨玻璃结节定期复查较前无明显变化,未行特殊治疗。半年前发现右肺下叶新发结节灶,考虑转移,行 3 周期化疗,结节持续增大。患者未出现咳嗽、咳痰、咯血、胸闷等症状。既往史:"高血压病"15 年,口服药物血压控制稳定。生化检查未见明显异常。临床诊断:右肺下叶结节,转移癌可能性大;右肺下叶磨玻璃结节,原发性肺癌可能大。

【消融指征】

直肠癌术后化疗后,单发右肺下叶转移病灶。

【治疗及临床随访】

1. **治疗模式**　对右肺下叶结节进行同步活检 + 消融。
2. **术前计划**　消融右肺下叶外基底段结节,大小约 1.8cm×1.5cm,患者取右侧俯卧位,穿刺点定位于后右侧肩胛线于第 7 肋间交点,靶皮距 8.4cm,拟使用 1 根消融天线。
3. **麻醉方式**　局部麻醉。
4. **治疗过程及随访**　见图 2-1-20。右肺下叶外基底段结节病理:腺癌组织浸润,中分化,符合源自直肠。

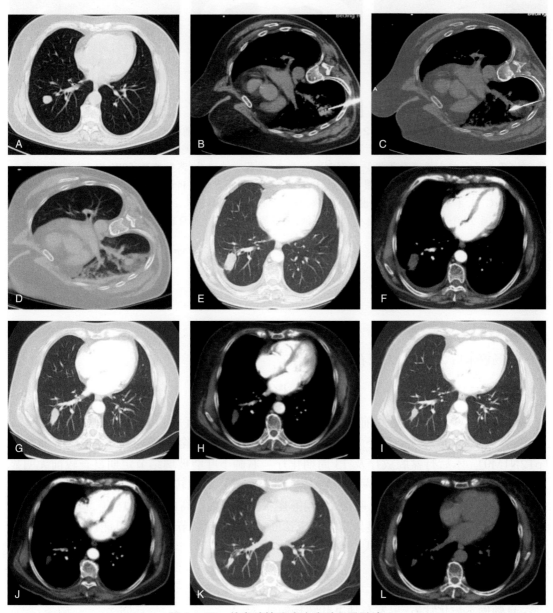

图 2-1-20 单发肺转移瘤治疗过程及随访

A. 术前图像,病灶位于右肺下叶外基底段,大小约 1.8cm×1.5cm;B. 患者右侧俯卧位,1% 利多卡因局部麻醉,在 CT 引导下取活检;C. CT 引导同轴套管消融:18G 微波消融天线经套管穿刺入肿瘤,进行单天线多点消融,共消融 3 个点(消融参数均为 50W,12min);D. 术后即刻 CT,肺窗观察病灶周围 GGO 完整覆盖原病灶;E、F. 术后 6 周病灶周围渗出减少,无强化;G、H. 术后 8 个月病灶缩小,无强化;I、J. 术后 14 个月病灶进一步缩小,无强化;K、L. 术后 22 个月病灶进一步缩小,无强化。

例 2-1-21

【主诉】

鼻咽癌综合治疗 4 年余。

【简要病史】

患者男,45 岁。4 年前因"反复鼻腔出血 1 年余"就诊,行鼻咽镜检查提示:鼻咽部肿物。鼻咽活检病理示:左侧鼻咽肿物非角化性分化型癌。诊断为鼻咽非角化性分化型癌侵犯蝶窦(T4N2M0 Ⅳ 期)。先后予以放化疗,过程顺利。2 年前复查胸部 CT 示右肺上叶新发结节,活检病理示:(右上肺结节穿刺活检组织)低分化鳞状细胞癌,结合病史,符合鼻咽非角化性癌转移。行多周期化疗后复查 PET/CT 示:鼻咽部未见明确异常高代谢灶;右肺上叶转移癌化疗后,右肺上叶病灶仍有较高代谢活性。血常规、凝血功能、肝肾功能均在正常范围。临床诊断:鼻咽癌放化疗后,右肺上叶转移。

【消融指征】

鼻咽癌放化疗后,右肺上叶单发转移瘤,直径小于 3.0cm。

【治疗及临床随访】

1. **治疗模式**　消融联合化疗。
2. **术前计划**　消融右上肺病灶,大小约 1.4cm×1.3cm,患者取仰卧位,穿刺点定位于右前胸壁锁骨中线内侧,靶皮距约 9.3cm,拟使用 1 根消融天线。
3. **麻醉方式**　局部麻醉。
4. **治疗过程及随访**　见图 2-1-21。

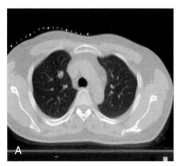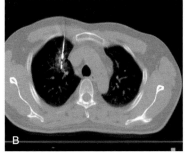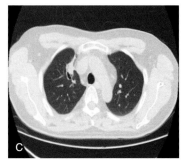

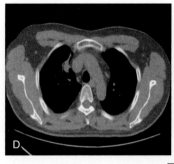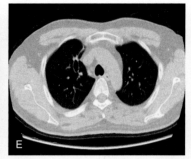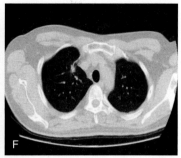

图 2-1-21　单发肺转移瘤治疗过程及随访

A. 消融前 CT 示病灶位于右肺上叶,大小约 1.4cm×1.3cm;B. 患者取仰卧位,1% 利多卡因局部麻醉,在 CT 引导下消融天线分步穿刺入肿瘤,进行微波消融(消融参数:50W,4min);C. 术后 3 个月复查消融灶内可见空洞形成;D. 术后 3 个月消融灶内可见空洞;E. 术后 9 个月消融灶范围较前明显缩小,空洞范围较前扩大;F. 术后 18 个月消融灶较前明显吸收呈条索状。疗效评估达到完全消融。

例 2-1-22

【主诉】

确诊结肠癌 3 年,左肺转移瘤术后 13 个月,发现右肺转移瘤 1 个月。

【简要病史】

患者女,64 岁。3 年前因"下腹部疼痛 1 年余"行结肠镜示:结肠肝曲恶性肿瘤。病理示:结肠腺癌。CT 示:左肺结节,考虑转移瘤;升结肠肿瘤,考虑结肠癌伴周围淋巴结转移。给予 3 周期化疗,化疗后 CT 评价疗效 SD,行腹腔镜下根治性右半结肠切除术,术后病理:(回盲部肠管)病变符合结肠溃疡型中分化腺癌(pT4aN2M1,Ⅳ期)。术后行多周期化疗,左肺病灶评价疗效为 SD,13 个月前行胸腔镜下左肺病灶切除术,病理:转移性腺癌。1 个月前胸部 CT 示:右肺小结节灶,转移不除外,评价病情进展(progressive disease,PD)。血常规、凝血功能、肝肾功能均在正常范围。临床诊断:结肠癌术后,左肺转移瘤术后,右肺新发转移灶。

【消融指征】

结肠癌辅助化疗及术后,左肺转移瘤手术切除术后,右肺新发转移瘤,经 MDT 后决定行 CT 引导下微波消融术。

【治疗及临床随访】

1. **治疗模式**　单纯消融。

2. **术前计划**　消融右肺上叶病灶,大小约 0.8cm×0.7cm,患者取仰卧位,穿刺点定位于右前胸骨旁与第 5 肋间交点,靶皮距约 5.2cm,病灶距离心包约 1.8cm,拟使用 1 根微波消融天线。

3. **麻醉方式** 局部麻醉。

4. **治疗过程及随访** 见图 2-1-22。

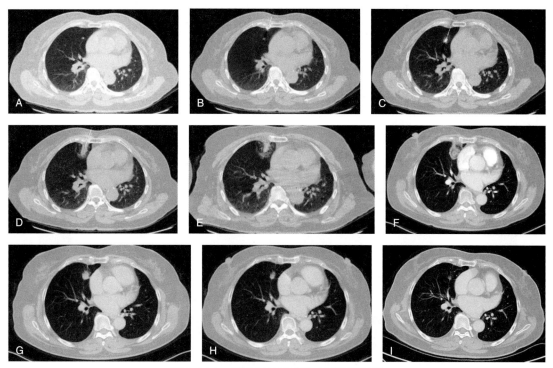

图 2-1-22 单发肺转移瘤治疗过程及随访

A. 消融前定位,病灶位于右肺上叶前段,大小约 0.8cm×0.7cm,初步确定肿瘤病变区域(gross tumor region, GTR);B. 患者取仰卧位,1% 利多卡因局部麻醉,在 CT 引导下将 1 根微波消融天线分步穿刺入肿瘤,C. 进行单点消融(消融参数:55W,3min);D、E. 消融后即刻肺窗观察病灶周围 GGO 完整覆盖原病灶;F. 术后 1 周病灶周围 GGO 完全覆盖原病灶;G. 术后 3 个月病灶缩小;H. 术后 6 个月病灶进一步缩小;I. 术后 12 个月病灶缩小呈纤维灶,肿瘤标志物为阴性,无其他部位转移瘤,目前为无瘤生存状态。

例 2-1-23

【主诉】

直肠癌肝转移术后 4 年余,发现右肺转移 1 年。

【简要病史】

患者男,65 岁。4 年前行直肠癌肝转移手术治疗并术后化疗,1 年前复查胸部 CT 示右肺结节灶,考虑转移。病期无发热、畏寒感,无盗汗,无头痛、头晕。血常规、凝血功能、肝肾功能均在正常范围。临床诊断:直肠癌肝转移术后化疗后,右肺转移。

【消融指征】

右肺转移瘤,拒绝外科切除手术。

【治疗及临床随访】

1. **治疗模式** 单纯消融。
2. **术前计划** 消融右肺上叶转移灶,直径约 1.0cm,患者取平卧位,穿刺点定位于右侧锁骨中线与第 3 肋间交点,靶皮距约 6.9cm,拟使用 1 根微波消融天线。
3. **麻醉方式** 局部麻醉。
4. **治疗过程及随访** 见图 2-1-23。

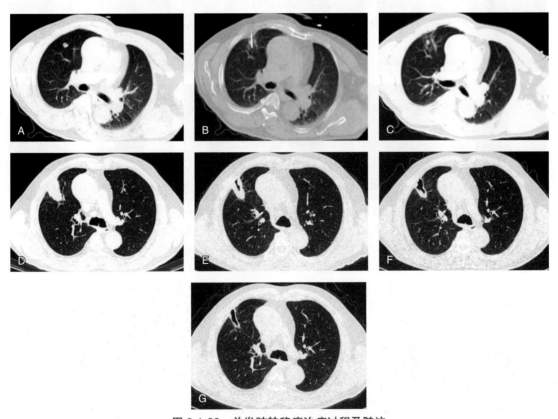

图 2-1-23 单发肺转移瘤治疗过程及随访

A. 消融前 CT:病灶位于右肺上叶,直径约 1.0cm;B. 患者取仰卧位,垫高右侧背部,1% 利多卡因局部麻醉,在 CT 引导下将 1 根微波消融天线分步穿刺入肿瘤,进行单点消融(消融参数:50W,5min);C. 术后即刻,见病灶周围 GGO 形成;D. 术后 1 个月病灶较前略增大;E. 术后 3 个月病灶较前缩小,中央空洞形成;F. 术后 6 个月病灶中央空洞增大,壁变薄;G. 术后 12 个月空洞范围略缩小,壁继续变薄,呈纤维条索组织。消融评价达到完全消融。

例 2-1-24

【主诉】

子宫内膜间质肉瘤术后半年余,发现左肺占位 5 个月。

【简要病史】

患者女,45 岁。因"子宫肿物"半年前于当地医院行腹腔镜下全子宫 + 右侧输卵管切除术,术后病理示:低分化子宫内膜间质肉瘤,术后患者口服甲地孕酮治疗。半年前 CT 复查示:阴道残端肿物,考虑肿瘤复发;左下肺结节考虑转移瘤,大小约 1.0cm × 1.0cm。后行 GT 方案化疗 5 个周期,肺转移瘤病灶无明显变化。临床诊断:子宫内膜间质肉瘤术后复发,左肺转移。

【消融指征】

子宫内膜间质肉瘤术后复发,单发肺转移瘤,患者拒绝手术治疗。

【治疗及临床随访】

1. **治疗模式**　单纯消融。
2. **术前计划**　消融左下肺病灶,大小约 1.0cm × 1.0cm,患者取俯卧位,穿刺点定位于后正中线左侧旁开 4.0cm 与第 8 肋间交点,靶皮距约 6.5cm,拟使用 1 根微波消融天线。
3. **麻醉方式**　局部麻醉。
4. **治疗过程及随访**　见图 2-1-24。

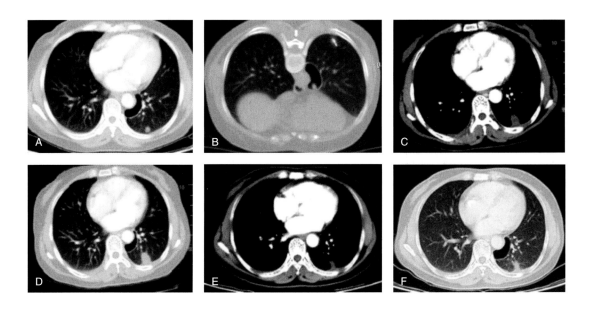

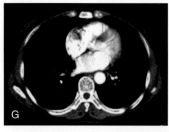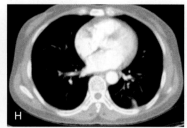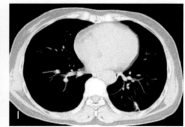

图 2-1-24　单发肺转移瘤治疗过程及随访

A. 病灶位于左肺下叶,大小约 1.0cm×1.0cm;B. 患者取俯卧位,1% 利多卡因局部麻醉,在 CT 引导下将 1 根消融天线逐步穿刺入肿瘤,进行微波消融(消融参数 50W,6min);C、D. 术后 2 个月病灶增强扫描未见明显强化;E、F. 术后 6 个月病灶较前缩小,增强扫描未见明显强化;G、H. 术后 12 个月病灶较前缩小,增强扫描未见明显强化;I. 术后 18 个月,病灶呈纤维条索样改变,疗效评估达到完全消融。

例 2-1-25

【主诉】

肝癌综合治疗后 1 年,发现右肺占位 1 周。

【简要病史】

患者男,52 岁。1 年前行肝癌切除术,术后病理示:中分化肝细胞性肝癌。半年前复查 MRI 提示肝内局部复发,接受多疗程经肝动脉插管化疗栓塞术(transcatheter arterial chemoembolization,TACE)联合消融治疗后,病灶未见明显活性。1 周前复查 CT 提示:右肺下叶外侧转移瘤,大小为 1.1cm×1.1cm。血常规、凝血功能、肾功能均在正常范围。临床诊断:肝癌术后右肺转移。

【消融指征】

肝癌术后右肺转移,拒绝外科切除手术。

【治疗及临床随访】

1. **治疗模式**　单纯消融。
2. **术前计划**　消融右肺下叶病灶,大小约 1.1cm×1.1cm,患者取仰卧位,穿刺点定位于右侧腋前线与第 5 肋间交点,靶皮距约 8.5cm,拟使用 1 根消融天线。
3. **麻醉方式**　局部麻醉。
4. **治疗过程及随访**　见图 2-1-25。

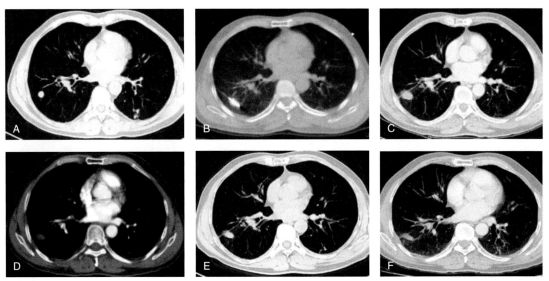

图 2-1-25　单发肺转移瘤治疗过程及随访

A. 病灶位于右肺下叶,大小约 1.1cm×1.1cm;B. 患者取仰卧位,1% 利多卡因局部麻醉,在 CT 引导下将 1 根微波消融天线逐步穿刺入肿瘤,进行微波消融(消融参数:70W,5min);C、D. 术后 1 个月病灶呈团块影,增强扫描未见明显强化;E. 术后 3 个月病灶范围较前缩小;F. 术后 8 个月病灶呈纤维条索影。

例 2-1-26

【主诉】

左乳腺癌综合治疗后 6 年余,发现右肺转移 1 年。

【简要病史】

患者女,73 岁。6 年前行左乳腺癌改良根治术,手术顺利。术后病理示:左乳浸润性导管癌。术后予以 TC 方案化疗 3 个周期,TEC 方案化疗 2 周期。后口服来曲唑内分泌治疗。1 年前 CT 检查发现右下肺转移结节,对症处理后因腰部压缩性骨折行动不便继续内分泌治疗。1 个月前 CT 示:右肺下叶前基底段结节 1.7cm×1.6cm,考虑转移。临床诊断:乳腺癌术后,右肺转移。

【消融指征】

乳腺癌术后右肺单发转移,无法耐受外科切除手术。

【治疗及临床随访】

1. **治疗模式**　单纯消融。

2. **术前计划**　消融右肺病灶,大小约 1.7cm×1.6cm,患者取仰卧位,穿刺点定位于右侧锁骨中线与第 5 肋间交点,靶皮距约 10.5cm,拟使用 1 根消融天线。

3. **麻醉方式**　局部麻醉。

4. **治疗过程及随访**　见图 2-1-26。

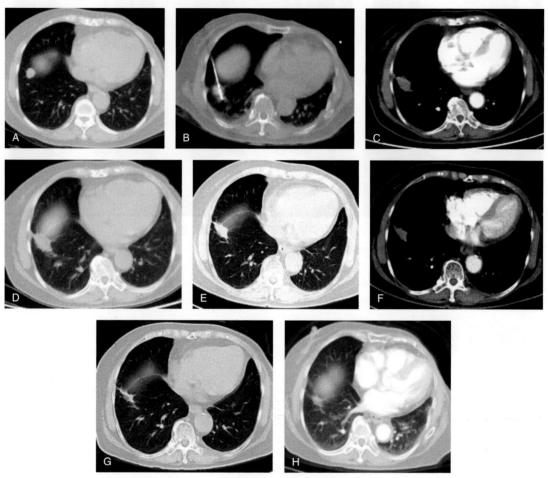

图 2-1-26　单发肺转移瘤治疗过程及随访

A. 病灶位于右肺下叶,大小约 1.7cm×1.6cm;B. 患者取仰卧位,1% 利多卡因局部麻醉,在 CT 引导下将 1 根消融天线逐步穿刺入肿瘤,进行微波消融(消融参数:50W,5min);C、D. 术后 1 个月病灶增强扫描未见明显强化;E、F. 术后 6 个月病灶增强扫描未见明显强化;G、H. 术后 12 个月和 24 个月病灶呈纤维条索状改变。

例 2-1-27

【主诉】

甲状腺癌术后 6 年,发现右肺部占位 1 年。

【简要病史】

患者女,63 岁。6 年前行甲状腺癌切除术,术后病理为甲状腺乳头状癌。1 年前 CT 见右肺占位,未对肺部病变进行治疗。1 周前胸部 CT 示右肺上叶前段结节,大小约 1.8cm×1.7cm,考虑转移瘤。

【消融指征】

甲状腺癌术后右肺转移,拒绝外科切除手术。

【治疗及临床随访】

1. **治疗模式**　单纯消融。

2. **术前计划**　消融右肺上叶病灶,大小约 1.8cm×1.7cm,患者取仰卧位,穿刺点定位于右侧锁骨中线与第 2 肋间交点,靶皮距约 8.0cm,拟使用 1 根消融天线。

3. **麻醉方式**　局部麻醉。

4. **治疗过程及随访**　见图 2-1-27。

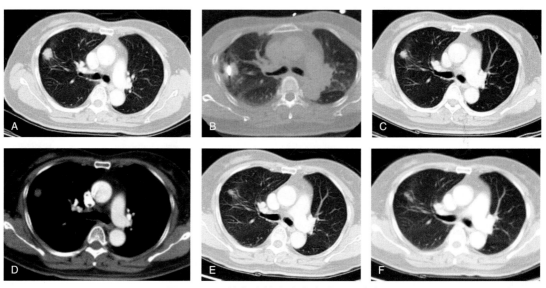

图 2-1-27　单发肺转移瘤治疗过程及随访

A. 病灶位于右肺上叶,大小约 1.8cm×1.7cm;B. 患者取仰卧位,1% 利多卡因局部麻醉,在 CT 引导下将 1 根消融天线逐步穿刺入右肺肿瘤,进行微波消融(消融参数:60W,10min);C、D. 术后 3 个月病灶增强扫描未见明显强化;E. 术后 12 个月病灶呈纤维条索样改变;F. 术后 24 个月病灶呈纤维条索样改变。疗效评估达到完全消融。

例 2-1-28

【主诉】

肝癌综合治疗后 9 个月,发现右肺转移瘤 1 周。

【简要病史】

患者男,43 岁。9 个月前行肝癌切除术,术后病理示中至低分化肝细胞性肝癌。半年前复查 CT 示:肝 S7 术区活性灶,遂接受肝肿瘤射频消融术。1 周前复查 MRI 示:S7 未见明确活性成分。胸部 CT:右肺中叶小结节 0.6cm × 0.5cm,考虑转移瘤可能性大。

【消融指征】

肝癌术后右肺转移,拒绝外科切除手术。

【治疗及临床随访】

1. **治疗模式** 单纯消融。
2. **术前计划** 消融右肺中叶病灶,大小约 0.6cm × 0.5cm,患者取仰卧位,穿刺点定位于右侧腋前线与第 4 肋间交点,靶皮距约 7.0cm,拟使用 1 根消融天线。
3. **麻醉方式** 局部麻醉。
4. **治疗过程及随访** 见图 2-1-28。

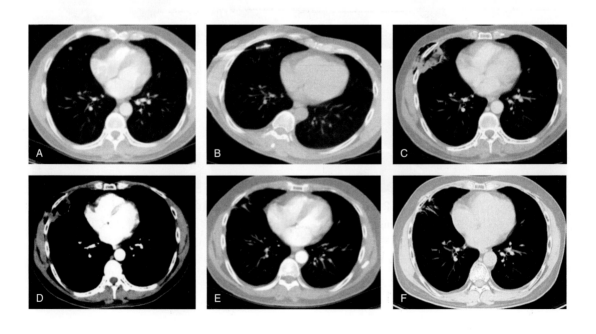

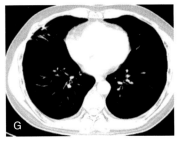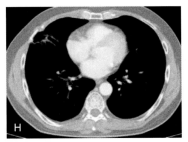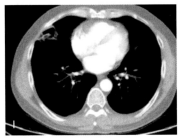

图 2-1-28 单发肺转移瘤治疗过程及随访

A. 病灶位于右肺中叶,大小约 0.6cm×0.5cm;B. 患者取仰卧位,1% 利多卡因局部麻醉,在 CT 引导下将 1 根消融天线逐步穿刺入肿瘤,进行微波消融(消融参数:50W,5min);C、D. 术后 1 个月病灶原有形态消失,被磨玻璃影覆盖,胸壁少许积气,无强化;E. 术后 3 个月病灶消失,局部呈空洞样改变,未见明确实性成分;F. 术后 10 个月空洞范围略缩小,未见明确实性成分;G. 术后 24 个月空洞样病变较前略增大,未见明确实性成分;H. 术后 36 个月空洞样病变较前略增大,未见明确实性成分;I. 术后 48 个月空洞样病变壁较前略增厚。疗效评估达到完全消融。

例 2-1-29

【主诉】

乙状结肠癌术后 1 年,发现左肺转移 1 周。

【简要病史】

患者女,47 岁。1 年前诊断为乙状结肠癌,行 Dixon+ 子宫双附件切除,术后病理示:中分化腺癌。术后行贝伐单抗 +mFOLFOX6 化疗 9 周期,疗效评价 SD。1 周前复查 CT 提示:左肺上叶小结节 0.6cm×0.4cm,考虑转移瘤。临床诊断:乙状结肠癌术后化疗后、左肺转移。

【消融指征】

乙状结肠癌术后左肺转移,拒绝外科切除手术。

【治疗及临床随访】

1. **治疗模式** 单纯消融。
2. **术前计划** 消融左肺病灶,大小约 0.6cm×0.4cm,患者取仰卧位,穿刺点定位于前正中线左侧旁开 5cm 与第 3 肋间交点,靶皮距约 8.9cm,拟使用 1 根消融天线。
3. **麻醉方式** 局部麻醉。
4. **治疗过程及随访** 见图 2-1-29。

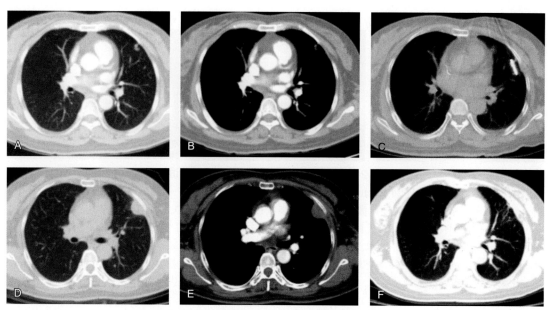

图 2-1-29   单发肺转移瘤治疗过程及随访

A、B. 病灶位于左肺上叶,大小约 0.6cm×0.4cm;C. 患者取仰卧位,1% 利多卡因局部麻醉,在 CT 引导下将 1 根消融天线逐步穿刺入肿瘤,进行微波消融(消融参数:60W,8min);D、E. 术后 3 个月病灶范围较前增大, 无明显强化;F. 术后 10 个月病灶呈纤维条索。疗效评估达到完全消融。

例 2-1-30

【主诉】

肝癌综合治疗后 2 年,发现左上肺结节 1 周。

【简要病史】

患者男,59 岁。2 年前因"肝内多发占位"诊断为肝癌,行 3 疗程肝动脉化疗栓塞术后, 复查 CT 发现肿瘤进展。1 年前行肝癌切除 + 胆囊切除术,病理回报示肝细胞癌Ⅲ级。术后 规律复查,3 个月前在本院复查 CT 提示肝 S7 近第二肝门区动脉期强化灶,考虑复发。行微 波消融术 + 无水乙醇化学消融术。术后复查提示肝 S7 病灶无明显活性。1 周前,患者复查 PET/CT 提示左上肺结节样病灶,0.6cm×0.6cm,考虑肺转移瘤。

【消融指征】

肝癌术后左肺转移,拒绝外科切除手术。

【治疗及临床随访】

1. **治疗模式**   单纯消融。
2. **术前计划**   消融左肺病灶,大小约 0.6cm×0.6cm,患者取俯卧位,穿刺点定位于后正中线左侧旁开 5.5cm 与第 4 肋间交点,靶皮距约 16.5cm,拟使用 1 根消融天线。

3. **麻醉方式**　局部麻醉。

4. **治疗过程及随访**　见图 2-1-30。

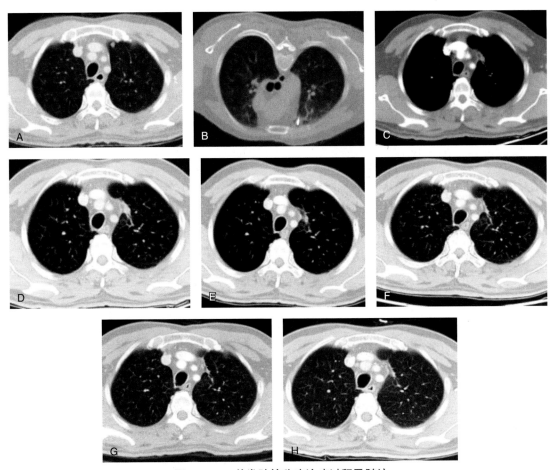

图 2-1-30　单发肺转移瘤治疗过程及随访

A. 病灶位于左肺上叶,大小约 0.6cm×0.6cm;B. 患者取俯卧位,1% 利多卡因局部麻醉,在 CT 引导下将 1 根微波消融天线逐步穿刺入肿瘤,进行微波消融(消融参数:50W,5min);C、D. 术后 1 个月病灶呈纤维条索样改变,增强扫描未见明显强化;E~H. 术后 6 个月、12 个月、24 个月、48 个月病灶呈纤维条索样改变。疗效评估达到完全消融。

例 2-1-31

【主诉】

胆囊癌术后 4 年余,肝转移、肺转移综合治疗后 2 年余。

【简要病史】

患者男,65 岁。4 年前行"胆囊切除术",术后病理示:中低分化腺癌。术后 9 个月复查肝内多发转移,行 GEMOX 方案(吉西他滨 + 奥沙利铂)化疗 6 周期,疗效 CR。后定期复查,2 年前 CT 示:肝脏 S7 段转移瘤;右肺下叶转移瘤。给予 GEMOX 方案化疗 6 疗程后疗效 SD,对 S7 病灶行肝转移瘤微波消融术治疗。术后复查腹部 CT:肝 S7 低密度灶,考虑治疗后改变。肺转移瘤病灶无明显变化,大小约 0.5cm × 0.5cm。

【消融指征】

胆囊癌术后右肺转移。拒绝外科切除手术。

【治疗及临床随访】

1. **治疗模式** 单纯消融。
2. **术前计划** 消融右下肺病灶,大小约 0.5cm × 0.5cm,患者取俯卧位,穿刺点定位于后正中线右侧旁开 4cm 与第 8 肋间交点,靶皮距约 8.6cm,拟使用 1 根消融天线。
3. **麻醉方式** 局部麻醉。
4. **治疗过程及随访** 见图 2-1-31。

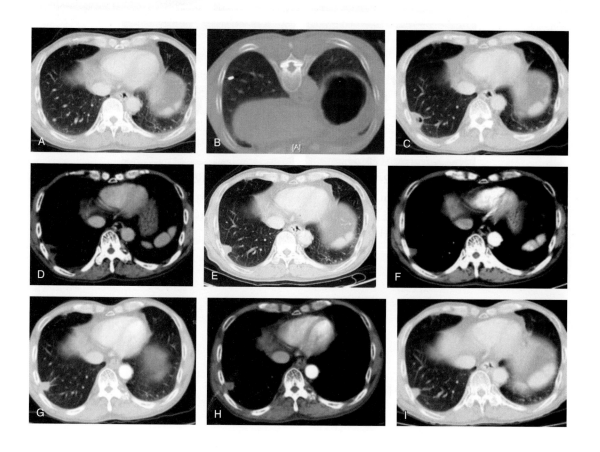

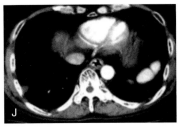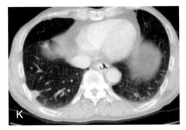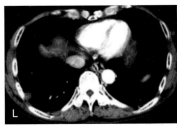

图 2-1-31　单发肺转移瘤治疗过程及随访

A. 病灶位于右肺下叶,大小约 0.5cm×0.5cm;B. 患者取俯卧位,1% 利多卡因局部麻醉,在 CT 引导下将 1 根消融天线逐步穿刺入肿瘤,进行微波消融(消融参数:50W,6min);C、D. 术后 3 个月右下肺见不规则斑片状及纤维索条状阴影,内见液化区,增强扫描未见明显强化;E、F. 术后 6 个月病灶较前稍缩小,增强扫描未见明显强化;G、H. 术后 10 个月,病灶增强扫描未见强化,邻近胸膜增厚、粘连;I~L. 术后 16 个月和 22 个月,病灶增强扫描未见强化。疗效评估达到完全消融。

例 2-1-32

【主诉】

乙状结肠癌术后近 3 年,发现右肺转移 10 天。

【简要病史】

患者男,64 岁。3 年前在全麻 + 连续硬膜外麻醉下行乙状结肠切除术。术后病理:中分化腺癌,ⅢA 期,pT3N1M0。术后 XELOX 方案(奥沙利铂 + 卡培他滨)辅助化疗 8 个周期。10 天前胸部 CT 示:右肺下叶后基底段新发结节,考虑转移。肺功能、心功能、肾功能正常。临床诊断:乙状结肠癌术后肺转移。

【消融指征】

乙状结肠癌术后,右肺下叶后基底段转移,拒绝外科切除手术。

【治疗及临床随访】

1. **治疗模式**　肺转移灶微波消融。
2. **术前计划**　消融前右肺下叶病灶,大小约 1.2cm×0.8cm,患者取俯卧位,穿刺点定位于后正中线右侧旁开 8cm 与第 9 肋间交点,靶皮距 6.5cm,拟使用 1 根微波消融天线。
3. **麻醉方式**　局部麻醉。
4. **治疗过程及随访**　见图 2-1-32。

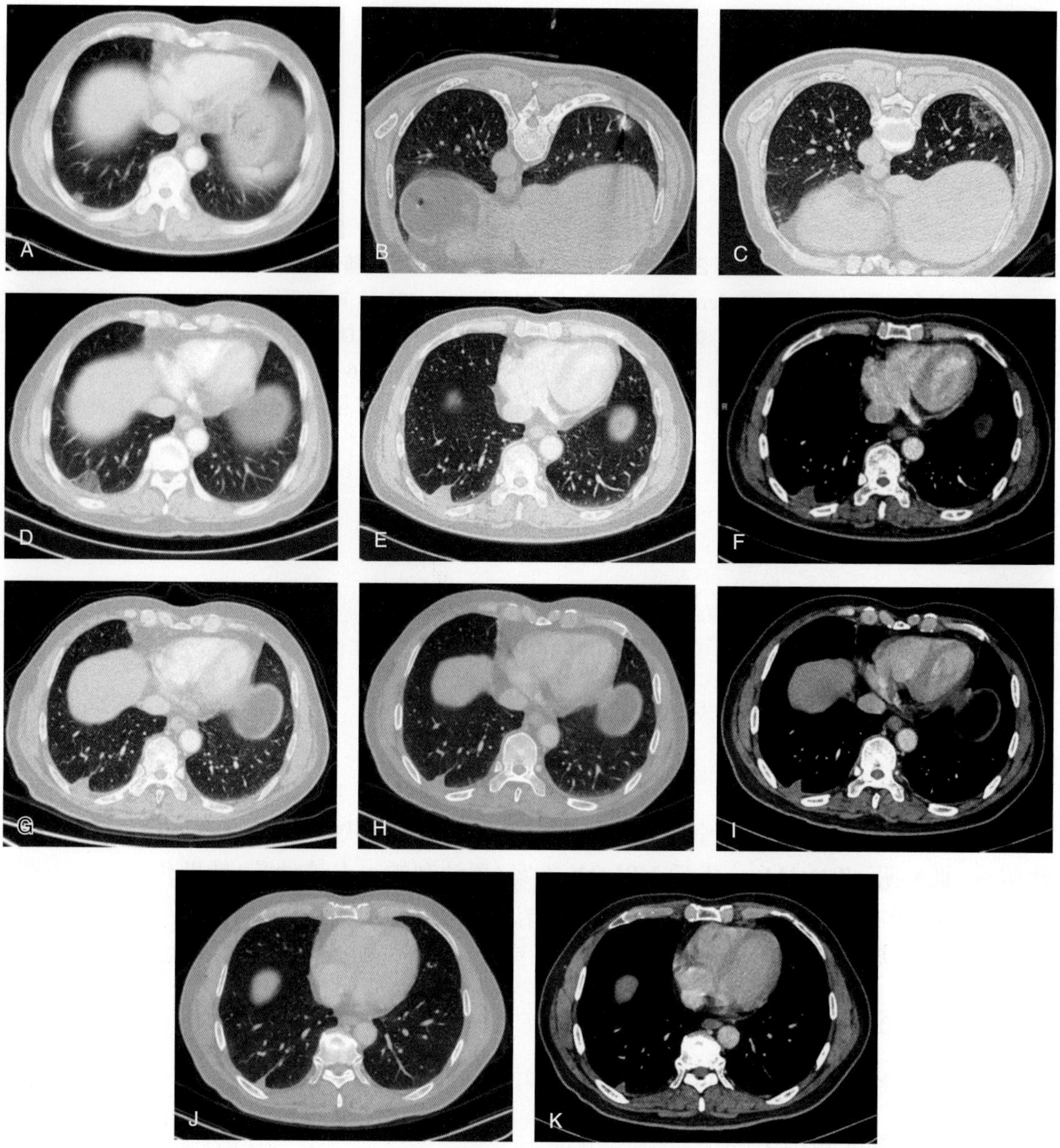

图 2-1-32　单发肺转移瘤治疗过程及随访

A. 消融前定位像,病灶位于右肺下叶,大小约 1.2cm×0.8cm;B. 患者取俯卧位,CT 扫描复核病灶,确定穿刺进针点和进针角度,1% 利多卡因局部麻醉,CT 引导下将 1 根微波消融针分步穿刺进入转移灶,进行单点消融(消融参数:50W,5min);C. 消融后即刻肺窗观察,病灶周围 GGO 完整覆盖原病灶;D. 术后 1 个月病灶呈圆形磨玻璃灶,贴近胸膜;E、F. 术后 3 个月病灶较前略缩小,动脉期病灶呈团块状,无强化;G、术后 6 个月病灶较前缩小,变实;H~K. 术后 14 个月和 18 个月纤维条索进一步吸收缩小,无强化。疗效评估达到完全消融。

例 2-1-33

【主诉】

鼻咽癌放化疗 5 年,发现肺转移 1 年。

【简要病史】

患者男,47 岁。5 年前行右颈部肿块穿刺,病理示:肿瘤细胞分化差,可能为低分化癌。右侧鼻咽活检,病理示:鳞状上皮重度异型增生,癌变。行顺铂 + 多西他赛方案诱导化疗 2 个周期,并予鼻咽原发灶 + 淋巴结放疗,疗效评价 CR,后规律随访。1 年前复查 CT 提示右下肺内基底段新发结节,考虑转移。后定期随访示肺部转移灶逐渐增大。术前肺功能、心功能、肾功能检查正常,肿瘤标志物在正常范围内。临床诊断:鼻咽癌放化疗后肺转移。

【消融指征】

鼻咽癌放化疗后肺单发转移,拒绝外科切除手术。

【治疗及临床随访】

1. **治疗模式** 肺转移灶微波消融。
2. **术前计划** 消融右下肺内基底段病灶,大小约 1.2cm × 1.2cm,患者取仰卧位,穿刺点定位于右侧腋前线与第 6 肋间交点,靶皮距 15cm,拟使用 1 根微波消融天线。
3. **麻醉方式** 局部麻醉。
4. **治疗过程及随访** 见图 2-1-33。

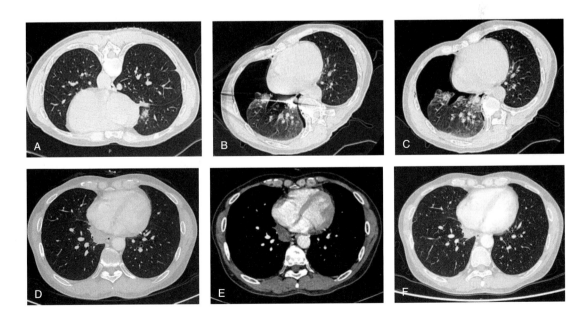

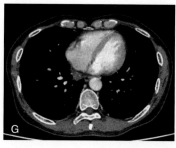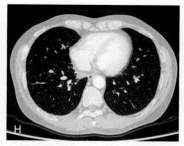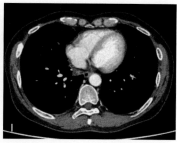

图 2-1-33　单发肺转移瘤治疗过程及随访

A. 消融前即刻 CT,右下肺内基底段转移病灶,大小约 1.2cm×1.2cm;B. 患者取仰卧位,垫高左侧躯干,CT 扫描复核病灶,穿刺前置入胸腔引流管 1 根,注入气体 150ml 建立人工气胸,使病灶穿刺通道避开心脏,确定穿刺进针点和进针角度,1% 利多卡因局部麻醉,CT 引导下将 1 根微波消融针分步穿刺进入转移灶,进行单点消融(消融参数:50W,8min);C. 消融后即刻肺窗观察,病灶周围 GGO 完整覆盖原病灶;D、E. 消融术后 1 个月病灶呈团块状,增强扫描未见强化;F、G. 术后 4 个月病灶范围较前明显缩小,无强化;H、I. 术后 10 个月病灶进一步缩小,增强扫描未见强化。疗效评估达到完全消融。

例 2-1-34

【主诉】

子宫内膜腺癌术后 3 年,发现肺转移 16 个月。

【简要病史】

患者女,68 岁。3 年前因"阴道出血"行子宫内膜癌根治术,病理:子宫内膜腺癌ⅠA 期,术后未予特殊治疗。16 个月前复查胸部 CT 提示:右肺上叶及下叶转移灶。胸腔镜下行右肺上叶切除术 + 右肺下叶楔形切除术,病理:管状腺癌伴坏死,考虑转移。术后给予卡铂 + 紫杉醇化疗 4 个周期。2 个月前复查胸部 CT 提示右下肺小结节较前增大。临床诊断:子宫内膜腺癌术后,肺转移术后。

【消融指征】

子宫内膜腺癌术后、肺转移术后,肺内新发寡转移,无外科手术指征。

【治疗及临床随访】

1. **治疗模式**　肺转移灶微波消融。

2. **术前计划**　消融右肺下叶背段病灶,大小约 0.6cm×0.6cm,患者取俯卧位,穿刺点定位于后正中线右侧旁开 3cm 第 7 肋间,靶皮距 8.0cm,拟使用 1 根微波消融天线。

3. **麻醉方式**　局部麻醉。

4. **治疗过程及随访**　见图 2-1-34。

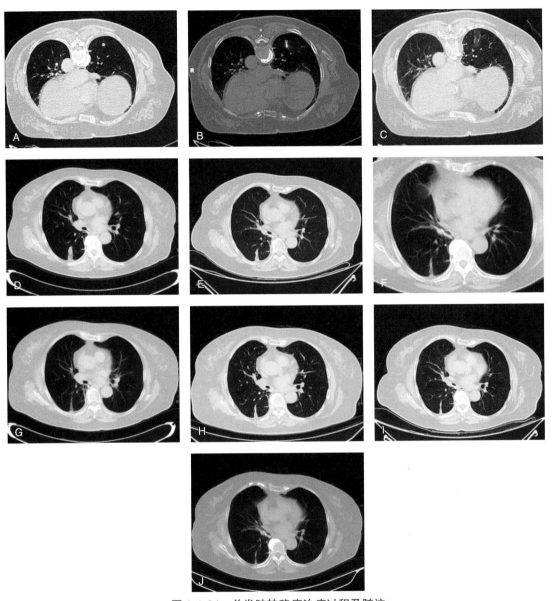

图 2-1-34 单发肺转移瘤治疗过程及随访

A. 消融前定位像,右肺下叶背段转移病灶,大小约 0.6cm×0.6cm;B. 患者取俯卧位,CT 扫描复核病灶,确定穿刺进针点和进针角度,1% 利多卡因局部麻醉,CT 引导下将 1 根微波消融针分步穿刺进入转移瘤,进行单点消融(消融参数:50W,5min);C. 消融后即刻观察,病灶周围 GGO 完整覆盖原病灶;D. 术后 1 个月病灶呈长条形纤维瘢痕,贴近胸膜;E. 术后 3 个月病灶较前吸收缩小呈长条形纤维灶;F. 术后 6 个月病灶仍呈长条形纤维灶;G. 术后 14 个月,病灶较前明显吸收缩小;H. 术后 18 个月病灶稳定;I. 术后 26 个月复查病灶仍呈长条形纤维条索,大小稳定;J. 术后 30 个月复查病灶仍呈稳定长条形纤维条索。疗效评估达到完全消融。

第二节　多发肺转移瘤

肺脏是晚期恶性肿瘤最常见的转移部位。对于肺转移瘤,尤其是多发肺转移瘤的治疗方法主要是全身化疗或联合靶向治疗、免疫治疗等手段,常用的局部治疗方法如外科手术、放疗、SBRT 等在多发肺转移瘤的治疗中使用较少。目前热消融技术,如微波消融治疗转移性肺部恶性肿瘤存在诸多优势,尤其对某些生物学行为良好的肺内转移瘤(如肉瘤、肾癌、结直肠癌、乳腺癌、黑色素瘤和肝细胞癌),微波消融具有创伤小、并发症少、局部疗效好、可多针、多点或多次治疗的特点。针对单侧肺病灶数目 ≤3 个(双侧肺 ≤5 个)、单个转移瘤的最大直径 ≤3cm 且无其他部位转移的患者,可达到完全消融。多发肺转移瘤消融后应与其他全身抗肿瘤治疗手段(如化疗、免疫治疗、分子靶向药物治疗等)联合应用,以期达到延长生存期的目的。

一、单侧多发肺转移瘤

例 2-2-1

【主诉】

右肺腺癌术后 15 个月余,发现右肺多发转移 1 周。

【简要病史】

患者男,46 岁。15 个月前胸腔镜下行右肺中下叶切除 + 淋巴结清扫术,病理示:右肺腺癌。术后分期示:ⅡA 期(pT2bN0M0)。术后行吉西他滨 + 卡铂方案化疗 4 周期。1 周前复查 PET/CT 示:右肺上叶两处结节灶,右侧胸膜结节灶,FDG 代谢增高,考虑转移。既往史:过敏性鼻炎 9 年。肺功能示:中度限制性通气功能障碍;中度弥散功能障碍。心肾功能检查均未见异常。血 CEA 9.67ng/ml。临床诊断:右肺腺癌术后,右肺及右侧胸膜转移。

【消融指征】

右肺癌术后,右肺多发转移。

【治疗及临床随访】

1. **治疗模式**　对 2 个病灶分别进行单纯消融。
2. **术前计划**　①病灶 1(右肺下叶)消融:病灶大小为 1.3cm × 1.2cm,患者取仰卧位,穿刺点定位于前正中线右侧旁开 5.0cm 与第 6 肋间交点,靶皮距为 6.2cm,拟使用 1 根消融天线;②病灶 2(右肺下叶)消融:病灶大小为 1.4cm×1.3cm,患者取仰卧位,穿刺点定位于前正中线右侧旁开 6.0cm 与第 6 肋间交点,靶皮距为 8.2cm,拟使用 1 根消融天线。

3. **麻醉方式**　局部麻醉。

4. **治疗过程及随访**　见图 2-2-1。

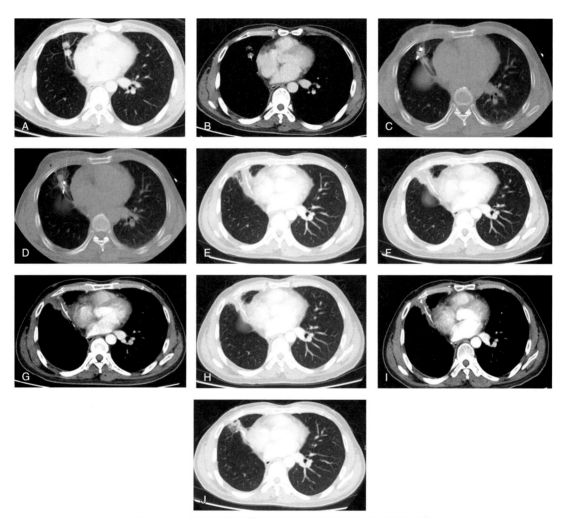

图 2-2-1　单侧多发肺转移瘤微波消融病例治疗过程及随访

A、B. 病灶 1 位于右肺下叶(大小为 1.3cm×1.2cm),病灶 2 位于右肺下叶(大小为 1.4cm×1.3cm);C. 患者取仰卧位,1% 利多卡因局部麻醉,在 CT 引导下将 1 根消融天线分步穿刺入病灶 1,进行微波消融(消融参数:60W,4min);D. 患者取仰卧位,1% 利多卡因局部麻醉,在 CT 引导下将 1 根消融天线分步穿刺入病灶 2,进行微波消融(消融参数:60W,4min);E. 术后 1 个月病灶周围渗出性改变;F、G. 术后 4 个月病灶较前缩小,无异常强化;H、I. 术后 7 个月病灶较前继续缩小,无异常强化;J. 术后 12 个月病灶纤维化并进一步缩小,疗效评估达到完全消融。

例 2-2-2

【主诉】

发现肺及肝转移癌 3 年余。

【简要病史】

患者男,60 岁。3 年前查体时行胸部 CT 检查发现右肺及肝脏多发转移瘤。PET/CT 建议随访。胃镜、肠镜检查未见异常。肝穿刺检查:考虑低分化癌(可疑组织太少,不宜确诊)。后在 B 超引导下行肝转移灶局部微波消融术,术后口服替吉奥治疗 1 个周期,后口服中药 3 个月。2 年前复查肝脏增强 MR 示肝内部分病灶较前略增大,行 CT 引导下肝转移灶局部微波消融术。此后定期复查,本次入院胸腹部增强 CT 提示:右肺转移灶部分较前增大;肝脏多发转移瘤治疗后改变,较前变化不明显。既往史:6 年前行"甲状腺腺瘤手术"。实验室检查:心肺肾功能正常。临床诊断:右肺及肝多发转移癌。

【消融指征】

多发右肺转移瘤(2 个)。

【治疗及临床随访】

1. **治疗模式**　对 2 个病灶分别进行单纯消融。

2. **术前计划**　①病灶 1(右肺上叶)消融:病灶大小 0.8cm × 0.7cm,患者取仰卧位,穿刺点定位于右锁骨中线与第 5 肋间交点,靶皮距 6.4cm,拟使用 1 根消融天线;②病灶 2(位于右肺上叶、病灶 1 左内侧)消融:病灶大小 0.3cm × 0.3cm,患者取仰卧位,穿刺点定位于右锁骨中线与第 5 肋间交点,靶皮距 6.9cm,病灶 1 消融结束后,调整消融天线角度及深度对病灶 2 进行消融。

3. **麻醉方式**　局部麻醉。

4. **治疗过程及随访**　见图 2-2-2。

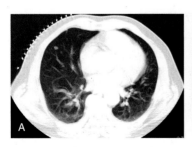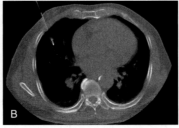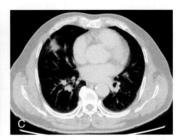

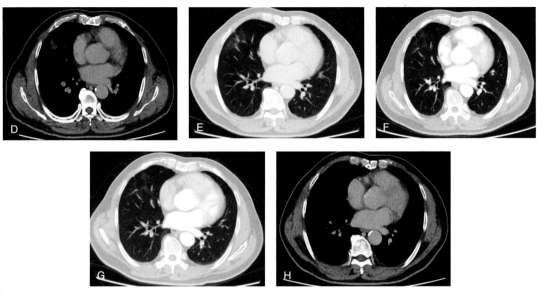

图 2-2-2　单侧肺多发转移瘤微波消融病例治疗过程及随访

A. 病灶 1、2 位于右肺上叶(大小分别为 0.8cm×0.7cm、0.3cm×0.3cm);B. 患者取仰卧位,1% 利多卡因局部麻醉,在 CT 引导下将 1 根消融天线分步穿刺入病灶 1,进行微波消融(消融参数:60W,3min),病灶 1 消融结束后,调整消融天线角度及深度对病灶 2 进行消融(消融参数:60W,2min);C、D. 术后 3 个月病灶周围渗出性改变(病灶较前变大),未见明显强化;E、F. 术后 12 个月病灶缩小并纤维化,未见明显强化;G. 术后 24 个月病灶呈纤维化几乎消失;H. 术后 33 个月病灶纤维化;疗效评估达到完全消融。

例 2-2-3

【主诉】

肺腺癌术后 33 个月,发现左肺结节进行性增大 1 年。

【简要病史】

患者女,71 岁。33 个月前行胸部 CT 检查示左肺上叶占位,排除手术禁忌,在全麻下行"左肺上叶切除 + 左肺下叶背段部分切除 + 系统淋巴结清扫术",术后病理:(左肺上叶)浸润性腺癌。分期为Ⅰb 期(pT2aN0M0)。术后行培美曲塞 + 铂类方案化疗 7 个周期。此后定期复查,本次入院复查胸部 CT 提示左肺下叶结节灶,考虑转移,较前增大。既往史:健康。实验室检查:心肺肾功能正常。临床诊断:左肺浸润性腺癌术后并左肺多发转移。

【消融指征】

左肺浸润性腺癌术后,多发左肺转移瘤(2 个)。

【治疗及临床随访】

1. **治疗模式** 对 2 个病灶分别进行单纯消融。

2. **术前计划** ①病灶 1（左肺下叶）消融：病灶大小为 1.2cm×1.1cm，患者取俯卧位，穿刺点定位于左侧肩胛下角线与第 7 肋间交点，靶皮距 8.4cm，拟使用 1 根消融天线；②病灶 2（左肺下叶）消融：病灶大小为 1.1cm×1.0cm，患者取俯卧位，穿刺点定位后正中线左侧旁开 6.0cm 与第 7 肋间交点，靶皮距 6.5cm，拟使用 1 根消融天线。

3. **麻醉方式** 局部麻醉。

4. **治疗过程及随访** 见图 2-2-3。

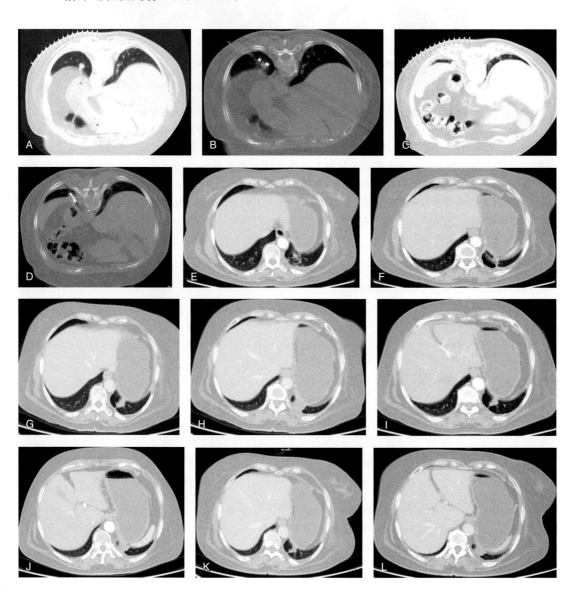

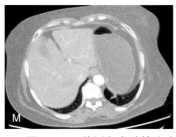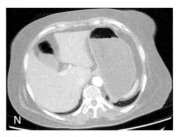

图 2-2-3　单侧多发肺转移瘤微波消融病例治疗过程及随访

A. 病灶 1 位于左肺下叶(大小为 1.2cm×1.1cm);B. 患者取俯卧位,1% 利多卡因局部麻醉,在 CT 引导下将 1 根消融天线分步穿刺入病灶 1,进行微波消融(消融参数:60W,4min);C. 病灶 2 位于左肺下叶(大小为 1.1cm×1.0cm);D. 患者取俯卧位,1% 利多卡因局部麻醉,在 CT 引导下将 1 根消融天线分步穿刺入病灶 2,进行微波消融(消融参数:60W,2min);E、F. 术后 1 个月病灶 1、2 周围渗出性改变(病灶较前变大);G、H. 术后 4 个月病灶 1、2 周围渗出较前吸收;I、J. 术后 7 个月病灶 1、2 较前缩小;K、L. 术后 12 个月病灶 1、2 较前继续缩小并纤维化;M、N. 术后 20 个月病灶 1、2 仍较前缩小并纤维化,疗效评估达到完全消融。

例 2-2-4

【主诉】

胸腺癌术后 1 年余,发现肺转移 1 天。

【简要病史】

患者男,44 岁。1 年前因"胸痛"于当地医院行胸部 CT 发现前纵隔肿物,符合胸腺瘤 CT 表现。排除禁忌,行"前纵隔肿瘤切除术",术后病理:(前纵隔)胸腺鳞状细胞癌 Ⅱ 级。术后行局部放疗。1 天前胸部增强 CT 扫描示:左肺多发结节,考虑转移。既往史:"糖尿病"10 年余,"高血压病"4 年余,10 余年前在当地医院行"包皮环切术"。对"对乙酰水杨酸"过敏。心肺功能及肾功能未见异常。临床诊断:胸腺鳞癌并左肺转移。

【消融指征】

胸腺鳞状细胞癌术后,多发左肺转移瘤(4 个)。

【治疗及临床随访】

1. **治疗模式**　对 4 个病灶分别进行单纯消融。

2. **术前计划**　①病灶 1、3(左肺下叶)消融:病灶大小分别为 0.5cm×0.2cm、0.4cm×0.2cm,患者取俯卧位,穿刺点定位于后正中线左侧旁开 7.0cm 与第 7 肋间交点,靶皮距 6.4cm,两病灶拟共用 1 根消融天线;②病灶 2(左肺下叶)消融:病灶大小 0.9cm×0.6cm,患者取俯卧位,穿刺点定位于后正中线左侧旁开 6.0cm 与第 7 肋间交点,靶皮距 11.2cm,拟使用 1 根消融天线;③病灶 4(左肺下叶)消融:病灶大小 1.0cm×0.7cm,患者取俯卧位,穿刺点定位于后正中线左侧旁开 1.5cm 与第 8 肋间交点，靶皮距 8.1cm，拟使用 1 根消融天线。

3. **麻醉方式** 局部麻醉。

4. **治疗过程及随访** 见图 2-2-4。

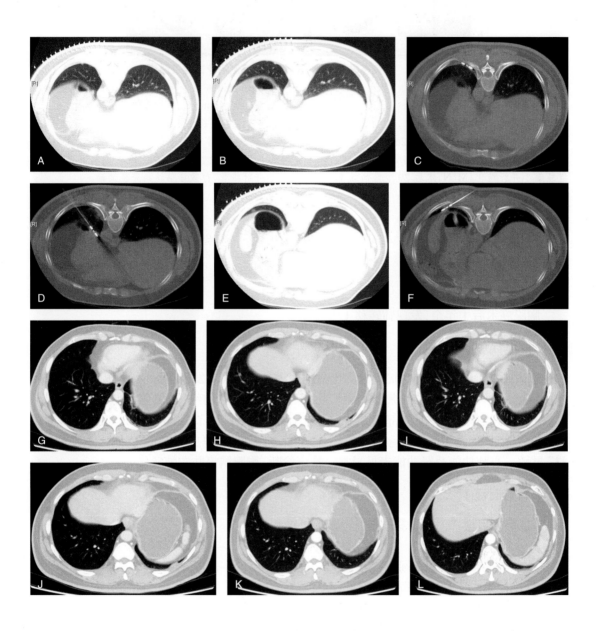

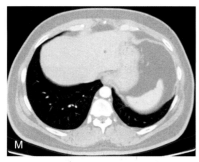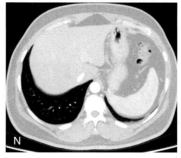

图 2-2-4　单侧多发肺转移瘤微波消融病例治疗过程及随访

A. 病灶 1、2 位于左肺下叶(0.5cm×0.2cm、0.9cm×0.6cm);B. 病灶 3 位于左肺下叶(0.4cm×0.2cm);C、D. 患者取俯卧位,1% 利多卡因局部麻醉,在 CT 引导下将 2 根消融天线分步穿刺入病灶 1~3(病灶 1、3 共用 1 根消融天线),进行微波消融(消融参数均为 60W,2min);E. 病灶 4 位于左肺下叶(1.0cm×0.7cm);F. 患者取俯卧位,1% 利多卡因局部麻醉,在 CT 引导下将 1 根消融天线分步穿刺入病灶 4,进行微波消融(消融参数:60W,1min);G、H. 术后 1 个月病灶 1、3 可见局部胸膜增厚,病灶 2、4 周围渗出性改变(病灶较前变大);I、J. 术后 3 个月病灶 1、3 可见局部胸膜增厚,原病灶消失;病灶 2、4 病灶逐渐变小并纤维化;K、L. 术后 12 个月病灶 1~4 较前缩小并纤维化;M、N. 术后 16 个月病灶 1~4 部分纤维化,几乎消失,疗效评估达到完全消融。

例 2-2-5

【主诉】

右肺腺癌术后 3 年,发现左肺多发转移 1 个月。

【简要病史】

患者男,63 岁。3 年前查体发现右肺上叶类圆形高密度影。排除禁忌,于全麻下行"电视胸腔镜外科手术(video-assisted thoracic surgery,VATS)右肺上叶后段肿物加中叶结节楔形切除术",术后病理:(右肺上叶)浸润性腺癌,术后分期:pT1CN0M0,ⅠA3 期。术后未行放化疗。1 个月前复查胸部 CT 发现左肺多发转移。既往史:健康。实验室检查:心、肺、肾功能正常。临床诊断:右肺腺癌并左肺转移。

【消融指征】

右肺腺癌术后,多发左肺转移瘤(2 个)。

【治疗及临床随访】

1. **治疗模式**　对 2 个病灶分别进行单纯消融。
2. **术前计划**　①病灶 1(左肺上叶)消融:病灶大小为 2.5cm×2.2cm,患者取俯卧位,穿刺点定位于后正中线左侧旁开 3.0cm 与第 4 肋间交点,靶皮距为 10.6cm,拟使用 1 根消融天线;②病灶 2(左肺下叶)消融:病灶大小为 1.9cm×1.7cm,患者取俯卧位,穿刺点定位于左侧腋后线右侧旁开 3.0cm 与第 6 肋间交点,靶皮距 6.9cm,拟使用 1 根消融天线。

3. **麻醉方式**　局部麻醉。

4. **治疗过程及随访**　见图 2-2-5。

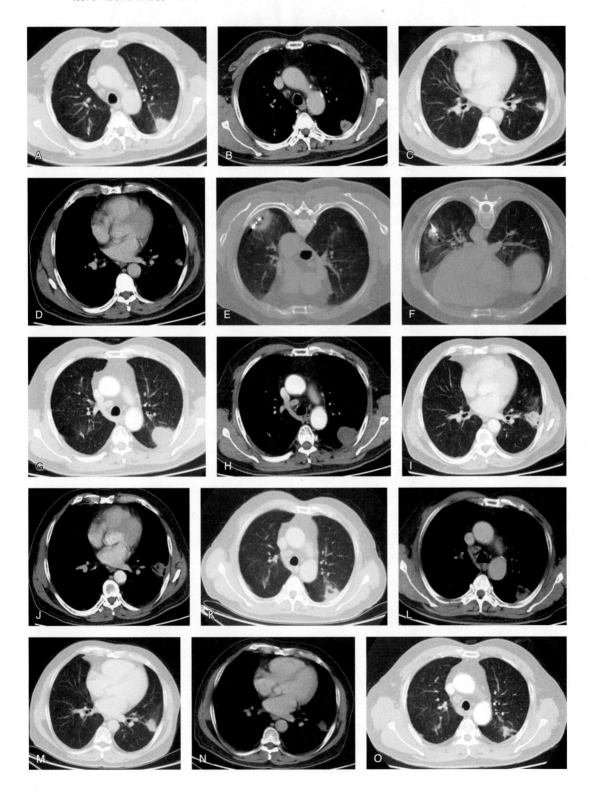

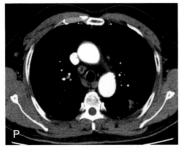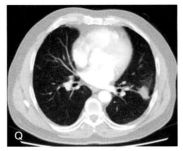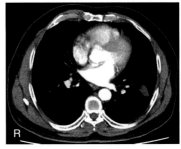

图 2-2-5　单侧多发肺转移瘤微波消融病例治疗过程及随访

A、B. 病灶 1 位于左肺上叶(2.5cm×2.2cm);C、D. 病灶 2 位于左肺下叶(1.9cm×1.7cm);E. 患者取俯卧位,1% 利多卡因局部麻醉,在 CT 引导下将 1 根消融天线分步穿刺入病灶 1,进行微波消融(消融参数为 60W,6.5min);F. 患者取俯卧位,1% 利多卡因局部麻醉,在 CT 引导下将 1 根消融天线分步穿刺入病灶 2,进行微波消融(消融参数:60W,4min);G~J. 术后 1 个月病灶 1、2 可见周围渗出性改变(病灶较前变大),未见明显强化;K~N. 术后 4 个月病灶 1、2 较前缩小,未见明显强化;O~R. 术后 11 个月余病灶 1、2 较前继续缩小并纤维化,未见明显强化。

例 2-2-6

【主诉】

左肺上叶浸润性腺癌术后 19 个月余,放化疗后 14 个月,发现右肺转移 1 个月。

【简要病史】

患者男,55 岁。19 个月前因咳嗽、咳痰于当地医院行胸部增强 CT 扫描,提示左肺上叶后段肿物,增强呈轻度不均匀强化,隆凸下可见肿大淋巴结,考虑肺癌可能性大。排除禁忌,行 "左肺上叶切除 + 系统淋巴结清扫术",术后病理:左肺上叶浸润性腺癌,术后分期:pT1bN2M0,ⅢA 期。*EGFR* 基因检测未见突变。术后行培美曲塞 + 顺铂方案化疗 6 个周期,后开始同步放疗 25 次。本次入院复查胸腹部增强 CT 示:右肺下叶结节灶,考虑转移瘤可能。既往史:"双下肢静脉曲张" 病史 20 余年。实验室检查:心、肺、肾功能正常。临床诊断:左肺腺癌并右肺转移。

【消融指征】

右肺腺癌术后,多发右肺转移瘤(2 个)。

【治疗及临床随访】

1. **治疗模式**　对 2 个病灶分别进行单纯消融。

2. **术前计划**　①病灶 1(右肺中叶)消融:病灶大小为 0.8cm×0.7cm,患者取仰卧位,穿刺点定位于右侧腋前线与第 4 肋间交点,靶皮距为 8.4cm,拟使用 1 根消融天线;②病灶 2(右肺下叶)消融:病灶大小为 1.0cm×0.9cm,患者取仰卧位,穿刺点定位于右侧腋后线与第 5 肋间交点,靶皮距 11.6cm,拟使用 1 根消融天线。

3. **麻醉方式** 局部麻醉。

4. **治疗过程及随访** 见图2-2-6。

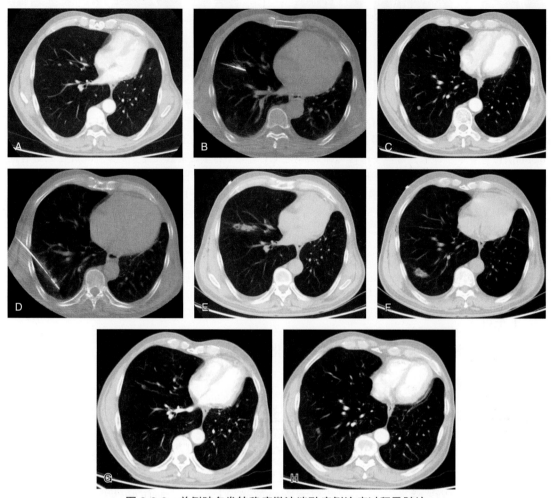

图2-2-6 单侧肺多发转移瘤微波消融病例治疗过程及随访

A. 病灶1位于右肺中叶(0.8cm×0.7cm);B. 患者取仰卧位,1%利多卡因局部麻醉,在CT引导下将1根消融天线分步穿刺入病灶1,进行微波消融(消融参数:60W,4min);C. 病灶2位于右肺下叶(1.0cm×0.9cm);D. 患者取仰卧位,1%利多卡因局部麻醉,在CT引导下将1根消融天线分步穿刺入病灶2,进行微波消融(消融参数:60W,3min);E、F. 术后1个月病灶1、2可见周围渗出性改变(肿瘤较前变大);G、H. 术后34个月病灶1、2较前缩小并纤维化。

例 2-2-7

【主诉】

直肠癌术后2年,发现肺转移1年。

【简要病史】

患者女,51 岁。2 年前确诊为"直肠癌",行直肠癌根治术,术后病理:直肠腺癌(中度分化),浸润溃疡型。术后分期:T3N2M0,ⅢC 期。术后予奥沙利铂＋氟尿嘧啶化疗 4 个周期。1 年前复查胸部 CT 见右肺上叶 2 个病灶,考虑"直肠癌肺转移"。行"奥沙利铂＋卡培他滨"方案化疗 2 个周期。现复查胸部 CT 示肺内病灶较前增大。既往史:"阵发性室上性心动过速"10 余年。血糖类抗原 19-9∶70U/ml(升高),心、肺、肾功能正常。临床诊断:直肠癌并右肺转移。

【消融指征】

直肠癌术后,多发右肺转移瘤(2 个)。

【治疗及临床随访】

1. **治疗模式**　对 2 个病灶分别进行单纯消融。
2. **术前计划**　①病灶 1(右肺上叶前段)消融:病灶大小为 2.0cm×1.2cm,患者取仰卧位,穿刺点定位于右侧锁骨中线与第 2 肋间交点,靶皮距为 10.0cm,拟使用 1 根消融天线;②病灶 2(右肺上叶后段)消融:病灶大小为 0.7cm×0.6cm,患者取仰卧位,穿刺点定位于右侧腋中线与第 4 肋间交点,靶皮距 10.0cm,拟使用 1 根消融天线。
3. **麻醉方式**　局部麻醉。
4. **治疗过程及随访**　见图 2-2-7。

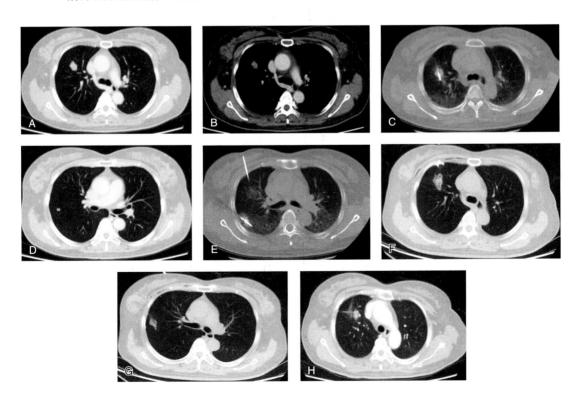

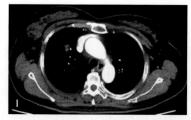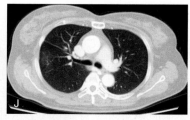

图 2-2-7　单侧肺多发转移瘤微波消融病例治疗过程及随访

A、B. 病灶 1 位于右肺上叶(2.0cm×1.2cm);C. 患者取仰卧位,1% 利多卡因局部麻醉,在 CT 引导下将 1 根消融天线分步穿刺入病灶 1,进行微波消融(消融参数:60W,4.5min);D. 病灶 2 位于右肺上叶后段(0.7cm×0.6cm);E. 患者取仰卧位,1% 利多卡因局部麻醉,在 CT 引导下将 1 根消融天线分步穿刺入病灶 2,进行微波消融(消融参数:60W,3min);F、G. 术后 1 个月病灶 1、2 可见周围渗出性改变(肿瘤较前变大);H~J. 术后 14 个月病灶 1、2 较前缩小并纤维化,病灶 1 未见明显强化。

例 2-2-8

【主诉】

左上肺癌术后 1 年余,左下肺转移 4 个月。

【简要病史】

患者男,50 岁。1 年前因"胸闷"于当地医院复查胸部 CT 示:左肺上叶舌段占位,后于全麻下行"左肺上叶切除术 + 淋巴结活检术",术中见左侧脏、壁胸膜散发小结节,考虑转移可能。术后病理:肺腺癌。未行基因检测。术后 1 个月余开始口服吉非替尼治疗。4 个月前复查胸部 CT 发现左肺转移。既往史:健康。心、肺、肾功能正常。临床诊断:左肺腺癌术后并左肺多发转移。

【消融指征】

左肺腺癌术后,多发左肺转移瘤(2 个)。

【治疗及临床随访】

1. **治疗模式**　对 2 个病灶分别进行单纯消融。

2. **术前计划**　①病灶 1(左肺下叶)消融:病灶大小为 1.7cm×1.6cm,患者取右侧半卧位,穿刺点定位于左侧腋前线与第 4 肋间交点,靶皮距为 10.0cm,拟使用 1 根消融天线;②病灶 2(左肺下叶)消融:病灶大小为 0.6cm×0.5cm,患者取右侧半卧位,穿刺点定位于左侧腋前线与第 5 肋间交点,靶皮距 6.9cm,拟使用 1 根消融天线;③术后 12 个月病灶 1 可见肿瘤存活,遂对其进行第 2 次微波消融:病灶大小为 2.0cm×1.5cm,患者取仰卧位,穿刺点定位于左侧腋前线与第 4 肋间交点,靶皮距 11.6cm,拟使用 1 根消融天线。

3. **麻醉方式**　局部麻醉。

4. **治疗过程及随访**　见图 2-2-8。

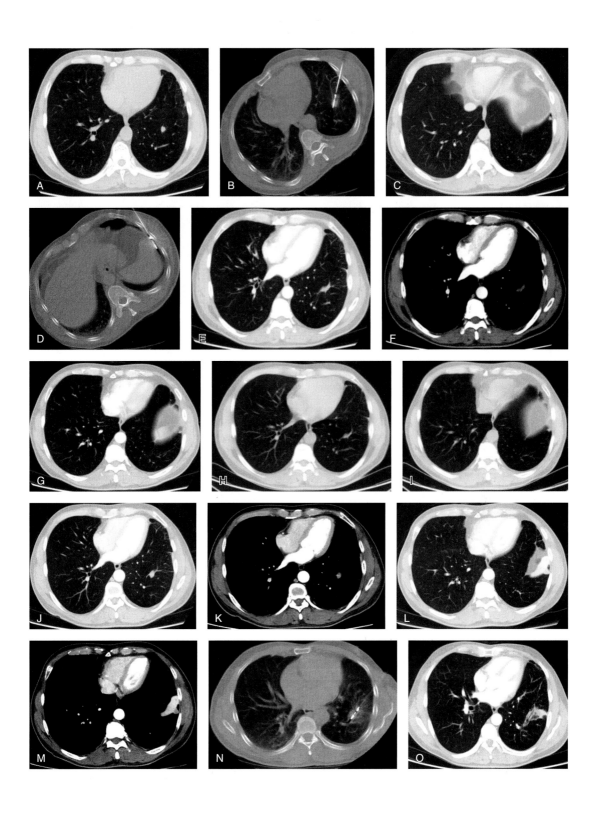

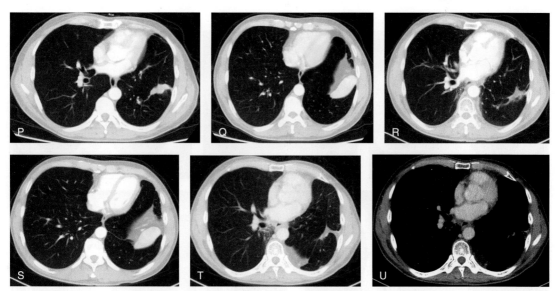

图 2-2-8　单侧肺多发转移瘤微波消融病例治疗过程及随访

A. 病灶 1 位于左肺下叶(1.7cm×1.6cm);B. 患者取右侧半卧位,1% 利多卡因局部麻醉,在 CT 引导下将 1 根消融天线分步穿刺入病灶 1,进行微波消融(消融参数:60W,4min);C. 病灶 2 位于左肺下叶(0.6cm×0.5cm);D. 患者取右侧半卧位,1% 利多卡因局部麻醉,在 CT 引导下将 1 根消融天线分步穿刺入病灶 2,进行微波消融(消融参数:60W,3min);E~G. 术后 2 个月病灶 1、2 可见周围渗出性改变(肿瘤较前变大),病灶 1 未见明显强化;H、I. 术后 6 个月病灶 1、2 较前缩小并纤维化;J~M. 术后 12 个月病灶 1 较前增大,可见轻度强化;病灶 2 较前略增大但未见明显强化;N. 对病灶 1 行第 2 次微波消融,患者取仰卧位,1% 利多卡因局部麻醉,在 CT 引导下将 1 根消融天线分步穿刺入病灶 1,进行微波消融(消融参数:60W,6min);O. 病灶 1 第 2 次消融术后 1 个月可见周围渗出性改变(肿瘤较前变大);P、Q. 病灶 1 第 2 次消融术后 6 个月可见病灶缩小并纤维化,病灶 2 消融术后 18 个月消失;R、S. 病灶 1 第 2 次消融术后 12 个月继续缩小并进一步纤维化,病灶 1 消融术后 24 个月未显示;T、U. 病灶 1 第 2 次消融术后 24 个月进一步缩小并纤维化。

例 2-2-9

【主诉】

直肠癌术后 4 年,发现右肺转移 8 个月。

【简要病史】

患者男,69 岁。4 年前因"脓血便伴左下腹部隐痛 3 个月余"入住当地医院,诊断为"直肠癌",并在该院行"直肠癌根治术",术后病理"直肠腺癌"。术后予"奥沙利铂 + 卡培他滨"化疗 4 个周期,未予局部放疗。8 个月前复查发现右肺转移,行"右肺转移灶射波刀治疗",后规律复查病情稳定。现 PET/CT 检查发现右肺转移灶仍有活性。既往史:体健。心、肺、肾功能正常。临床诊断:直肠癌术后,右肺转移。

【消融指征】

直肠癌术后,多发右肺转移瘤(2 个)。

【治疗及临床随访】

1. **治疗模式** 对 2 个病灶分别进行单纯消融。

2. **术前计划** ①病灶 1(右肺下叶)消融:病灶大小为 3.2cm×3.0cm,患者取俯卧位,穿刺点定位于右侧肩胛下角线与第 7 肋间交点,靶皮距为 12.3cm,拟使用 1 根消融天线;②病灶 2(右肺下叶)消融:病灶大小为 3.0cm×2.7cm,患者取俯卧位,穿刺点定位于右侧肩胛下角线右侧旁开 3.0cm 与第 8 肋间交点,靶皮距 10.8cm,拟使用 1 根消融天线。

3. **麻醉方式** 局部麻醉。

4. **治疗过程及随访** 见图 2-2-9。

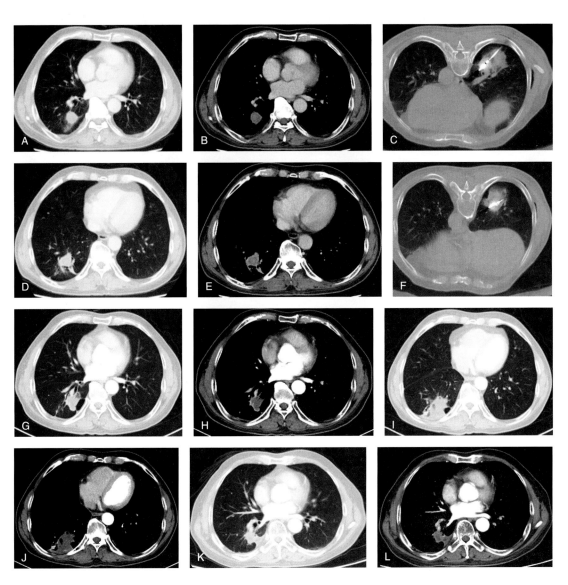

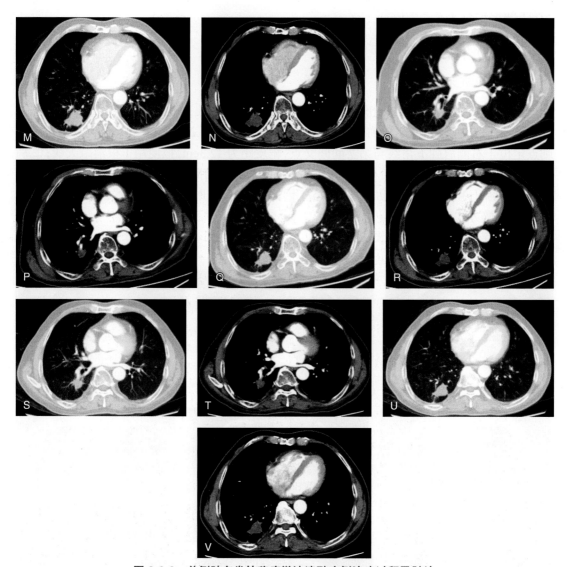

图 2-2-9　单侧肺多发转移瘤微波消融病例治疗过程及随访

A、B. 病灶 1 位于右肺下叶（3.2cm×3.0cm），轻度强化；C. 患者取俯卧位，1% 利多卡因局部麻醉，在 CT 引导下将 1 根消融天线分步穿刺入病灶 1，进行微波消融（消融参数：65W，11.5min）；D、E. 病灶 2 位于右肺下叶（3.0cm×2.7cm），可见局部强化；F. 患者取俯卧位，1% 利多卡因局部麻醉，在 CT 引导下将 1 根消融天线分步穿刺入病灶 2，进行微波消融（消融参数：65W，15min）；G~J. 术后 1 个月病灶 1、2 可见周围渗出性改变（病灶较前变大），未见明显强化；K~N. 术后 6 个月病灶 1、2 较前缩小并纤维化，未见明确强化；O~R. 术后 12 个月病灶 1、2 较前继续缩小并进一步纤维化，未见明显强化；S~V. 术后 17 个月病灶 1、2 较前继续缩小并进一步纤维化，未见明确强化。

例 2-2-10

【主诉】

确诊原发性肝癌 1.5 年,发现肺转移 1 周。

【简要病史】

患者女,70 岁。1.5 年前无明显原因出现上腹胀痛,于当地医院行腹部超声检查发现:肝内低回声结节。同时复查胸腹部 CT 示:左肺内结节;肝内多发结节灶,符合肝癌 CT 表现。既往史:"高血压病" 3 年,"慢性乙型病毒性肝炎" 30 余年,"颈椎病" 30 年余,"腰椎间盘突出症" 10 年,"胃息肉内镜切除术" 后 5 年。诊断为原发性肝癌,后行 CT 引导下原发性肝癌局部微波消融术治疗 2 次,术后口服阿帕替尼靶向治疗。现复查胸部 CT 及肝脏 MRI 发现左肺结节较前增大,考虑为转移灶。血甲胎蛋白异质体 10.55ng/ml、异常凝血酶原 - Ⅱ 116.00ng/ml,心、肺、肾功能正常。临床诊断:原发性肝癌并左肺转移。

【消融指征】

原发性肝癌,多发左肺转移瘤(2 个)。

【治疗及临床随访】

1. **治疗模式**　对 2 个病灶分别进行单纯消融。

2. **术前计划**　①病灶 1(左肺上叶)消融:病灶大小为 0.3cm×0.2cm,患者取仰卧位,穿刺点定位于左侧腋前线右侧旁开 4cm 与第 3 肋间交点,靶皮距 6.8cm,拟使用 1 根消融天线;②病灶 2(左肺下叶)消融:病灶大小为 0.7cm×0.6cm,患者取仰卧位,穿刺点定位于左侧腋前线与第 8 肋间交点,靶皮距 8.4cm,拟使用 1 根消融天线。

3. **麻醉方式**　局部麻醉。

4. **治疗过程及随访**　见图 2-2-10。

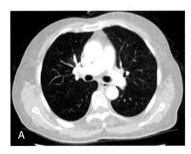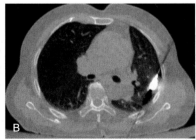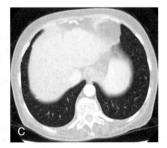

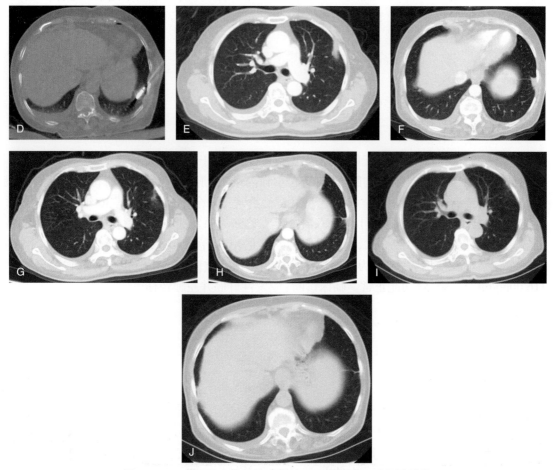

图 2-2-10　单侧肺多发转移瘤微波消融病例治疗过程及随访

A. 病灶 1 位于左肺上叶(0.3cm×0.2cm);B. 患者取仰卧位,1%利多卡因局部麻醉,在 CT 引导下将 1 根消融天线分步穿刺入病灶 1,进行微波消融(消融参数:65W,2.5min);C. 病灶 2 位于左肺下叶(0.7cm×0.6cm);D. 患者取俯卧位,1%利多卡因局部麻醉,在 CT 引导下将 1 根消融天线分步穿刺入病灶 2,进行微波消融(消融参数:65W,5min);E、F. 术后 2 个月病灶 1、2 可见周围渗出性改变(病灶较前变大);G、H. 术后 8 个月病灶 1、2 较前缩小并纤维化;I、J. 术后 16 个月病灶 1、2 较前继续缩小并进一步纤维化。

例 2-2-11

【主诉】

左肺癌术后 9 个月。

【简要病史】

患者男,58 岁。9 个月前查体行胸部 CT 示:左肺占位,左肺癌可能。后全麻下行左肺上叶切除（肺动脉成型）＋淋巴结清扫术，术后病理：肉瘤样癌。术后予紫杉醇脂质体＋铂类药物化疗 4 个周期。现复查胸部增强 CT 提示：左下肺一处结节较前增大，另有一处新发结节，考虑转移可能。既往史："高血压病" 20 年、"糖尿病" 20 年。心、肺、肾功能正常。临床诊断：左肺癌术后，左肺转移。

【消融指征】

左肺癌术后，多发左肺转移瘤（2 个）。

【治疗及临床随访】

1. **治疗模式**　对 2 个病灶分别进行单纯消融。
2. **术前计划**　①病灶 1（左肺下叶）消融：病灶大小为 0.7cm×0.6cm，患者取俯卧位，穿刺点定位于后正中线左侧旁开约 2.0cm 与第 6 肋间交点，靶皮距为 12.3cm，拟使用 1 根消融天线；②病灶 2（左肺下叶）消融：病灶大小为 0.3cm×0.2cm，患者取俯卧位，穿刺点定位于后正中线左侧旁开 5.0cm 与第 8 肋间交点，靶皮距 13.0cm，拟使用 1 根消融天线。
3. **麻醉方式**　局部麻醉。
4. **治疗过程及随访**　见图 2-2-11。

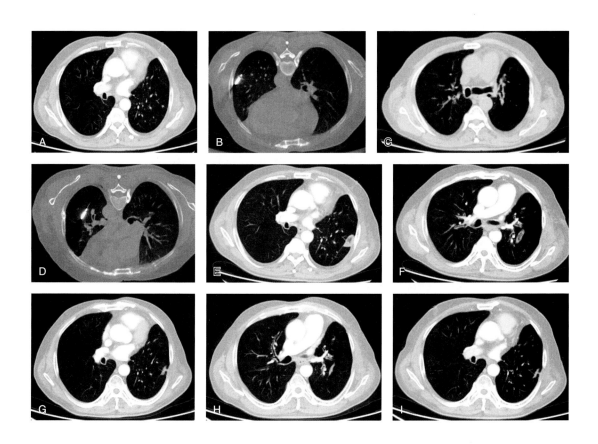

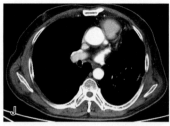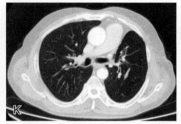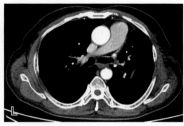

图 2-2-11 单侧肺多发转移瘤微波消融病例治疗过程及随访

A. 病灶 1 位于左肺下叶(0.7cm×0.6cm);B. 患者取仰卧位,1% 利多卡因局部麻醉,在 CT 引导下将 1 根消融天线分步穿刺入病灶 1,进行微波消融(消融参数:50W,3min);C. 病灶 2 位于左肺下叶(0.3cm×0.2cm);D. 患者取俯卧位,1% 利多卡因局部麻醉,在 CT 引导下将 1 根消融天线分步穿刺入病灶 2,进行微波消融(消融参数:50W,3min);E、F. 术后 1 个月病灶 1、2 可见周围渗出性改变(病灶较前变大);G、H. 术后 6 个月病灶 1、2 较前缩小并纤维化;I~L. 术后 10 个月病灶 1、2 较前继续缩小并进一步纤维化,无明显强化。

例 2-2-12

【主诉】

左肺腺癌局部微波消融术后 2 年。

【简要病史】

患者女,55 岁。2 年前无意发现胸前区肿物,于当地医院行胸部 CT 示:胸骨上端占位,肺多发占位,上腹 CT 示左肾上腺结节灶,不除外转移。行右锁骨上淋巴结活检病理:(右锁骨上)淋巴结内腺癌转移,考虑肺部来源。排除禁忌后行 CT 引导下左肺腺癌局部微波消融术,术后行培美曲塞 + 奈达铂方案化疗 6 个周期。1 年前因"颅脑转移"行颅脑转移瘤放疗 23 次。后给予培美曲塞 + 铂类药物化疗 6 个周期,并行胸骨转移灶放疗。现复查胸腹部 CT 后提示右肺多发转移灶较前增大。既往史:体健。心、肺、肾功能正常。临床诊断:左肺腺癌Ⅳ期(右锁骨上淋巴结转移;左肺门淋巴结转移;右肺转移;胸骨及左侧第 1 肋骨转移;脑多发转移)。

【消融指征】

左肺腺癌并多发右肺转移瘤(4 个)。

【治疗及临床随访】

1. **治疗模式** 对 4 个病灶分别进行单纯消融。
2. **术前计划** ①病灶 1、2(右肺)消融:病灶大小分别为 0.6cm×0.5cm、1.1cm×1.0cm,患者取左侧半卧位,穿刺点定位于右锁骨中线与第 3 肋间交点,先对病灶 1 进行消融,随后调整天线角度、深度后,对病灶 2 进行消融,靶皮距分别为 8.2cm、14.0cm,两病灶拟共用 1 根消融天线;②病灶 3(右肺)消融:病灶大小为 0.6cm×0.5cm,患者取左侧半卧位,穿刺点定位于右侧腋前线与第 5 肋间交点,靶皮距 8.8cm,拟使用 1 根消融天线;③病灶 4(右肺)消融:病灶大小为 1.0cm×0.9cm,患者取左侧半卧位,穿刺点定位于右侧腋后线与第 7 肋间交点,靶皮距 8.0cm,拟使用 1 根消融天线。

3. **麻醉方式**　局部麻醉。

4. **治疗过程及随访**　见图 2-2-12。

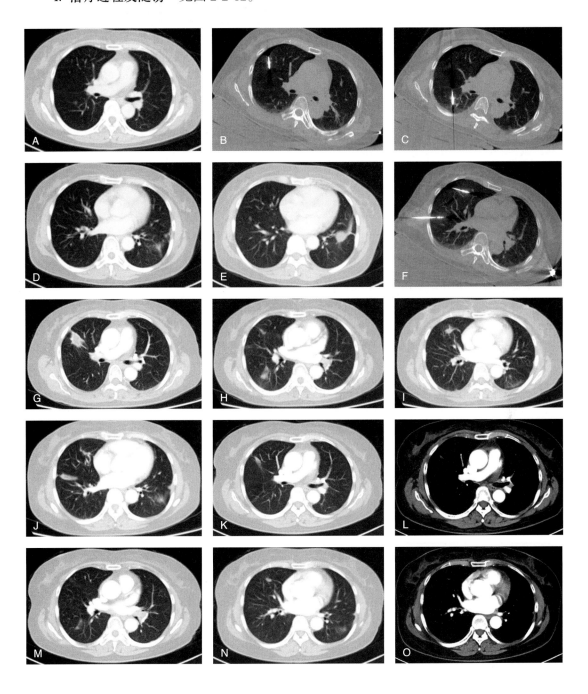

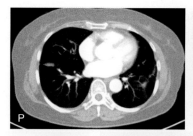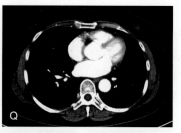

图 2-2-12　单侧肺多发转移瘤微波消融病例治疗过程及随访

A.病灶 1、2 位于右侧肺(0.6cm×0.5cm、1.1cm×1.0cm);B、C.患者取左侧半卧位,1% 利多卡因局部麻醉,在 CT 引导下将 1 根消融天线分步穿刺入病灶 1、2,进行微波消融(消融参数:65W,2min;65W,3min);D.病灶 3 位于右肺上叶(0.6cm×0.5cm);E.病灶 4 位于右肺下叶(1.0cm×0.9cm);F.患者取左侧半卧位,1% 利多卡因局部麻醉,在 CT 引导下分别将 1 根消融天线分步穿刺入病灶 3、4,进行微波消融(消融参数:65W,3min;65W,4min);G~J.术后 2 个月病灶 1~4 可见周围渗出性改变(病灶较前变大);K~Q.术后 10 个月病灶 1~4 较前缩小并纤维化;未见明显强化。

例 2-2-13

【主诉】

子宫内膜癌术后 8 年,查体发现右肺占位 2 个月。

【简要病史】

患者女,74 岁。8 年前因"子宫内膜癌"在当地医院行全子宫切除术,术后病理及分期不详。术后未予放化疗。2 个月前查体时行胸部 CT 检查发现右肺中、下叶多发结节灶,符合肿瘤 CT 表现;结合病史,考虑子宫内膜癌肺转移可能性大。既往史:"糖尿病"病史 20 余年,"高血压病"病史 4 年余。实验室检查:轻度通气功能障碍,中度弥散功能障碍;心、肾功能正常。临床诊断:子宫内膜癌右肺转移;子宫内膜癌术后。

【消融指征】

子宫内膜癌术后,多发右肺转移瘤(2 个)。

【治疗及临床随访】

1. **治疗模式**　对 2 个病灶分别进行单纯消融,消融前对病灶 1 进行活检。
2. **术前计划**　①病灶 1(右肺中叶)消融:病灶大小为 1.5cm×1.3cm,患者取仰卧位,穿刺点定位于右侧锁骨中线与第 4 肋间交点,靶皮距 5.8cm,拟使用 1 根消融天线;②病灶 2(右肺下叶)消融:病灶大小为 1.0cm×0.8cm,患者取仰卧位,穿刺点定位于右侧腋中线与第 6 肋间交点,靶皮距 14.7cm,拟使用 1 根消融天线;③术后 48 个月病灶 1、2 可见局部复发,遂对其进行第 2 次消融,病灶 1(右肺中叶)消融:病灶大小为 2.5cm×2.3cm,患者取左侧半卧位,穿刺点 1 定位于右侧锁骨中线与第 4 肋间交点,靶皮距为 6.7cm,穿刺点 2 定位于第 1 点外侧 2cm,靶皮距为 7.2cm,拟使用 2 根消融天线;④病灶 2(右肺下叶)消融:病灶大小为

1.3cm×1.2cm,患者取左侧半卧位,穿刺点定位于右侧锁骨中线与第 6 肋间交点,靶皮距为 8.7cm,拟使用 1 根消融天线。

3. **麻醉方式** 局部麻醉。

4. **治疗过程及随访** 见图 2-2-13。患者第 1 次消融术后予 TP 方案化疗 3 个周期;第 2 次消融术后予 TP 方案化疗 3 个周期。

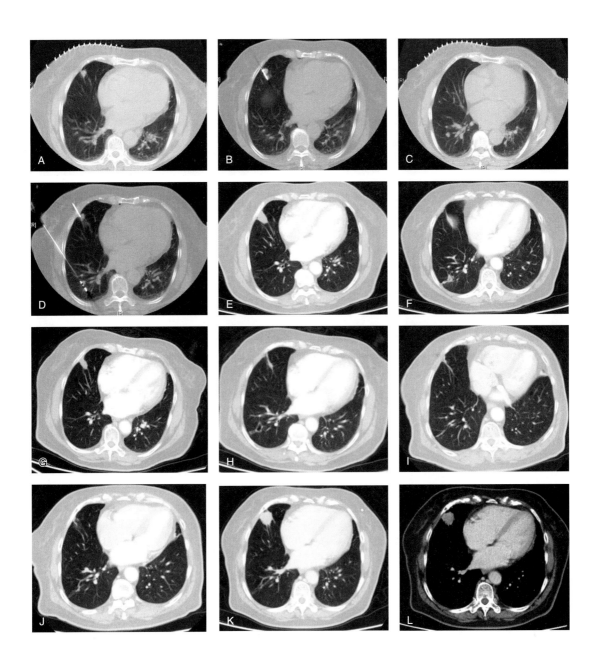

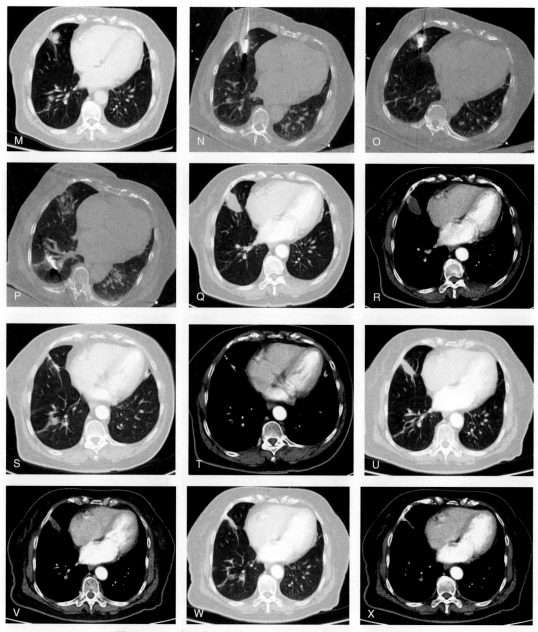

图 2-2-13　单侧肺多发转移瘤微波消融病例治疗过程及随访

A. 病灶 1 位于右肺中叶(1.5cm×1.3cm);B. 患者取仰卧位,1% 利多卡因局部麻醉,在 CT 引导下将 1 根消融天线分步穿刺入病灶 1,进行微波消融(消融参数:70W,4.0min);C. 病灶 2 位于右肺下叶(1.0cm×0.8cm);D. 患者取仰卧位,1% 利多卡因局部麻醉,在 CT 引导下将 1 根消融天线分步穿刺入病灶 2,进行微波消融(消融参数:70W,3.5min);E、F. 术后 1 个月病灶 1、2 可见周围渗出性改变(病灶较前变大);G、H. 术后 4 个月病灶 1 较前缩小并纤维化;病灶 2 局部呈空洞改变;I、J. 术后 20 个月病灶 1、2 较前继续缩小并进一步纤维化;K~M. 术后 48 个月病灶 1、2 局部复发,较前增大,病灶 1 可见强化;N、O. 患者取左侧半卧位,1% 利多卡因局部麻醉,在 CT 引导下将 2 根消融天线分步穿刺入病灶 1,进行微波消融(消融参数:50W,7.5min;50W,8.0min);P. 患者取左侧半卧位,1% 利多卡因局部麻醉,在 CT 引导下将 1 根消融天线分步穿刺入病灶 2,进行微波消融(消融参数:50W,5.0min);Q~T. 第 2 次消融术后 3 个月病灶 1、2 可见周围渗出性改变(病灶较前变大),无明显强化;U~X. 第 2 次消融术后 13 个月病灶 1、2 较前缩小并纤维化,无明显强化。

例 2-2-14

【主诉】

甲状腺癌术后 7 个月余,放疗后 6 个月余,咳嗽咳痰 6 个月。

【简要病史】

患者女,63 岁。7 个月余前无意间发现左侧颈部肿物,就诊于当地医院行甲状腺 B 超示:甲状腺左侧叶低回声团块,癌不除外。在全麻下行左侧甲状腺癌根治术。术后病理:(左)甲状腺未分化癌。分期:pT1N1M0,Ⅲ 期。术后予以甲状腺放疗(DT50Gy/25f)。6 个月前出现咳嗽咳痰,复查胸部 CT 发现右肺多发转移。既往史:体健。心、肺、肾功能正常。临床诊断:甲状腺癌术后并右肺转移。

【消融指征】

甲状腺癌术后,多发右肺转移瘤(2 个)。

【治疗及临床随访】

1. **治疗模式**　对 2 个病灶分别进行单纯消融。

2. **术前计划**　①病灶 1(右肺中叶)消融:病灶大小为 2.2cm×1.5cm,患者取仰卧位,穿刺点定位于前正中线右侧旁开约 5.0cm 与第 3 肋间交点,靶皮距为 13.1cm,拟使用 1 根消融天线;②病灶 2(右肺下叶)消融:病灶大小为 1.0cm×1.0cm,患者取仰卧位,穿刺点定位于右腋前线与第 8 肋间交点,靶皮距为 13.4cm,拟使用 1 根消融天线。

3. **麻醉方式**　局部麻醉。

4. **治疗过程及随访**　见图 2-2-14。

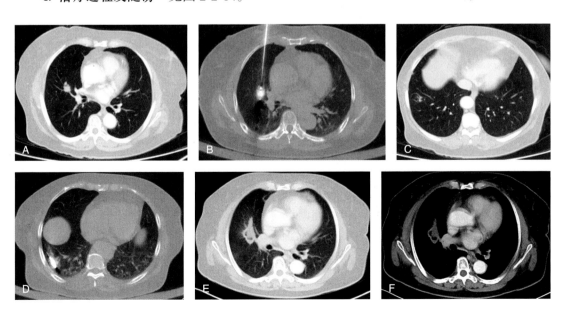

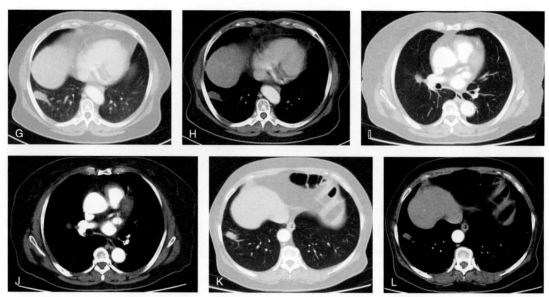

图 2-2-14   单侧肺多发转移瘤微波消融病例治疗过程及随访

A. 病灶 1 位于右肺中叶（2.2cm×1.5cm）；B. 患者取仰卧位，1% 利多卡因局部麻醉，在 CT 引导下将 1 根消融天线分步穿刺入病灶 1，进行微波消融（消融参数：50W，7.0min）；C. 病灶 2 位于右肺下叶（1.0cm×1.0cm）；D. 患者取仰卧位，1% 利多卡因局部麻醉，在 CT 引导下将 1 根消融天线分步穿刺入病灶 2，进行微波消融（消融参数：40W，5.0min）；E~H. 术后 1 个月病灶 1、2 可见周围渗出性改变（病灶较前变大），未见明显强化；I~L. 消融术后 8 个月病灶 1、2 较前缩小并纤维化，无明显强化。

例 2-2-15

【主诉】

确诊右肺腺癌 4 年余，右肺癌局部微波消融术后 3 年余。

【简要病史】

患者女，56 岁。4 年前因"咳嗽""咳痰"于当地医院行胸部增强 CT：符合右肺癌并纵隔、右肺门多发淋巴结转移 CT 表现。行右肺肿物穿刺活检，病理示：低分化腺癌。基因检测：*EGFR* 外显子 20 突变。后给予 TP 方案化疗 4 个周期，后续行培美曲塞单药维持化疗 8 个周期。3 年前出现左肺多发转移，评价疗效为 PD，给予 4 个周期 GP 方案化疗。2.5 年前行 CT 引导下右肺癌局部微波消融术，评价疗效为完全消融。术后口服替吉奥 + 吉非替尼治疗。1 年前复查后评价疗效为 SD，遂予替吉奥 + 阿帕替尼治疗。复查后评价疗效为 SD，后给予培美曲塞 + 奈达铂化疗 4 个周期。因Ⅳ度骨髓抑制，后改行单药培美曲塞化疗 2 个周期。既往史："高血压病""冠状动脉粥样硬化性心脏病"1 年，曾行经皮冠脉介入术（percutaneous coronary intervention，PCI）治疗；曾行"甲状腺结节"切除术。本次入院复查胸腹部增强 CT 提示：左肺转移灶部分较前增大。心、肺、肾功能正常。临床诊断：右肺腺癌并左肺转移。

【消融指征】

右肺腺癌,多发左肺转移瘤(3 个)。

【治疗及临床随访】

1. **治疗模式**　对 3 个病灶分别进行单纯消融。

2. **术前计划**　①病灶 1(左肺下叶)消融:病灶大小为 1.4cm×1.3cm,患者取俯卧位,穿刺点定位于后正中线左侧旁开约 4.0cm 与第 8 肋间交点,靶皮距为 12.1cm,拟使用 1 根消融天线;②病灶 2(左肺下叶)消融:病灶大小为 1.4cm×1.3cm,患者取俯卧位,穿刺点定位于后正中线左侧旁开约 6.0cm 与第 11 肋间交点,靶皮距 7.7cm,拟使用 1 根消融天线;③病灶 3(左肺下叶胸膜下)消融:病灶大小为 1.0cm×0.8cm,患者取俯卧位,穿刺点定位于后正中线左侧旁开 1.0cm 与第 11 肋间交点,靶皮距 7.7cm,拟使用 1 根消融天线。

3. **麻醉方式**　局部麻醉。

4. **治疗过程及随访**　见图 2-2-15。

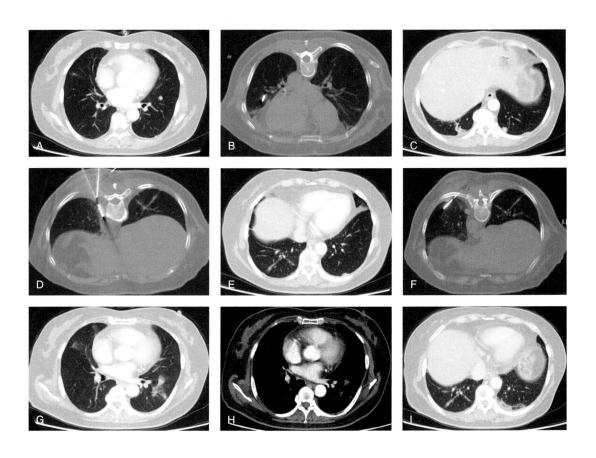

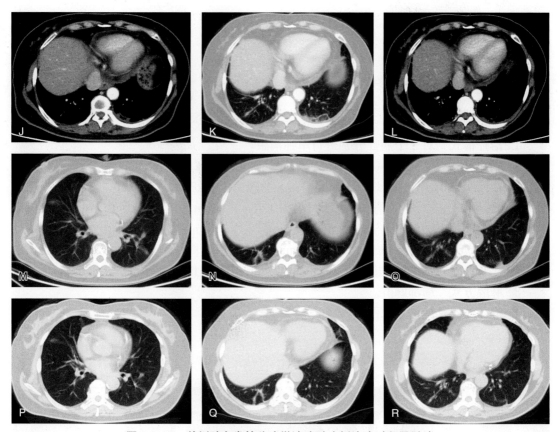

图 2-2-15　单侧肺多发转移瘤微波消融病例治疗过程及随访

A. 病灶 1 位于左肺下叶(1.4cm×1.3cm);B. 患者取俯卧位,1% 利多卡因局部麻醉,在 CT 引导下将 1 根消融天线分步穿刺入病灶 1,进行微波消融(消融参数:40 W,5.0min);C. 病灶 2 位于左肺下叶(1.4cm×1.3cm);D. 患者取俯卧位,1% 利多卡因局部麻醉,在 CT 引导下将 1 根消融天线分步穿刺入病灶 2,进行微波消融(消融参数:40W,4.0min);E. 病灶 3 位于左肺下叶胸膜下(1.0cm×0.8cm);F. 患者取俯卧位,1% 利多卡因局部麻醉,在 CT 引导下将 1 根消融天线分步穿刺入病灶 3,进行微波消融(消融参数:40W,6.5min);G~L. 术后 1 个月病灶 1~3 可见周围渗出性改变(病灶较前变大),未见明显强化;M~O. 消融术后 3 个月病灶 1~3 较前缩小并纤维化,部分胸膜增厚;P~R. 消融术后 9 个月病灶 1~3 较前继续缩小并进一步纤维化,部分胸膜增厚较前减轻。

例 2-2-16

【主诉】

右乳浸润性导管癌术后 2 年,发现右肺转移 26 天。

【简要病史】

患者女,64 岁。2 年前发现右乳肿物,当地医院行钼靶提示"右乳肿块并钙化(BI-RADS 5)",后行"右乳肿物、象限切除术 + 右乳癌改良根治术",术后病理示:(右侧)乳腺浸润性导管癌。病理分期为 pT1cN2aM0,ⅢA 期。后行 AC(蒽环类 + 环磷酰胺)序贯 T(紫衫类)方案化疗 8 个周期,化疗期间曾行局部放疗 25 次。患者病理免疫组化检测示:ER-、PR-、Her-2 2+。Fish 检测示 Her-2 阳性,未行曲妥珠单抗治疗。26 天前复查 CT 发现右肺转移。既往史:"高血压病"病史 10 余年。实验室检查:心、肺、肾功能正常。临床诊断:右侧乳腺癌术后并右肺转移。

【消融指征】

右侧乳腺癌术后,多发右肺转移瘤(2 个)。

【治疗及临床随访】

1. **治疗模式**　对 2 个病灶分别进行单纯消融。
2. **术前计划**　①病灶 1(右肺上叶)消融:病灶大小为 0.7cm×0.6cm,患者取右侧卧位,穿刺点定位于后正中线右侧旁开 5.0cm 与第 4 肋间交点,靶皮距为 11.5cm,拟使用 1 根消融天线;②病灶 2(右肺中叶)消融:病灶大小为 0.9cm×0.8cm,患者取仰卧位,穿刺点定位于右侧锁骨中线与第 4 肋间交点,靶皮距 8.8cm,拟使用 1 根消融天线。
3. **麻醉方式**　局部麻醉。
4. **治疗过程及随访**　见图 2-2-16。

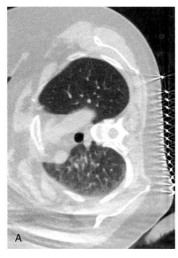
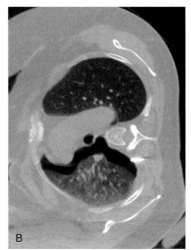
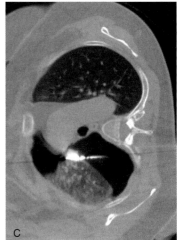
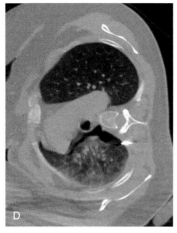
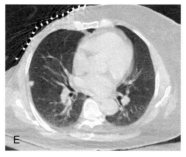
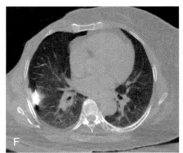

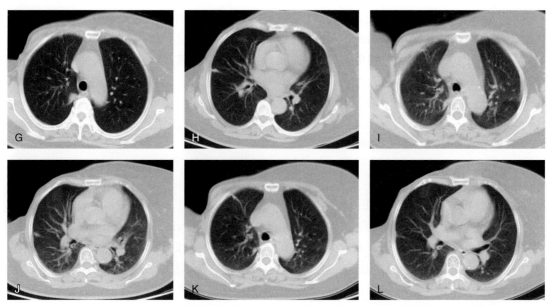

图 2-2-16　单侧肺多发转移瘤微波消融病例治疗过程及随访

A. 病灶 1 位于右肺上叶纵隔胸膜旁（0.7cm×0.6cm）；B. 患者取右侧卧位，1% 利多卡因局部麻醉，消融前在 CT 引导下将导引针逐步穿刺入胸腔，行人工气胸操作：胸腔注入气体量约 400ml；C. 患者取右侧卧位，1% 利多卡因局部麻醉，在 CT 引导下将 1 根消融天线分步穿刺入病灶 1，进行微波消融（消融参数：40W，8.0min）；D. 病灶 1 消融后即刻利用导引针抽取胸腔气体；E. 病灶 2 位于右肺中叶（0.9cm×0.8cm）；F. 患者取仰卧位，1% 利多卡因局部麻醉，在 CT 引导下将 1 根消融天线分步穿刺入病灶 2，进行微波消融（消融参数：40W，5.0min）；G、H. 术后 1 个月病灶 1、2 可见周围渗出性改变（病灶较前变大）；I、J. 消融术后 3 个月病灶 1、2 较前缩小并纤维化；K、L. 消融术后 8 个月病灶 1、2 较前继续缩小并进一步纤维化。

例 2-2-17

【主诉】

乙状结肠癌伴肝、双肺转移综合治疗后 3 年余。

【简要病史】

患者女，62 岁。3 年前因"下腹胀痛"就诊，肠镜检查示"乙状结肠癌"，病理为腺癌，行 PET/CT 检查示：①中上段乙状结肠肠壁不规则增厚，高代谢，符合肠癌，肠旁多发稍高代谢结节灶，考虑转移；②腹主动脉旁、左侧髂血管旁多发淋巴结转移；③肝右后叶上段及下段转移癌，肝右后叶上段局部包膜高代谢，考虑转移；④左肺上叶、右肺下叶多发转移瘤。诊断为"乙状结肠癌伴淋巴结、肝、双侧多发肺转移瘤"，先后行术前化疗、外科切除术。术后病理：溃疡型中分化腺癌。术后另行双肺转移癌、肝转移癌射频消融。本次复查 CT 发现：右肺下叶 1 个（2.1cm×1.6cm）、右肺上叶 2 个（1.6cm×1.3cm、0.8cm×0.6cm）类圆形转移病灶，血 CEA：37.32ng/ml。

【消融指征】

乙状结肠癌伴肝、肺转移综合治疗后，多发右肺转移瘤（3 个）。

【治疗及临床随访】

1. **治疗模式**　对 3 个病灶分别进行消融联合系统治疗。

2. **术前计划**　①病灶 1（右肺下叶）消融：病灶大小 2.1cm×1.6cm，患者取俯卧位，穿刺点定位于右侧肩胛下角线内侧 2.0cm 与第 7 肋间交点，靶皮距 8.1cm，拟使用 1 根消融天线；②病灶 1 消融后 1 个月患者无不适及并发症，对病灶 2、3（右肺上叶）消融：右肺上叶 2 个病灶，大小分别为 1.6cm×1.3cm、0.8cm×0.6cm，患者取仰卧位，穿刺点分别定位于右侧锁骨中线内 1.0cm、3.0cm 与第 2 肋间交点，靶皮距分别为 7.5cm、8.5cm，拟各使用 1 根消融天线。

3. **麻醉方式**　局部麻醉。

4. **治疗过程及随访**　见图 2-2-17。

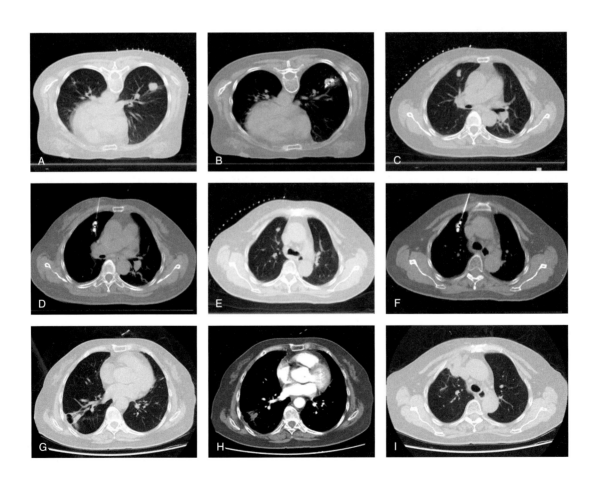

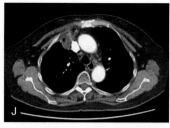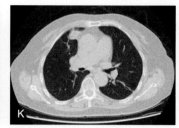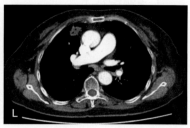

图 2-2-17　单侧肺多发转移瘤微波消融病例治疗过程及随访

A. 病灶 1 位于右肺下叶(2.1cm×1.6cm);B. 患者取俯卧位,1% 利多卡因局部麻醉,在 CT 引导下将 1 根消融天线分步穿刺入肿瘤,进行微波消融(消融参数:60W,5.0min);C. 病灶 2 位于右肺上叶,大小为 1.6cm×1.3cm;D. 患者取仰卧位,1% 利多卡因局部麻醉,在 CT 引导下将 1 根消融天线分步穿刺入病灶 2,进行微波消融(消融参数:50W,4.0min);E. 病灶 3 位于右肺上叶,大小为 0.8cm×0.6cm;F. 在 CT 引导下将 1 根消融天线分步穿刺入病灶 3,进行微波消融(消融参数:50W,4.0min);G~L. 术后 2 个月,病灶 2、3 周围渗出性改变,病灶范围较前变大,病灶 1~3 增强未见明显强化,疗效评估达到完全消融。

例 2-2-18

【主诉】

膀胱癌术后 3 年,肺转移 1 年半。

【简要病史】

患者女,65 岁。3 年前因"膀胱癌"经尿道行膀胱肿瘤切除术,术后病理:非浸润性低级别尿路上皮癌。1 个月后在全麻下再次行"尿道膀胱镜检查+输尿管镜检查术+左肾盂癌根治术",术后病理:左肾肾盂浸润性尿路上皮癌,高级别,肿瘤大小 2.5cm×1.5cm×1cm,术后给予膀胱灌注化疗。34 个月前在全麻下行经尿道膀胱肿瘤电切术+膀胱镜检查术+尿道外口扩张成形术。1 个月后在全麻下行膀胱癌根治术+回肠膀胱术+盆腔粘连松解术。术中见:膀胱侧壁后壁见多发菜花样病变,膀胱左侧与盆壁粘连较重。2 年前胸部 CT 复查提示:右肺多发结节,转移可能。后行吉西他滨+卡铂方案化疗 4 个周期,复查胸部 CT 提示:右肺多发转移结节较前进一步增大。肺功能检查及实验室检查:肺功能轻度弥散功能障碍,心功能、肝肾功能正常;肿瘤标志物:CA199 87.2ng/ml。临床诊断:膀胱癌术后肺转移。

【消融指征】

膀胱癌术后并右肺多发转移(2 个)。

【治疗及临床随访】

1. **治疗模式**　CT 引导下右肺转移灶微波消融术。

2. **术前计划**　①病灶 1 位于右肺下叶,大小约 3.0cm×3.0cm,患者取仰卧位,穿刺点定位于右锁骨中线外侧 2.0cm 与第 5 肋间交点,靶皮距 9.5cm,拟使用 1 根微波消融天线;

②病灶 2 位于右肺上叶,大小约 2.5cm×3.0cm,患者取仰卧位,穿刺点定位于前正中线右侧旁开 2.0cm 与第 3 肋间交点,靶皮距 5.5cm,拟使用 1 根微波消融天线。

3. **麻醉方式**　局部麻醉。

4. **治疗过程及随访**　见图 2-2-18。

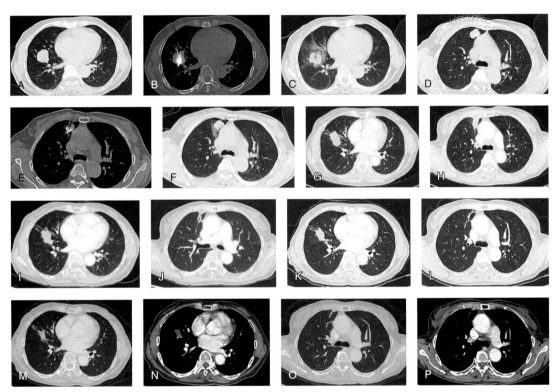

图 2-2-18　单侧肺多发转移瘤微波消融病例治疗过程及随访

A. 病灶 1 位于右肺下叶,大小约 3.0cm×3.0cm;B. 患者取仰卧位,1% 利多卡因局部麻醉,CT 引导下将 1 根微波消融针分步穿刺进入病灶 1,进行消融(消融参数:60W,10min);C. 消融后即刻观察病灶 1 周围 GGO 完整覆盖原病灶;D. 病灶 2 位于右肺上叶,大小约 2.5cm×3.0cm;E. 患者取仰卧位,1% 利多卡因局部麻醉,CT 引导下将 1 根微波消融针分步穿刺进入病灶 2,进行消融(消融参数:60W,10min);F. 消融后即刻观察病灶 2 周围 GGO 覆盖原病灶,贴近心脏部分 GGO 覆盖范围不理想;G. 病灶 1 消融术后 4 个月病灶呈长椭圆形纤维瘢痕;H. 病灶 2 消融术后 2 个月病灶呈长条形纤维瘢痕;I. 病灶 1 消融术后 8 个月纤维瘢痕病灶较前明显吸收缩小;J. 病灶 2 消融术后 6 个月病灶长条形纤维瘢痕较前明显吸收缩小;K. 病灶 1 消融术后 1 年纤维瘢痕病灶较前进一步缩小;L. 病灶 2 消融术后 10 个月纤维瘢痕已不明显;M、N. 病灶 1 消融术后 1 年 9 个月,纤维瘢痕进一步缩小,动脉期未见强化;O、P. 病灶 2 消融术后 1 年 7 个月,纤维瘢痕基本完全吸收,动脉期未见强化。疗效评估达到完全消融。

二、双侧多发肺转移瘤

例 2-2-19

【主诉】

右肾癌根治术后 9 个月。

【简要病史】

患者男,69 岁。9 个月前行腹部超声发现右肾占位,考虑为肾癌,遂行 "腹腔镜右肾癌根治术"。术后病理:(右肾)透明细胞性肾细胞癌。术后 1 个月复查胸腹部 CT 增强扫描发现双侧多发肺转移瘤。既往史:"高血压病" 5 年。临床诊断:右肾癌术后并双肺转移。实验室检查:心、肺、肾功能正常。

【消融指征】

右肾癌术后,双侧多发肺转移瘤(5 个)。

【治疗及临床随访】

1. **治疗模式**　对 5 个病灶分别进行单纯消融。
2. **术前计划**　①病灶 1(右肺上叶)消融:病灶大小为 1.6cm×1.5cm,患者取俯卧位,穿刺点定位于后正中线右侧旁开 6.0cm 与第 4 肋间交点,靶皮距为 9.8cm,拟使用 1 根消融天线;②病灶 2(右肺上叶胸膜下)消融:病灶大小为 1.5cm×1.5cm,患者取俯卧位,穿刺点定位于后正中线右侧旁开 5.5cm 与第 6 肋间交点,靶皮距为 9.3cm,拟使用 1 根消融天线;③病灶 3(右肺下叶)消融:病灶大小为 1.5cm×1.5cm,患者取俯卧位,穿刺点定位于后正中线右侧旁开 6.0cm 与第 7 肋间交点,靶皮距为 6.8cm,拟使用 1 根消融天线;④术后 2 个月针对病灶 4、5 进行消融,病灶 4(左肺上叶)消融:病灶大小为 1.0cm×0.9cm,患者取俯卧位,穿刺点定位于左锁骨中线左侧旁开约 5.0cm 与第 5 肋间交点,靶皮距为 8.5cm,拟使用 1 根消融天线;⑤ 病灶 5(左肺下叶)消融:病灶大小为 0.4cm×0.5cm,患者取俯卧位,穿刺点定位于后正中线左侧旁开 3.0cm 与第 10 肋间交点,靶皮距 9.6cm,拟使用 1 根消融天线。
3. **麻醉方式**　局部麻醉。
4. **治疗过程及随访**　见图 2-2-19。

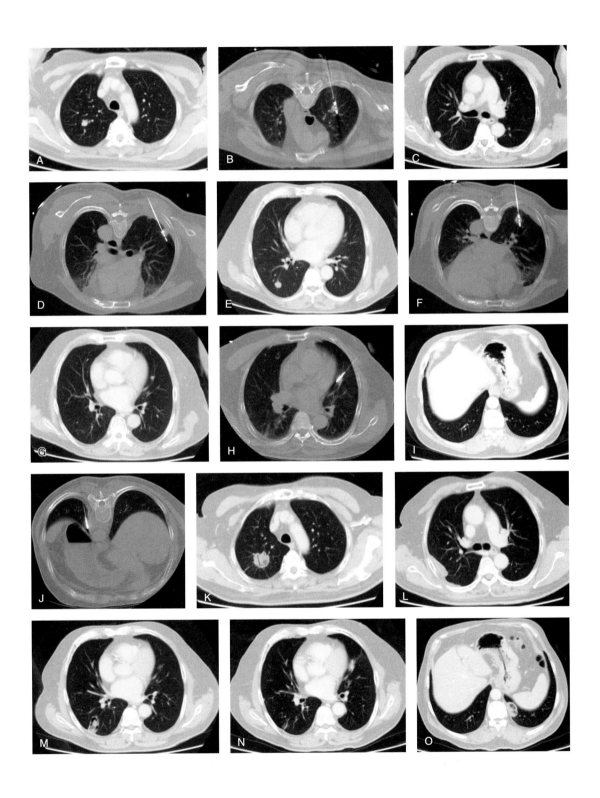

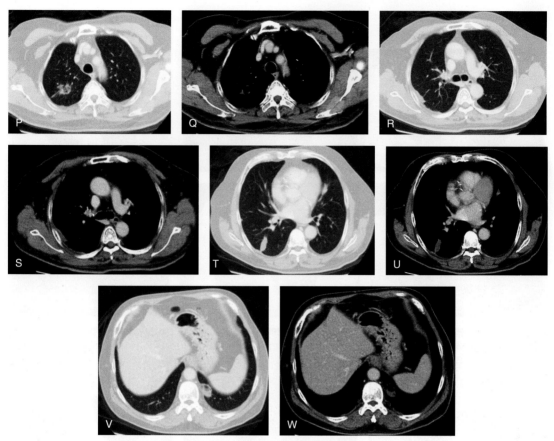

图 2-2-19　双侧肺多发转移瘤微波消融病例治疗过程及随访

A. 病灶 1 位于右肺上叶(1.6cm×1.5cm);B. 患者取俯卧位,1% 利多卡因局部麻醉,在 CT 引导下将 1 根消融天线分步穿刺入病灶 1,进行微波消融(消融参数:60W,5.0min);C. 病灶 2 位于右肺上叶(1.5cm×1.5cm);D. 患者取俯卧位,1% 利多卡因局部麻醉,在 CT 引导下将 1 根消融天线分步穿刺入病灶 2,进行微波消融(消融参数:60W,5.0min);E. 病灶 3 位于右肺下叶(1.5cm×1.5cm);F. 患者取俯卧位,1% 利多卡因局部麻醉,在 CT 引导下将 1 根消融天线分步穿刺入病灶 3,进行微波消融(消融参数:60W,3.5min);G. 病灶 4 位于左肺上叶(1.0cm×0.9cm);H. 患者取仰卧位,1% 利多卡因局部麻醉,在 CT 引导下将 1 根消融天线分步穿刺入病灶 4,进行微波消融(消融参数:60W,3.5min);I. 病灶 5 位于左肺下叶(0.5cm×0.4cm);J. 患者取俯卧位,1% 利多卡因局部麻醉,在 CT 引导下将 1 根消融天线分步穿刺入病灶 5,进行微波消融(消融参数:60W,3.0min);K~O. 术后 1 个月病灶 1~5 可见周围渗出性改变(肿瘤较前变大);P~U. 消融术后 8 个月病灶 1~3 较前缩小并纤维化,未见强化;V、W. 消融术后 6 个月病灶 4、5 较前继续缩小并进一步纤维化,纵隔窗未见强化。

例 2-2-20

【主诉】

回盲部腺癌术后半年,查体发现双侧多发肺转移瘤 6 天。

【简要病史】

患者女,64岁。半年前因"转移性右下腹疼痛"入住普外科,诊断为急性阑尾炎,在硬膜外麻醉下行急诊手术。术中探查:回盲部见一 4cm×4cm×3cm 大小质硬肿物,部分已穿透浆膜。术中诊断为回盲部肿瘤,遂改行右半结肠切除术。术后病理:回盲部溃疡型中分化腺癌。术后病理分期:pT3N0M0,ⅡA 期。术后未行化疗。6 天前复查示双侧多发肺转移瘤。既往史:"中耳炎"及"眩晕"3 年余。心、肺、肾功能正常。临床诊断:回盲部腺癌术后并双侧多发肺转移瘤。

【消融指征】

回盲部腺癌术后,双侧多发肺转移瘤(5 个)。

【治疗及临床随访】

1. **治疗模式** 对 5 个病灶分别进行单纯消融。

2. **术前计划** ①病灶 1、2(左肺上叶)消融:病灶大小分别为 0.8cm×0.7cm、0.7cm×0.7cm,患者取仰卧位,穿刺点定位于前正中线左侧旁开 4.5cm 与第 4 肋间交点,靶皮距 8.5cm,拟使用 1 根消融天线;②消融术后 14 天,患者无明显并发症,遂针对右肺转移灶进行消融,病灶 3(右肺上叶)消融:病灶大小为 1.4cm×1.2cm,患者取仰卧位,穿刺点定位于后正中线右侧旁开 4.5cm 与第 3 肋间交点,靶皮距为 7.6cm,拟使用 1 根消融天线;③病灶 4(右肺上叶)消融:病灶大小为 1.2cm×1.2cm,患者取俯卧位,穿刺点定位于后正中线右侧旁开 3.5cm 与第 5 肋间交点,靶皮距 8.8cm,拟使用 1 根消融天线;④病灶 5(右肺尖)消融:病灶大小为 0.6cm×0.7cm,患者取俯卧位,穿刺点定位于后正中线右侧旁开 2.0cm 与第 2 肋间交点,靶皮距 8.5cm,拟使用 1 根消融天线。

3. **麻醉方式** 局部麻醉。

4. **治疗过程及随访** 见图 2-2-20。

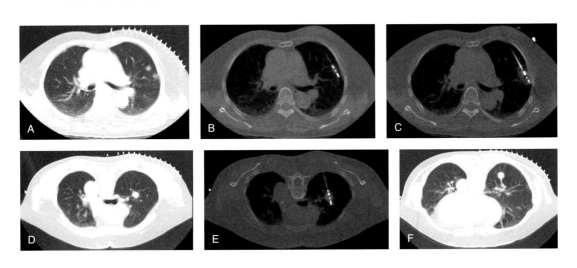

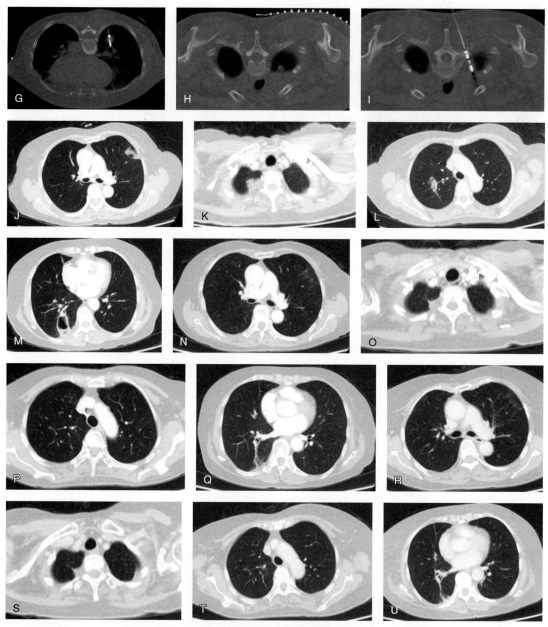

图 2-2-20　双侧肺多发转移瘤微波消融病例治疗过程及随访

A. 病灶 1、2 位于左肺上叶（0.8cm×0.7cm，0.7cm×0.7cm）；B. 患者取仰卧位，1% 利多卡因局部麻醉，在 CT 引导下将 1 根消融天线分步穿刺入病灶 1，进行微波消融（消融参数：70W，3.5min）；C. 调整消融天线方向及深度针对病灶 2 进行消融（消融参数：70W，3.0min）；D. 病灶 3 位于右肺上叶（1.4cm×1.2cm）；E. 患者取俯卧位，1% 利多卡因局部麻醉，在 CT 引导下将 1 根消融天线分步穿刺入病灶 3，进行微波消融（消融参数：70W，5.0min）；F. 病灶 4 位于右肺上叶（1.2cm×1.2cm）；G. 患者取俯卧位，1% 利多卡因局部麻醉，在 CT 引导下将 1 根消融天线分步穿刺入病灶 4，进行微波消融（消融参数：70W，5.0min）；H. 病灶 5 位于右肺尖（0.6cm×0.7cm）；I. 患者取俯卧位，1% 利多卡因局部麻醉，在 CT 引导下将 1 根消融天线分步穿刺入病灶 5，进行微波消融（消融参数：70W，4.0min）；J~L. 术后 1 个月病灶 1~4 可见周围渗出性改变（病灶较前变大），病灶 5 可见局部空洞形成；M~Q. 术后 12 个月病灶 1~5 较前明显缩小并纤维化；R~U. 消融术后 26 个月病灶 1~5 较前继续缩小并进一步纤维化。

例 2-2-21

【主诉】

直肠癌术后 5 年。

【简要病史】

患者男,54 岁。5 年前因"便血"行肠镜检查,病理示:(直乙交界处黏膜)腺癌。排除禁忌,在全麻下行"腹腔镜直肠癌根治术",术后病理示:(直肠)溃疡型腺癌。分期为 pT4aN1aM0,ⅢB 期。术后行 FOLFOX 方案化疗 6 个周期,4.5 年前复查发现肝转移,此后针对肝转移灶行 3 次 CT 引导下局部微波消融术,术后予 FOLFIRI 方案化疗及贝伐珠单抗靶向治疗。2.5 年前复查 PET/CT 提示:双肺多发结节伴 FDG 代谢轻度增高,考虑为肿瘤双肺转移;肝脏转移性 FDG 代谢未见明显异常,较前无明显变化。既往史:体健。肺功能示:轻度限制性通气功能障碍,轻度弥散功能障碍。血 CEA 25.2ng/ml(较前升高),心肾功能检查均未见异常。临床诊断:直肠癌肝转移并双肺转移。

【消融指征】

直肠癌术后,双侧多发肺转移瘤(4 个)。

【治疗及临床随访】

1. **治疗模式**　对 4 个病灶分别进行单纯消融。
2. **术前计划**　①病灶 1(左肺上叶)消融:病灶大小为 1.0cm×0.9cm,患者取仰卧位,穿刺点定位于左侧腋前线与第 2 肋间交点,靶皮距为 12.0cm,拟使用 1 根消融天线;②病灶 2(左肺上叶)消融:病灶大小为 1.0cm×0.9cm,患者取仰卧位,穿刺点定位于前正中线左侧旁开 4.1cm 与第 2 肋间交点,靶皮距 6.3cm,拟使用 1 根消融天线;③病灶 3(右肺上叶)消融:病灶大小为 0.9cm×0.8cm,患者取仰卧位,穿刺点定位于右侧锁骨中线与第 1 肋间交点,靶皮距 7.0cm,拟使用 1 根消融天线;④病灶 4(右肺上叶)消融:病灶大小为 0.9cm×0.8cm,患者取俯卧位,穿刺点位于右侧肩胛下角线与第 8 肋间交点,靶皮距为 6.0cm,拟使用 1 根消融天线;⑤消融术后 12 个月,病灶 3 周边存在残留,遂对其行第 2 次微波消融治疗:患者取仰卧位,穿刺点定位于前正中线右侧旁开约 8.7cm 与第 1 肋间交点,靶皮距为 8.6cm,拟使用 1 根消融天线。
3. **麻醉方式**　局部麻醉。
4. **治疗过程及随访**　见图 2-2-21。

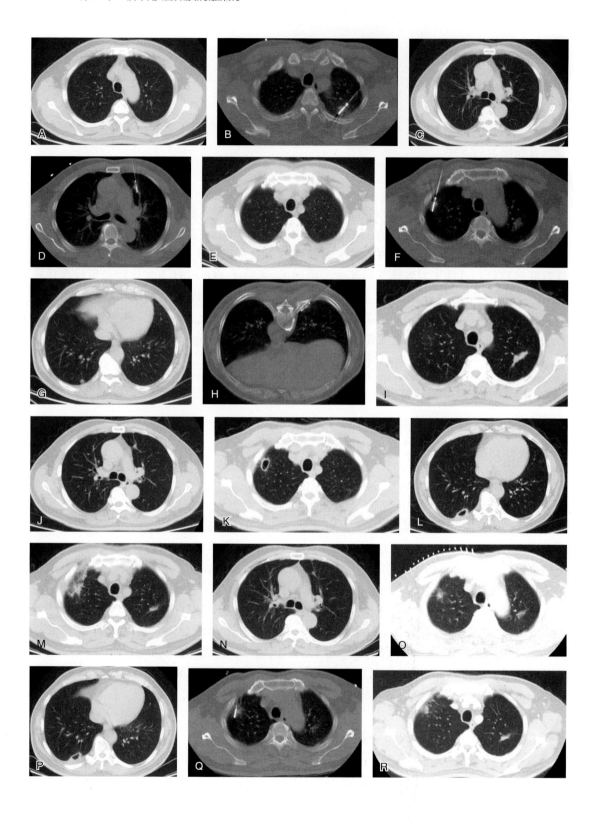

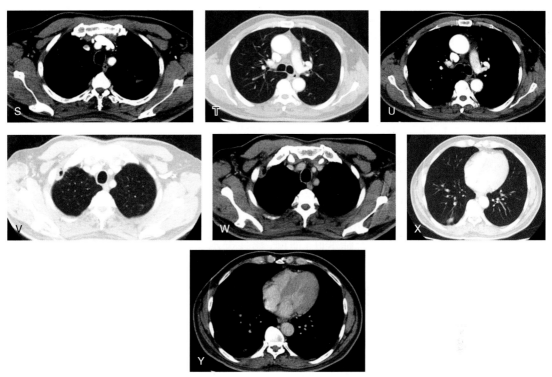

图 2-2-21　双侧肺多发转移瘤微波消融病例治疗过程及随访

A.病灶 1 位于左肺上叶(1.0cm×0.9cm);B.患者取仰卧位,1%利多卡因局部麻醉,在 CT 引导下将 1 根消融天线分步穿刺入病灶 1,进行微波消融(消融参数:60 W,2.5min);C.病灶 2 位于左肺上叶(1.0cm×0.9cm);D.患者取仰卧位,1%利多卡因局部麻醉,在 CT 引导下将 1 根消融天线分步穿刺入病灶 2,进行微波消融(消融参数:60 W,2.5min);E.病灶 3 位于右肺上叶(0.9cm×0.8cm);F.患者取仰卧位,1%利多卡因局部麻醉,在 CT 引导下将 1 根消融天线分步穿刺入病灶 3,进行微波消融(消融参数:60 W,3.5min);G.病灶 4 位于右肺上叶(0.9cm×0.8cm);H.患者取俯卧位,1%利多卡因局部麻醉,在 CT 引导下将 1 根消融天线分步穿刺入病灶 4,进行微波消融(消融参数:60 W,2.5min);I~L.术后 6 个月病灶 1、2 缩小并纤维化,病灶 3、4 局部呈空洞样改变;M~P.术后 12 个月病灶 1、2、4 较前继续缩小并进一步纤维化,但病灶 3 周边存在病灶存活;Q.对病灶 3 行第 2 次微波消融:患者取仰卧位,1%利多卡因局部麻醉,在 CT 引导下将 1 根消融天线分步穿刺入病灶 3,进行微波消融(消融参数:60 W,8min);R~Y.病灶 1、2、4 消融术后 24 个月,病灶继续缩小,纵隔窗未见明显强化;病灶 3 第 2 次消融术后 12 个月,病灶局部呈空洞样改变,纵隔窗周围未见明显强化。

例 2-2-22

【主诉】

确诊左肺腺癌 6 个月。

【简要病史】

患者女,60 岁。6 个月前因"咳嗽"于当地医院行胸部 CT 检查示:左肺上叶占位性病变,考虑肺癌可能;双肺多发小结节灶,考虑转移。行 CT 引导下左肺占位穿刺活检,病理为左肺腺癌。后行培美曲塞 + 铂类药物化疗 4 个周期,评价疗效为 PR。2 个月前行 CT 引导下原发灶局部微波消融术,术后继续予培美曲塞 + 铂类药物化疗 2 个周期。本次入院 CT 示:双侧多发肺转移瘤。既往史:体健。肺功能示:轻度限制性通气功能障碍,轻度弥散功能障碍。心肾功能检查均未见异常。临床诊断:左肺腺癌并双肺转移。

【消融指征】

左肺腺癌,双侧多发肺转移瘤(3 个)。

【治疗及临床随访】

1. **治疗模式** 对 3 个病灶分别进行单纯消融。

2. **术前计划** ①病灶 1(右肺下叶)消融:病灶大小为 1.5cm×1.4cm,患者取俯卧位,穿刺点定位于后正中线右侧旁开约 5.0cm 与第 5 肋间交点,靶皮距为 9.4cm,拟使用 1 根消融天线;②病灶 2(右肺下叶)消融:病灶大小为 0.5cm×0.4cm,患者取俯卧位,穿刺点定位于后正中线右侧旁开 2cm 与第 4 肋间交点,靶皮距 7.5cm,拟使用 1 根消融天线;③右肺转移灶消融术后 1 个月行病灶 3(左肺上叶)消融:病灶大小为 0.6cm×0.5cm,患者取仰卧位,穿刺点定位于前正中线左侧旁开 8.0cm 与第 4 肋间交点,靶皮距为 9.0cm,拟使用 1 根消融天线。

3. **麻醉方式** 局部麻醉。

4. **治疗过程及随访** 见图 2-2-22。患者微波消融术后口服吉非替尼靶向治疗。

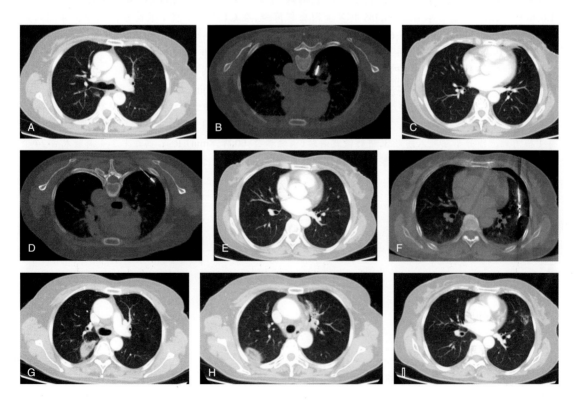

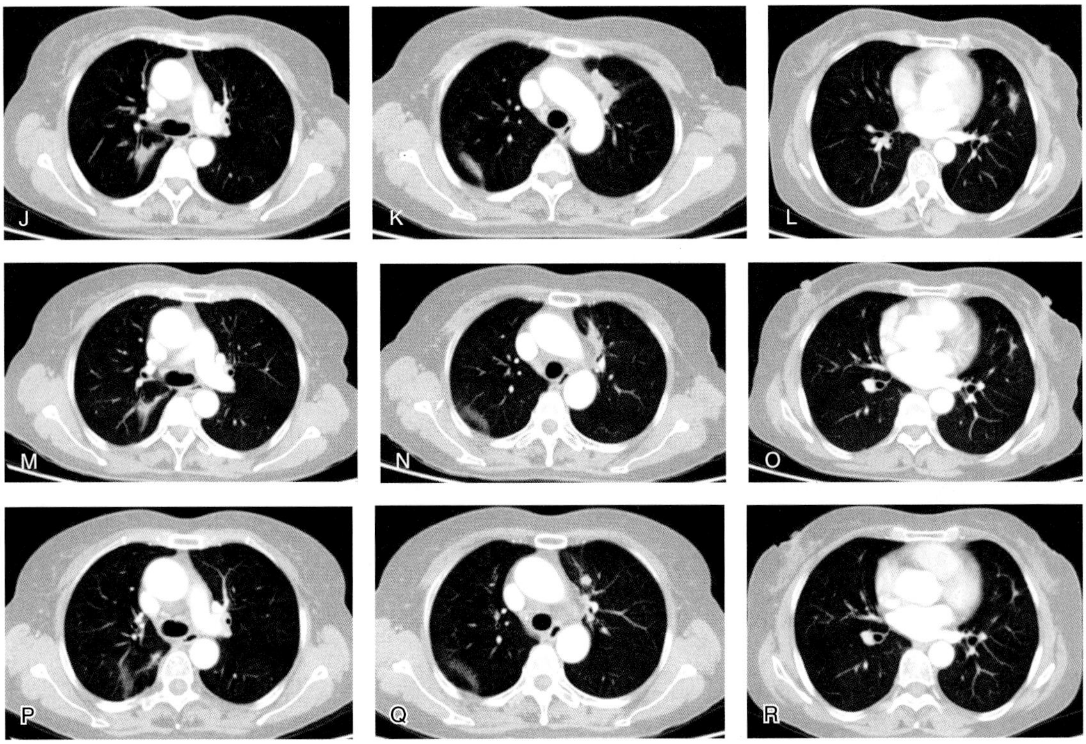

图 2-2-22 双侧肺多发转移瘤微波消融病例治疗过程及随访

A. 病灶 1 位于右肺下叶(1.5cm×1.4cm);B. 患者取俯卧位,1% 利多卡因局部麻醉,在 CT 引导下将 1 根消融天线分步穿刺入病灶 1,进行微波消融(消融参数:65 W,5.5min);C. 病灶 2 位于右肺下叶(0.5cm×0.4cm);D. 患者取俯卧位,1% 利多卡因局部麻醉,在 CT 引导下将 1 根消融天线分步穿刺入病灶 2,进行微波消融(消融参数:65 W,2.0min);E. 病灶 3 位于左肺上叶(0.6cm×0.5cm);F. 患者取仰卧位,1% 利多卡因局部麻醉,在 CT 引导下将 1 根消融天线分步穿刺入病灶 3,进行微波消融(消融参数:60 W,3.5min);G~I. 术后 1 个月,病灶 1~3 可见周围渗出性改变(病灶较前变大);J~L. 术后 6 个月病灶 1~3 较前缩小并纤维化;M~O. 术后 12 个月病灶 1~3 较前继续缩小并进一步纤维化;P~R. 术后 15 个月病灶 1~3 较前继续缩小并进一步纤维化。

例 2-2-23

【主诉】

胃溃疡型中分化腺癌术后 4 年。

【简要病史】

患者女,65 岁。4 年前因 "腹胀伴恶心" 行胃镜检查见胃角一巨大溃疡。病理提示胃腺癌,遂行胃癌根治术 + 阑尾切除术。术后病理示:(胃角小弯侧)溃疡型中分化腺癌。术后病理分期:pT3N2M0,ⅢA 期。术后予奥沙利铂 + 替吉奥化疗 4 个周期。3 年前复查 CT 发现肝转移,后行曲妥珠单抗 + 紫杉醇脂质体治疗 2 个周期,复查病情肝转移灶较前进展,行 CT

引导下胃癌肝转移灶局部微波消融术,此后口服阿帕替尼＋替吉奥治疗。现复查 CT 发现双侧多发肺转移瘤。既往史:"低血糖"病史 30 余年,"慢性阑尾炎"病史 10 余年,14 年前因"子宫肌瘤"行"子宫切除术",对"青霉素"过敏。肺功能示:轻度限制性通气功能障碍,轻度弥散功能障碍。心肾功能检查均未见异常。临床诊断:胃腺癌并肝转移、双侧多发肺转移瘤。

【消融指征】

胃腺癌术后,双侧多发肺转移瘤(4 个)。

【治疗及临床随访】

1. **治疗模式** 对 4 个病灶分别进行单纯消融。

2. **术前计划** ①病灶 1(左肺上叶)消融:病灶大小 0.7cm×0.6cm,患者取俯卧位,穿刺点定位于后正中线左侧旁开约 5.0cm 与第 5 肋间交点,靶皮距为 7.5cm,拟使用 1 根消融天线;②病灶 2(左肺下叶)消融:病灶大小 0.5cm×0.4cm,患者取俯卧位,穿刺点定位于左侧肩胛下角线与第 5 肋间交点,靶皮距 6.9cm,拟使用 1 根消融天线;③病灶 3(左肺下叶)消融:病灶大小 0.8cm×0.7cm,患者取俯卧位,穿刺点定位于后正中线左侧旁开约 5.0cm 与第 5 肋间交点,靶皮距为 7.5cm,拟使用 1 根消融天线;④左肺转移灶消融术后 2 个月行右肺病灶 4(右肺下叶胸膜下)消融:病灶大小约 0.8cm×0.7cm,患者取俯卧位,穿刺点定位于右肩胛下角线与第 8 肋间交点,靶皮距 6.8cm,拟使用 1 根消融天线。

3. **麻醉方式** 局部麻醉。

4. **治疗过程及随访** 见图 2-2-23。

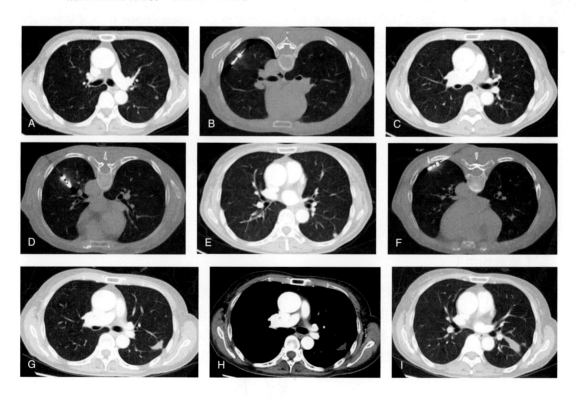

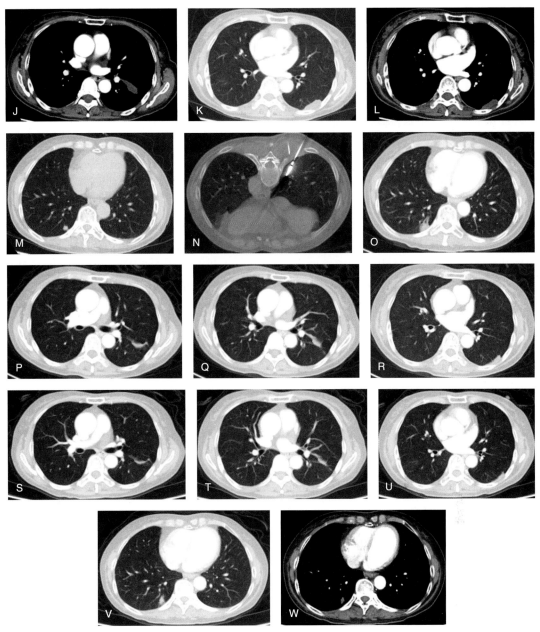

图 2-2-23　双侧多发肺转移瘤微波消融病例治疗过程及随访

A. 病灶 1 位于左肺上叶（0.7cm×0.6cm）；B. 患者取俯卧位，1% 利多卡因局部麻醉，在 CT 引导下将 1 根消融天线分步穿刺入病灶 1，进行微波消融（消融参数：50W，5min）；C. 病灶 2 位于左肺下叶（0.5cm×0.4cm）；D. 患者取俯卧位，1% 利多卡因局部麻醉，在 CT 引导下将 1 根消融天线分步穿刺入病灶 2，进行微波消融（消融参数：50W，4min）；E. 病灶 3 位于左肺下叶（0.8cm×0.7cm）；F. 患者取俯卧位，1% 利多卡因局部麻醉，在 CT 引导下将 1 根消融天线分步穿刺入病灶 3，进行微波消融（消融参数：50W，4min）；G~L. 术后 2 个月，病灶 1~3 可见周围渗出性改变（病灶较前变大），未见明显强化；M. 病灶 4 位于右肺下叶胸膜下（0.8cm×0.7cm）；N. 患者取俯卧位，1% 利多卡因局部麻醉，在 CT 引导下将 1 根消融天线分步穿刺入病灶 4，进行微波消融（消融参数：40W，7min）；O. 术后 3 个月病灶 4 可见周围渗出性改变（病灶较前变大）；P~R. 术后 5 个月病灶 1~3 较前缩小并纤维化；S~U. 术后 8 个月病灶 1~3 较前继续缩小并进一步纤维化；V、W. 术后 6 个月病灶 4 较前继续缩小并进一步纤维化，未见明显强化。

例 2-2-24

【主诉】

卵巢癌术后 5 年余,发现肺转移 4 年余。

【简要病史】

患者女,46 岁。5 年前因"腹痛、少量阴道出血"行 MRI 检查提示右卵巢占位,后复查示卵巢肿块增大行手术治疗,术中诊断为卵巢癌伴局部侵犯,改行子宫及双附件及盲肠切除术,病理:浆液性低分化腺癌。术后行全身化疗 6 个周期,复查提示盆腔肿块复发,行盆腔肿块切除术,术后行盆腔灌注化疗 2 次,复查提示盆腔多发肿瘤结节,右肺转移结节,后行 6 个周期化疗。2 年前复查肺内结节缓慢增大,未治疗。1 年前复查盆腔病灶稳定,肺内病灶较前明显增大,行 6 个周期化疗,化疗初期肺内结节减小,后再次增大。3 个月前复查提示右肺结节大小约 1.2cm,患者自行服中药治疗。既往史:体健。本次入院胸部 CT 示:右肺下叶靠近胸膜处一结节,大小约 1.2cm × 1.3cm;左肺上叶一结节,大小约 1.8cm × 1.9cm;右肺靠近纵隔处一小结节;右肺多发小结节。肺功能、心功能、肾功能正常,血 CEA 1.92ng/ml。临床诊断:肺转移癌。

【消融指征】

卵巢癌术后出现肺多发转移,行多周期化疗后进展。

【治疗及临床随访】

1. **治疗模式** 对 2 个病灶分别进行单纯消融。

2. **术前计划** ①病灶 1(左肺上叶):病灶大小为 1.8cm × 1.9cm,患者取仰卧位,穿刺点定位于前正中线左侧旁开 7.7cm 与第 4 肋间交点,靶皮距约 11.3cm,拟使用 1 根微波消融天线;②病灶 2(右肺下叶):病灶大小为 1.2cm × 1.3cm,患者取俯卧位,穿刺点定位于后正中线右侧旁开 7.0cm 与第 9 肋间交点,靶皮距约 7.0cm,拟使用 1 根微波消融天线。

3. **麻醉方式** 全麻。

4. **治疗过程及随访** 见图 2-2-24。

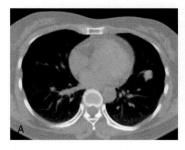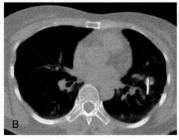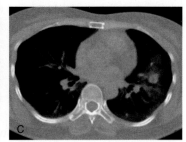

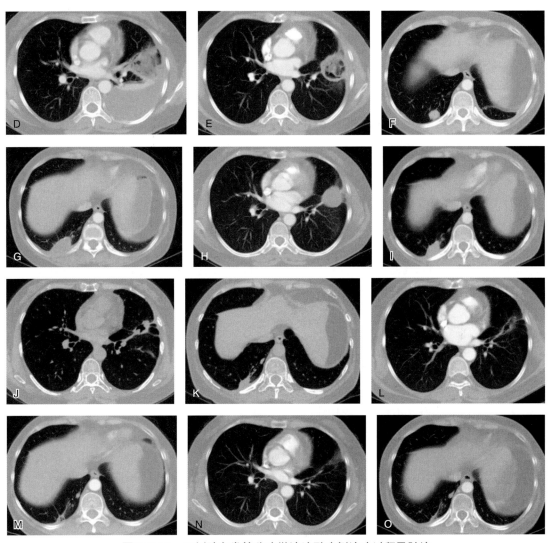

图 2-2-24　双侧肺多发转移瘤微波消融病例治疗过程及随访

A. 病灶 1 位于左肺上叶（1.8cm×1.9cm），B. 患者取仰卧位，1% 利多卡因局部麻醉，在 CT 引导下将 1 根微波消融天线分步穿刺入病灶 1，进行单点消融（消融参数：60W，6min）；C. 消融后即刻观察病灶 1 周围 GGO 完整覆盖原病灶；D. 消融术后 12 天病灶 1 周围渗出性改变，有胸腔积液，行穿刺引流，予抗炎化痰治疗后好转；E. 病灶 1 消融术后 2 个月，病灶呈空洞性改变；F. 病灶 2 位于右肺下叶（1.2cm×1.3cm），患者取仰卧位，1% 利多卡因局部麻醉；在 CT 引导下将 1 根微波消融天线分步穿刺入病灶 2，进行单点消融（消融参数：40W，5min）；G. 病灶 2 消融术后 2 个月，病灶呈纤维化改变；H. 病灶 1 消融术后 5 个月，病灶纤维化缩小；I. 病灶 2 消融术后 5 个月，病灶纤维化缩小；J. 病灶 1 消融术后 15 个月，病灶纤维化并进一步缩小，内见空洞，周边见毛刺、索条影；K. 病灶 2 术后 13 个月，病灶纤维化并进一步缩小；L. 病灶 1 术后 26 个月，病灶空洞缩小；M. 病灶 2 消融术后 24 个月，病灶纤维索条进一步缩小；N. 病灶 1 消融术后 43 个月，空洞消失，呈纤维索条状；O. 病灶 2 消融术后 41 个月，病灶呈纤维瘢痕。病灶 1、2 疗效评估达到完全消融。

例 2-2-25

【主诉】

右肺腺癌术后 4 年,发现双肺占位 3 个月。

【简要病史】

患者女,56 岁。4 年前因"痰中带血"行胸部 CT 示右肺占位,行"右肺中下叶切除＋肺静脉成形＋纵隔淋巴结清扫术",术后病理示:右肺中叶中分化腺癌。术后分期:pT2aN2M0,ⅢA 期。术后给予培美曲塞＋卡铂方案化疗 6 个周期。1 年前出现声音嘶哑,复查后发现右侧颈部淋巴结肿大,遂予局部放疗 30 次,治疗后淋巴结肿大消失。3 个月前复查时发现双肺占位,考虑转移。既往史:对"先锋霉素"过敏。心、肺、肾功能检查均未见异常。临床诊断:右肺癌术后并颈部淋巴结转移及双肺转移。

【消融指征】

右肺癌术后,双侧多发肺转移瘤(2 个)。

【治疗及临床随访】

1. **治疗模式**　对 2 个病灶分别进行单纯消融。
2. **术前计划**　①病灶 1(右肺上叶)消融:病灶大小为 1.0cm×0.9cm,患者取俯卧位,穿刺点定位于后正中线右侧旁开 5.0cm 与第 3 肋间交点,靶皮距 10.0cm,拟使用 1 根消融天线;②病灶 1 消融后 1 个月拟对病灶 2(左肺上叶)进行消融,患者暂不同意消融,病灶 1 消融术后 12 个月复查示病灶 2 较前明显增大,对其进行消融:病灶大小为 1.2cm×1.9cm,患者取仰卧位,穿刺点定位于前正中线左侧旁开 3.0cm 与第 2 肋间交点,靶皮距为 7.6cm,拟使用 1 根消融天线。
3. **麻醉方式**　局部麻醉。
4. **治疗过程及随访**　见图 2-2-25。

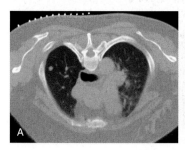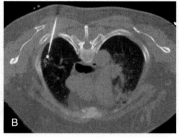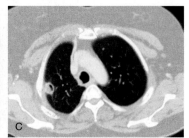

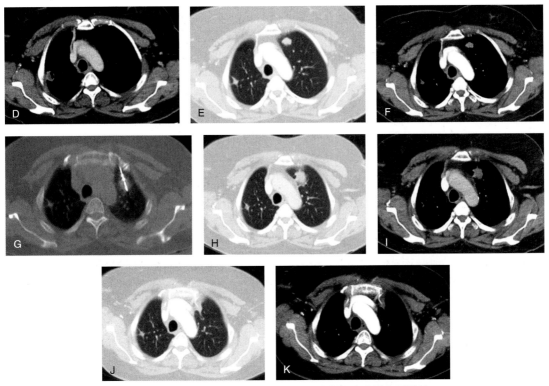

图 2-2-25 双侧多发肺转移瘤微波消融病例治疗过程及随访

A. 病灶 1 位于右肺上叶（1.0cm×0.9cm），病灶 2 位于左肺上叶（0.3cm×0.2cm）；B. 患者取俯卧位，1% 利多卡因局部麻醉，在 CT 引导下将 1 根消融天线由分步穿刺入病灶 1，进行微波消融（消融参数：60W，4min）；C、D. 术后 1 个月，病灶 1 可见周围渗出性改变（病灶较前变大），未见明显强化；E、F. 术后 12 个月，病灶 1 较前缩小并纤维化，未见明显强化；病灶 2 较前明显增大；G. 病灶 2 位于左肺上叶（1.2cm×1.9cm），患者取仰卧位，1% 利多卡因局部麻醉，在 CT 引导下将 1 根消融天线分步穿刺入病灶 2，进行微波消融（消融参数：65W，6min）；H、I. 病灶 2 消融术后 1 个月，可见周围渗出性改变（病灶较前变大），未见明显强化；J、K. 消融术后 22 个月病灶 1 较前继续缩小并进一步纤维化，消融术后 10 个月病灶 2 较前明显缩小，两病灶均未见强化。

例 2-2-26

【主诉】

诊断直肠癌 1 年余。

【简要病史】

患者女，66 岁。1 年前因"大便困难"于当地医院行肠镜检查示直肠癌，行 XELOX 方案辅助化疗 3 个周期，后行直肠癌切除手术，术后病理示：直肠中分化腺癌，溃疡型。术后分期：pT3N0M0，ⅡA 期。术后予局部放疗及全身化疗（FOLFIRI 方案 4 个周期）。后复查发现双肺转移。既往史：体健。心、肺、肾功能检查均未见异常。临床诊断：直肠癌并双肺转移。

【消融指征】

直肠癌术后,多发双肺转移瘤(5个)。

【治疗及临床随访】

1. **治疗模式** 对5个病灶分别进行单纯消融。

2. **术前计划** ①病灶1、2(右肺上叶)消融:病灶大小分别为0.5cm×0.6cm、0.6cm×0.6cm,患者取俯卧位,穿刺点定位于后正中线右侧旁开约8.0cm与第6后肋间交点,靶皮距为7.8cm,两病灶邻近,拟共用1根消融天线;②病灶3(右肺上叶)消融:病灶大小1.0cm×0.9cm,患者取仰卧位,穿刺点定位于前正中线右侧旁开3.0cm与第4肋间交点,靶皮距8.5cm,拟使用1根消融天线;③病灶4(右肺下叶)消融:病灶大小1.2cm×1.0cm,患者取俯卧位,穿刺点定位于后正中线右侧旁开3.0cm与第4肋间交点,靶皮距8.2cm,拟使用1根消融天线;④消融后14天对病灶5(左肺下叶)进行消融:病灶大小1.2cm×1.1cm,患者取俯卧位,穿刺点定位于左侧肩胛下角线内侧2.0cm与第6肋间交点,靶皮距为7.0cm,拟使用1根消融天线。

3. **麻醉方式** 局部麻醉。

4. **治疗过程及随访** 见图2-2-26。

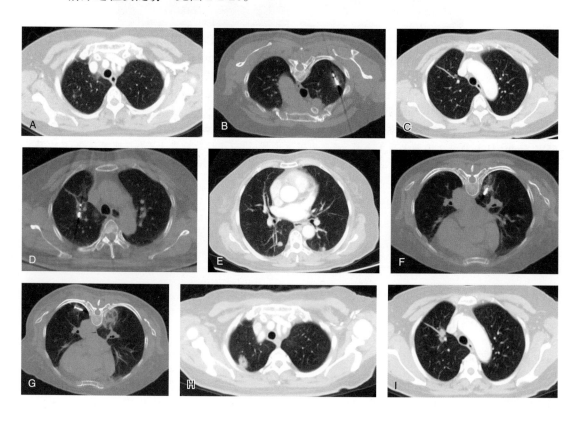

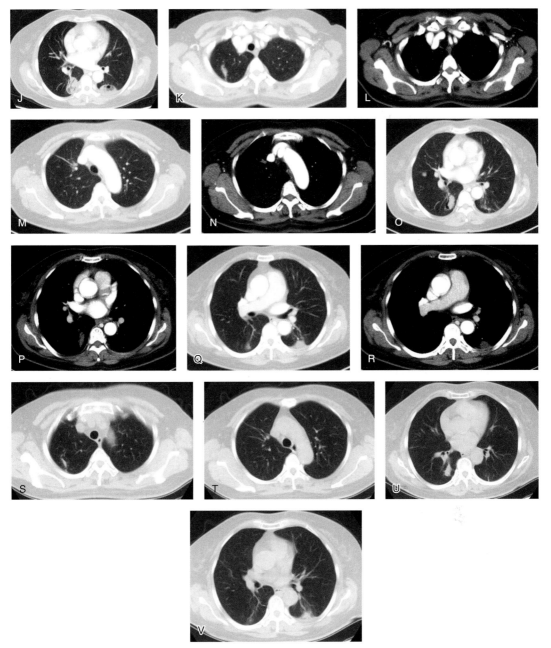

图 2-2-26 双侧肺多发转移瘤微波消融病例治疗过程及随访

A. 病灶 1、2 位于右肺上叶 (0.5cm×0.6cm, 0.6cm×0.6cm);B. 患者取俯卧位,1% 利多卡因局部麻醉,在 CT 引导下将 1 根消融天线分步穿刺入病灶 1、2,进行微波消融 (消融参数:60W,4.5min);C. 病灶 3 位于右肺上叶 (1.0cm×0.9cm);D. 患者取仰卧位,1% 利多卡因局部麻醉,在 CT 引导下将 1 根消融天线由分步穿刺入病灶 3,进行微波消融 (消融参数:40W,4min);E. 病灶 4 位于右肺下叶 (1.2cm×1.0cm),病灶 5 位于左肺下叶 (1.2cm×1.1cm);F. 患者取俯卧位,1% 利多卡因局部麻醉,在 CT 引导下将 1 根消融天线分步穿刺入病灶 4,进行微波消融 (消融参数:40W,4.5min);G. 患者取俯卧位,1% 利多卡因局部麻醉,在 CT 引导下将 1 根消融天线分步穿刺入病灶 5,进行微波消融 (消融参数:50W,5.5min);H~J. 术后 2 个月,病灶 1~5 可见周围渗出性改变 (病灶较前变大),纵隔窗未见明显强化;K~R. 术后 8 个月,病灶 1~5 较前缩小并纤维化,纵隔窗未见明显强化;S~V. 消融术后 13 个月病灶 1~5 较前继续缩小并进一步纤维化。

例 2-2-27

【主诉】

右肾切除术后 14 年,发现双肺结节 1 个月余。

【简要病史】

患者男,72 岁。14 年前查体发现右肾占位,排除禁忌证行右肾切除术,术后病理:右肾透明细胞癌。术后分期:pT1N0M0,Ⅰ期。1 个月余前因"发热、咳嗽"行胸部 CT 示:双肺多发结节,考虑转移。既往史:体健。心、肺、肾功能检查均未见异常。临床诊断:右肾癌术后并双肺转移。

【消融指征】

右肾癌术后,双侧多发肺转移瘤(4 个)。

【治疗及临床随访】

1. **治疗模式** 对 4 个病灶分别进行单纯消融。

2. **术前计划** ①病灶 1(右肺上叶)消融:病灶大小 1.5cm×1.2cm,患者取俯卧位,穿刺点定位于后正中线右侧旁开约 2.0cm 与第 4 肋间交点,靶皮距为 10.7cm,拟使用 1 根消融天线;②病灶 2(右肺中叶)消融:病灶大小 1.1cm×1.0cm,患者取俯卧位,穿刺点定位于后正中线右侧旁开约 5.0cm 与第 5 肋间交点,靶皮距 16.5cm,拟使用 1 根消融天线;③右肺病灶消融术后 1 周未出现消融相关并发症,遂对左侧转移灶进行消融,其中病灶 3(左肺上叶)消融:病灶大小 0.6cm×0.5cm,患者取仰卧位,穿刺点定位于前正中线左侧旁开约 3.0cm 与第 2 肋间交点,靶皮距为 7.3cm,拟使用 1 根消融天线;④病灶 4(左肺上叶)消融:病灶大小约 0.9cm×0.8cm,患者取仰卧位,穿刺点定位于左锁骨中线与第 3 肋间交点,靶皮距 9.3cm,拟使用 1 根消融天线。

3. **麻醉方式** 局部麻醉。

4. **治疗过程及随访** 见图 2-2-27。患者消融术后一直口服阿帕替尼靶向治疗。

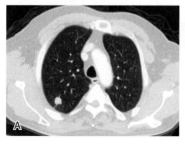
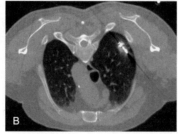
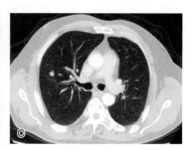

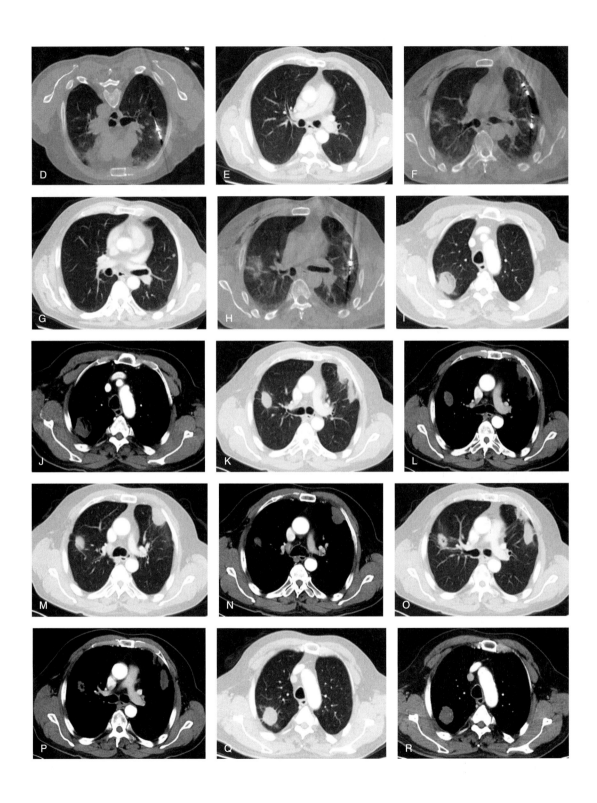

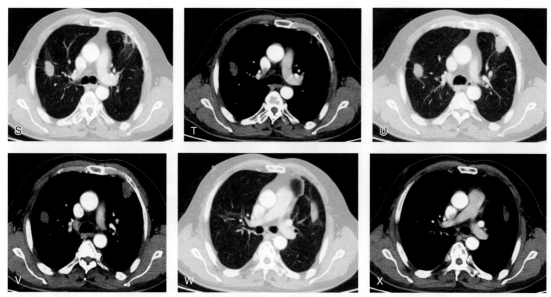

图 2-2-27　双侧肺多发转移瘤微波消融病例治疗过程及随访

A. 病灶 1 位于右肺上叶 (1.5cm×1.2cm);B. 患者取俯卧位,1% 利多卡因局部麻醉,在 CT 引导下将 1 根消融天线分步穿刺入病灶 1,进行微波消融(消融参数:50W,3min;60W,2min);C. 病灶 2 位于右肺中叶 (1.1cm×1.0cm);D. 患者取俯卧位,1% 利多卡因局部麻醉,在 CT 引导下将 1 根消融天线分步穿刺入病灶 2,进行微波消融(消融参数:60W,4min);E. 病灶 3 位于左肺上叶 (0.6cm×0.5cm);F. 患者取仰卧位,1% 利多卡因局部麻醉,在 CT 引导下将 1 根消融天线分步穿刺入病灶 3,进行微波消融(消融参数:50W,3min);G. 病灶 4 位于左肺上叶 (0.9cm×0.8cm);H. 患者取俯卧位,1% 利多卡因局部麻醉,在 CT 引导下将 1 根消融天线分步穿刺入病灶 4,进行微波消融(消融参数:50W,3min);I~P. 术后 2 个月,病灶 1~4 可见周围渗出性改变(病灶较前变大),未见明显强化;Q~X. 术后 11 个月,病灶 1~5 较前缩小并纤维化,未见明显强化。

例 2-2-28

【主诉】

右肺上叶腺癌术后 6 年余。

【简要病史】

患者男,48 岁。6 年余前因"咳嗽、胸闷"行胸部 CT 示右肺上叶占位,于全麻下行"胸腔镜下右肺上叶切除 + 淋巴结清除术",术后病理:高 - 中分化腺癌。术后分期:pT2aN0M0,ⅠB 期。术后未予放化疗等抗肿瘤治疗。本次入院复查 CT 示:右肺中叶近肺门不规则结节灶,考虑肺癌可能性大;双肺可见结节灶,转移瘤不除外。既往史:体健。心、肺、肾功能检查均未见异常。临床诊断:右肺腺癌术后局部复发并双肺转移。

【消融指征】

右肺癌术后,双侧多发肺转移瘤(2 个)。

【治疗及临床随访】

1. **治疗模式**　对 2 个病灶分别进行单纯消融。

2. **术前计划**　①病灶 1（左肺上叶）消融：病灶大小为 0.5cm×0.6cm，患者取仰卧位，穿刺点定位于左侧腋前线与第 2 肋间交点，靶皮距 9.0cm，拟使用 1 根消融天线；②左肺消融术后 1 个月拟对病灶 2（右肺下叶）消融：病灶大小为 0.5cm×0.5cm，患者取俯卧位，穿刺点定位于后正中线右侧旁开 5.0cm 与第 3 肋间交点，靶皮距 9.0cm，拟使用 1 根消融天线。

3. **麻醉方式**　局部麻醉。

4. **治疗过程及随访**　见图 2-2-28。患者肺转移灶消融术后予培美曲塞＋铂类药物化疗 1 个周期，后行 *EGFR* 基因检测提示 19 外显子缺失突变，遂一直口服吉非替尼治疗。

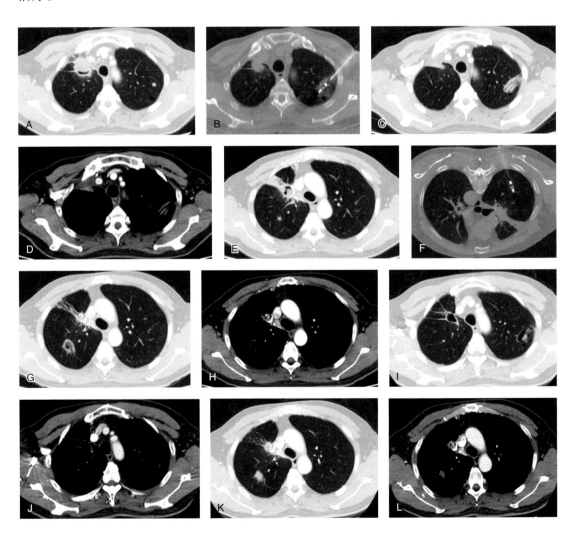

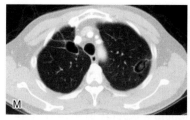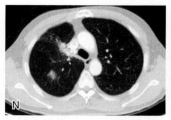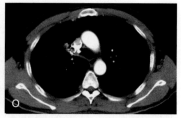

图 2-2-28　双侧多发肺转移瘤微波消融病例治疗过程及随访

A. 病灶 1 位于左肺上叶(0.5cm×0.6cm);B. 患者取仰卧位,1% 利多卡因局部麻醉,在 CT 引导下将 1 根消融天线分步穿刺入病灶 1,进行微波消融(消融参数:65W,6min);C、D. 术后 1 个月,病灶 1 可见周围渗出性改变病灶较前变大,未见明显强化;E. 病灶 2 位于右肺下叶(0.5cm×0.5cm);F. 患者取俯卧位,1% 利多卡因局部麻醉,在 CT 引导下消融天线分步穿刺入病灶 2,进行微波消融(消融参数:65W,4min);G、H. 术后 1 个月病灶 2 可见周围渗出性改变,局部可见小空洞(病灶较前变大),纵隔窗未见明显强化;I、J. 术后 8 个月病灶 1 较前缩小,局部可见空洞,未见明显强化;K、L. 术后 7 个月病灶 2 较前缩小并纤维化,未见明显强化;M. 术后 17 个月病灶 1 较前继续缩小,局部仍可见空洞;N、O. 术后 16 个月病灶 2 较前继续缩小并进一步纤维化,未见明显强化。

例 2-2-29

【主诉】

左乳腺癌术后 4 年余,发现双肺转移 10 天。

【简要病史】

患者女,65 岁。4 年前查体行乳腺 B 超示:左乳低回声结节。后行左侧乳腺包块切除术 + 左乳癌改良根治术。术后病理示:(左侧)乳腺浸润性癌,免疫组化示:ER 60%+、PR 10%+、Her-2 2+。病理分期:pT1cN0M0,ⅠA 期。术后予 TC 方案化疗 6 个周期。此后口服来曲唑内分泌治疗。10 天前复查后发现双肺多发结节灶,考虑转移。既往史:"高血压病"病史 12 年、"2 型糖尿病"病史 4 年。心、肺、肾功能检查均未见异常。临床诊断:左侧乳腺癌术后并双肺转移。

【消融指征】

左侧乳腺癌术后,双侧多发肺转移瘤(3 个)。

【治疗及临床随访】

1. **治疗模式**　对 3 个病灶分别进行单纯消融。
2. **术前计划**　①病灶 1(右肺下叶)消融:病灶大小 0.6cm×0.5cm,患者取俯卧位,穿刺点定位于右侧肩胛下角线与第 8 肋间交点,靶皮距为 6.8cm,拟使用 1 根消融天线;②病灶 2(右肺下叶)消融:病灶大小 0.4cm×0.3cm,患者取俯卧位,穿刺点定位于病灶 1 穿刺点的右下方 2.0cm,靶皮距 7.7cm,拟使用 1 根消融天线;③右肺转移灶消融术后 1 个月对病灶 3(左肺下叶)消融:病灶大小 0.5cm×0.5cm,患者取俯卧位,穿刺点定位于后正中线左侧旁开 2.0cm 与第 9 肋间交点,靶皮距 10.0cm,拟使用 1 根消融天线。
3. **麻醉方式**　局部麻醉。

4. 治疗过程及随访　见图 2-2-29。患者肺转移灶消融术后给予紫杉醇脂质体＋奈达铂化疗 4 个周期。

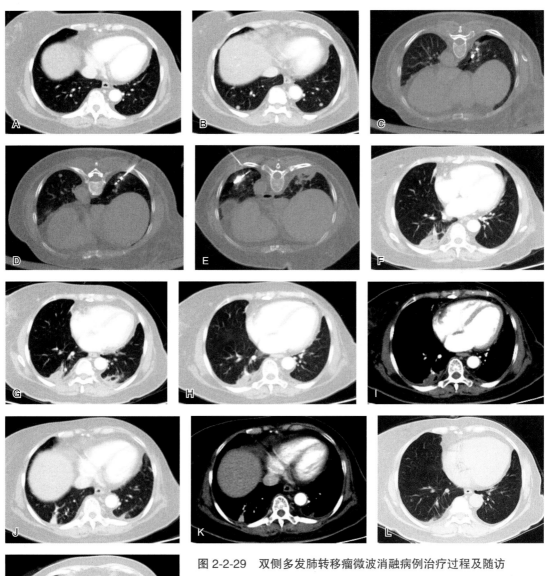

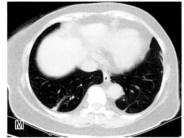

图 2-2-29　双侧多发肺转移瘤微波消融病例治疗过程及随访

A. 病灶 1 位于右肺下叶（0.5cm×0.6cm）；B. 病灶 2 位于右肺下叶（0.4cm×0.3cm），病灶 3 位于左肺下叶（0.5cm×0.6cm）；C. 患者取俯卧位，1% 利多卡因局部麻醉，在 CT 引导下将 1 根消融天线分步穿刺入病灶 1，进行微波消融（消融参数：50W，3min）；D. 患者取俯卧位，1% 利多卡因局部麻醉，在 CT 引导下将 1 根消融天线分步穿刺入病灶 2，进行微波消融（消融参数：50W，3min）；E. 病灶 3 消融：患者取俯卧位，1% 利多卡因局部麻醉，在 CT 引导下将 1 根消融天线分步穿刺入病灶 3，进行微波消融（消融参数：65W，3min）；F、G. 术后 1 个月病灶 1~3 可见周围渗出性改变（病灶较前变大）；H~K. 术后 6 个月病灶 1~3（术后 5 个月）较前缩小，纵隔窗均未见病灶强化；L、M. 术后 12 个月病灶 1~3（术后 11 个月）较前继续缩小并进一步纤维化。

例 2-2-30

【主诉】

乙状结肠癌术后 17 个月余,发现双肺转移 11 个月,17 周期化疗后 10 天。

【简要病史】

患者女,63 岁。17 个月前因"大便次数增加"行肠镜检查确诊为直肠癌,行直肠癌根治术(Dixon),术后病理示:乙状结肠溃疡型中分化腺癌。病理分期:pT3N3M0,ⅢC 期。术后行 FOLFOX4 方案化疗 7 个周期。11 个月前复查胸部 CT 发现双肺转移,后予奥沙利铂+卡培他滨方案化疗 4 个周期,评价疗效为 PD。6 个月前开始改行 FOLFIRI 方案化疗 6 个周期。本次入院复查 CT 提示双肺转移灶较前增大。既往史:"慢性胃炎"病史 40 余年。心、肺、肾功能检查均未见异常。临床诊断:乙状结肠癌术后并双肺转移。

【消融指征】

乙状结肠癌术后,双侧多发肺转移瘤(5 个)。

【治疗及临床随访】

1. **治疗模式** 对 5 个病灶分别进行单纯消融。
2. **术前计划** ①病灶 1(左肺上叶)消融:病灶大小为 0.9cm×0.8cm,患者取右侧半卧位,穿刺点定位于左侧腋中线与第 3 肋间交点,靶皮距 8.3cm,拟使用 1 根消融天线;②病灶 2(左肺上叶)消融:病灶大小为 1.4cm×1.1cm,患者取右侧半卧位,穿刺点定位于左侧腋中线与第 4 肋间交点,靶皮距 9.4cm,拟使用 1 根消融天线;③病灶 3(左肺下叶)消融:病灶大小为 1.1cm×1.0cm,患者取右侧半卧位,穿刺点定位于左侧腋前线与第 5 肋间交点,靶皮距 11.2cm,拟使用 1 根消融天线;④左肺转移灶消融术后 14 天,对右肺转移灶进行消融,其中病灶 4(右肺上叶)消融:病灶大小为 1.4cm×1.1cm,患者取仰卧位,穿刺点定位于前正中线右侧旁开 3.0cm 与第 3 肋间交点,靶皮距 8.0cm,拟使用 1 根消融天线;⑤病灶 5(右肺下叶)消融:病灶大小 1.3cm×1.1cm,患者取俯卧位,穿刺点定位于右侧腋后线与第 9 肋间交点,靶皮距 9.3cm。
3. **麻醉方式** 局部麻醉。
4. **治疗过程及随访** 见图 2-2-30。患者肺转移灶消融术后口服阿帕替尼联合替吉奥治疗。

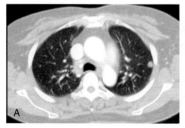
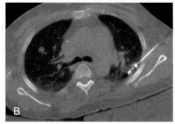
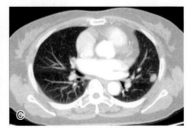

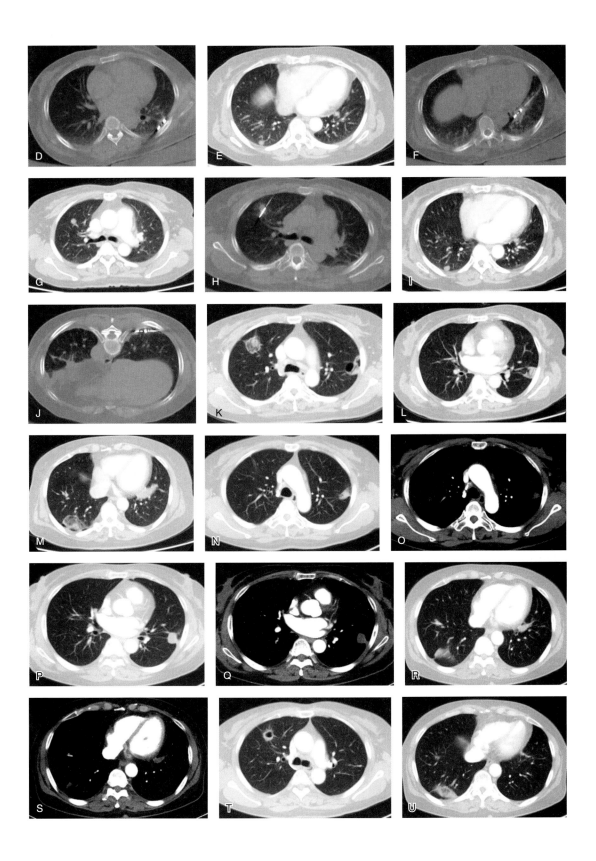

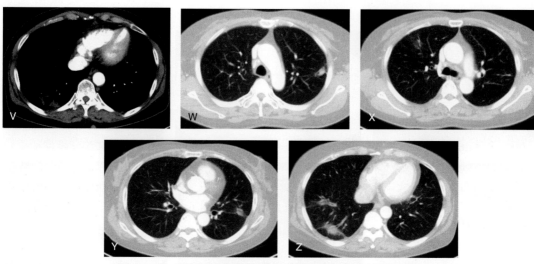

图 2-2-30　双侧肺多发转移瘤微波消融病例治疗过程及随访

A. 病灶 1 位于左肺上叶（0.9cm×0.8cm）；B. 患者取右侧半卧位，1% 利多卡因局部麻醉，在 CT 引导下将 1 根消融天线分步穿刺入病灶 1，进行微波消融（消融参数：60W，6min）；C. 病灶 2 位于左肺上叶（1.4cm×1.1cm）；D. 患者取右侧半卧位，1% 利多卡因局部麻醉，在 CT 引导下将 1 根消融天线分步穿刺入病灶 2，进行微波消融（消融参数：60W，6min）；E. 病灶 3 位于左肺下叶（1.1cm×1.0cm）；F. 患者取右侧半卧位，1% 利多卡因局部麻醉，在 CT 引导下将 1 根消融天线分步穿刺入病灶 3，进行微波消融（消融参数：50W，6.5min）；G. 术后 14 天针对右肺转移灶进行消融，病灶 4 位于右肺上叶（1.4cm×1.1cm）；H. 患者取仰卧位，1% 利多卡因局部麻醉，在 CT 引导下将 1 根消融天线分步穿刺入病灶 4，进行微波消融（消融参数：60W，6min）；I. 病灶 5 位于右肺下叶（1.3cm×1.1cm）；J. 患者取俯卧位，1% 利多卡因局部麻醉，在 CT 引导下将 1 根消融天线分步穿刺入病灶 5，进行微波消融（消融参数：50W，6.5min）；K~M. 术后 1 个月病灶 1~5 可见周围渗出性改变（病灶较前变大），病灶 1 可见局部小空洞；N~W. 术后 6 个月病灶 1~5 较前缩小并纤维化，未见明显强化；X~Z. 术后 15 个月病灶 1~3（术后 11 个月）较前继续缩小并进一步纤维化。

例 2-2-31

【主诉】

直肠癌术后 3 年余，发现双肺占位 4 个月。

【简要病史】

患者女，53 岁。3 年余前因"黏液脓血便"行肠镜检查确诊为直肠癌，行经腹前直肠癌切除术（Dixon），术后病理示：（直肠）溃疡型中分化腺癌。分期：pT3N1M0，ⅢB 期。术后予奥沙利铂+替吉奥方案化疗 6 个周期。4 个月前因"血 CEA 进行性升高"行 PET/CT 发现双肺下叶转移，行伊立替康+替吉奥方案化疗 3 个周期，后再次复查 PET/CT 提示双肺转移灶较前略增大。既往史：3 年余前行"输尿管镜下碎石术"。心、肺、肾功能检查均未见异常。临床诊断：直肠癌术后双肺转移。

【消融指征】

直肠癌术后,双侧多发肺转移瘤(2 个)。

【治疗及临床随访】

1. **治疗模式** 对 2 个病灶分别进行单纯消融。

2. **术前计划** ①病灶 1(右肺下叶)消融:病灶大小为 1.8cm × 1.0cm,患者取俯卧位,穿刺点定位于右侧肩胛下角线与第 9 肋间交点,靶皮距为 7.7cm,拟使用 1 根消融天线;②右肺转移灶消融术后 10 天,对左肺下叶转移灶(病灶 2)消融:病灶大小为 1.2cm × 1.0cm,患者取俯卧位,穿刺点定位于后正中线左侧旁开约 5.0cm 与第 6 后肋间交点,靶皮距为 11.4cm,拟使用 1 根消融天线。

3. **麻醉方式** 局部麻醉。

4. **治疗过程及随访** 见图 2-2-31。患者肺转移灶消融术后口服阿帕替尼联合替吉奥治疗。

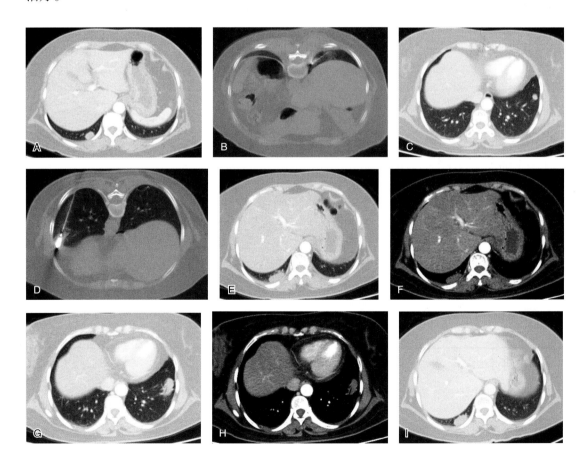

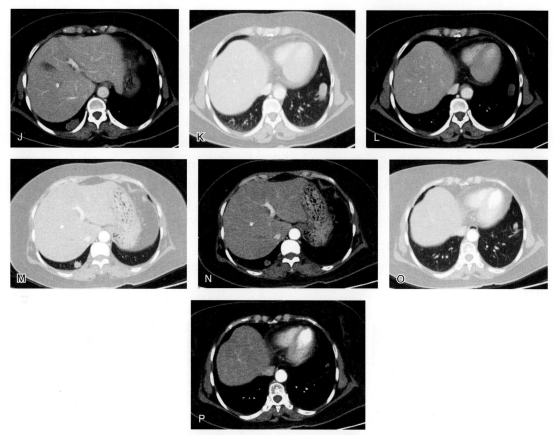

图 2-2-31 双侧肺多发转移瘤微波消融病例治疗过程及随访

A.病灶 1 位于右肺下叶(1.8cm×1.0cm);B.患者取俯卧位,1%利多卡因局部麻醉,在 CT 引导下将 1 根消融天线分步穿刺入病灶 1,进行微波消融(消融参数:60W,6.5min);C.病灶 2 位于左肺下叶(1.2cm×0.9cm);D.患者取俯卧位,1%利多卡因局部麻醉,在 CT 引导下将 1 根消融天线分步穿刺入病灶 2,进行微波消融(消融参数:60W,8min);E~H.术后 1 个月病灶 1、2 可见周围渗出性改变(病灶较前变大),未见明显强化;I~L.术后 6 个月病灶 1、2 较前缩小并纤维化,未见明显强化;M~P.术后 12 个月病灶 1、2 较前继续缩小并进一步纤维化,未见明显强化。

例 2-2-32

【主诉】

结肠癌切除术后 1 年,发现双侧多发肺转移 15 天。

【简要病史】

患者男,69 岁。1 年前因"大便带血 2 个月"行结肠镜检查确诊为腺癌,行结肠癌切除术,术后化疗 4 个周期。15 天前复查 CT 发现:右肺下叶 1 个(2.0cm×1.8cm)、左肺上叶 2 个(1.2cm×1.0cm、1.0cm×0.8cm)类圆形转移病灶。既往史:体健。心、肺、肾功能检查均未见异常,血 CEA 211ng/ml。临床诊断:结肠癌术后,双侧多发肺转移。

【消融指征】

结肠癌术后,双侧多发肺转移瘤(3 个)。

【治疗及临床随访】

1. **治疗模式**　对 3 个病灶分别进行单纯消融。

2. **术前计划**　①病灶 1(右肺下叶)消融:病灶大小为 2.0cm×1.8cm,患者取俯卧位,穿刺点定位于后正中线右侧旁开 5.0cm 与第 5 肋间交点,靶皮距 6.8cm,拟使用 1 根消融天线;②病灶 1 消融后 2 周患者无并发症,对病灶 2、3(左肺上叶)消融:2 个病灶大小分别为 1.2cm×1.0cm、1.0cm×0.8cm,患者取仰卧位,穿刺点定位于前正中线左侧旁开 5.0cm 与第 2 肋间交点,靶皮距 11.8cm,拟使用 1 根消融天线分步一次性穿刺入病灶 2 和 3。

3. **麻醉方式**　局部麻醉。

4. **治疗过程及随访**　见图 2-2-32。

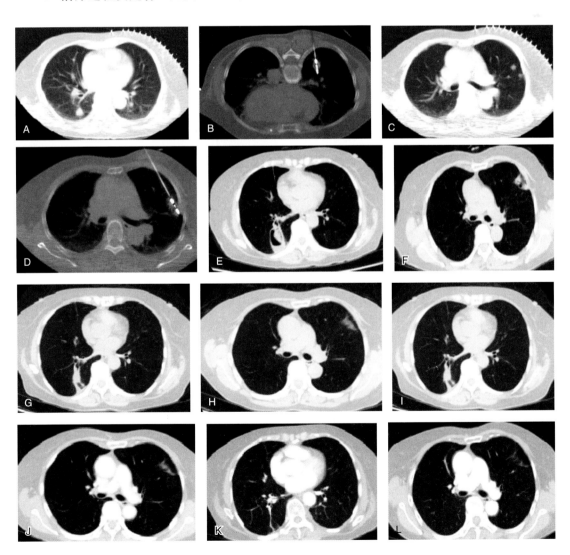

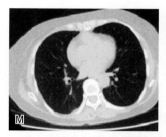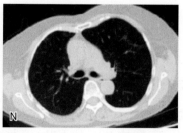

图 2-2-32 双侧多发肺转移瘤微波消融病例治疗过程及随访

A. 病灶 1 位于右肺下叶(2.0cm×1.8cm);B. 患者取俯卧位,1% 利多卡因局部麻醉,在 CT 引导下将 1 根消融天线分步穿刺入病灶 1,进行微波消融(消融参数:60W,6min);C. 病灶 2、3 位于左肺上叶,大小分别为 1.2cm×1.0cm、1.0cm×0.8cm;D. 患者取仰卧位,1% 利多卡因局部麻醉,在 CT 引导下将 1 根消融天线分步穿刺入病灶 2 和 3,进行微波消融(消融参数:60W,6min;60W,5min);E、F. 术后 1 个月 3 个病灶周围渗出性改变(病灶较前变大),病灶 1 内可见空洞,此时血 CEA 3.8ng/ml;G、H. 术后 3 个月,3 个病灶逐渐变小,周围渗出吸收;I、J. 术后 6 个月 3 个病灶逐渐变小并纤维化;K、L. 术后 12 个月,3 个病灶进一步缩小变纤维索条;M、N. 术后 24 个月 3 个病灶基本消失,此时血 CEA 4.2ng/ml。疗效评估达到完全消融。

例 2-2-33

【主诉】

发现肺结节半年余。

【简要病史】

患者男,84 岁。患者半年前行 CT 检查发现双肺多发小结节,未再行进一步诊治。2 个月前感进食哽咽,无恶心、呕吐,行胃镜检查示:食管占位,慢性萎缩性胃炎伴糜烂。病理示:(食管)鳞状细胞癌。行 CT 检查提示:两肺多发小结节,较前增多增大。既往史:5 年前行"痔疮切除术",2 年前行"经尿道前膀胱颈电切术",半年前行"腹腔镜下右半结肠癌根治术"。本次入院胸部 CT 示:两肺多发实性结节灶,较大者位于右肺下叶,大小约 2.1cm×2.3cm。肺功能、心功能、肾功能正常,血 CEA 3.71ng/ml。临床诊断:肺转移癌。

【消融指征】

恶性肿瘤并肺部多发转移,无法行外科手术。

【治疗及临床随访】

1. **治疗模式** 对肺部 4 个病灶分别进行单纯消融。

2. **术前计划** ①病灶 1(右肺下叶)消融:病灶大小为 2.1cm×2.3cm,患者取俯卧位,穿刺点定位于后正中线右侧旁开 7.0cm 与第 6 肋间交点,靶皮距约 8.6cm,拟使用 1 根微波消融天线;②病灶 2(右肺下叶)消融:病灶大小为 0.5cm×0.7cm,患者取俯卧位,穿刺点定

位于后正中线右侧旁开 6.5cm 与第 6 肋间交点,靶皮距约 6cm,拟使用 1 根微波消融天线;
③病灶 3(左肺上叶靠近背侧)消融:病灶大小为 0.6cm×0.7cm,患者取俯卧位,穿刺点定位
于后正中线左侧旁开 3.3cm 与第 4 肋间交点,靶皮距约 7.2cm,拟使用 1 根微波消融天线;
④病灶 4(左肺上叶靠近胸膜)消融:病灶大小为 0.4cm×0.7cm,患者取俯卧位,穿刺点定位
于后正中线左侧旁开 2.0cm 与第 4 肋间交点,靶皮距约 11.5cm,拟使用 1 根微波消融天线。

3. **麻醉方式**　全麻。

4. **治疗过程及随访**　见图 2-2-33。

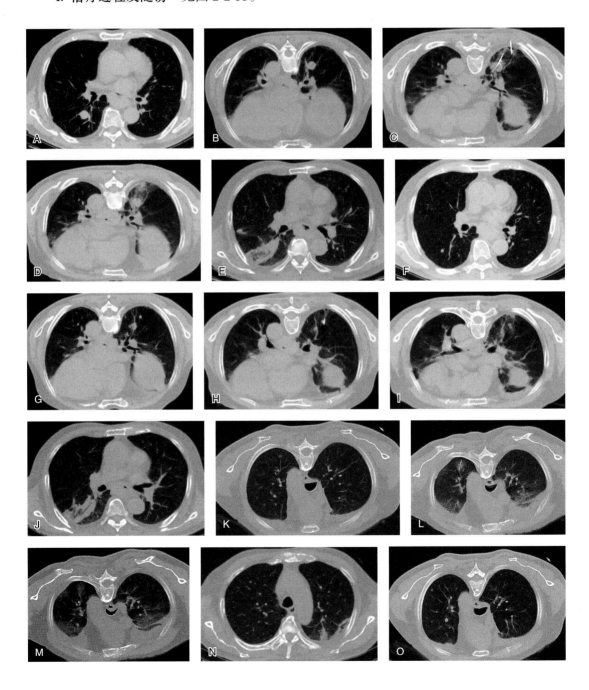

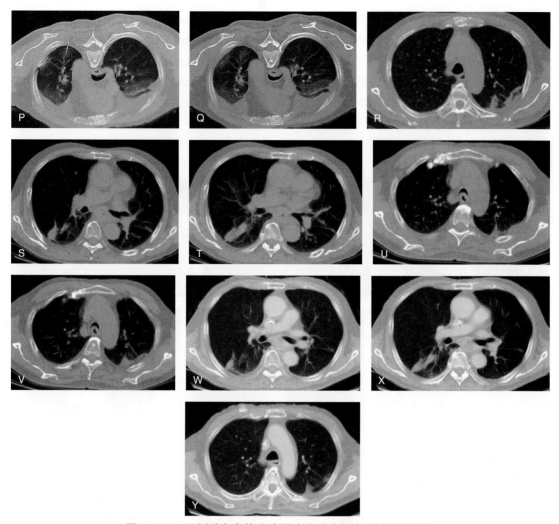

图 2-2-33　双侧肺多发转移瘤微波消融病例治疗过程及随访

A、B. 病灶 1 位于右肺下叶(2.1cm×2.3cm);C. 患者取俯卧位,1% 利多卡因局部麻醉;在 CT 引导下将 1 根消融天线分步穿刺入病灶 1,进行单点消融(消融参数:60W,8min);D. 消融后即刻观察病灶 1 周围 GGO 完整覆盖原病灶;E. 病灶 1 消融术后 24h 病灶周围渗出性改变;F、G. 病灶 2 位于右肺下叶(0.5cm×0.4cm);H. 患者取俯卧位,1% 利多卡因局部麻醉,在 CT 引导下将 1 根微波消融天线分步穿刺入病灶 2,进行单点消融(消融参数:60W,8min);I. 消融后即刻观察病灶 2 周围 GGO 完整覆盖原病灶;J. 病灶 2 消融术后 24h 病灶周围渗出性改变;K. 病灶 3 左肺上叶靠近背侧(0.6cm×0.7cm);L. 患者取俯卧位,1% 利多卡因局部麻醉;在 CT 引导下将 1 根消融天线分步穿刺入病灶 3,进行单点消融(消融参数:60W,8min);M. 消融后即刻观察病灶 3 周围 GGO 完整覆盖原病灶;N. 病灶 3 消融术后 24h 病灶周围渗出性改变;O. 病灶 4 左肺上叶靠近胸膜(0.4×0.7cm);P. 患者取俯卧位,1% 利多卡因局部麻醉,在 CT 引导下将 1 根微波消融天线分步穿刺入病灶 4,进行单点消融(消融参数:60W,8min);Q. 消融后即刻观察病灶 4 周围 GGO 完整覆盖原病灶;R. 病灶 4 消融术后 24h 病灶周围渗出性改变;S~V. 病灶 1~4 消融术后 1 个月,病灶周围渗出吸收,呈纤维化改变并缩小;W~Y. 病灶 1~4 消融术后 2 个月,病灶纤维化缩小。

例 2-2-34

【主诉】

结肠癌综合治疗 1 年余。

【简要病史】

患者女,52 岁。1 年余前因"便血 5 个月余"就诊,完善相关检查后诊断为"乙状结肠恶性肿瘤伴肝转移",行外科切除术。病理示:(左半结肠)溃疡型高 - 中分化腺癌,(肝多个肿物)转移性腺癌,伴坏死及钙化,伴脉管内癌栓形成,结合病史及免疫组化结果,考虑肠道来源。术后行多周期化疗。本次查胸部 CT 示:右肺下叶及左肺上叶新发结节灶,考虑转移瘤,其中右肺下叶 2 个(0.6cm×0.6cm、0.9cm×1.0cm),左肺上叶 2 个(0.4cm×0.4cm、0.5cm×0.5cm)。血 CEA 8.03ng/ml。临床诊断:乙状结肠腺癌伴肝、肺多发转移。

【消融指征】

结肠癌伴肝转移综合治疗后,双侧多发肺转移瘤(4 个)。

【治疗及临床随访】

1. **治疗模式** 对 4 个病灶分别进行消融联合系统治疗。
2. **术前计划** ①病灶 1、2(右肺下叶)消融:病灶大小分别为 0.6cm×0.6cm、0.9cm×1.0cm,患者取俯卧位,穿刺点分别定位于右侧肩胛下角线与第 7 肋间交点、右侧肩胛下角线与第 8 肋间交点,靶皮距分别为 9.2cm、12.2cm,拟分别使用 1 根消融天线;②右肺下叶病灶 1、2 消融后 1 个月患者无并发症,对左肺上叶转移灶(病灶 3、4)消融:病灶大小分别为 0.4cm×0.4cm、0.5cm×0.5cm,患者取仰卧位,穿刺点分别定位于左侧腋中线与第 3 肋间交点、左侧腋前线处与第 3 肋间交点,靶皮距分别为 11.6cm、9.7cm,拟分别使用 1 根消融天线。
3. **麻醉方式** 局部麻醉。
4. **治疗过程及随访** 见图 2-2-34。

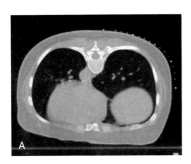
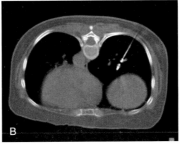
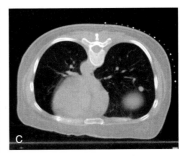

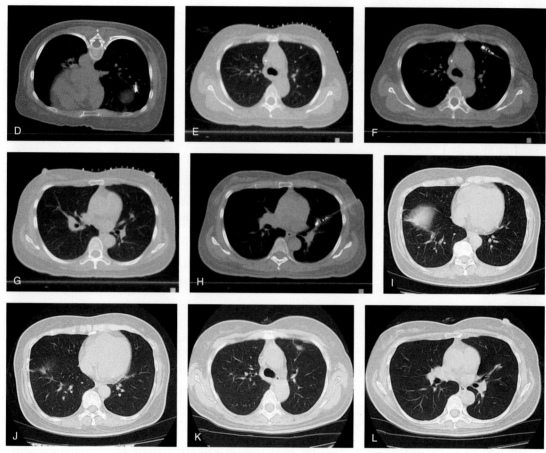

图 2-2-34 双侧肺多发转移瘤微波消融病例治疗过程及随访

A. 病灶 1 位于右肺下叶(0.6cm×0.6cm);B. 患者取俯卧位,1% 利多卡因局部麻醉,在 CT 引导下将消融天线分步穿刺入病灶,进行微波消融(消融参数:50W,3min);C. 病灶 2 位于右肺下叶(0.9cm×1.0cm);D. 患者取俯卧位,1% 利多卡因局部麻醉,在 CT 引导下将消融天线分步穿刺入病灶 2,进行微波消融(消融参数:50W,3min);E. 右肺下叶转移瘤消融后 1 个月余,患者无明显不适和并发症,对左肺上叶病灶 3、4 进行消融:病灶 3 位于左肺上叶(0.4cm×0.4cm);F. 患者取仰卧位,1% 利多卡因局部麻醉,在 CT 引导下将消融天线分步穿刺入病灶,进行微波消融(消融参数:50W,3min);G. 病灶 4 位于左肺上叶(0.5cm×0.5cm);H. 患者取仰卧位,1% 利多卡因局部麻醉,在 CT 引导下消融天线分步穿刺入病灶,进行微波消融(消融参数:50W,3min);I~L. 术后 5 个月,消融灶均呈条索样改变,此时 CEA 2.46ng/ml。疗效评估达到完全消融。

例 2-2-35

【主诉】

直肠癌术后 2 年,肺转移 10 个月。

【简要病史】

患者男,67 岁。2 年前出现便血,诊断为直肠癌,后行腹腔镜辅助 Mile's 术,术后病理示:(直肠)溃疡型腺癌,分化Ⅱ级,癌组织浸润肠壁肌层外纤维脂肪组织,脉管内见癌栓,神经束见侵犯。术后行 XELOX 方案化疗 5 个周期。期间行同步放疗共 25 次。10 个月前复查 CT 示:右肺小结节。本次入院复查 CT 示:右肺结节较前增大,大小为 1.0cm×0.9cm;左肺结节大小为 1.1cm×1.2cm。临床诊断:直肠癌术后肺多发转移。

【消融指征】

直肠癌术后多发肺转移瘤(2 个)。

【治疗及临床随访】

1. **治疗模式**　CT 引导下肺转移灶微波消融术。

2. **术前计划**　①病灶 1(右肺中叶)消融:病灶大小为 1.0cm×0.9cm,患者取仰卧位,穿刺点定位于右侧腋前线与第 6 肋间交点,靶皮距 9.0cm,拟使用 1 根微波消融天线;②病灶 1 消融 2 个月后患者无不适,行病灶 2(左肺上叶)消融:病灶大小 1.1cm×1.2cm,患者取俯卧位,穿刺点定位于后正中线左侧旁开 3.0cm 与第 7 肋间交点,靶皮距 10.0cm,拟使用 1 根微波消融天线。

3. **麻醉方式**　局部麻醉。

4. **治疗过程及随访**　见图 2-2-35。

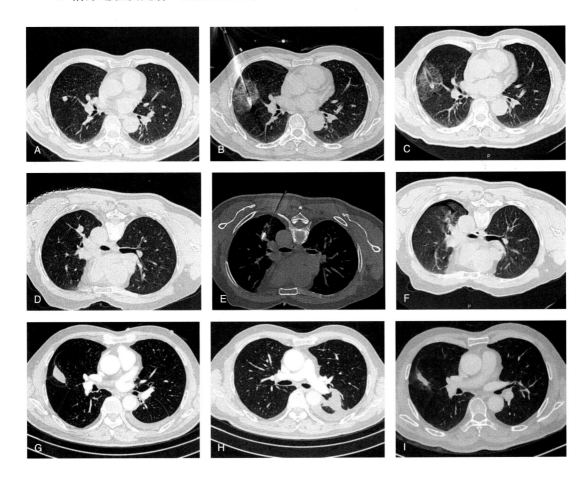

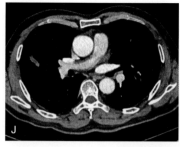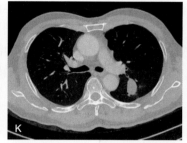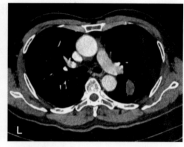

图 2-2-35 双侧多发肺转移瘤微波消融病例治疗过程及随访

A. 病灶 1 位于右肺中叶,大小 1.0cm×0.9cm;B. 患者取仰卧位,1% 利多卡因局部麻醉,在 CT 引导下将 1 根微波消融天线分步穿刺进入病灶 1,穿刺到位后可见穿刺路径出血,进行单点消融(消融参数:50W, 10min);C. 消融后即刻观察病灶周围 GGO 完整覆盖原病灶;D. 病灶 2 位于左肺上叶,大小 1.1cm×1.2cm; E. 患者取俯卧位,1% 利多卡因局部麻醉,CT 引导下将 1 根微波消融天线分步穿刺进入病灶 2,进行单点消融(消融参数:50W,10min);F. 消融后即刻观察病灶周围 GGO 完整覆盖原病灶,局部少量气胸;G. 病灶 1 消融术后 4 个月病灶呈长椭圆形纤维瘢痕;H. 病灶 2 消融术后 2 个月病灶呈椭圆形纤维瘢痕,伴少量胸腔积液;I、J. 病灶 1 消融术后 1 年胸部增强 CT,病灶纤维瘢痕较前明显缩小,动脉期无强化,疗效评估达到完全消融;K、L. 病灶 2 消融术后 10 个月胸部增强 CT,病灶纤维瘢痕较前缩小,动脉期无强化,胸腔积液完全吸收,疗效评估达到完全消融。

例 2-2-36

【主诉】

直肠癌术后 1 年余,肺转移 3 个月。

【简要病史】

患者女,64 岁。1 年前行经腹前直肠癌切除术(Dixon),术后病理示:腺癌(pT3N0M0, ⅡA 期),*MSS*、*KRAS*、*NRAS*、*BRAF* 均为野生型。术后口服卡培他滨 1 500mg、每日 2 次、d1~14 方案化疗 6 个周期。3 个月前复查胸部 CT:两肺多发转移瘤可能,最大者直径 1.1cm。改为 XELOX 方案化疗 3 个周期。1 个月前复查胸部 CT 示:左上肺及右下肺结节,大小分别为 1.1cm×1.2cm、0.5cm×0.5cm,转移可能。临床诊断:直肠癌术后双侧多发肺转移。

【消融指征】

直肠癌术后双侧多发肺转移(2 个)。

【治疗及临床随访】

1. **治疗模式** CT 引导下肺转移灶微波消融术。
2. **术前计划** ①病灶 1(左肺上叶)消融:病灶大小为 1.1cm×1.2cm,患者取仰卧位, 穿刺点定位于左锁骨中线左侧旁开 1.0cm 与第 3 肋间交点,靶皮距为 7.0cm,拟使用 1 根微波消融天线;②病灶 1 消融后 1 个月,患者无不适,行病灶 2(右肺下叶)消融:病灶大小 0.5cm×0.5cm,患者取仰卧位,穿刺点定位于右腋前线左侧旁开 2.0cm 与第 5 肋间交点,靶皮距 13.0cm，拟使用 1 根微波消融针。

3. **麻醉方式** 局部麻醉。

4. **治疗过程及随访** 见图 2-2-36。

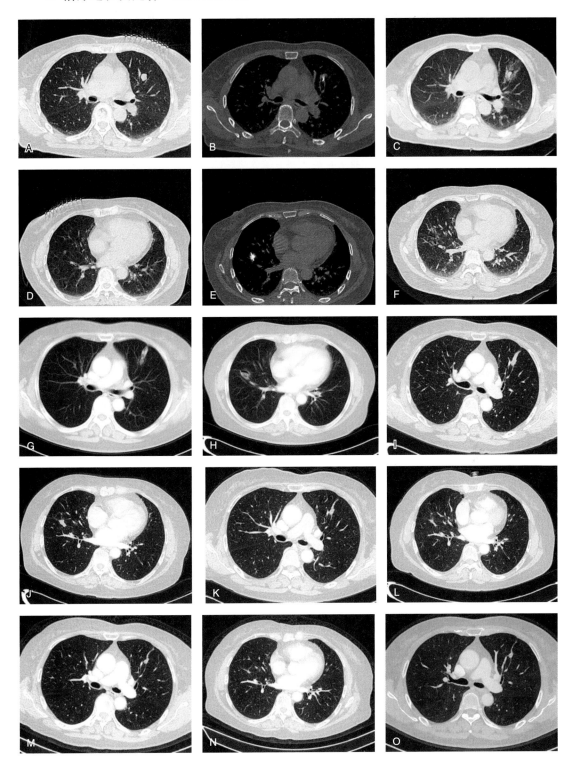

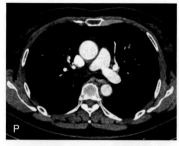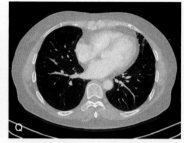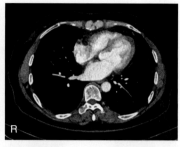

图 2-2-36　双侧肺多发转移瘤微波消融病例治疗过程及随访

A. 病灶 1 位于左肺上叶,大小 1.1cm×1.2cm;B. 患者取仰卧位,1% 利多卡因局部麻醉,CT 引导下将 1 根微波消融针分步穿刺进入病灶 1,进行单点消融(消融参数:50W,8min);C. 消融后即刻观察病灶周围 GGO 完整覆盖原病灶;D. 病灶 2 位于右肺下叶,大小 0.5cm×0.5cm;E. 患者取仰卧位,1% 利多卡因局部麻醉,CT 引导下将 1 根微波消融针分步穿刺进入病灶 2,进行单点消融(消融参数:50W,5min);F. 消融后即刻观察病灶周围 GGO 完整覆盖原病灶;G. 病灶 1 消融术后 3 个月呈长条形纤维增生瘢痕;H. 病灶 2 消融术后 1 个月呈纤维增生瘢痕,边缘伴有坏死空洞;I. 病灶 1 消融术后 5 个月,手术瘢痕较前密实,缩小;J. 病灶 2 消融术后 3 个月,术后瘢痕较前密实、缩小;K. 病灶 1 消融术后 8 个月,纤维瘢痕较前吸收缩小;L. 病灶 2 消融术后 6 个月,纤维瘢痕较前明显缩小;M. 病灶 1 消融术后 11 个月,纤维瘢痕较前进一步缩小,呈细长条状;N. 病灶 2 消融术后 9 个月,纤维瘢痕吸收不明显;O、P. 病灶 1 消融术后 1 年 11 个月,术后纤维瘢痕稳定,动脉期无强化;Q、R. 病灶 2 病灶消融术后 1 年 9 个月,病灶不明显,动脉期无强化。疗效评估达到完全消融。

（杨　霞　李文红　孟　敏　李晓光　白旭明　李元明　陈仕林　林清锋）

第三章

肺良性肿瘤及胸腺肿瘤微波消融治疗

第一节 肺良性肿瘤微波消融治疗

近年来,随着生活方式与生活环境的不断变化,肺部肿瘤的患病率逐年增加,随着影像学技术的发展,其检出率呈上升趋势。肺部肿瘤可分为良性与恶性两种类型,有时影像学难以鉴别。但恶性肺部肿瘤预后差,对患者生命安全构成威胁,因此早期鉴别肺部肿瘤良恶性,特别是孤立性肺部肿瘤的性质,对尽早采取积极合理的治疗方式至关重要。肺部良性肿瘤主要包括结核球、炎性假瘤、慢性炎症、纤维瘤、曲霉球及硬化性血管瘤等,许多肺部良性肿瘤的诊断与外科治疗往往是一并进行的,但外科手术治疗创伤大、并发症多、花费高,且部分病人无法耐受外科手术,因此寻找一种创伤小、能够明确诊断、疗效确切、经济、并发症少的治疗方法是临床亟待解决的问题。肺部肿瘤穿刺活检 + 微波消融术为上述患者提供了一个有效的治疗手段,在明确诊断的同时,对相关病灶行热消融治疗。

例 3-1-1

【主诉】

胸闷憋气,发现左肺占位 4 个月。

【简要病史】

患者女,76 岁。4 个月前出现胸闷、憋气,活动后为著,无咳嗽、咯血,无低热、夜间盗汗等。既往史:"左眼白内障手术" 术后 2 年。入院时胸部 CT 示:左肺上叶大小 1.0cm × 0.8cm 占位,呈高密度灶。血 CEA 9.21ng/ml、NSE 11.18ng/ml。冠状动脉粥样硬化,肺功能、肾功能正常。临床诊断:左肺上叶占位。

【消融指征】

左肺结节(疑似早期肺癌),冠状动脉粥样硬化性心脏病导致不能耐受手术切除。

【治疗及临床随访】

1. **治疗模式** 活检与微波消融同步。
2. **术前计划** 左肺上叶 1.0cm × 0.8cm 占位,穿刺点定位于左侧锁骨中线与第 3 肋间交点,靶皮距为 9.5cm,拟使用 1 根消融天线。
3. **麻醉方式** 局部麻醉。
4. **治疗过程及随访** 见图 3-1-1。

病理:(左肺占位穿刺)肺组织,部分肺泡腔扩张,部分充血,部分间质炭末沉积,未见肯定的异型上皮。

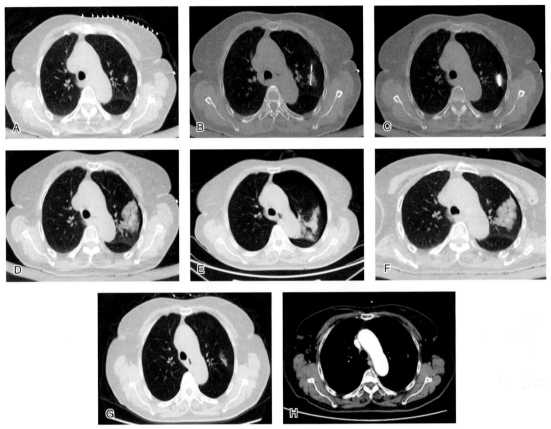

图 3-1-1　肺良性肿瘤微波消融治疗过程及随访

A. 消融前定位像：患者取仰卧位，左肺上叶实性占位，大小 1.0cm×0.8cm，初步确定 GTR；B. 1% 利多卡因局部麻醉，CT 引导下活检；C. 将 1 根微波消融天线在 CT 引导下于体表穿刺点处分步穿刺入肿瘤，进行单点消融（消融参数：50W，6min）；D. 术后即刻，病灶周围 GGO 完整覆盖原病灶，病灶周围肺内出血及少量气胸；E. 术后 24h，可见中等量气胸，予以胸腔闭式引流；F. 术后 48h，病灶周围 GGO 完整覆盖原病灶，气胸经置管引流后消失；G、H. 消融术后 3 个月，消融病灶周围的渗出吸收，病灶内无强化。

例 3-1-2

【主诉】

发现右肺占位 2 周。

【简要病史】

患者男，61 岁。2 周前查体发现右肺下叶后基底段结节，PET/CT 检查示：右肺下叶 FDG 代谢增高的软组织结节，考虑右肺周围型肺癌可能。患者无咳嗽、咯血，无低热、夜间盗汗等症状。既往：高血压病史 1 年、前列腺增生病史 5 年。入院时胸部 CT 扫描：右肺下叶占位，截面约 1.4cm×1.2cm，呈高密度灶。血 CEA 0.28ng/ml、NSE 11.28ng/ml、CA125 4.98ng/ml、CA19-9 5.66ng/ml；心功能、肺功能、肾功能正常。临床诊断：右肺占位，高血压病,前列腺增生。

【消融指征】

右肺下叶结节(疑似早期肺癌),拒绝外科手术切除。

【治疗及临床随访】

1. **治疗模式**　活检与微波消融同步。
2. **术前计划**　右肺下叶截面约 1.4cm×1.2cm 占位,穿刺点定位于后正中线右侧旁开 6.6cm 与第 8 肋间交点,靶皮距为 5.9cm,拟使用 1 根消融天线。
3. **麻醉方式**　局部麻醉。
4. **治疗过程及随访**　见图 3-1-2。

病理:(右肺下叶消融前、后穿刺)肺组织慢性炎伴纤维组织增生。

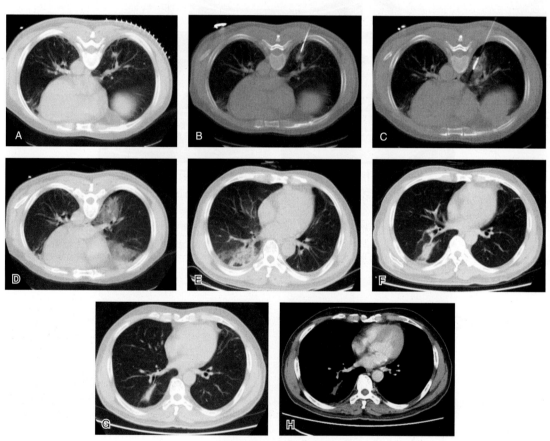

图 3-1-2　良性肿瘤微波消融治疗过程及随访

A. 消融前定位像,患者取俯卧位,CT 下见右肺下叶 1.4cm×1.2cm 结节;初步确定 GTR;B. 1% 利多卡因局部麻醉,CT 引导下活检;C. 将 1 根微波消融天线分步穿刺入病灶内,进行单点消融(消融参数:60W,10min);D. 术后即刻,病灶周围 GGO 完整覆盖原病灶,少量气胸;E. 术后 24h,病灶周围 GGO 完整覆盖原病灶;F. 消融后 1 个月,病灶周围渗出减少,并纤维化;G、H. 消融后 3 个月,病灶纤维化并缩小,无强化。

例 3-1-3

【主诉】

咳嗽 3 个月,发现右肺占位 1 个月。

【简要病史】

患者男,52 岁。1 个月前因"咳嗽、憋喘"就诊于当地医院,无咯血、低热、夜间盗汗等。当地医院 CT 检查示:右肺上叶占位并淋巴结肿大;PET/CT 示:右肺尖部 FDG 代谢增高肿块,考虑恶性病变可能。既往史:"癫痫"病史 10 余年、"糖尿病"病史 2 年。入院时胸部 CT 扫描示:右肺上叶占位,截面约 5.4cm×5.5cm 不规则肿块,部分宽基底附于纵隔胸膜,边缘毛糙,病灶中央见低密度囊变坏死区。心功能、肺功能、肾功能正常。临床诊断:右肺上叶占位;癫痫;糖尿病。

【消融指征】

右肺上叶占位,疑似肺癌,拒绝外科手术切除。

【治疗及临床随访】

1. **治疗模式**　活检与微波消融同步。
2. **术前计划**　病灶位于右肺上叶尖段,大小约 5.4cm×5.5cm,形态不规则,部分宽基底附于纵隔胸膜;患者取俯卧位,穿刺点 1 定位于后正中线右侧旁开 5.0cm 与第 2 肋间交点,靶皮距为 11.5cm;穿刺点 2 定位于第 1 点外侧 1.0cm,靶皮距为 11.0cm;拟使用 2 根消融天线。
3. **麻醉方式**　局部麻醉。
4. **治疗过程及随访**　见图 3-1-3。

病理:(右肺下叶消融前、后穿刺)肺组织慢性炎伴纤维组织增生,考虑炎性假瘤。

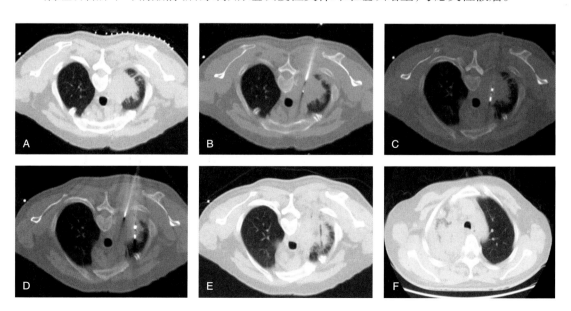

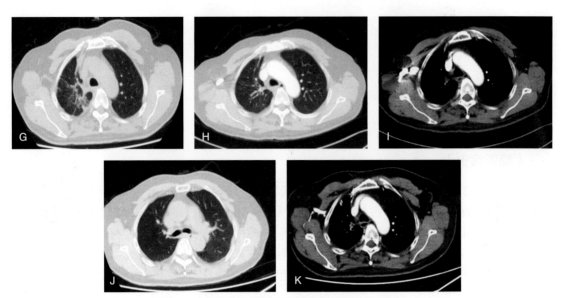

图 3-1-3　肺良性肿瘤微波消融治疗过程及随访

A. 消融前定位像,病灶位于右肺上叶尖段,大小约 5.4cm×5.5cm,形态不规则,初步确定 GTR;B. 患者取俯卧位,1% 利多卡因局部麻醉,CT 引导下活检;C、D. 在 CT 引导下将 2 根微波消融天线分别分步穿入瘤体内,进行微波消融(消融参数两点均为 60W,15min);E. 术后即刻,病灶周围 GGO 完整覆盖,瘤体内可见消融针道;F. 术后 24h,病灶周围炎性渗出增多;G. 消融术后 2 个月,病灶周围炎性渗出吸收并纤维化;H、I. 消融术后 6 个月,原病灶基本消失,少许纤维化;J、K. 消融术后 12 个月,病灶基本消失,评价完全消融。

例 3-1-4

【主诉】

发现右肺占位 7 个月。

【简要病史】

患者男,85 岁。7 个月前查体时发现右肺占位,无咳嗽、咯血,无低热、夜间盗汗等。既往史:"心肌梗死" 病史 25 年,"高血压病" 病史 20 年。入院时 CT 扫描:右肺中叶 1.3cm×1.2cm 占位,轻度不均匀强化,有小毛刺。PET/CT:右肺中叶实性占位,轻度代谢增高。肺功能:重度弥散功能障碍,心功能、肾功能正常。血 CEA 2.66ng/ml、CA125 7.62mg/ml、CA19-9 18.61mg/ml。临床诊断:右肺结节。

【消融指征】

右肺结节(疑似早期肺癌),高龄,不能耐受手术切除。

【治疗及临床随访】

1. **治疗模式**　活检与微波消融同步。
2. **术前计划**　右肺中叶 1.3cm×1.2cm 实性占位,患者取仰卧位,穿刺点定位于右锁骨中线与第 6 肋间交点,靶皮距为 8.0cm,拟使用 1 根消融天线。

3. **麻醉方式**　局部麻醉。

4. **治疗过程及随访**　见图 3-1-4。

病理:结核(肺组织慢性炎症伴凝固性坏死,并查到抗酸杆菌)。随访 4 年无结核复发和播散。

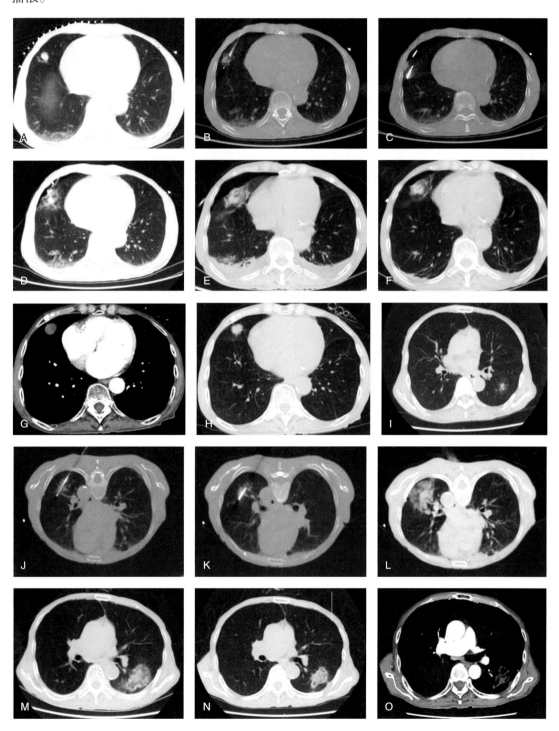

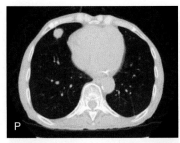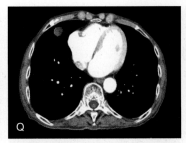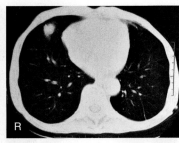

图 3-1-4 肺良性肿瘤微波消融治疗过程及随访

A. 消融前定位像,右肺中叶 1.3cm×1.2cm 实性占位;B. 患者取仰卧位,1% 利多卡因局部麻醉,CT 引导下活检;C. 在 CT 引导下将 1 根微波消融天线分步穿刺入病灶内,进行单点消融(消融参数:50W,8min);术中出现气胸,给予胸腔置管引流;D. 术后即刻,病灶周围 GGO 完整覆盖原病灶,右侧胸腔内可见引流管影;E. 术后48h,可见气胸和双侧胸腔积液;F. 术后 7 天,经置管负压吸引、强心利尿等积极治疗,左心衰竭纠正,双侧胸腔积液基本消失,可见少量气胸,病灶周围 GGO 完整覆盖原病灶;G、H. 消融术后 17 个月,原病灶呈类圆形,边界清晰,无强化;I. 消融术后 17 个月,左肺下叶结节较前增大,决定行同步活检 + 微波消融术;J、K. 患者取俯卧位,1% 利多卡因局部麻醉,将 1 根微波天线分步插入病灶内,同时沿微波天线插入活检针取活检,活检后进行单点消融(消融参数:60W,10min);穿刺病理示:(左肺下叶占位穿刺活检消融前、消融后)肺泡上皮不典型增生,倾向为原位癌,局部不除外微小浸润(穿刺组织取材局限,"消融后"组织伴物理损伤变性),临床分期(cTisN0M0,0 期);L. 术后即刻,病灶周围 GGO 完整覆盖原病灶;M. 术后24h,病灶周围 GGO 完整覆盖原病灶;N、O. 左肺消融术后 1 个月,病灶周围炎性渗出较前减少,无强化;P、Q. 右肺消融术后 18 个月,病灶呈类圆形,边界清晰,无强化;R. 右肺消融术后 36 个月,肺窗观察原病灶呈类圆形,边界清晰,与 18 个月比较无明显变化。

例 3-1-5

【主诉】

发现右肺占位 6 天。

【简要病史】

患者女,70 岁。6 天前因头痛伴恶心呕吐,偶有咳嗽伴轻微胸痛,无咳痰及痰中带血。就诊当地医院行 CT 示:右肺下叶病变,考虑肺曲霉球感染可能性大。对症治疗后,仍有胸闷、憋喘。既往史:"支气管哮喘" 病史 10 余年,"帕金森病" 病史 5 年。入院时 CT 扫描:右肺占位,观察病变位于右肺下叶,内有空腔,截面约 3.4cm×3.4cm,壁薄。血 NSE:19.10ng/ml;心功能、肺功能、肾功能正常。临床诊断:右肺占位,支气管哮喘,帕金森病。

【消融指征】

右肺下叶占位,合并症多,不能耐受手术切除。

【治疗及临床随访】

1. **治疗模式** 微波消融治疗。
2. **术前计划** CT 观察病变位于右肺下叶,内有空腔,截面约 3.4cm×3.4cm,壁薄;体表定位点位于右腋后线与第 7 肋间交点,靶皮距为 9.2cm,拟使用 1 根消融天线。

3. **麻醉方式** 局部麻醉。

4. **治疗过程及随访** 见图 3-1-5。

病理:(右肺穿刺)肺组织,肺泡壁增厚纤维化,肺泡腔渗出物中较多吞噬细胞,局部肺泡上皮非典型增生。术后伏立康唑抗真菌治疗,随访 14 个月,无真菌播散。

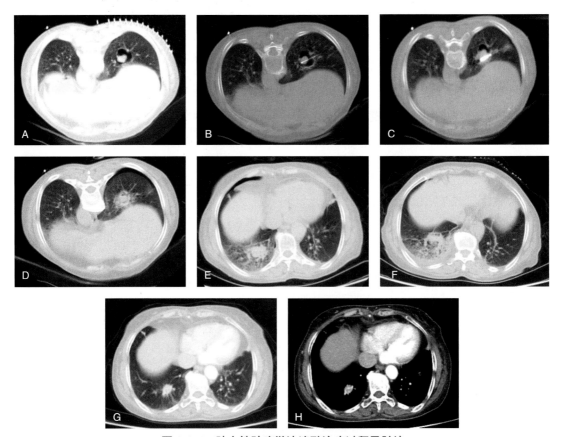

图 3-1-5 肺良性肿瘤微波消融治疗过程及随访

A. 消融前定位像:病变位于右肺下叶,内有空腔,截面约 3.4cm×3.4cm,壁薄;B、C. 患者取俯卧位,1% 利多卡因局部麻醉,在 CT 引导下将 1 根微波天线分步插入病灶内,同时沿微波消融天线插入活检针取活检,活检后进行单点消融(消融参数:60W,4.5min);D. 术后即刻,病灶周围 GGO 完整覆盖原病灶,可见少量气胸;E. 术后 24h,原病灶呈类圆形,周围炎性渗出;F. 术后 1 周,病灶周围较多渗出,右侧少量胸腔积液;病理考虑曲霉菌感染,给予伏立康唑抗真菌治疗;G、H. 术后 14 个月,原病灶周围纤维化,病灶大部分呈高密度,考虑钙盐沉积。

例 3-1-6

【主诉】

右肺癌术后 6 年余,发现右肺占位半年。

【简要病史】

患者女,47 岁。6 年前因"右肺占位"行手术治疗,病理示:右肺腺癌,术后行 4 个周期 GP 方案化疗,后定期随访。1 年前患者出现间断咳痰带血,无明显胸闷、憋喘,无发热,诊断为"肺结核",给予抗结核治疗半年余,效果差,行介入止血治疗。后定期复查 CT 示:"右肺上叶感染性病变,洞内曲霉球形成",诊断为"肺曲霉菌病",给予伏立康唑抗真菌治疗,咯血症状明显缓解。入院时 CT 扫描:右肺感染性病变伴洞内曲霉球形成,病变位于右肺上叶后段,大小约 3.1cm × 2.2cm,壁薄。心功能、肺功能、肾功能正常。临床诊断:右肺占位,肺曲霉菌病?

【消融指征】

右肺上叶占位(疑似曲霉球变),右肺癌术后,咯血保守治疗效果差,不能耐受手术切除。

【治疗及临床随访】

1. **治疗模式**　活检与微波消融同步。
2. **术前计划**　病变位于右肺上叶后段,大小约 3.1cm × 2.2cm,形态不规则,内见空洞,洞壁欠光整,病变与邻近胸膜分界不清;患者取俯卧位,穿刺点定位于后正中线右侧旁开 4.0cm 与第 5 肋间交点,靶皮距 9.0cm,拟使用 1 根消融天线。
3. **麻醉方式**　局部麻醉。
4. **治疗过程及随访**　见图 3-1-6。

病理:(右肺组织穿刺)查见真菌菌丝,周围纤维组织增生并肉芽组织形成。临床诊断:右肺曲霉菌球病变。

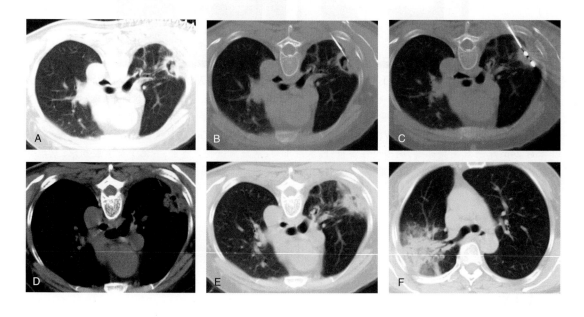

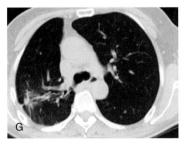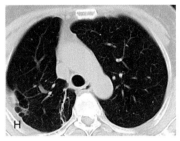

图 3-1-6 肺良性肿瘤微波消融治疗过程及随访

A. 消融前定位像：病灶位于右肺上叶后段，大小约 3.1cm×2.2cm；B、C. 患者取俯卧位，1% 利多卡因局部麻醉，在 CT 引导下将 1 根微波天线分步插入病灶内，同时沿微波天线插入活检针，取活检后进行单点消融（消融参数：60W，6min）；D、E. 术后即刻，病灶内存在不规则空洞；病灶周围 GGO 完整覆盖原病灶；F. 术后24h，病灶周围 GGO 完整覆盖原病灶，可见炎性渗出；G. 术后 2 个月，炎性渗出基本吸收，并纤维化；H. 术后15 个月，病灶区域局部仅见少许纤维化。

例 3-1-7

【主诉】

查体发现右肺占位 2 周余。

【简要病史】

患者女，58 岁。2 周前查体发现右肺占位，无咳嗽、咳痰，无胸闷、憋喘等症状。入院时CT 扫描：右肺下叶占位，病灶大小约 1.2cm×2.0cm，建议进一步检查明确性质；双肺门淋巴结增大。心功能、肺功能、肾功能正常。临床诊断：右肺占位。

【消融指征】

右肺下叶占位，拒绝外科手术切除。

【治疗及临床随访】

1. **治疗模式** 活检与微波消融同步。
2. **术前计划** 病灶位于右肺下叶，大小约 1.2cm×2.0cm；穿刺点定位于后正中线右侧旁开 3cm 与第 6 肋间交点，靶皮距 8.3cm，拟使用 1 根消融天线。
3. **麻醉方式** 局部麻醉。
4. **治疗过程及随访** 见图 3-1-7。

病理：（右肺穿刺）送检组织形态结合免疫组化结果，支持硬化性血管瘤。临床诊断：硬化性血管瘤。

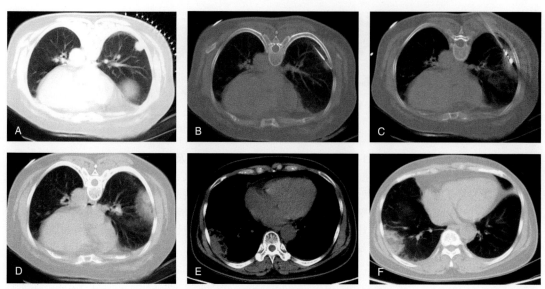

图 3-1-7　肺良性肿瘤微波消融治疗过程及随访

A. 消融前定位像：病灶位于右肺下叶，大小约 1.2cm×2.0cm；B、C. 患者取俯卧位，1% 利多卡因局部麻醉，在 CT 引导下将 1 根微波天线分步插入病灶内，同时沿微波天线插入活检针取活检，活检后进行单点消融（消融参数：50W，8min）；D. 术后即刻，病灶周围 GGO 完整覆盖原病灶，少量气胸；E、F. 术后 24h，病灶周围 GGO 完整覆盖原病灶。

例 3-1-8

【主诉】

查体发现左肺占位 1 周。

【简要病史】

患者女，70 岁。1 周前查体发现左肺占位，无咳嗽、咳痰，无胸闷、憋喘等症状。既往史：2 周前行白内障手术。入院时 CT 扫描：左肺上叶占位性病变，考虑为错构瘤可能性大，建议进一步检查。心功能、肺功能、肾功能正常。临床诊断：左肺上叶占位（错构瘤？）；白内障术后。

【消融指征】

左肺占位（疑似错构瘤），患者高龄，不能耐受手术切除。

【治疗及临床随访】

1. **治疗模式**　活检与微波消融同步。
2. **术前计划**　病灶位于左肺上叶尖后段，大小约为 2.4cm×2.7cm；患者取仰卧位，穿刺点 1 定位于左侧锁骨中线与第 1 肋间交点，靶皮距 10.7cm；穿刺点 2 定位于第 1 点下方

1.0cm,靶皮距 10.8cm;拟使用 2 根消融天线。

3. **麻醉方式** 局部麻醉。

4. **治疗过程及随访** 见图 3-1-8。

病理:(左肺上叶)考虑错构瘤。

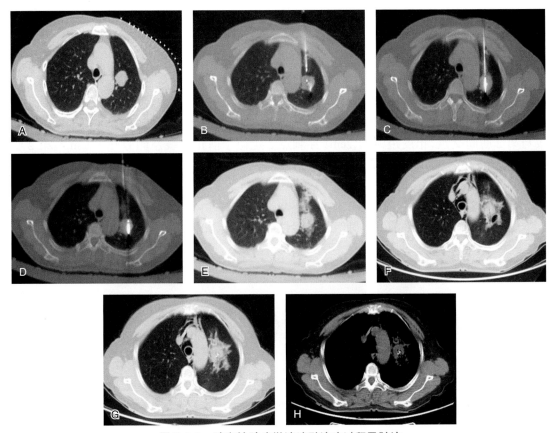

图 3-1-8 肺良性肿瘤微波消融治疗过程及随访

A. 消融前定位像:病灶位于左肺上叶尖后段,大小约为 2.4cm×2.7cm;B~D. 患者取仰卧位,1% 利多卡因局部麻醉,在 CT 引导下将 2 根微波天线分别分步插入病灶内,同时沿微波天线插入活检针取活检,活检后进行消融(点 1 消融参数:50W,5.5min;点 2 消融参数:50W,4.5min);E. 术后即刻,病灶内可见消融针道,针道可见出血;F~H. 术后24h,病灶周围GGO完整覆盖原病灶,病灶内可见空洞,伴有少量气胸及纵隔气肿。

例 3-1-9

【主诉】

咳嗽、痰中带血 10 余天。

【简要病史】

患者男,54 岁。10 余天前"上呼吸道感染"后出现咳嗽、咳血痰,血痰为鲜红色。胸部

CT 示：左肺上叶占位，考虑肺癌可能大。既往史："高血压病""冠状动脉粥样硬化性心脏病""右下肢静脉曲张"病史多年。入院行冠脉 CT 示：左前降支近段管腔重度狭窄；左冠状动脉主干轻度狭窄；右冠状动脉局部管腔中度狭窄；左前降支中段心肌桥。临床诊断：左肺上叶肿物（肺癌？ ）；冠状动脉粥样硬化性心脏病；高血压病；右下肢静脉曲张。

【消融指征】

左肺上叶占位，可疑肺癌，不能耐受外科手术。

【治疗及临床随访】

1. **治疗模式** 活检与微波消融同步。

2. **术前计划** CT 下观察病变位于左肺上叶，直径约 3.5cm；穿刺点 1 定位于左侧腋前线与第 2 肋间交点，靶皮距为 11.2cm；穿刺点 2 定位于前正中线左侧旁开 7.9cm 与第 2 肋间交点，靶皮距为 12.1cm；拟使用 2 根消融天线。

3. **麻醉方式** 局部麻醉。

4. **治疗过程及随访** 见图 3-1-9。

病理：（左肺占位消融前、后）肺组织急慢性炎伴坏死，如怀疑肿瘤，建议治疗后复查。

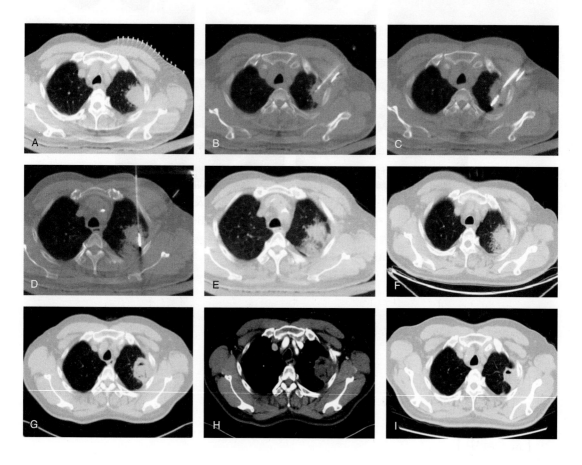

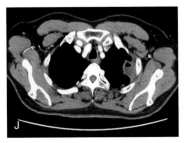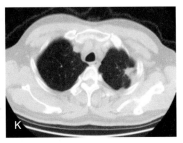

图 3-1-9 肺良性肿瘤微波消融治疗过程及随访

A. 消融前定位像:病变位于左肺上叶,直径约 3.5cm,初步确定 GTR;B. 1% 利多卡因局部麻醉,CT 引导下活检;C、D. 在 CT 引导下将 2 根微波消融天线分别分步穿入瘤体内,进行微波消融(点 1 消融参数:65W,10min;点 2 消融参数:65W,12min);E. 术后即刻,病灶周围 GGO 完整覆盖左肺病灶,周边炎性渗出;F. 术后 24h,病灶周围炎性渗出增多;G、H. 术后 1 个月,病灶周围炎性渗出吸收,内见气体影,病变周围环形强化;I、J. 术后 4 个月,病灶较前缩小、变实,内见气体影,病变周围轻度环形强化;K. 术后 13 个月病灶较前明显缩小,纤维化。

例 3-1-10

【主诉】

咳嗽、咳痰 3 个月,发现左肺占位 3 个月。

【简要病史】

患者女,81 岁。3 个月前出现咳嗽、咳痰,无发热,胸部 CT 示"左肺占位",行抗感染治疗。后复查胸部增强 CT 扫描示:左肺上叶结节灶,肺癌不能排除,建议 1 个月后 CT 复查进一步明确;复查 CT 示左下肺后壁囊腔性病变,建议随访观察;右肺多发小结节灶,转移瘤不能排除。既往史:"高血压病"病史多年。肺功能示轻度阻塞性通气功能障碍;心脏超声示节段性室壁运动不良。临床诊断:左肺占位;右肺多发小结节灶;高血压病。

【消融指征】

左肺上叶占位,可疑肺癌,高龄不能耐受外科手术。

【治疗及临床随访】

1. **治疗模式** 活检与微波消融同步。
2. **术前计划** 病变位于左肺上叶,呈不规则结节状,大小约 2.7cm×1.5cm;体表定位点位于左侧腋前线与第 2 肋间交点,靶皮距为 10.7cm,拟使用 1 根消融天线。
3. **麻醉方式** 局部麻醉。
4. **治疗过程及随访** 见图 3-1-10。

病理:(左肺占位)穿刺组织两条,含铁血黄素沉积,肺泡结构未见异常,支气管黏膜上皮轻度不典型增生。

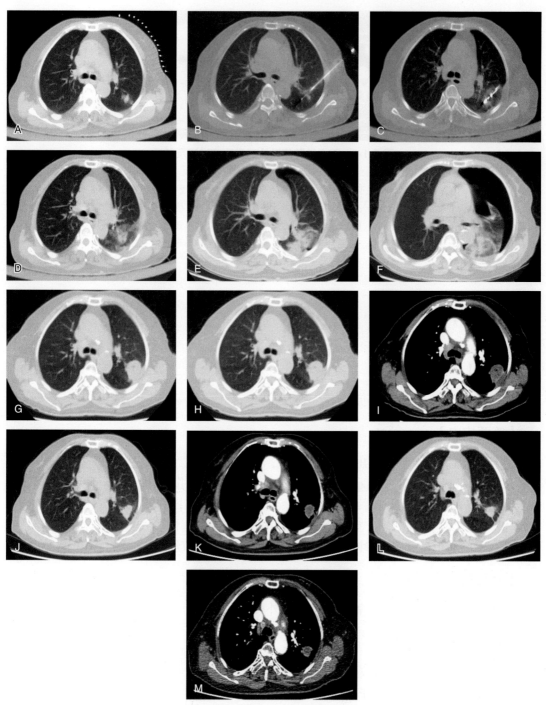

图 3-1-10 肺良性肿瘤微波消融治疗过程及随访

A. 消融前定位像:病变位于左肺上叶,大小约 2.7cm×1.5cm,初步确定 GTR;B. 1% 利多卡因局部麻醉,CT 引导下活检;C. 在 CT 引导下将 1 根微波消融天线分步穿入瘤体内,进行微波消融(消融参数:65W,6min); D. 术后即刻,病灶周围 GGO 完整覆盖,周边炎性渗出;E. 术后 24h,病灶周围炎性渗出增多,少量气胸; F. 术后 36h,大量气胸,予以胸腔置管引流;G. 术后 5d,胸腔闭式引流后气胸消失;H、I. 术后 1 个月,病灶较前范围缩小、密实,未见确切强化;J、K. 术后 6 个月,病灶较前缩小、边界清晰,病变内部未见强化;L、M. 术后 13 个月病灶较前略缩小,内部未见确切强化。

例 3-1-11

【主诉】

发现右肺占位 10 年余。

【简要病史】

患者女,29 岁。10 年前体检发现肺占位,拟行"右肺肿瘤切除术",但肿瘤未能切除。术中活检病理结果提示:软骨化错构瘤伴钙化骨化。现复查胸部 CT 提示:右肺上叶两处占位,病灶 1 靠近胸膜及右主支气管,大小约 2.2cm×2.0cm;病灶 2 位于病灶 1 外侧,大小约 3.0cm×2.8cm,周边有不规则钙化。临床诊断:错构瘤伴钙化骨化。

【消融指征】

右肺肿瘤外科手术未能切除,局部微波治疗。

【治疗及临床随访】

1. **治疗模式**　单纯微波消融。
2. **术前计划**　病灶位于右肺上叶,大小分别为 2.2cm×2.0cm(病灶 1)、3.0cm×2.8cm(病灶 2);患者取俯卧位,穿刺点 1(病灶 1)定位于后正中线右侧旁开 3.0cm 与第 3 肋间交点,靶皮距为 8.0cm;穿刺点 2(病灶 2)定位于第 1 点外 2.0cm,靶皮距为 8.5cm;拟各使用 1 根消融天线。
3. **麻醉方式**　全身麻醉。
4. **治疗过程及随访**　见图 3-1-11。

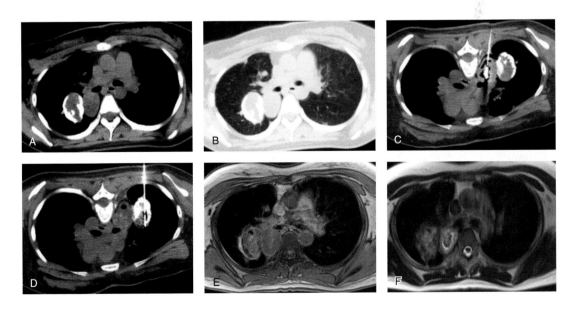

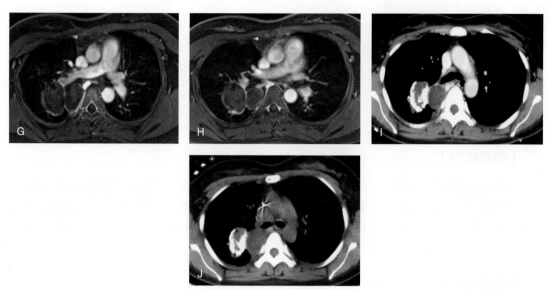

图 3-1-11　肺良性肿瘤微波消融治疗过程及随访

A、B. 术前 CT 示右肺上叶两个占位,病灶 1 靠近胸膜及右主支气管,大小约 2.2cm×2.0cm;病灶 2 位于病灶 1 外侧,大小约 3.0cm×2.8cm,周边有不规则钙化;C、D. 在全麻下,CT 引导下将 2 根消融天线分步穿刺入病灶 1 和病灶 2 内,进行多点消融(病灶 1 消融参数:40W,6min;病灶 2 消融参数:40W,6min);E~H. 消融后 1 个月复查:T_1WI 呈略高、低不均匀混杂信号,T_2WI 呈高、低不均匀混杂信号,肿块周边环形高信号考虑消融治疗后反应,余部分未见强化;I. 消融后 2 个月,肿瘤略缩小,无强化;J. 消融后 4 个月,肿瘤进一步缩小。

例 3-1-12

【主诉】

发现左肺结节 2 个月。

【简要病史】

患者男,59 岁。2 个月前查体时发现左肺上叶小结节,无咳嗽、咯血,无低热、夜间盗汗等症状。3 周前复查胸部 CT 示:左肺上叶小结节,大小约 0.9cm×0.7cm,可见毛刺。既往史:"尿毒症"病史多年,腹膜透析治疗。实验室检查:血尿素氮 23.74mmol/L、肌酐 537μmol/L。临床诊断:左肺占位。

【消融指征】

左肺结节(疑似早期肺癌),尿毒症,不能耐受手术切除。

【治疗及临床随访】

1. **治疗模式**　活检与微波消融同步。
2. **术前计划**　左肺上叶尖后段实性小结节(0.9cm×0.7cm),患者取仰卧位,穿刺点定位于左侧腋中线与第 4 肋间交点,靶皮距 6.5cm,拟使用 1 根消融天线。

3. **麻醉方式**　局部麻醉。

4. **治疗过程及随访**　见图 3-1-12。

穿刺病理:局部纤维组织增生,内见淋巴细胞浸润,未见肿瘤及肉芽肿性病变。

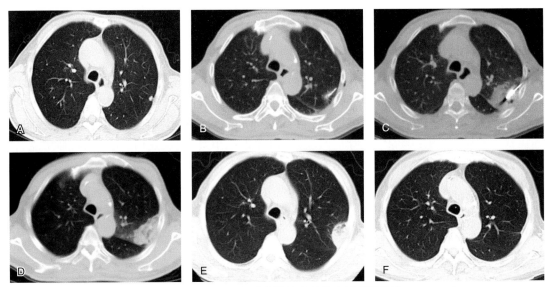

图 3-1-12　肺良性肿瘤微波消融治疗过程及随访

A. 消融前定位像,左肺上叶尖后段实性小结节,大小约 0.9cm×0.7cm;B. 患者取仰卧位,1% 利多卡因局部麻醉,CT 引导下活检;C. 在 CT 引导下将 1 根微波天线分步插入病灶内,进行单点消融(消融参数:60W,4min);D. 术后 24h,病灶周围 GGO 完整覆盖原病灶,出血较前吸收减少;E. 术后 1 个月,病灶呈半圆形,内可见小空洞,周围渗出吸收;F. 消融术后 8 个月,病变明显缩小呈少许纤维索条状。

第二节　胸腺肿瘤微波消融治疗

胸腺上皮性肿瘤包括胸腺瘤及胸腺癌,是前纵隔最常见的原发肿瘤之一。根据 2015 年 WHO 颁布的病理分类标准,胸腺上皮性肿瘤的病理分型包括 A、AB、B1、B2、B3 和 C 型(胸腺癌)。胸腺瘤主要以局部扩散为主,恶性程度明显低于胸腺癌,其 5 年生存率接近 90%;而胸腺癌发现时多属于晚期,常伴有心包、纵隔等远处转移,其总体 5 年生存率低于 55%。手术切除或者联合放疗是局限期胸腺肿瘤最主要的治疗手段,对于手术和放疗后局部复发及不能耐受手术切除的患者,目前主要以内科治疗为主,但有效率较低。

胸腺肿瘤的局部消融治疗仍然处于探索阶段,既往研究显示对无法行外科手术切除的 I 期胸腺瘤患者施行了射频消融术并取得良好的疗效。针对晚期或者复发胸腺肿瘤的病人,也有研究提示射频消融或者冷冻消融联合常规治疗可改善患者的局部症状及延长患者的生存期。而微波消融应用于胸腺恶性肿瘤的治疗报道甚少,本节就胸腺肿瘤局部微波消融治疗展示如下:

例 3-2-1

【主诉】

声嘶、憋喘 7 个月余,诊断胸腺鳞癌 3 个月余。

【简要病史】

患者男,58 岁。患者 7 个月前无明显诱因出现声嘶、憋喘,就诊于当地医院,确诊为胸腺癌。病理:纵隔低分化癌,考虑为胸腺鳞状细胞癌。行全身化疗 1 周期联合局部放疗 60Gy/30f,复查胸部 CT 检查示病灶较前缩小。声嘶、憋喘较前缓解,无胸闷、发热、饮水呛咳等症状。入院 CT 示:胸腺癌化疗后改变;双肺多发结节灶,建议随访。心功能、肺功能、肾功能正常。临床诊断:胸腺鳞状细胞癌。

【消融指征】

胸腺鳞状细胞癌放化疗后,距心包、主动脉弓较近,无法手术切除。

【治疗及临床随访】

1. **治疗模式** CT 引导下胸腺鳞癌局部微波消融术。

2. **术前计划** 病灶位于前上纵隔,病灶边界不清,与纵隔血管关系密切;患者取仰卧位,穿刺点 1 定位于前正中线左侧旁开 3.0cm 与第 2 肋间交点,靶皮距为 7.2cm,穿刺点 2 定位于前正中线左侧旁开 8.0cm 与第 2 肋间交点,靶皮距为 7.5cm;拟使用 2 根消融天线。

3. **麻醉方式** 局部麻醉。

4. **治疗过程及随访** 见图 3-2-1。

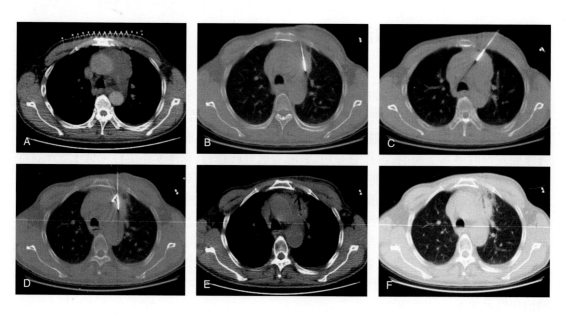

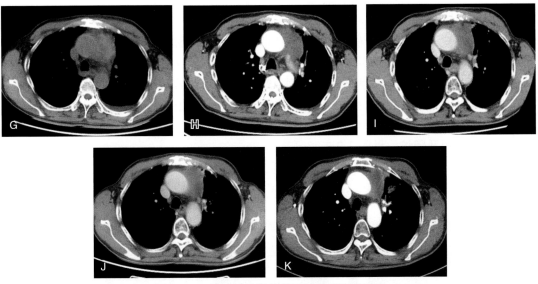

图 3-2-1 胸腺肿瘤微波消融治疗过程及随访

A. 消融前定位像,左上纵隔实性占位,与纵隔大血管分界不清;B~D. 患者取仰卧位,1% 的利多卡因局部麻醉,在 CT 引导下通过穿刺点 1 将 1 根微波天线分步穿刺入肿瘤,进行消融,退针 1.0cm 后继续消融(消融参数:60W,6min);在 CT 引导下通过穿刺点 2 将 1 根微波天线分步穿刺入肿瘤,进行消融(消融参数:60W,3.5min);E、F. 术后即刻,瘤体内可见消融针道,肿瘤密度减低;病灶周围肺组织内少量炎性渗出;G. 术后 24h,瘤体内可见针道,肿瘤密度减低;H. 术后 2 个月,肿瘤较前略有减小,无强化和钙化;I. 术后 4 个月,与术后 2 个月相比变化不显著,无强化和钙化;J. 术后 10 个月,肿瘤与术后 4 个月比较无明显变化;K. 术后 12 个月,肿瘤较术后 10 个月明显减小。

例 3-2-2

【主诉】

发现左前上纵隔占位 5 个月余。

【简要病史】

患者男,62 岁。患者 5 个月前受凉后出现发热、咳嗽,伴左侧胸部疼痛。行胸部 CT 检查示:左前上纵隔占位,考虑胸腺瘤可能。胸外科会诊考虑手术风险大。既往史:"糖尿病""乙型肝炎"病史多年。入院 CT 示:前上纵隔胸腺区一 6.5cm × 2.9cm 软组织密度肿块,增强扫描病灶明显强化;左侧胸膜局部呈结节样增厚,考虑转移。肺功能示:轻度限制性通气功能障碍、中度弥散功能障碍。心功能、肾功能正常。临床诊断:前纵隔占位,考虑胸腺肿瘤并胸膜转移。

【消融指征】

前纵隔占位,考虑胸腺恶性肿瘤并胸膜转移,无法手术切除。

【治疗及临床随访】

1. **治疗模式** CT 引导下前纵隔占位穿刺活检＋局部微波消融术。

2. **术前计划** CT 下观察肿瘤位于前上纵隔，大小约 6.5cm×2.9cm；患者取仰卧位，穿刺点 1 定位于前正中线左侧旁开 1.0cm 与第 2 肋间交点，靶皮距 8.3cm，穿刺点 2 定位于前正中线右侧旁开 4.0cm 与第 2 肋间交点，靶皮距 10.6cm；拟使用 2 根消融天线。

3. **麻醉方式** 局部麻醉。

4. **治疗过程及随访** 见图 3-2-2。

病理:(左前上纵隔占位)胸腺瘤 B3 型,部分恶变为胸腺鳞状细胞癌。免疫组化:CD5$^+$,CK19$^+$,CD117$^+$,Syn 灶$^+$,CK5/6$^+$,P63$^+$,CgA$^-$,CD56$^-$,TdT$^-$,CK14$^-$,CK20$^-$,Ki-67$^+$(18%)。

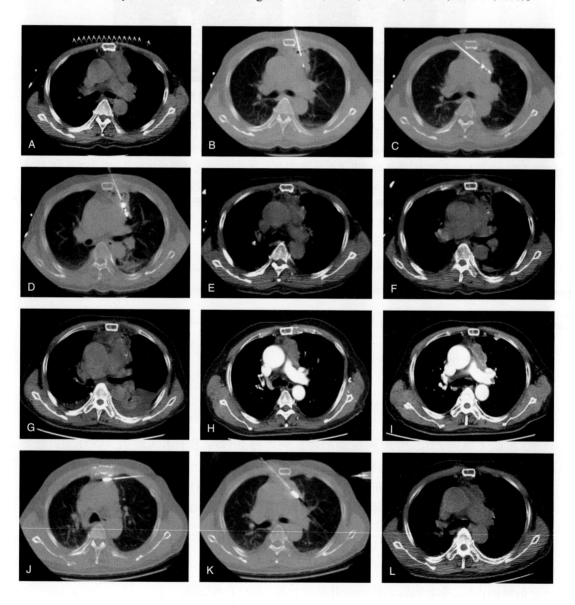

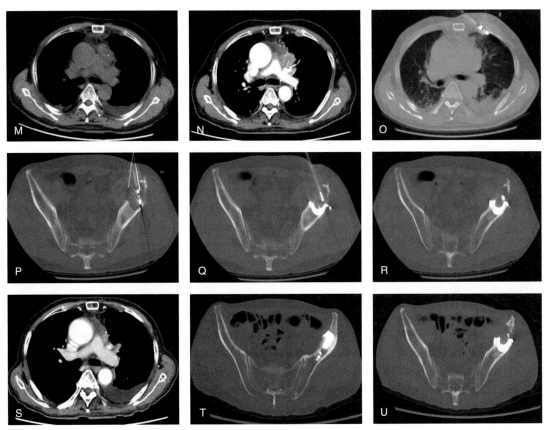

图 3-2-2　胸腺肿瘤微波消融治疗过程及随访

A. 消融前定位像，左前上纵隔实性占位，大小约 6.5cm×2.9cm，确定 GTR；B. 患者取仰卧位，1% 利多卡因局麻，CT 引导下活检；C. 在 CT 引导下于穿刺点 1 将 1 根微波天线分步穿刺入肿瘤，进行消融（消融参数：50W，7.5min）；D. 在 CT 引导下于穿刺点 2 将 1 根微波天线分步穿刺入肿瘤，进行消融（消融参数：50W，7min）；E、F. 术后即刻，瘤体内可见消融针道，肿瘤密度减低；G. 术后 24h，瘤体内可见针道，肿瘤密度减低，双侧胸腔积液并双下肺部分膨胀不全（左侧为著）；后规律行 TP 方案化疗 6 周期；H. 术后 2 个月，肿块较前缩小，未见明显强化；左前胸胸膜结节较前缩小；I. 术后 8 个月，肿块较前略缩小，增强扫描呈环形强化；左前肋胸膜结节较前未见变化；决定再次行胸腺瘤局部消融术；J. 患者取仰卧位，穿刺点 1 定位于前正中线左侧旁开 10.0cm 与第 3 肋间交点，靶皮距 10.2cm，局麻后将 1 根微波天线分步穿刺入肿瘤进行消融（消融参数：60W，3.5min）；K. 穿刺点 2 定位于前正中线右侧旁开 3.8cm 与第 4 肋间交点，靶皮距 9.8cm，局麻后将 1 根微波天线分步穿刺入肿瘤进行消融（消融参数：60W，8min）；L. 术后即刻，瘤体内可见消融针道，肿瘤密度减低；M. 第 2 次消融术后 24h，肿瘤内密度减低；后于当地医院行 TP 方案化疗 2 周期；N. 第 1 次消融术后 20 个月，第 2 次消融术后 12 个月，前纵隔肿块较前增大；左侧第 3 肋及左侧髂骨转移；决定行左侧第 3 肋及左侧髂骨转移灶局部微波消融＋骨水泥注入术，术后行胸腺瘤局部放疗；O～Q. 局麻后在 CT 引导下将 2 根微波天线分别分步穿刺入肿瘤，进行微波消融（消融参数：40W，4min；60W，10min），之用骨穿针建立穿刺通道并注入骨水泥 9ml；R. 术后即刻见左侧髂骨内肿瘤密度减低，骨水泥分布良好；S～U. 第 1 次消融术后 33 个月，第 2 次消融术后 25 个月，第 3 次消融术后 13 个月，前纵隔肿块较前缩小；多发骨转移，评价进展。

例 3-2-3

【主诉】

胸腺鳞状细胞癌放疗后 2 个月余。

【简要病史】

患者男,67 岁。因"胸背部疼痛 2 个月余"行胸部 CT 检查,示左前上纵隔肿块。超声引导下纵隔占位穿刺活检病理示:胸腺鳞状细胞癌。后行 TP 方案全身化疗及局部放疗 33 次。既往史:"银屑病"病史 30 年,"高血压病"病史 15 年。入院 CT 示:胸腺癌化疗后,纵隔肿块较前稍缩小;纵隔淋巴结较前未见明显变化。肺功能示:轻度弥散及混合性通气功能障碍。心脏超声示:节段性室壁运动不良、左室阻力负荷过重。肾功能正常。临床诊断:胸腺鳞状细胞癌。

【消融指征】

胸腺鳞状细胞癌放化疗后,心功能差,无法手术切除。

【治疗及临床随访】

1. **治疗模式**　CT 引导下胸腺鳞癌局部微波消融术。
2. **术前计划**　病灶位于前上纵隔,大小约 4.8cm×4.0cm;患者取仰卧位,穿刺点 1 定位于前正中线左侧旁开 10.8cm 与第 4 肋间交点,靶皮距 9.0cm,穿刺点 2 定位于前正中线左侧旁开 1.2cm 与第 4 肋间交点,靶皮距 8.7cm;拟使用 2 根消融天线。
3. **麻醉方式**　局部麻醉。
4. **治疗过程及随访**　见图 3-2-3。

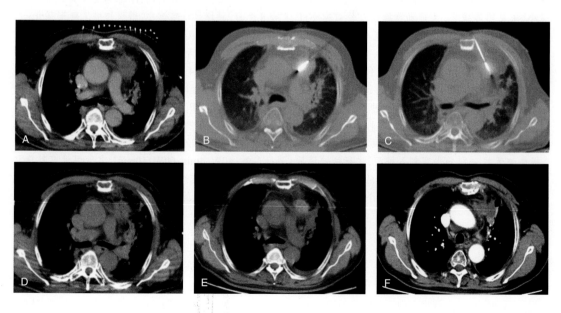

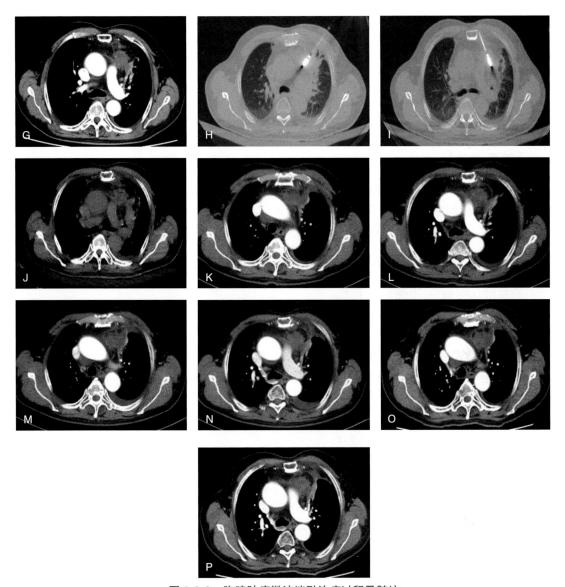

图 3-2-3　胸腺肿瘤微波消融治疗过程及随访

A. 消融前定位像,左上纵隔实性占位,大小约 4.8cm×4.0cm;B、C. 患者取仰卧位,于穿刺点 1 将 1 根微波天线分步穿刺入肿瘤,进行消融(消融参数:50W,7min);于穿刺点 2 将 1 根微波天线分步穿刺入肿瘤,进行消融(消融参数:50W,7min);D. 术后即刻,瘤体内可见消融针道,肿瘤密度减低;E. 术后24h,肿瘤密度减低;F、G. 术后 1 个月,纵隔肿块较前密度降低,周缘可见强化,决定再次行消融术;H、I. 患者取仰卧位,穿刺点 1 定位于前正中线左侧旁开 5.0cm 与第 4 肋间交点,靶皮距为 9.5cm,将 1 根微波天线分步穿刺入肿瘤进行消融(消融参数:60W,8min);穿刺点 2 定位于前正中线左侧旁开 1.0cm 与第 5 肋间交点,靶皮距8.7cm,将 1 根微波天线分步穿刺入肿瘤进行消融(消融参数:60W,6min);J. 术后即刻,瘤体内可见消融针道,肿瘤密度减低;K、L. 第 1 次消融术后 6 个月、第 2 次消融术后 5 个月,左前上纵隔肿块较前变化不大,未见确切强化;M、N. 第 1 次消融术后 9 个月、第 2 次消融术后 8 个月,左前上纵隔肿块较前变化不大,未见确切强化;O、P. 第 1 次消融术后 13 个月、第 2 次消融术后 12 个月,左前上纵隔肿块较前变化不大,未见确切强化。

例 3-2-4

【主诉】

体检发现纵隔肿物 10 天。

【简要病史】

患者男,63 岁。10 天前体检发现纵隔肿物,无胸痛、咳嗽、全身无力等不适。行胸部 CT 提示:纵隔软组织密度肿物,不均匀强化,大小 8.4cm × 5.2cm,考虑胸腺瘤可能。行穿刺活检术,病理示:胸腺鳞癌。临床诊断:胸腺鳞状细胞癌。

【消融指征】

胸腺鳞状细胞癌,拒绝外科手术。

【治疗及临床随访】

1. **治疗模式** CT 引导下胸腺鳞癌局部微波消融术,续贯化疗。

2. **术前计划** 患者取仰卧位,穿刺点定位于左侧锁骨中线与第 2 肋间交点,使用 1 根消融天线。

3. **麻醉方式** 全身麻醉。

4. **治疗过程及随访** 见图 3-2-4。

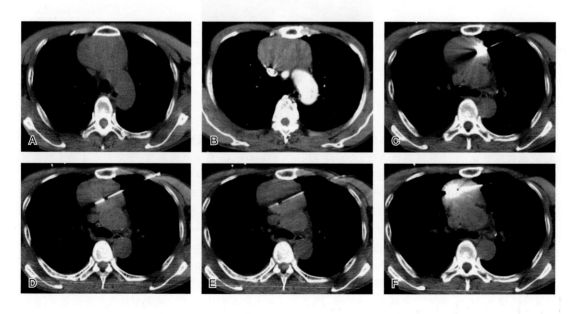

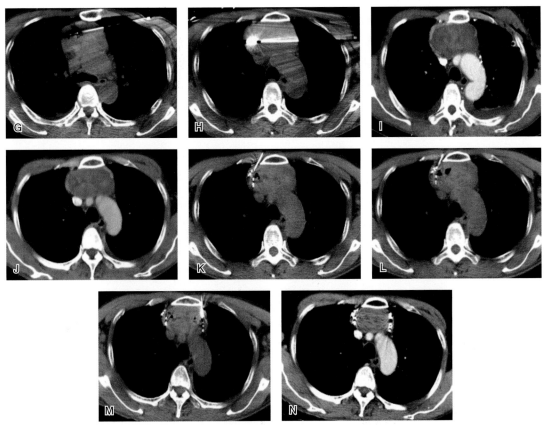

图 3-2-4 胸腺肿瘤微波消融治疗过程及随访

A、B. 前纵隔占位，肿瘤不均匀强化，大小 8.4cm×5.2cm；C~H. CT 引导下使用 1 根消融天线分步穿刺入肿瘤内，进行多点消融，共 6 个点，消融参数均为 50W、5min；I. 消融后 1 个周复查，肿瘤边缘残余活性，左侧胸腔液气胸，左侧胸壁积气；J. 消融后 1 个月复查，胸腔积液、胸壁积气消失，肿瘤边缘残余活性，大小8.0cm×4.2cm；K~M. 残余活性肿瘤接受 ^{125}I 粒子植入；N. ^{125}I 粒子植入术后 1 个月，肿瘤明显缩小，未见明确活性，大小 6.5cm×3.5cm。

（范卫君　靳　勇　张铁红　左太阳　张立成　郑爱民　戴建建　陈　健）

第四章

肺癌合并胸壁转移及骨转移瘤
微波消融姑息止痛治疗

第一节　肺癌合并胸壁转移瘤

胸壁是肺癌常见的转移部位之一。胸壁转移时可以出现很多症状,比较常见的是胸壁疼痛,严重时引起呼吸困难。而患者及家属的诉求大多是减轻疼痛,改善生活质量。放疗是胸壁转移最常见的姑息治疗,但部分患者疗效不佳,止痛药物无法完全控制疼痛,或无法耐受止痛药物副作用,严重影响患者生活质量。微波消融是治疗胸壁转移的一种微创技术,可以同时起到灭活肿瘤、毁损局部神经的作用,止疼效果好,可改善多数肺癌胸壁转移患者临床症状及生活质量。微波消融治疗胸壁转移时需要注意保护局部皮肤,避免热量灼伤皮肤。

例 4-1-1

【主诉】

右上肺鳞癌左侧胸壁转移 1 个月余。

【简要病史】

患者男,62 岁。1 个月余前因"发现左侧胸壁进行性增大肿块伴局部疼痛"就诊,行 CT 引导下右肺占位穿刺活检 + 局部微波消融术 + 左侧胸壁占位穿刺活检术。右肺占位穿刺病理示:右肺鳞状细胞癌。左侧胸壁病理示:转移性鳞癌。消融后给予全身化疗及口服羟考酮缓释片(40mg,每 12 小时一次),左胸壁疼痛缓解不明显,疼痛数字评分(numerical rating scale,NRS):5 分。既往史:"支气管炎""支气管哮喘"病史 10 年,"肺气肿"病史 2 年,"高血压"病史 8 年。本次入院复查胸部增强 CT 示:左侧胸壁转移瘤较前增大。临床诊断:右肺癌(cT3N2M1,右肺门、纵隔淋巴结转移,左侧胸壁转移)。

【消融指征】

右肺癌左侧胸壁转移明确,口服羟考酮缓释片效果差,拟行局部微波消融,姑息止疼。

【治疗及临床随访】

1. **治疗模式**　右肺癌左侧胸壁转移瘤局部微波消融。
2. **术前计划**　病灶位于左前上胸壁肌层,大小约 2.0cm,患者取仰卧位,体表穿刺点定位于左锁骨中线内侧 2.0cm 与第 2 肋间交点,靶皮距 7.5cm。拟使用 1 根微波消融天线。
3. **麻醉方式**　局部麻醉。
4. **治疗过程及随访**　见图 4-1-1。

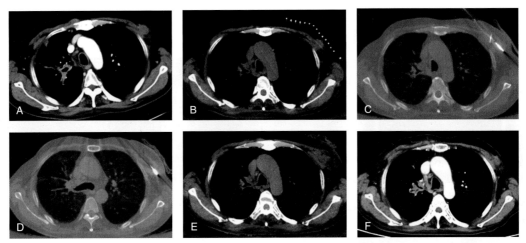

图 4-1-1　胸壁转移病例微波消融治疗过程及随访

A. 病灶位于左前上胸壁肌层,伴不均质强化;B. 患者取仰卧位,消融前定位像显示病灶位置,初步确定 GTR;C、D. 1% 利多卡因局部麻醉,在 CT 引导下将 1 根微波天线分步插入瘤体内进行单天线多角度微波消融(消融参数 40W,10min),术中消融天线距皮肤表面横径始终 >1.5cm,术中患者疼痛较明显,给予吗啡 10mg 静脉注射后缓解;E. 术后即刻,病灶局部呈低密度改变,局部无出血,皮肤表面无灼伤;F. 术后 1 个月,病灶较前缩小,无强化,表皮无破溃。NRS:1 分。

例 4-1-2

【主诉】

咳嗽、咳痰 10 个月,左肺癌左胸背部胀痛半个月。

【简要病史】

患者女,51 岁。10 个月前出现咳嗽、咳痰,胸部 CT 示:左肺恶性肿瘤并肺内、纵隔淋巴结转移、左侧胸腔积液。行 CT 引导下左肺占位穿刺活检 + 局部微波消融术,穿刺病理示:肺腺癌。患者近半个月无明显诱因出现左胸背部胀痛,芬太尼贴剂治疗后缓解。既往史:体健。本次入院复查胸部增强 CT 示:左侧第 6 后肋骨质破坏并局部肿块形成,考虑转移。临床诊断:左肺腺癌(Ⅳ期)(纵隔与左肺门区淋巴结、左侧胸膜、胸壁转移)。

【消融指征】

患者左肺癌左侧胸壁转移明确,药物止痛效果差,拟行局部微波消融,姑息止疼。

【治疗及临床随访】

1. **治疗模式**　左肺癌左侧胸壁转移瘤局部微波消融。

2. **术前计划**　病灶位于左侧胸壁第 6 后肋近椎体处,大小约 2.7cm×1.8cm,患者取俯卧位,体表穿刺点定位于后正中线左侧旁开 4.0cm 与第 6 后肋平面交点,靶皮距 6.5cm,拟使用 1 根微波消融天线。

3. **麻醉方式** 局部麻醉。

4. **治疗过程及随访** 见图 4-1-2。

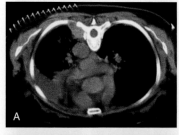
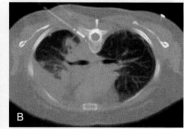
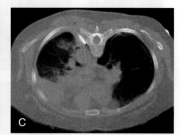
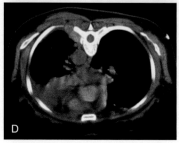

图 4-1-2 胸壁转移病例微波消融治疗过程及随访

A. 患者取俯卧位,定位像显示病灶位置,初步确定 GTR;B、C. 1% 利多卡因局部麻醉,在 CT 引导下将 1 根微波天线分步插入瘤体内进行单天线多角度微波消融(消融参数:40W,2min;50W,3min);D. 消融后即刻,病灶局部呈低密度改变,局部无出血。

例 4-1-3

【主诉】

右肺腺癌术后 1 年余,左后背部不适感 1 周。

【简要病史】

患者男,62 岁。1 年前因"右肺占位"行右肺下叶切除术,术后病理示:(右肺下叶)中 - 低分化腺癌。1 周前无明显诱因出现左后背部不适感,未诉其他特殊不适。既往史:"糖尿病"病史 10 余年。本次入院复查胸部增强 CT 示:右侧胸后壁一 1.8cm×1.0cm 大小异常强化结节,转移瘤不除外。临床诊断:右肺腺癌外科切除术后(cT2aN2M1,Ⅳ期)(纵隔淋巴结、肺、肝脏、右侧胸壁转移)。

【消融指征】

患者右侧胸壁新发转移瘤,拟行局部微波消融,降低肿瘤负荷,缓解局部症状。

【治疗及临床随访】

1. **治疗模式** 右肺癌右侧胸壁转移瘤局部微波消融。

2. **术前计划** 病灶位于右侧胸后壁,局部肿块大小 1.8cm×1.0cm,患者取俯卧位,体表穿刺点定位于后正中线第 6 胸椎水平,靶皮距为 9.9cm。拟使用 1 根微波消融天线。

3. **麻醉方式** 局部麻醉。

4. **治疗过程及随访** 见图 4-1-3。

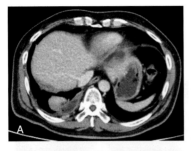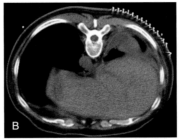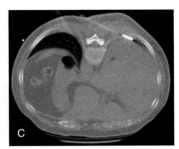

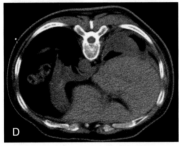

图 4-1-3　胸壁转移病例微波消融治疗过程及随访
A. 术前增强 CT 示右侧胸后壁下第 6 胸椎水平新发异常强化结节；B. 患者取俯卧位，定位像显示病灶位置，初步确定 GTR；C. 1% 利多卡因局部麻醉，在 CT 引导下将 1 根微波天线分步插入瘤体内进行单天线微波消融（消融参数 60W，4min）；D. 消融后即刻，病灶局部呈低密度，局部无出血。患者术中耐受良好，术后诉右背部不适较前减轻。

例 4-1-4

【主诉】

左侧胸背部疼痛 4 个月余，发现胸壁占位 10 天。

【简要病史】

患者男，57 岁。4 个月前扭伤后出现左侧胸背部持续性针刺样疼痛，NRS 最高至 8 分。10 天前行胸腹部增强 CT 示：左肺占位，考虑肺癌可能性大；左侧第 2~4 肋骨骨质破坏并软组织肿块形成，转移瘤可能性大；胃体大弯侧胃壁局限性增厚。胸壁占位病理（胸壁）结合免疫组化符合转移性腺癌。免疫组化：CK7（+）、CK20（-）、TTF-1（-）。行胃镜及消化道钡餐未见异常。既往史："糜烂性胃炎"病史 7 年余。临床诊断：左肺腺癌（cT3N1M1，Ⅳ期）（左侧胸壁转移）。

【消融指征】

患者左肺腺癌左侧胸壁转移，局部疼痛明显，拟行局部微波消融，姑息止疼。

【治疗及临床随访】

1. **治疗模式**　左肺腺癌左侧胸壁转移局部微波消融。

2. **术前计划**　病灶位于左侧第 2~4 肋间，局部骨质破坏伴肿块形成。患者取仰卧位，体表穿刺点 1 定位于左侧锁骨中线左侧旁开 2.0cm 与第 2 肋间交点，靶皮距为 15.1cm，体表穿刺点 2 定位于左腋前线与第 3 肋间交点，靶皮距为 11.8cm，体表穿刺点 4 定位于左侧腋中线与第 3 肋间交点，靶皮距为 11.3cm，体表穿刺点 3 定位于穿刺点 2、4 中点上方 2.0cm，靶皮距为 11.3cm,拟使用 2 根微波消融天线行 4 点多组消融。

　　3. **麻醉方式**　局部麻醉。

　　4. **治疗过程及随访**　见图 4-1-4。

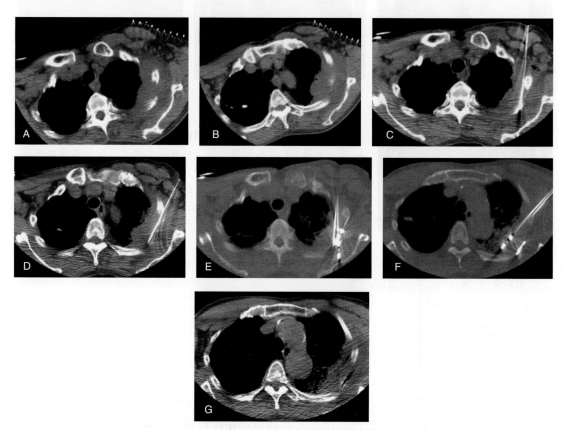

图 4-1-4　胸壁转移病例微波消融治疗过程及随访

A、B. 患者取仰卧位,术前定位像示左侧第 2~4 肋骨骨质破坏并软组织肿块形成,初步确定 GTR;C、D. 1% 利多卡因局部麻醉,在 CT 引导下沿穿刺点 1、3 分布插入 2 根 21G 导引针行深部局麻;E. 在 CT 引导下将 2 根微波天线分步插入瘤体内(近头侧端),行第 1 组双天线多角度消融(消融参数:第 1 点 70W,7min;第 2 点 70W,7min);F. 在 CT 引导下将 2 根微波天线分步插入瘤体内(近足侧端),行第 2 组双天线多角度消融 (消融参数:第 1 点 70W,6min;第 2 点 70W,6min);G. 消融后即刻,病灶局部呈低密度改变,局部无出血。 患者术中耐受良好,术后第 3 天患者 NRS:1 分。

例 4-1-5

【主诉】

左肺癌放疗后半年,左胸壁疼痛 1 个月。

【简要病史】

　　患者男,84 岁。半年前确诊左肺腺癌,行左肺病灶放疗。1 个月前出现左下胸壁进行性 疼痛,药物镇痛效果差,NRS 8 分。既往史:"支气管哮喘" 病史 20 余年。本次入院后行胸部

CT 示:左肺癌并左侧第 3 肋骨转移,周围见梭形软组织密度灶,考虑转移;纵隔多发淋巴结转移。临床诊断:左肺腺癌(cT4N2M1,Ⅳ期)(纵隔淋巴结、左侧胸壁、左肋骨转移)。

【消融指征】

患者左肺腺癌左侧肋骨、胸壁转移,局部疼痛明显,拟行局部微波消融,姑息止疼。

【治疗及临床随访】

1. **治疗模式**　左肺腺癌左侧胸壁转移局部微波消融。

2. **术前计划**　病灶位于左侧第 3 后肋间,局部骨质破坏伴梭形肿块形成(3.8cm×2.5cm)。患者取俯卧位,体表穿刺点 1 定位于后正中线旁开 4.0cm 与第 3 肋间交点,靶皮距 10.5cm;体表穿刺点 2 定位于穿刺点 1 下方 1.0cm,靶皮距 11.5cm,拟使用 2 根微波消融天线消融。

3. **麻醉方式**　局部麻醉。

4. **治疗过程及随访**　见图 4-1-5。

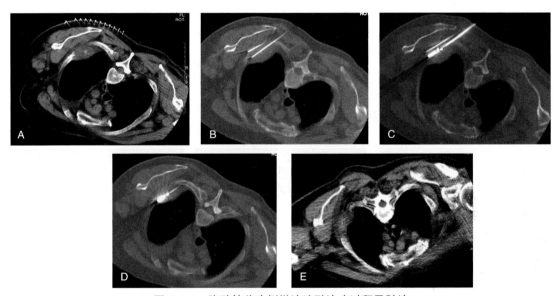

图 4-1-5　胸壁转移病例微波消融治疗过程及随访

A. 患者取俯卧位,术前定位像示病灶位于左侧第 3 后肋间,初步确定 GTR;B. 1% 利多卡因局部麻醉,在 CT 引导下分步插入 2 根 21G 导引针行胸膜局麻;C、D. 在 CT 引导下将 2 根微波天线分步插入瘤体内,行双天线多角度消融(消融参数均为 70W,6min);E. 术后即刻,肿瘤内部呈低密度改变,局部无出血等并发症。患者术中耐受良好,术后第 3 天 NRS:2 分。

例 4-1-6

【主诉】

咳嗽伴右侧胸背痛、右上肢疼痛 3 个月余,发现右肺占位 1 天。

【简要病史】

患者男,63 岁。3 个月前"感冒"后出现咳嗽伴右侧胸背痛、右上肢疼痛,为持续性刺痛,活动后加重,NRS 9 分。给予抗炎、镇痛治疗效果差。1 天前行胸部 CT 符合右肺上叶周围型肺癌侵及胸壁表现。既往史:"脑血栓"病史 2 年。本次入院后行胸部增强 CT 扫描示:右肺上叶不规则软组织肿块(3.5cm×2.8cm),不均匀强化,邻近胸膜明显增厚,第 3 肋骨骨质破坏,符合右肺上叶周围型肺癌侵及胸壁表现。临床诊断:右肺占位(右肺癌并侵犯胸壁?　)。

【消融指征】

患者右肺占位高度怀疑右肺癌侵及胸壁,局部疼痛明显,拟行右肺及右侧胸壁占位穿刺活检明确病理,同步行局部微波消融,降低肿瘤负荷,姑息止疼。

【治疗及临床随访】

1. **治疗模式**　右肺及右侧胸壁占位穿刺活检联合局部微波消融。
2. **术前计划**　病灶位于右肺上叶,侵犯周边胸壁(4.0cm×3.0cm),患者取仰卧位,体表穿刺点 1 定位于右侧腋前线与第 2 肋交点,靶皮距为 7.2cm,体表穿刺点 2 定位于穿刺点 1 下方 2.0cm,靶皮距为 8.0cm,拟使用 2 根微波消融天线消融。
3. **麻醉方式**　局部麻醉。
4. **治疗过程及随访**　见图 4-1-6。
穿刺活检病理示鳞状细胞癌。

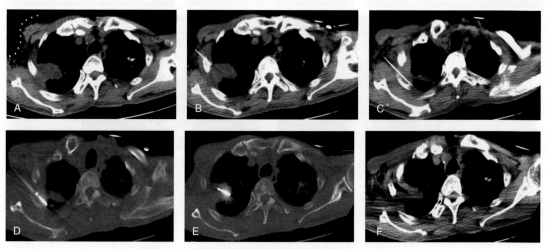

图 4-1-6　胸壁转移病例微波消融治疗过程及随访

A. 患者取仰卧位,术前定位像示病灶位于右肺上叶累及周围胸壁,初步确定 GTR;B、C. 1% 利多卡因局部麻醉,在 CT 引导下分步插入 2 根 21G 导引针行胸膜局麻;D、E. 在 CT 引导下将 2 根微波天线分步插入瘤体内行双天线多角度消融(消融参数均为 70W,8min);F. 术后即刻,肿瘤内部呈低密度改变,局部无出血等并发症。患者术中耐受良好,轻度疼痛,术后第 3 天 NRS:0 分。

例 4-1-7

【主诉】

右肾癌术后 11 年,左肩部疼痛 2 个月。

【简要病史】

患者男,55 岁。11 年前因"右肾癌"行右肾切除术,术后病理示透明细胞癌。4 年前因右肾癌局部复发及肺转移,行舒尼替尼靶向治疗。2 个月前负重后出现左侧肩部明显疼痛,NRS 10 分,未行系统诊治。既往史:体健。本次入院后行胸部增强 CT 扫描示:双侧多发肺转移瘤;双肺门增大,考虑转移;部分胸椎椎体骨质破坏,左侧锁骨头骨质破坏,考虑转移。骨 ECT 示:左侧锁骨、T_6 异常性放射性凝聚。临床诊断:右肾透明细胞癌(Ⅳ期)(肺转移、骨转移、肾上腺转移)。

【消融指征】

患者右肾癌术后多发骨转移,以左肩部疼痛为剧,拟行 CT 引导下肾癌锁骨转移灶局部微波消融 + 骨水泥注入术,姑息止疼。

【治疗及临床随访】

1. **治疗模式**　CT 引导下肾癌锁骨转移灶局部微波消融 + 骨水泥注入术。
2. **术前计划**　肿瘤位于左侧胸锁关节处(膨胀性骨质破坏)。患者取仰卧位,体表穿刺点定位于左侧锁骨头,靶皮距 4.2cm,拟使用 1 根微波消融天线消融。
3. **麻醉方式**　局部麻醉。
4. **治疗过程及随访**　见图 4-1-7。

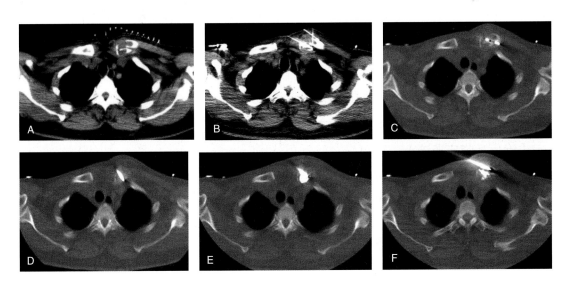

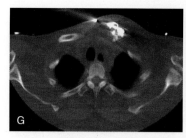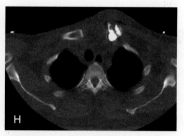

图 4-1-7 胸壁转移病例微波消融治疗过程及随访

A. 患者取仰卧位,术前定位像示病灶位于左侧锁骨头处,初步确定 GTR;B. 1% 利多卡因于病灶周边行局部麻醉;C. 在 CT 引导下将 1 根微波天线分步插入瘤体内行单天线多角度消融(消融参数:50W,4min;60W,3min);D、E. 在 CT 引导下将骨钻针分步穿刺至病灶内消融形成的空洞内,随后缓慢注入 1ml 骨水泥;F. 在 CT 引导下调整骨钻针角度,再次注入 1.5ml 骨水泥;G. 注入完成,共注入 2.5ml 骨水泥;H. 术后即刻,病灶内骨水泥显影良好,无外渗。患者术中耐受良好,轻度疼痛,术后第 3 天 NRS:1 分。

例 4-1-8

【主诉】

右肺癌术后 3 年,发现右胸壁肿物 1 个月。

【简要病史】

患者男,84 岁。3 年前行右肺下叶癌根治术,术后病理示中分化鳞癌,术后病理分期为 pT3N2M0(ⅢA 期),术后未行放化疗。1 个月前发现右胸壁肿物,穿刺活检病理示转移性鳞癌。入院 CT 示:右肺下叶癌术后改变,右侧胸壁可见软组织肿块影,相应肋骨骨质破坏。血常规、肝肾功能、凝血四项检查均未见明显异常。心电图检查:窦性心律,偶发室性期前收缩。心脏超声示:左室充盈异常,二尖瓣反流(轻度),主动脉瓣退行性变并反流(轻 - 中度),肺动脉瓣反流(轻度),三尖瓣反流(轻度)。临床诊断:右肺下叶鳞癌并右侧胸壁转移、右侧肋骨破坏。

【消融指征】

右胸壁转移性鳞癌并右侧肋骨破坏,患者年龄大,无再次手术指征,不能耐受放化疗,拟行局部微波消融姑息止痛。

【治疗及临床随访】

1. **治疗模式** 右胸壁肿物微波消融术。
2. **术前计划** 消融右胸壁病灶,大小约 5.6cm × 6.7cm × 5.5cm。患者取平卧位,右侧垫高 30°,体表穿刺点 1 定位于右侧锁骨中线与第 2 肋间交点,靶皮距为 10.5cm,体表穿刺点 2 定位于穿刺点 1 外侧 1.5cm,靶皮距为 10.5cm,拟使用 2 根微波天线消融。
3. **麻醉方式** 局部麻醉。
4. **治疗过程** 见图 4-1-8。

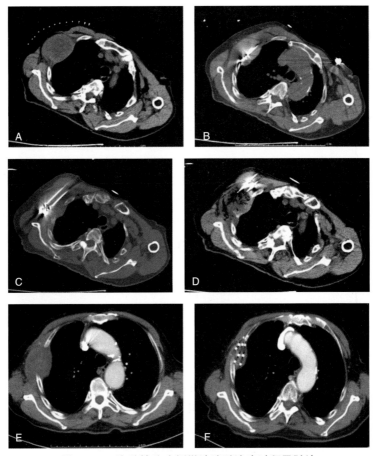

图 4-1-8　胸壁转移病例微波消融治疗过程及随访

A. 消融前定位像,右胸壁见大小约 5.6cm×6.7cm×5.5cm 的软组织肿块,相应部位肋骨破坏,初步确定 GTR;B. 1% 利多卡因局部麻醉,CT 引导下将第 1 根微波消融天线分步穿刺入肿瘤;C. 在 CT 引导下将第 2 根微波消融天线平行穿刺入肿瘤,针距 1.5cm,进行双天线多点微波消融(消融参数:70W,累计 13min); D. 消融后即刻,消融区域密度减低;E. 消融后 2 个月,右胸壁肿块较前略缩小;F. 消融后 4 个月针对残留病灶行 CT 引导下碘 125 粒子植入术治疗。

第二节　肺癌合并肋骨转移瘤

　　肋骨是肺癌常见的转移部位之一。当出现肋骨转移时,患者常见症状是转移部位的酸胀、疼痛不适,而患者及家属的诉求也大多是减轻疼痛,提高生活质量。虽然部分患者在接受放疗、双磷酸盐及止痛药物治疗后,疼痛可以减轻。但还有部分患者因转移部位及个人对疼痛的耐受程度等原因,疼痛缓解不是很理想。微波消融作为治疗肋骨转移的一类新技术,具有良好的止痛作用,可有效缓解局部症状,改善生活质量。

例 4-2-1

【主诉】

结肠癌术后 47 个月,肋骨转移瘤放疗后 6 个月。

【简要病史】

患者男,57 岁。47 个月前行"右半结肠切除术",术后病理示:回盲部溃疡型黏液腺癌。6 个月前发现右侧第 10 前肋骨转移,行肋骨转移灶局部放疗镇痛,效果可。放疗结束 1 个月后再次出现右季肋部进行性疼痛,服用氨酚羟考酮片治疗效果差,NRS 7 分。本次 CT 检查示:右侧第 10 肋骨软组织影并骨质形态不规则,范围较上次略增大。临床诊断:结肠癌合并右侧第 10 肋骨转移。

【消融指征】

骨转移放疗后复发病灶,口服镇痛药效果差,拟行局部微波消融,姑息止疼。

【治疗及临床随访】

1. **治疗模式** 右侧第 10 肋骨转移瘤局部微波消融术。
2. **术前计划** 病灶位于右侧第 10 肋骨并累及周围胸壁组织;患者取仰卧位,体表穿刺点 1 定位于右侧腋前线右侧旁开 4.0cm、第 10 肋骨处,靶皮距 8.0cm;体表穿刺点 2 定位于穿刺点 1 左侧 1.5cm 处,靶皮距 7.5cm,拟使用 2 根微波消融天线。
3. **麻醉方式** 局部麻醉。
4. **治疗过程及随访** 见图 4-2-1。术后第 3 天 NRS 1 分,消融后 1 个月局部疼痛明显减轻,NRS 1 分,镇痛药用量减半。

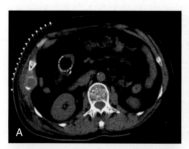
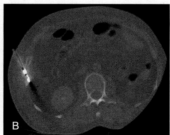
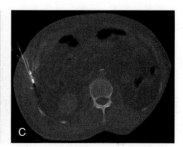
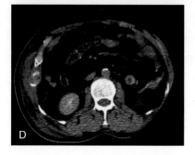

图 4-2-1　肋骨转移病例微波消融治疗过程及随访
A. 术前定位像示右侧第 10 肋骨骨质破坏并周边胸壁软组织肿块形成,初步确定 GTR;B、C. 患者取仰卧位,1% 利多卡因局部麻醉,在 CT 引导下将 2 根微波天线分步插入瘤体内进行双天线多点消融(第 1 点消融参数:60W,5min;第 2 点消融参数:60W,5min);D. 术后即刻,病灶内呈低密度改变,局部无出血。

例 4-2-2

【主诉】

右侧胸痛不适 4 个月。

【简要病史】

患者女,60 岁。4 个月前出现右侧胸痛不适,为持续性刺痛,NRS 5 分,口服镇痛药物后减轻。胸部 CT 平扫符合右肺上叶肺癌并肺不张、右肺门淋巴结、右侧第 2 肋及第 8 胸椎转移表现。既往史:"颈椎病"病史 10 年、"高血压病"病史 5 年。入院后行 CT 检查示:右肺上叶肺癌并纵隔右肺门淋巴结、右侧第 2 肋骨、T_8 椎体、左侧耻骨及右侧髂骨多发转移;左侧腋窝肿大淋巴结,考虑转移。临床诊断:右肺上叶肺癌?（纵隔、右肺门淋巴结转移、多发骨转移）。

【消融指征】

患者临床诊断肺癌多发骨转移,以右胸壁疼痛为剧,口服镇痛药效果差,拟行肋骨转移瘤局部微波消融,姑息止疼。后续行右肺占位穿刺活检＋局部微波消融,明确病理分型处理原发病灶。

【治疗及临床随访】

1. **治疗模式**　肋骨转移瘤局部微波消融。
2. **术前计划**　病灶位于右侧第 2 肋骨,大小约 2.0cm×1.5cm;患者取仰卧位,体表穿刺点定位于前正中线右侧旁开约 6.5cm 与第 1 肋间交点,靶皮距 8.8cm。拟使用 1 根微波消融天线。
3. **麻醉方式**　局部麻醉。
4. **治疗过程及随访**　见图 4-2-2。

右肺占位病理示肺腺癌、*EGFR* 基因 19 外显子缺失突变,消融后行吉非替尼靶向治疗。

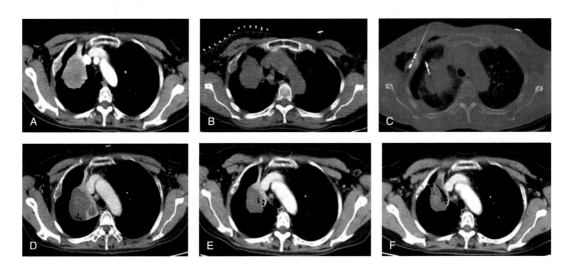

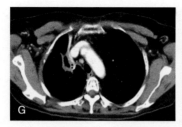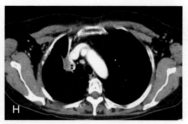

图 4-2-2   肋骨转移病例微波消融治疗过程及随访

A. 消融前增强 CT 示右肺上叶占位并右侧第 2 肋骨骨质破坏及局部软组织密度强化结节;B. 消融前定位像显示右侧第 2 肋软组织病灶,初步确定 GTR;C. 患者取仰卧位,在 CT 引导下将 1 根微波天线分步插入瘤体内进行消融(消融参数 60W,3min);D. 消融后 1 个月,肋骨转移较前缩小,局部无异常强化,评价疗效为完全消融,NRS 4 分;E. 消融后 3 个月,肋骨转移较前缩小;F. 消融后 6 个月,肋骨病灶进一步缩小,局部无强化,NRS 1 分;G. 消融后 1 年复查;H. 消融后 2 年,肺部原发病灶及转移瘤控制良好,患者继续口服吉非替尼靶向治疗。

例 4-2-3

【主诉】

直肠溃疡型中分化腺癌术后 13 个月,左侧肩部疼痛半个月余。

【简要病史】

患者女,32 岁。13 个月前行直肠癌根治术,术后病理示:直肠溃疡型中分化腺癌。术后 1 年全身 PET/CT 示:腹腔淋巴结转移,双侧多发肺转移瘤,多发骨转移。行全身化疗 7 周期,化疗期间自诉左肩骨疼痛进行性加重,口服镇痛药(具体不详)效果不佳,NRS 最高 8 分。后行左侧肱骨头及左肺转移灶放疗,放疗结束 20 天后再次疼痛。入院后完善胸腹部增强 CT 示:直肠癌术后改变,双肺多发小结节灶,考虑转移;左侧肱骨头、髂骨、骶骨左侧高密度灶,考虑转移。临床诊断:直肠腺癌(T4bN1cM1,Ⅳ 期)(双肺转移,多发骨转移)。

【消融指征】

患者直肠癌左侧肱骨头转移,局部疼痛明显,放疗及镇痛药物效果差,拟行局部微波消融,姑息止疼。

【治疗及临床随访】

1. **治疗模式**   左侧肱骨头转移瘤局部微波消融。
2. **术前计划**   病灶位于左侧肱骨头,直径约 2.0cm;患者取仰卧位,体表穿刺点定位于左侧锁骨中点左侧旁开 5.0cm、肩关节水平,靶皮距 5.4cm,拟使用 1 根微波消融天线。
3. **麻醉方式**   局部麻醉。
4. **治疗过程及随访**   见图 4-2-3。消融前 NRS 8 分,消融后第 3 天 NRS 7 分,消融后 1 个月 NRS 5 分,服用布洛芬后 NRS<2 分。

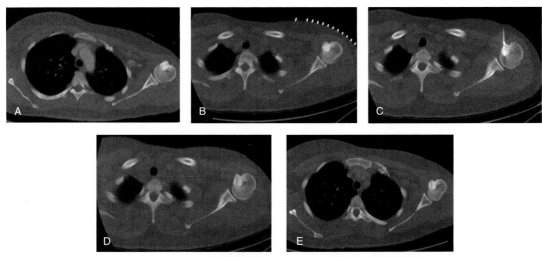

图 4-2-3　肋骨转移病例微波消融治疗过程及随访

A. 消融前增强 CT 示左侧肱骨头高密度转移瘤；B. 消融前定位像示左侧肱骨头转移灶,初步确定 GTR；C. 患者取仰卧位,在 CT 引导下将 1 根微波天线分步插入瘤体内进行微波消融(消融参数 40W、1min+50W、3min)；D. 消融后即刻示病灶内部呈空洞样改变,局部无出血,术中轻度疼痛；E. 消融后 1 个月,病灶较前略缩小。

例 4-2-4

【主诉】

咳嗽、咳痰,痰中带血 2 个月余。

【简要病史】

患者女,58 岁。2 个月前出现咳嗽、咳痰,偶有痰中带血,间断头痛、呕吐,伴四肢乏力。胸部 CT 考虑右肺癌并左侧肋骨转移。头颅磁共振:双侧颞叶多发异常信号,符合转移瘤表现。既往史:"高血压病"病史 4 年、"冠状动脉粥样硬化性心脏病"病史 3 年余。入院后完善胸部增强 CT 示:右肺中叶肿块、右肺门肿大淋巴结及左侧第 6 后肋改变,符合右肺中叶肺癌并右肺门淋巴结转移、左侧肋骨转移 CT 表现;脾脏低密度灶,考虑转移瘤。骨 ECT 示:左后第 6 肋骨异常放射性浓聚(考虑肿瘤骨转移可能性大,建议定期复查)。临床诊断:右肺中叶肺癌? (右肺门淋巴结转移,左侧肋骨转移,脾转移,脑转移)。

【消融指征】

患者临床诊断右肺癌左侧肋骨转移,左肩背部疼痛明显(NRS 7 分),口服镇痛药效果差,拟行局部微波消融,姑息止疼。同步行右肺病灶穿刺活检联合局部微波消融,明确病理分型,处理原发灶。

【治疗及临床随访】

1. **治疗模式**　右肺癌左侧第 6 肋骨转移瘤局部微波消融。

2. **术前计划**　病灶位于左侧第 6 后肋,大小约 4.8cm×1.5cm;患者取俯卧位,体表穿刺点定位于后正中线左侧旁开 4.0cm、第 5 胸椎水平,靶皮距为 6.6cm。拟使用 1 根微波消融天线。

3. **麻醉方式**　局部麻醉。

4. **治疗过程及随访**　见图 4-2-4。

病理示:右肺腺癌。消融后第 3 天 NRS 5 分,服用氨酚双氢可待因(一次 2 片,一天 3 次)后 NRS 1 分。

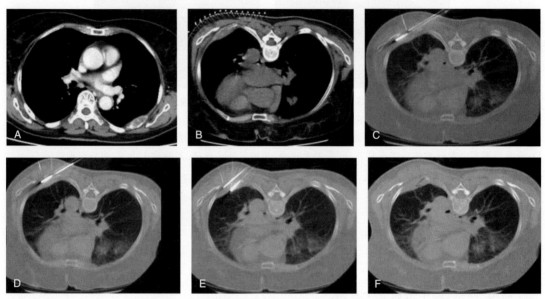

图 4-2-4　肋骨转移病例微波消融治疗过程及随访

A. 消融前增强 CT 示左侧第 6 后肋骨质破坏,见软组织肿块影(4.8cm×1.5cm);B. 消融前定位像示左侧第 6 后肋病灶,初步确定 GTR;C. 患者取俯卧位,1% 利多卡因局部麻醉,在 CT 引导下将 1 根微波天线分步插入瘤体内进行微波消融;D. 消融 2min 后退针 1.5cm,继续消融 2min;E. 调整进针角度,继续消融 3min(消融参数:60W,7min);F. 消融后即刻,肋骨转移灶局部呈低密度改变,无出血。

例 4-2-5

【主诉】

右肺癌术后 10 个月,后背疼痛 3 个月。

【简要病史】

患者女,61 岁。10 个月前查体发现右肺占位,考虑为肺癌,排除禁忌后行右肺癌根治 + 淋巴结清扫术。术后病理示:右肺下叶周围型浸润性腺癌(pT2aN2M0,ⅢA 期)。术后行全身化疗 4 周期,放疗 25 次。3 个月前出现后背疼痛进行性加重,诊断为骨转移,给予双磷酸盐类及镇痛药物效果差。15 天前行全身 PET/CT 示:左侧第 5 后肋骨及第 5 胸椎转移,邻近胸膜受侵犯。既往史：无其他慢性疾病。入院后完善胸部 CT 增强扫描示：左侧第 5 后肋及第 5 胸椎异常密度影，考虑转移。临床诊断：右肺腺癌术后合并骨转移、纵隔淋巴结转移。

【消融指征】

患者临床诊断右肺癌并左侧第 5 后肋骨及第 5 胸椎骨转移，左肩背部疼痛明显（NRS 9 分），患者不能耐受放疗，拟行局部微波消融，姑息止疼。

【治疗及临床随访】

1. **治疗模式**　右肺癌第 5 肋骨及第 5 胸椎转移瘤局部微波消融。
2. **术前计划**　拟消融病灶 2 处，第 1 处位于第 5 胸椎椎弓根，范围约 3.5cm×2.5cm；第 2 处位于第 4、5 肋间，大小约 1.3cm×1.0cm。患者取俯卧位，体表穿刺点 1 定位于后正中线左侧旁开 1.0cm、第 5 后肋水平，靶皮距 9.3cm，体表穿刺点 2 定位于后正中线左侧旁开 3.0cm、第 5 后肋水平，靶皮距 6.5cm，拟各使用 2 根微波消融天线。
3. **麻醉方式**　局部麻醉。
4. **治疗过程及随访**　见图 4-2-5。消融后第 3 天 NRS 6 分。

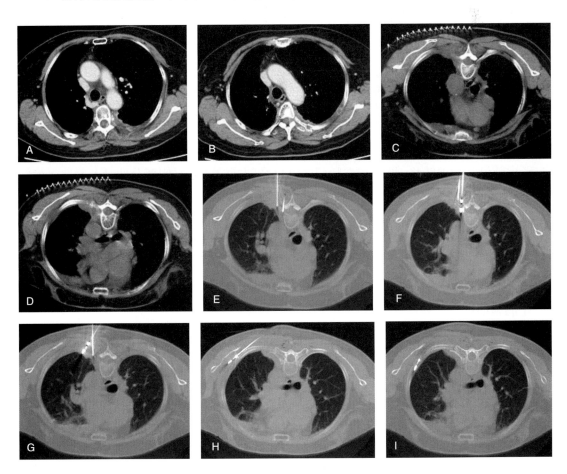

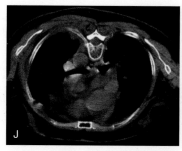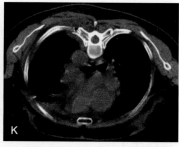

图 4-2-5 肋骨转移病例微波消融治疗过程及随访

A. 第 1 处病灶位于第 5 胸椎椎弓根,范围约 3.5cm×2.5cm;B. 第 2 处位于第 4、5 肋间,大小约 1.3cm×1.0cm;C、D. 患者取俯卧位术前定位像显示两处病灶的位置;E. 1% 的利多卡因局部麻醉,沿穿刺点 1 置入 19G 导引针,行局部胸膜麻醉;F. 在 CT 引导下将 1 根微波天线分步插入第 5 胸椎转移瘤体内进行微波消融;G. 调整天线行多角度多点消融(消融参数 40W,3min;50W,4.5min);H. 在 CT 引导下将 1 根微波天线分步插入第 2 处转移瘤体内进行微波消融;I. 调整天线行多角度多点消融(消融参数 60W,2min;50W,2min);J、K. 消融后即刻,病灶局部呈低密度、无出血。

例 4-2-6

【主诉】

左肺腺癌微波消融术后 10 个月余。

【简要病史】

患者女,51 岁。10 个月前出现左侧胸背疼痛,胸部增强 CT 扫描示:左肺多发结节及肿块,考虑肺癌并肺内转移;纵隔与左肺门区淋巴结、左侧胸膜、左侧部分肋骨及胸壁多发转移。排除禁忌后行 CT 引导下左侧胸壁及左肺占位穿刺活检 + 局部微波消融术。病理考虑为肺腺癌转移。后行培美曲塞 + 铂类方案化疗 6 个周期。近期患者出现左侧胸背部胀痛较前加重,芬太尼贴剂治疗后略减轻。既往史:体健。胸部增强 CT 扫描符合左肺癌并肺内、胸壁、纵隔淋巴结、左侧肋骨转移;左侧胸前积液。临床诊断:左肺腺癌Ⅳ期(纵隔与左肺门区淋巴结、左侧胸膜、胸壁多发转移,左侧肋骨转移)。

【消融指征】

患者临床诊断左肺癌左侧第 3 肋骨转移,局部疼痛明显,NRS 7 分,保守治疗效果差,拟行局部微波消融姑息止疼。

【治疗及临床随访】

1. **治疗模式** 肋骨转移瘤局部微波消融。
2. **术前计划** 左侧第 3 肋骨骨质破坏,局部软组织肿块大小为 3.0cm×2.0cm;患者取俯卧位,体表穿刺点定位于后正中线左侧旁开 5.0cm、第 3 后肋水平,靶皮距 8.3cm,拟使用 1 根微波消融天线。

3. **麻醉方式**　局部麻醉。

4. **治疗过程及随访**　见图 4-2-6。消融后第 3 天 NRS 3 分。

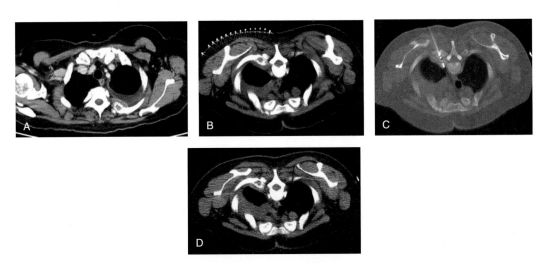

图 4-2-6　肋骨转移病例微波消融治疗过程及随访

A. 消融前增强 CT 示左侧第 3 肋骨骨质破坏,局部软组织肿块大小为 3.0cm×2.0cm;B. 患者取俯卧位,消融前定位像示左侧第 3 肋转移灶,初步确定 GTR;C. 1% 利多卡因局部麻醉,在 CT 引导下将 1 根微波天线分步插入瘤体内进行微波消融(消融参数 40W,2min;50W,3min);D. 消融结束后即刻,病灶局部呈低密度改变、无出血。

例 4-2-7

【主诉】

左背部疼痛 2 个月余,咳嗽伴痰中带血 1 个月余。

【简要病史】

患者男,80 岁。2 个月前无明显诱因出现左背部疼痛,进行性加重,NRS 8 分。1 个月前出现咳嗽伴痰中带血丝。5 天前行胸部 CT 平扫示:①考虑左肺上叶癌并阻塞性肺不张,建议行支气管镜检查;②纵隔内肿大淋巴结;③左肺转移?④左侧第 4 肋骨及邻近椎体转移,左肾上腺转移。既往史:"脑梗死" 病史 5 年、"高血压病" 病史 20 余年。本次入院后胸部增强 CT 扫描符合左上肺中央型肺癌并左肺门及纵隔淋巴结、肝脏、骨多发转移 CT 表现;左上肺不张、左侧胸腔积液。临床诊断:左肺上叶占位并阻塞性肺炎(纵隔淋巴结转移,左侧第 4 肋骨及邻近椎体转移)。

【消融指征】

患者临床诊断考虑左肺癌并多发转移,左侧肋骨转移病灶局部疼痛明显(NRS 7 分),患者高龄,拒绝支气管镜检查及后续全身化疗,拟行肋骨病灶穿刺活检联合局部微波消融,明确病理诊断,姑息止疼。

【治疗及临床随访】

1. **治疗模式**　左侧第 4 肋骨占位穿刺活检＋局部微波消融术。

2. **术前计划**　肿瘤位于左侧第 4 后肋及邻近椎体,大小约 4.5cm×1.6cm,形状不规则;患者取俯卧位,体表定位点位于后正中线左侧旁开 6.0cm 与第 4 肋间交点,靶皮距 8.0cm,拟使用 1 根微波消融天线。

3. **麻醉方式**　局部麻醉。

4. **治疗过程及随访**　见图 4-2-7。

穿刺病理:符合转移性鳞状细胞癌。消融后第 3 天 NRS 3 分。

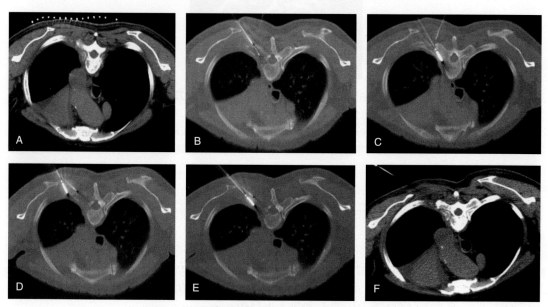

图 4-2-7　肋骨转移病例微波消融治疗过程及随访

A. 患者取俯卧位,消融前定位像示肿瘤位于左侧第 4 后肋及邻近椎体,初步确定 GTR;B. 1% 利多卡因局部麻醉,在 CT 导引下将 16G 活检套管针穿刺至肿瘤边缘,随后将 1 根 18G 活检针沿套管穿入瘤内完成活检;C. 在 CT 导引下将 1 根微波消融天线分步穿刺至瘤体内进行消融;D、E. 术中 2 次调整天线角度,完成消融(消融参数:60W,6min);F. 消融后即刻,病灶内部呈低密度改变,局部无出血,患者术中耐受可。

例 4-2-8

【主诉】

左肺癌术后 10 个月,发现右肺、肋骨、肝转移 20 天。

【简要病史】

患者女,49 岁。10 个月前于当地医院行左上叶肺癌切除＋纵隔淋巴结清扫术,术后病理示(左)肺混合型腺癌(pT3N2M0,Ⅲa期)。患者近20天感右侧肩胛骨处疼痛,进行性加重。当地医院复查胸腹部CT示左肺癌术后肺、肋骨、肝脏转移。化疗1个周期,未见明显减轻。既往史:"脑膜瘤"术后10年。本次入院后胸部增强CT扫描示:右肺下叶、右侧第2肋骨、右颈部淋巴结及肝脏多发转移。临床诊断:左肺癌Ⅳ期(右肺转移,骨转移,肝转移)

【消融指征】

患者临床诊断左肺癌术后右侧肋骨转移,局部疼痛明显,NRS 6分,全身化疗效果不佳,拟行肋骨转移瘤局部微波消融,姑息止疼。

【治疗及临床随访】

1. **治疗模式**　左肺癌右侧第2肋骨转移瘤局部微波消融术。
2. **术前计划**　右侧第2肋骨骨质破坏,局部肿块大小约3.9cm×4.5cm。体表穿刺点定位于后正中线右侧旁开约3.5cm、第2肋间水平,靶皮距为11.0cm,拟使用1根微波消融天线。
3. **麻醉方式**　局部麻醉。
4. **治疗过程及随访**　见图4-2-8。

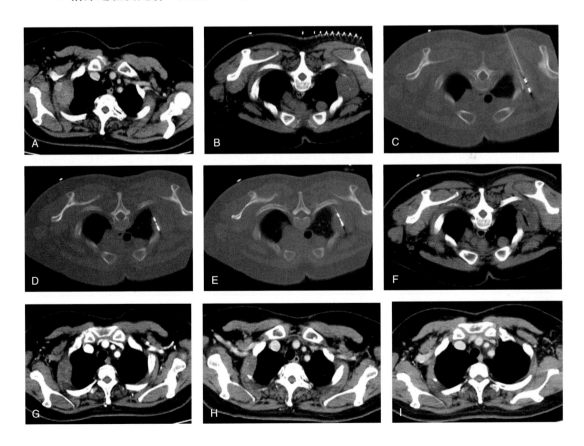

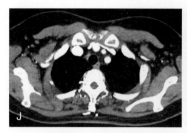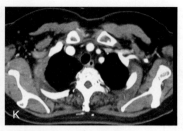

图 4-2-8　肋骨转移病例微波消融治疗过程及随访

A. 术前 CT 示病灶位于右侧第 2 肋骨,局部肿块大小约 3.9cm×4.5cm,明显强化;B. 患者取俯卧位,术前定位像显示右侧肋骨转移瘤轮廓,初步确定 GTR;C. 1% 利多卡因局部麻醉,在 CT 导引下将 1 根微波消融天线分步穿刺至瘤体内进行消融;D、E. 术中调整天线对病灶进行多角度消融(消融参数:60W,8min);F. 消融后即刻,病灶局部呈低密度改变;G. 患者术后接受吉非替尼靶向治疗,消融后 1 个月,病灶较前略缩小,局部无异常强化;H. 消融后 6 个月,病灶缩小,局部无强化;I. 消融后 1 年复查;J. 消融后 1.5 年复查;K. 消融后 2 年,肋骨转移瘤进一步缩小并维持稳定。

例 4-2-9

【主诉】

左肺鳞癌放化疗后 3 个月余。

【简要病史】

患者男,53 岁。3 个月前无明显诱因出现发热,体温最高达 39.0℃,伴咳嗽、少量咳痰,抗炎治疗效果差,后行胸部增强 CT 扫描,符合左肺下叶肺癌(6.0cm×8.1cm)并周围阻塞性肺炎 CT 表现;左侧胸腔积液;纵隔及双肺门多发肿大淋巴结。支气管镜检查明确病理示:(左下基底段)鳞状细胞癌。行化疗 4 个周期联合左肺下叶病灶及隆凸下转移淋巴结局部放疗。6 天前现左上臂近肘关节处疼痛明显,NRS 最高 6 分,口服氨酚羟考酮片、双氯芬酸效果差。当地医院行全身骨显像提示左侧肱骨转移。既往史:体健。本次入院后左上臂 CT、MRI 均显示左肱骨中下段转移瘤。临床诊断:左肺鳞癌合并左侧肱骨转移。

【消融指征】

患者临床诊断左肺癌左侧肱骨转移,局部疼痛明显,NRS 6 分,镇痛药效果差,拟行左侧肱骨转移灶局部微波消融＋骨水泥注入术,姑息止疼。

【治疗及临床随访】

1. **治疗模式**　左肺癌左侧肱骨转移灶局部微波消融＋骨水泥注入术。
2. **术前计划**　肿瘤位于左侧肱骨中下段,大小约为 5.2cm×2.4cm×3.1cm;体表穿刺点定位于左侧肘窝中点沿左上臂屈侧长轴向上约 7.5cm 处,靶皮距 5.0cm,拟使用 1 根微波消融天线。
3. **麻醉方式**　局部麻醉。

4. 治疗过程及随访　见图 4-2-9。患者出院后左上肢疼痛加重,当地医院影像学检查示左上肢骨折,行局部放疗 10 次,效果不佳。

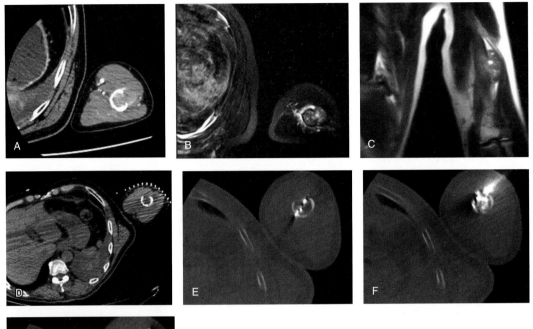

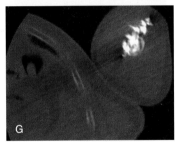

图 4-2-9　肱骨转移病例微波消融治疗过程及随访

A. 术前 CT 示左侧肱骨转移瘤;B. 术前 MRI 示左侧肱骨异常信号,符合转移瘤表现;C. 术前 MRI(冠状位)示左侧肱骨转移瘤;D. 患者取仰卧位,术前定位像示消融靶区位置及大小,确定消融 GTR;E. 1% 利多卡因局部麻醉,在 CT 导引下将 1 根微波消融天线穿刺至瘤体内进行消融(消融参数:50W,4min;60W,2min);F. 沿工作通道注入骨水泥 4.5ml;G. 骨水泥凝固后拔除骨钻针,即刻 CT 示骨水泥局部弥散良好。

例 4-2-10

【主诉】

左肺腺癌靶向治疗 5 年余,多发肋骨转移 3 个月余。

【简要病史】

患者女,74 岁。5 年前确诊左肺癌(*EGFR* 突变阳性),间断服用厄洛替尼及埃克替尼至今。3 个月前出现左侧胸背部疼痛,NRS 最高 6 分,给予氨酚双氢可待因镇痛治疗效果差。行全身骨 ECT 检查示:第 7~9 后肋浓聚灶,不除外骨转移瘤。既往史:体健。本次入院后胸部增强 CT 扫描示:左肺癌并左侧肋骨(第 6、第 7 后肋)骨质破坏。临床诊断:左肺腺癌合并多发肋骨转移。

【消融指征】

患者临床诊断左肺癌左侧肋骨转移,局部疼痛明显,NRS 6 分,镇痛药效果差,拟行左肺癌左侧肋骨转移灶局部微波消融术,姑息止疼。

【治疗及临床随访】

1. **治疗模式**　左肺癌左侧第 6、7 肋骨转移灶局部微波消融术。
2. **术前计划**　病灶位于左侧第 6、7 后肋之间胸壁及胸膜并邻近肋骨受累;体表穿刺点定位于后正中线左侧旁开 5.0cm、左侧第 6、7 后肋间,靶皮距 7.0cm,拟使用 1 根微波消融天线。
3. **麻醉方式**　局部麻醉。
4. **治疗过程及随访**　见图 4-2-10。

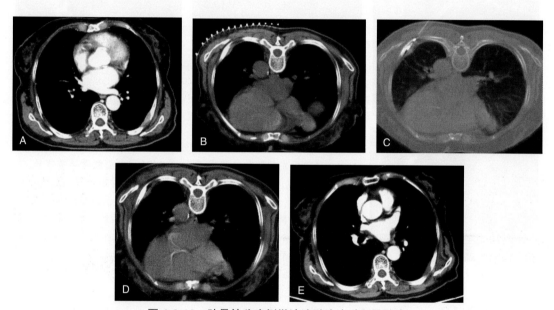

图 4-2-10　肋骨转移病例微波消融治疗过程及随访

A. 术前增强 CT 示第 6、第 7 肋骨间胸壁及邻近骨质破坏,局部强化明显;B. 患者取俯卧位,术前定位像示靶病灶位于第 6、第 7 肋骨间;C. 1% 利多卡因局部麻醉,在 CT 导引下将 1 根微波消融天线穿刺至瘤体内进行消融(消融参数:60W,4min);D. 消融后即刻,左侧肋骨转移瘤局部密度减低,内呈小空洞样改变;E. 术后 1 个月,病灶缩小,局部无强化,NRS 0 分。

例 4-2-11

【主诉】

右肺癌术后 2 年余,肝转移灶消融术后 1 个月余。

【简要病史】

患者女,53岁。2年前因"咳嗽、咳痰及痰中带血"就诊,行胸部CT及支气管镜检查提示右肺中叶腺癌,后行右肺癌根治+纵隔淋巴结清扫术,术后病理示:(右肺中叶)肺不典型类癌(pT2aN0M0,ⅠB期)。术后行放疗27次。2个月前复查胸部增强扫描示肝转移瘤,行CT引导下肺癌肝转移局部微波消融术。既往史:体健。本次入院后腹部增强MRI扫描示:肝消融术后改变;右侧髂骨转移瘤。临床诊断:右肺不典型类癌合并肝转移及右侧髂骨转移。

【消融指征】

患者临床诊断右肺癌右侧髂骨转移,拟行右侧髂骨转移灶局部微波消融术,降低肿瘤负荷。

【治疗及临床随访】

1. **治疗模式**　右肺癌右侧髂骨转移灶局部微波消融术。

2. **术前计划**　病灶位于右侧骶髂关节髂骨面,大小约2.0cm×1.7cm。患者取俯卧位,体表穿刺点定位于第1骶管水平后正中线右侧旁开2.0cm,靶皮距7.6cm,拟使用1根微波消融天线。

3. **麻醉方式**　局部麻醉。

4. **治疗过程及随访**　见图4-2-11。

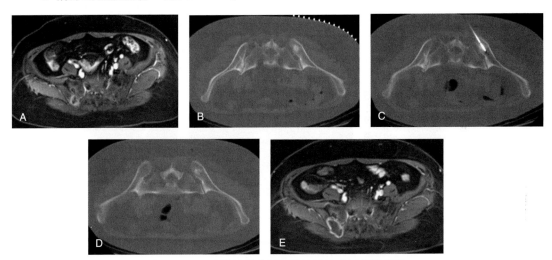

图4-2-11　肋骨转移病例微波消融治疗过程及随访

A. 术前增强MRI可见右侧髂骨关节髂骨面一直径约2.0cm结节状长T$_2$信号灶,增强扫描呈环形不均匀强化;B. 术前定位像示靶病灶位置,初步确定GTR;C. 1%利多卡因局部麻醉,在CT导引下将1根微波天线穿刺至瘤体内进行消融(消融参数:50W,3min);D. 消融后即刻,病灶内部呈低密度改变;E. 术后1个月腹部增强MRI示右侧髂骨3.3cm×1.6cm等T$_2$信号区,增强扫描见环形不均匀强化。骨ECT示右侧髂骨关节髂骨放射性"环形"缺损。

例 4-2-12

【主诉】

左肺癌局部微波消融术后 11 个月,双髋部疼痛 20 余天。

【简要病史】

患者男,79 岁。11 个月前确诊左肺腺癌,行 CT 引导下左肺腺癌局部微波消融术。后行全身化疗 2 个周期。20 余天前无明显诱因出现双髋部疼痛,NRS 8 分。骨盆 CT 平扫示:双侧髂骨翼骨质破坏,考虑转移瘤。全身骨显像示:左髂翼及右髂前上棘局限性异常放射性浓聚影,考虑转移。既往史:"高血压病"病史 5 年。临床诊断:左肺腺癌合并双侧髂骨转移。

【消融指征】

患者临床诊断左肺腺癌并双侧髂骨转移,拟行双侧髂骨转移灶局部微波消融 + 骨水泥注入术,降低肿瘤负荷,姑息止疼。

【治疗及临床随访】

1. **治疗模式**　左肺腺癌双侧髂骨转移灶局部微波消融 + 骨水泥注入术。

2. **术前计划**　肿瘤位于双侧髂骨翼;体表穿刺点 1 定位于左侧髂前上棘前 1.5cm,靶皮距 8.5cm,体表穿刺点 2 定位于右侧髂前上棘下 2.0cm,靶皮距 8.0cm,拟使用 2 根微波消融天线。

3. **麻醉方式**　局部麻醉。

4. **治疗过程及随访**　见图 4-2-12。术后 3 天 NRS 1 分。

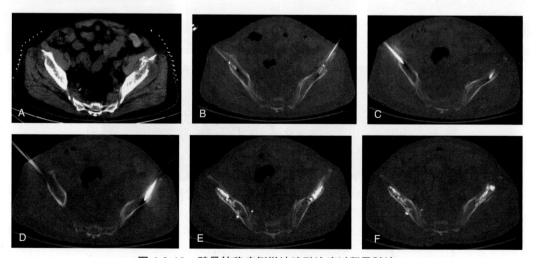

图 4-2-12　髂骨转移病例微波消融治疗过程及随访

A. 患者取仰卧位,定位像示双侧髂骨骨质破坏并局部肿块形成,初步确定 GTR;B. 1% 利多卡因局部麻醉,在 CT 导引下将 2 根微波天线分步穿刺至两侧瘤体内进行消融(消融参数均为 70W,8min);C、D. 将 2 根骨水泥注入器分别在 CT 引导下逐层穿刺入消融后的空腔,E. 注入骨水泥(左侧 6.0ml,右侧 4.5ml);F. 注入骨水泥后即刻,双侧髂骨翼消融后空腔被充分充填,呈高密度改变。

例 4-2-13

【主诉】

右肺癌术后放化疗后半年,右背部疼痛1周。

【简要病史】

患者男,62岁。于半年前在全麻下行右肺上叶切除及淋巴结清扫术,术后病理示:右肺上叶中央型中分化鳞状细胞癌,切面积7.0cm×4.5cm;肺门淋巴结4/6枚可见癌;第2组淋巴结6枚、第4组淋巴结7枚、第11组淋巴结3枚未查见转移癌。术后病理分期为pT2N1M0,ⅡB期。术后行胸部放疗及全身化疗。1周前出现右背部疼痛。复查CT示:右肺上叶癌术后改变,右侧胸膜增厚,右侧第5后肋骨质破坏并周围软组织肿块形成。血常规、肝肾功能、凝血相关检查均未见明显异常,心电图未见明显异常。临床诊断:右肺上叶鳞状细胞癌术后并肋骨转移。

【消融指征】

右侧第5后肋骨转移癌伴右背部疼痛,患者既往有放疗史,无再次放疗指征。

【治疗及临床随访】

1. **治疗模式**　右肋骨转移癌微波消融术。
2. **术前计划**　右侧第5后肋骨质破坏,周围软组织肿块形成;患者取俯卧位,体表穿刺点定位于后正中线右侧旁开3.5cm、第5肋骨水平,拟使用1根微波消融天线。
3. **麻醉方式**　局部麻醉。
4. **治疗过程**　见图4-2-13。

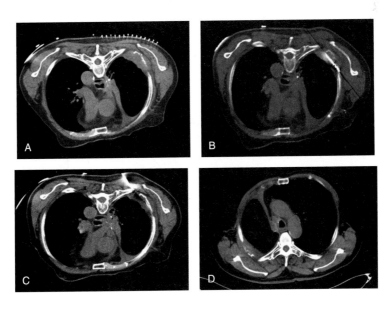

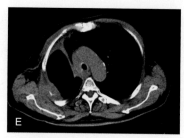

图 4-2-13　肋骨转移病例微波消融治疗过程及随访

A. 消融前定位像, 第 5 后肋骨质破坏, 周围软组织形成, 局部胸膜增厚, 确定肿瘤病变区域; B. 患者取俯卧位, 1% 利多卡因局部麻醉, 在 CT 引导下将 1 根微波消融天线分步穿刺入肿瘤, 进行消融 (功率 60W, 消融 5min, 退针 2.0cm, 继续消融 5min, 向头侧足侧调整方向后分别消融 3min); C. 消融完毕后 CT 扫描可见病灶局部密度下降; D. 消融 3 个月后复查 CT 病变较前明显缩小, 疼痛缓解; E. 术后半年复查, 右侧第 5 后肋周围软组织肿块较前略增大, 无明显疼痛, 未予处理。

例 4-2-14

【主诉】

确诊右肺癌 2 年余, 综合治疗后 1 个月余。

【简要病史】

患者男, 63 岁。2 年前无明显诱因出现咳嗽、咳痰, 行胸腹部 CT 示: 右肺占位、双侧胸腔积液、心包积液、少量腹水。行心包积液穿刺引流术, 细胞学诊断为癌细胞 (腺癌)。行培美曲塞 + 顺铂方案化疗 6 个周期。化疗后复查胸部 CT 提示: 胸腔、心包积液较前明显减少, 右肺病灶较前无明显变化。针对右肺病灶行肺癌微波消融术, 术后行培美曲塞单药维持化疗。后复查增强 CT 示病情较前进展, 改行吉西他滨 + 洛铂方案化疗 1 个周期, 行 CT 引导下胸椎转移灶放射性粒子植入术, 术后行吉西他滨 + 洛铂方案化疗 2 个周期。现入院复查提示左侧肋骨转移, 患者伴有左胸部疼痛。血常规、肝肾功能、凝血相关检查均未见明显异常, 心电图未见明显异常。

【消融指征】

左侧肋骨转移癌伴左背部疼痛, 患者拒绝行放疗, 拟行微波消融术缓解疼痛。

【治疗及临床随访】

1. **治疗模式**　左肋骨转移癌微波消融术。
2. **术前计划**　病灶位于左侧肋骨, 伴骨质破坏, 周围软组织肿块形成; 患者取俯卧位, 穿刺点定位于后正中线左侧 6.5cm 处, 拟使用 1 根微波天线消融。
3. **麻醉方式**　局部麻醉。
4. **治疗过程**　见图 4-2-14。

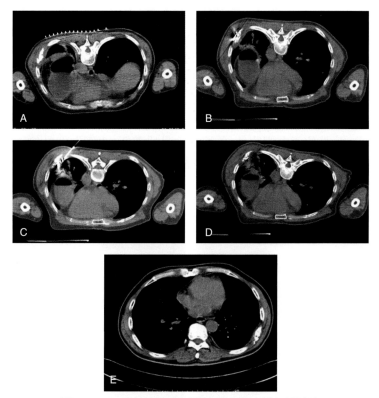

图 4-2-14　肋骨转移病例微波消融治疗过程及随访

A. 消融前定位像,左侧肋骨质破坏,周围软组织肿块影,确定肿瘤病变区域,患者取俯卧位,1% 利多卡因局部麻醉;B. 在 CT 引导下将 1 根微波消融天线分步穿刺入病变肋骨的外侧缘,进行消融(功率 60W,消融 3min,退针 1.0cm,继续消融 3min,);C. 调整微波天线至转移肋骨内侧缘(功率 60W,消融 3min,退针 1.0cm,继续消融 3min);D. 消融后即刻,病灶局部密度减低;E. 消融后 3 个月,病变控制良好,疼痛减轻。

例 4-2-15

【主诉】

右肺癌放疗后 2 年,左胸疼痛 1 个月余。

【简要病史】

患者男,67 岁。2 年前因"咳嗽、咳痰伴胸闷、喘憋 2 个月余"就诊,完善胸部增强 CT 扫描示右肺下叶占位,行 CT 引导下肺穿刺活检术,确诊为"右肺下叶鳞癌并纵隔淋巴结转移(cT3N2M0,ⅢA 期)"。行同步放化疗,胸部及纵隔淋巴结放疗 Dt60Gy/30F,同期行 TP 方案化疗 2 个周期,放疗结束后序贯化疗 4 个周期。1 个月前患者出现左胸部疼痛,NRS 6 分。CT 检查示:右肺癌并纵隔淋巴结转移癌放疗后改变,左侧肋骨溶骨性骨质破坏,考虑转移。血常规、肝肾功能、凝血相关检查均未见明显异常,心电图未见明显异常。

【消融指征】

左侧肋骨转移癌伴左胸部疼痛,既往放疗史,无再次放疗指征。

【治疗及临床随访】

1. **治疗模式** 左肋骨转移癌微波消融术。

2. **术前计划** 病灶位于左侧肋骨,伴溶骨性骨质破坏;患者取仰卧位,穿刺点定位左侧锁骨中线与第 5 肋间交点,拟使用 1 根微波消融天线。

3. **麻醉方式** 局部麻醉。

4. **治疗过程** 见图 4-2-15。

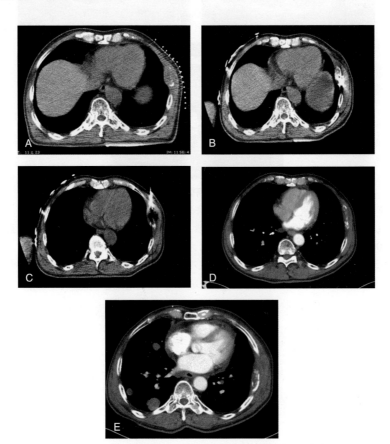

图 4-2-15 肋骨转移病例微波消融治疗过程及随访

A. 消融前定位像,左侧肋骨骨质破坏,确定肿瘤病变区域;B. 患者取仰卧位,1% 利多卡因局部麻醉,在 CT 引导下将 1 根微波消融天线分步穿刺入肿瘤(功率 60W,消融 3min,退针 1.0cm,继续消融 3min);C. 消融后即刻,病灶局部密度减低;D. 消融后 3 个月,病变较前明显缩小,疼痛缓解,NRS 2 分;E. 术后半年复查,左侧肋骨转移病灶控制良好,双侧多发肺转移瘤。

第三节　肺癌合并椎体转移瘤

椎体是肺癌常见的转移部位之一。肺癌椎体转移的常见症状是转移部位疼痛、椎体压缩性骨折、肿瘤压迫脊髓引起感觉运动神经功能障碍甚至截瘫,虽然部分患者在接受放疗、双磷酸盐及止痛药物治疗后,症状可以减轻。但由于脊髓对放疗剂量的限制不能达到完全控制,或者由于椎体变形,不能维持椎体的承重功能。还是有部分患者存在严重疼痛和椎体稳定性差等问题,微波消融联合骨水泥成形术是治疗骨转移的一种微创新技术,既能有效灭活肿瘤又能增强椎体稳定性,减轻疼痛,治疗病理性骨折。

例 4-3-1

【主诉】

右肺上叶腺癌脑转移靶向治疗 19 个月余。

【简要病史】

患者男,52 岁。19 个月前确诊肺腺癌(*EGFR* 突变阳性)并脑转移,行厄洛替尼靶向治疗及颅脑放疗。7 个月前复查胸部 CT 示原发灶较前进展,行 CT 引导下右肺腺癌局部微波消融术,术后给予吉非替尼靶向治疗。1 个月前因腰背部疼痛就诊,行全身 PET/CT 示:第 10 胸椎椎体骨质破坏,高 FDG 代谢,符合转移表现。既往史:健康。入院 CT 示:第 10 胸椎片状密度减低区,考虑转移。临床诊断:右肺上叶腺癌(Ⅳ期)(①脑转移;②第 10 胸椎椎体转移)。

【消融指征】

患者临床诊断右肺癌胸椎转移明确,腰背部疼痛明显(NRS 9 分),拟行局部微波消融联合骨水泥注入术,降低局部肿瘤负荷,姑息止疼。

【治疗及临床随访】

1. **治疗模式**　右肺癌第 10 胸椎转移灶局部微波消融＋骨水泥注入术。
2. **术前计划**　病灶位于第 10 胸椎椎体,患者取俯卧位,体表穿刺点定位于后正中线右侧旁开 1.4cm 与第 10 胸椎平面交点,靶皮距 8.3cm,拟使用 1 根微波天线消融,1 根骨钻针建立工作通道注入骨水泥。
3. **麻醉方式**　局部麻醉。
4. **治疗过程及随访**　见图 4-3-1。
5. **疗效评价**　术后患者腰背疼痛较前明显减轻,NRS 2 分。

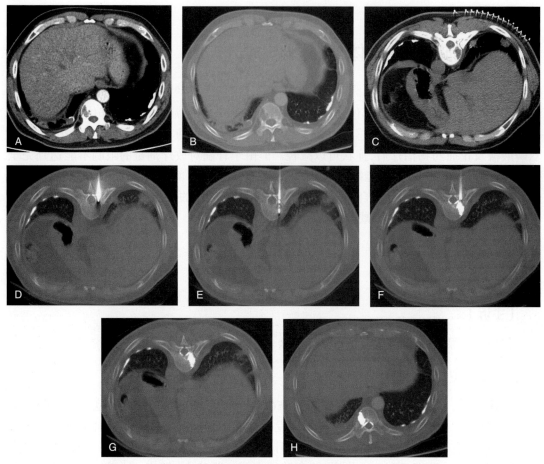

图 4-3-1　椎体转移病例微波消融联合骨水泥注入治疗过程及随访

A、B. 消融前增强 CT 示第 10 胸椎椎体局部骨质破坏及软组织密度影;C. 消融前定位像示第 10 胸椎椎体病灶位置,初步确定 GTR;D. 患者取俯卧位,1% 利多卡因局部麻醉,在 CT 导引下将骨钻针分步置入病灶外缘,建立工作通道;E. 将 1 根微波消融天线沿骨钻内工作通道穿刺达病灶底部,完成局部微波消融(消融参数:50W,3min;60W,1min);F. 沿工作通道注入骨水泥 3.0ml,注入后即刻 CT 显示骨水泥局部弥散良好;G. 待骨水泥凝固后拔除骨钻针,即刻 CT 显示椎体内骨水泥弥散良好,局部无外渗,患者术中耐受好;H. 术后 2 个月复查 CT 示椎体内骨水泥弥散良好,局部无外渗。

例 4-3-2

【主诉】

肺腺癌化疗后 2 个月,腰疼 1 个月。

【简要病史】

患者男,47 岁。入院时评估:视觉模拟疼痛评分(visual analogue scale,VAS)9 分、脊髓 Frankel E 级。血常规、肝肾功能正常。CT 示 L_1 和 L_2 椎体局限性溶骨性破坏,后缘完整,L_1

伴轻度压缩性骨折。诊断：肺癌并腰椎溶骨性转移。

【消融指征】

患者腰背部剧烈疼痛（VAS 9 分），影像学显示腰椎溶骨性转移，无脊髓压迫症状。拟行微波消融联合骨水泥成形术减轻疼痛，控制肿瘤，同时增加脊柱的稳定性。

【治疗及临床随访】

1. **治疗模式**　微波消融联合骨水泥成形术。
2. **术前计划**　患者取俯卧位，经一侧椎弓根入路，先微波消融，然后注射骨水泥。
3. **麻醉方式**　局麻。
4. **治疗过程及随访**　见图 4-3-2。
5. **疗效评价**　术后第 1、3、7、30 天疼痛逐渐减轻，VAS 评分分别为 3、1、1、0 分，脊髓 Frankel 分级均为 E。

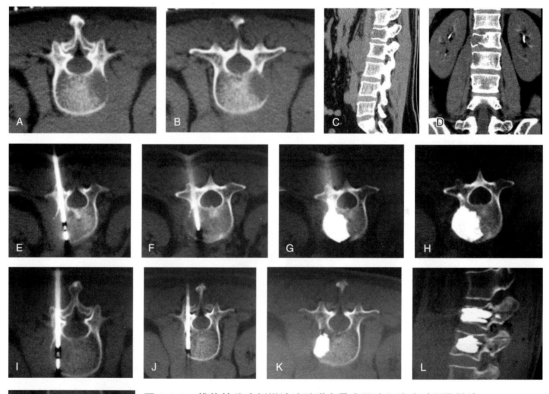

图 4-3-2　椎体转移病例微波消融联合骨水泥注入治疗过程及随访

A. L_1 椎体溶骨性破坏，椎体后缘完整；B. L_2 椎体溶骨性破坏，椎体后缘完整；C、D. 矢状位和冠状位三维重建 CT 示 L_1 和 L_2 溶骨性转移，L_1 伴轻度压缩性骨折；E. 经 L_1 左侧椎弓根进针，同轴法置入微波天线，先消融（消融参数：50W，4min）；F. 调整骨穿刺针的位置；G、H. 分次注射骨水泥6.5ml；I. 经 L_2 左侧椎弓根进针，同轴法置入微波天线，先消融（消融参数：50W，3min）；J. 调整骨穿刺针的位置；K. 分次注射骨水泥 4.0ml；L、M. 矢状位和冠状位重建 CT 示骨水泥在 L_1 和 L_2 椎体内沉积良好，无明显渗漏。

例 4-3-3

【主诉】

肺腺癌放化疗后 6 个月,腰疼半个月。

【简要病史】

患者女,63 岁。6 个月前行肺腺癌放化疗,半个月前出现腰疼,疼痛评分 VAS 7 分,脊髓 Frankel E 级。血常规、肝肾功能正常。CT 显示第 2 腰椎椎体局限性溶骨性破坏,后缘完整。诊断:肺癌放化疗后并腰椎溶骨性转移。

【消融指征】

患者有腰背部疼痛,影像学显示第 2 腰椎椎体溶骨性转移,后缘完整。拟行微波消融联合骨水泥成形术,以减轻疼痛、增加脊柱稳定性。

【治疗及临床随访】

1. **治疗模式** 微波消融联合骨水泥成形术。
2. **术前计划** 患者取俯卧位,经一侧椎弓根入路,先微波消融,然后注射骨水泥。
3. **麻醉方式** 局麻。
4. **治疗过程及随访** 见图 4-3-3。
5. **疗效评价** 术后第 1、3、7、30 天疼痛逐渐减轻,VAS 评分分别为 3、2、0、0 分,上述随访时间脊髓 Frankel 分级均为 E。

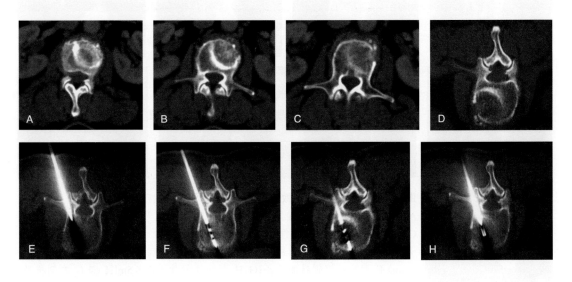

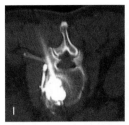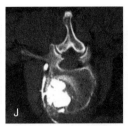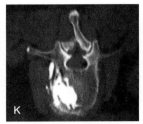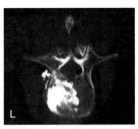

图 4-3-3　椎体转移病例微波消融联合骨水泥注入治疗过程及随访

A~C. 第 2 腰椎椎体溶骨性破坏,椎体后缘完整;D. 患者取俯卧位;E. 经左侧椎弓根进针;F. 同轴法置入微波天线,先消融(消融参数:60W,5min);G. 消融后病变区域密度下降;H. 调整骨穿刺针的位置;I. 分次注射骨水泥 6.5ml;J~L. 骨水泥沉积在病变区域,少量骨水泥渗漏至椎旁。

例 4-3-4

【主诉】

肺腺癌放化疗后 6 个月,腰疼半个月。

【简要病史】

患者男,65 岁。入院评估:疼痛评分 VAS 7 分,脊髓 Frankel E 级。血常规、肝肾功能正常。CT 显示第 12 胸椎椎体局限性溶骨性破坏,后缘完整。诊断:肺癌放化疗后并腰椎溶骨性转移。

【消融指征】

患者有腰背部疼痛,影像学显示第 12 胸椎椎体溶骨性转移,后缘完整。拟行微波消融联合骨水泥成形术,以减轻疼痛、增加脊柱稳定性。

【治疗及临床随访】

1. **治疗模式**　微波消融联合骨水泥成形术。
2. **术前计划**　患者取俯卧位,经一侧椎弓根入路,先微波消融,然后注射骨水泥。
3. **麻醉方式**　局麻。
4. **治疗过程及随访**　见图 4-3-4。
5. **疗效评价**　术后第 1、3、7、30 天疼痛逐渐减轻,VAS 评分分别为 3、2、0、0 分,上述随访时间脊髓 Frankel 分级均为 E。

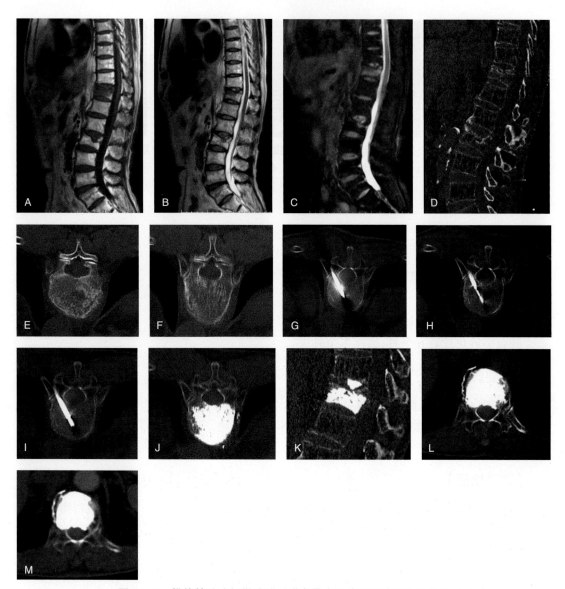

图 4-3-4　椎体转移病例微波消融联合骨水泥注入治疗过程及随访

A~C. 第 12 胸椎椎体溶骨性破坏,椎体后缘完整,轻度压缩性骨折;D. 矢状位重建 CT 示第 12 胸椎溶骨性破坏,上终板断裂;E、F. 轴位 CT 示第 12 胸椎椎体溶骨性破坏,后缘完整;G. 经左侧肋横突关节进针;H. 同轴法置入微波天线,先消融(消融参数:30W,4min);I. 调整骨穿刺针的位置;J. 分次注射骨水泥 8.0ml;K. 矢状位重建 CT 示骨水泥在椎体内沉积良好,少量骨水泥渗漏至椎间盘;L. 术后 5 个月复查,骨水泥在病变区域沉积良好;M. 术后 8 个月复查,骨水泥在病变区域沉积良好。

例 4-3-5

【主诉】

肺腺癌术后化疗后 2 年,腰疼 10 天。

【简要病史】

患者女,62岁。2年前查体发现"肺结节",行手术治疗,病理为腺癌。10天前出现腰疼,疼痛评分 VAS 7分,脊髓 Frankel E 级。血常规、出凝血试验、肝肾功能正常。CT 显示第4腰椎椎体溶骨性破坏,后缘不完整。诊断:肺腺癌术后、化疗后并腰椎溶骨性转移。

【消融指征】

患者有腰背部疼痛,影像学显示第4腰椎椎体溶骨性转移,无脊髓压迫症状。拟行微波消融联合骨水泥成形术减轻疼痛,增加脊柱稳定性。

【治疗及临床随访】

1. **治疗模式**　微波消融联合骨水泥成形术。
2. **术前计划**　患者取俯卧位,经一侧椎弓根入路,先微波消融,然后注射骨水泥。
3. **麻醉方式**　局麻。
4. **治疗过程及随访**　见图 4-3-5。
5. **疗效评价**　术后第 1、3、7、30、90、180 天疼痛逐渐消失,VAS 评分分别为 3、1、1、0、0、0分,脊髓 Frankel 分级均为 E。

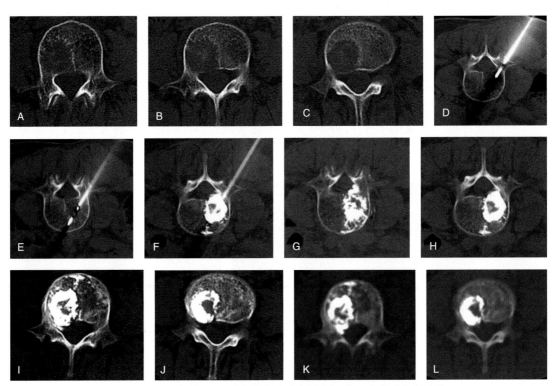

图 4-3-5　椎体转移病例微波消融联合骨水泥注入治疗过程及随访

A~C. 第4腰椎椎体溶骨性破坏,椎体后缘不完整;D. 经右侧椎弓根进针;E. 同轴法置入微波天线,先消融(消融参数:50W,4min);F. 分次注射骨水泥 3.5ml;G、H. 骨水泥沉积在病变区域,少量骨水泥渗漏至椎管;I、J. 术后 14 个月,骨水泥沉积情况;K、L. 术后 32 个月,骨水泥沉积情况。

例 4-3-6

【主诉】

咳嗽、咯血 3 个月,胸痛 1 周。

【简要病史】

患者男,74 岁。3 个月前出现咳嗽、咯血,1 周前出现胸痛,疼痛评分 VAS 9 分,脊髓 Frankel E 级。血常规、出凝血试验、肝肾功能正常。CT 示右肺周围型肺癌并纵隔淋巴结转移,第 5 胸椎椎体溶骨性破坏,后缘不完整。穿刺活检病理为腺癌,*EGFR* 和 *ALK* 无突变。临床诊断:肺腺癌并纵隔淋巴结及胸椎转移。

【消融指征】

患者有胸背部疼痛,影像学显示第 5 胸椎椎体溶骨性转移,伴压缩性骨折,无脊髓压迫症状。拟行微波消融联合骨水泥成形术,减轻疼痛、增加脊柱稳定性。

【治疗及临床随访】

1. **治疗模式** 微波消融联合骨水泥成形术。
2. **术前计划** 患者取俯卧位,经一侧肋横突关节入路,先微波消融,然后注射骨水泥。
3. **麻醉方式** 局麻。
4. **治疗过程及随访** 见图 4-3-6。
5. **疗效评价** 术后第 1、3、7、30、90 天疼痛逐渐减轻,VAS 评分分别为 3、2、1、1、1 分,脊髓 Frankel 分级均为 E。

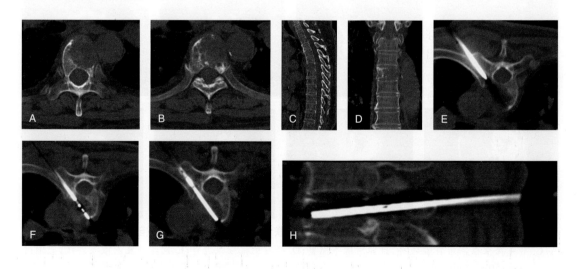

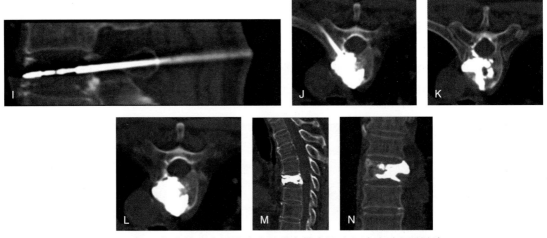

图 4-3-6　椎体转移病例微波消融联合骨水泥注入治疗过程及随访

A、B. 第 5 胸椎椎体溶骨性破坏,椎体后缘及侧缘不完整;C、D. 矢状位和冠状位重建 CT 示第 5 胸椎溶骨性破坏,伴轻度压缩性骨折;E. 经左侧肋横突关节进针;F. 同轴法置入微波天线,先消融(消融参数:40W,5min);G. 调整骨穿刺针的位置;H、I. 矢状位重建 CT 示骨穿刺针和微波天线位于病变椎体的中心;J. 分次注射骨水泥 5ml;K、L. 骨水泥沉积良好,无明显渗漏;M、N. 矢状位和冠状位重建 CT 示骨水泥在椎体内的沉积情况。

例 4-3-7

【主诉】

小细胞肺癌第 2 周期化疗后 1 个月,胸背部疼痛 7 天。

【简要病史】

患者女,66 岁。1 个月前出现咳嗽、咯血,CT 诊断:右肺中心型肺癌并纵隔、左肾上腺转移。支气管镜活检病理示:小细胞肺癌。给予 EP 方案化疗 2 个周期,复查 CT 病变缩小,疗效评价 PR,后自动中断化疗 2 个月。7 天前患者出现胸背部疼痛,疼痛评分 VAS 3 分,脊髓 Frankel E 级。血常规、出凝血试验、肝肾功能正常。MRI 及 CT 显示第 5 胸椎转移。临床诊断:SCLC(广泛期)化疗后并第 5 胸椎转移。

【消融指征】

患者有胸背部疼痛,影像学显示第 5 胸椎椎体溶骨性转移,无脊髓压迫症状。拟行微波消融联合骨水泥成形术减轻疼痛,增加脊柱稳定性。

【治疗及临床随访】

1. **治疗模式**　微波消融联合骨水泥成形术。
2. **术前计划**　患者取俯卧位,经一侧肋横突关节入路,先微波消融,然后注射骨水泥。

3. **麻醉方式** 局麻。

4. **治疗过程及随访** 见图4-3-7。微波消融联合骨水泥成形术后继续 EP 方案化疗4个周期。

5. **疗效评价** 术后第1、3、7、30天疼痛消失，VAS 评分均为0分；脊髓 Frankel 分级均为 E；术后第1、2、5、8个月复查，VAS 评分均为0分，CT 示第5胸椎骨水泥沉积良好。

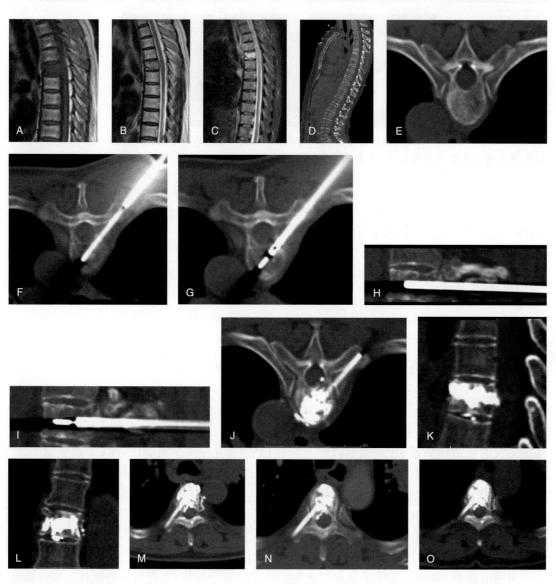

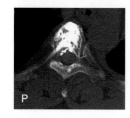

图4-3-7 椎体转移病例微波消融联合骨水泥注入治疗过程及随访

A~C. MRI 示第5胸椎椎体溶骨性转移；D. 矢状位重建 CT 示第5胸椎椎体溶骨性转移；E. 横断位 CT 示第5胸椎后缘完整；F. 经右侧肋横突关节进针；G. 同轴法置入微波天线，先消融（消融参数：30W，3min）；H、I. 矢状位重建 CT 显示骨穿刺针和微波天线在椎体内的位置；J. 注射骨水泥3.0ml，少量骨水泥渗漏至针道椎旁及椎管；K、L. 矢状位和冠状位重建 CT 示骨水泥在椎体内沉积良好，少量骨水泥渗漏至椎间盘；M~P. 术后1、2、4、8个月复查 CT，骨水泥在椎体内沉积良好。

例 4-3-8

【主诉】

咳嗽 2 个月,胸痛 2 周。

【简要病史】

患者女,72 岁。入院评估:疼痛评分 VAS 7 分,脊髓 Frankel E 级。血常规、出凝血试验、肝肾功能正常。CT 及 MRI 诊断:左中心型肺癌并第 11 胸椎及第 2 腰椎转移。纤维支气管镜活检病理:鳞癌。临床诊断:左中心型肺鳞癌并第 11 胸椎及第 2 腰椎转移,第 11 胸椎压缩性骨折。

【消融指征】

患者有胸背部疼痛,影像学显示第 11 胸椎及第 2 腰椎溶骨性转移,伴压缩性骨折,肿瘤压迫硬膜囊,但无脊髓压迫症状。

【治疗及临床随访】

1. **治疗模式**　微波消融联合骨水泥成形术。
2. **术前计划**　患者取俯卧位,经一侧肋横突关节入路,先微波消融,然后注射骨水泥。
3. **麻醉方式**　局麻。
4. **治疗过程及随访**　见图 4-3-8。
5. **疗效评价**　术后第 1、3、7、30 天疼痛逐渐减轻,VAS 评分分别为 2、1、0、0 分,脊髓 Frankel 分级均为 E。

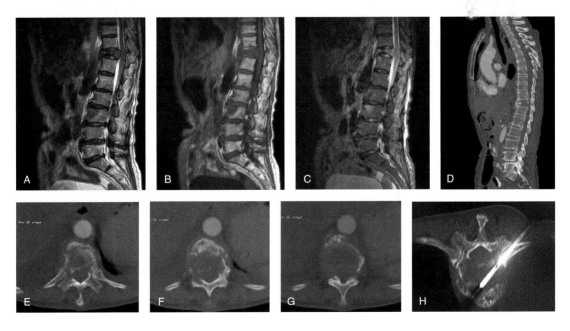

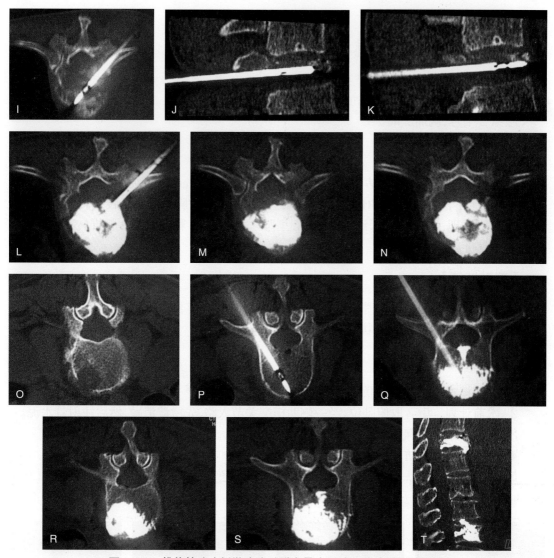

图 4-3-8 椎体转移病例微波消融联合骨水泥注入治疗过程及随访

A~D. MRI 及 CT 示第 11 胸椎及第 2 腰椎椎体溶骨性破坏,第 11 胸椎压缩性骨折,压缩约 70%,椎体后缘不完整,肿瘤压迫硬膜囊;E~G. 横断位 CT 示第 11 胸椎溶骨性破坏,后缘不完整,肿瘤压迫硬膜囊;H. 经右侧肋横突关节进针;I. 同轴法置入微波天线,先消融(消融参数:30W,3.5min);J、K. 矢状位重建 CT 显示骨穿刺针及微波天线位于第 11 胸椎椎体的中心;L~N. 分次注射骨水泥 6.5ml;O. L_2 椎体局限性溶骨性破坏,后缘完整;P. 经左侧椎弓根穿刺,微波天线抵达病变部位,先消融(消融参数:40W,5min);Q~S. 注射骨水泥 5.0ml;T. 矢状位重建 CT 示少量骨水泥渗漏至椎间盘。

例 4-3-9

【主诉】

肺腺癌粒子植入术后 2 年,腰疼 1 个月。

【简要病史】

患者女,63 岁。2 年前行肺癌粒子植入术后,1 个月前出现腰疼,疼痛评分 VAS 3 分,脊髓 Frankel E 级。血常规、出凝血试验、肝肾功能正常。CT 及 MRI 诊断:第 5 腰椎溶骨性转移。临床诊断:右肺下叶周围型腺癌粒子植入术后化疗后进展,第 5 腰椎转移。

【消融指征】

患者有腰疼,影像学显示第 5 腰椎溶骨性转移,肿瘤压迫硬膜囊,但无脊髓压迫症状。拟行微波消融联合骨水泥成形术,减轻疼痛、增加脊柱稳定性。

【治疗及临床随访】

1. **治疗模式**　微波消融联合骨水泥成形术。
2. **术前计划**　患者取俯卧位,经一侧椎弓根入路,先微波消融,然后注射骨水泥。
3. **麻醉方式**　局麻。
4. **治疗过程及随访**　见图 4-3-9。
5. **疗效评价**　术后第 1、3、7、30 天疼痛逐渐消失,VAS 评分分别为 1、1、0、0 分,脊髓 Frankel 分级均为 E。

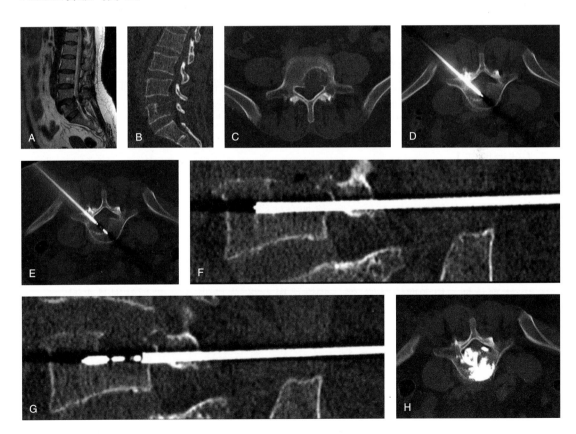

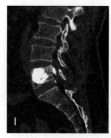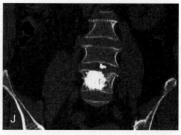

图 4-3-9　椎体转移病例微波消融联合骨水泥注入治疗过程及随访

A~C. MRI 及 CT 示第 5 腰椎椎体溶骨性破坏，椎体后缘不完整，肿瘤压迫硬膜囊；D. 经左侧椎弓根进针；E. 同轴法置入微波天线，先消融（消融参数：30W，3min）；F、G. 矢状位重建 CT 显示骨穿刺针及微波天线在椎体内的位置；H. 注射骨水泥 6ml，少量骨水泥渗漏至椎管；I、J. 矢状位和冠状位重建 CT 示骨水泥沉积在病变区域，少量骨水泥渗漏至椎间盘。

例 4-3-10

【主诉】

小细胞肺癌第 4 周期化疗后 2 个月，胸背部疼痛 10 天。

【简要病史】

患者女，73 岁。2 个月前因"小细胞肺癌"行 4 周期化疗，10 天前出现腰疼，疼痛评分 VAS 9 分，脊髓 Frankel E 级。血常规、出凝血试验、肝肾功能正常。CT 诊断：肺癌并第 12 胸椎溶骨性转移伴压缩性骨折。临床诊断：SCLC 化疗后并第 12 胸椎转移，压缩性骨折（中度）。

【消融指征】

患者有胸背部疼痛，影像学显示第 12 胸椎转移伴压缩性骨折，无脊髓压迫症状。拟行微波消融联合骨水泥成形术，减轻疼痛、增加脊柱稳定性。

【治疗及临床随访】

1. **治疗模式**　微波消融联合骨水泥成形术。
2. **术前计划**　患者取俯卧位，经一侧椎弓根入路，先微波消融，然后注射骨水泥。
3. **麻醉方式**　局麻。
4. **治疗过程及随访**　见图 4-3-10。
5. **疗效评价**　术后第 1、3、7、30 天疼痛逐渐消失，VAS 评分分别为 3、1、1、0 分，脊髓 Frankel 分级均为 E。

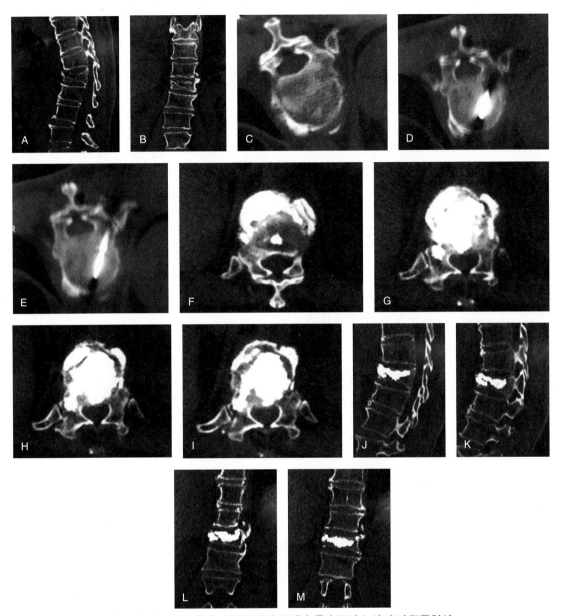

图 4-3-10　椎体转移病例微波消融联合骨水泥注入治疗过程及随访

A、B. 矢状位和冠状位重建 CT 示第 12 胸椎溶骨性转移,后缘完整,伴楔形压缩性骨折;C. 横断位 CT 示第 12 胸椎溶骨性转移,后缘完整;D. 经右侧椎弓根进针;E. 同轴法置入微波天线,先消融(消融参数:40W,5min);F~I. 分步、间断注射骨水泥 6.0ml,少量骨水泥渗漏至椎旁;J、K. 矢状位 CT 重建显示骨水泥在第 12 胸椎沉积情况;L、M. 冠状位 CT 重建显示骨水泥在第 12 胸椎沉积情况。

例 4-3-11

【主诉】

发现右肺占位 2 年余,腰疼 5 个月。

【简要病史】

患者女,72 岁。2 年前发现右肺占位,5 个月前出现腰疼,疼痛评分 VAS 7 分,脊髓 Frankel E 级。血常规、出凝血试验、肝肾功能正常。CT 诊断:肺癌并第 12 胸椎及第 1 腰椎 转移,第 12 胸椎伴压缩性骨折。穿刺活检病理为腺癌。临床诊断:肺癌并第 12 胸椎及第 1 腰椎转移、第 12 胸椎伴压缩性骨折。

【消融指征】

患者有腰部疼痛,影像学显示第 12 胸椎及第 1 腰椎转移伴压缩性骨折。拟行微波消融 联合骨水泥成形术,减轻疼痛、增加脊柱稳定性。

【治疗及临床随访】

1. **治疗模式** 微波消融联合骨水泥成形术。
2. **术前计划** 患者取俯卧位,经一侧肋横突关节和椎旁入路,先微波消融,然后注射骨水泥。
3. **麻醉方式** 局麻。
4. **治疗过程及随访** 见图 4-3-11。
5. **疗效评价** 术后第 1、3、7、30 天疼痛逐渐消失,VAS 评分分别为 1、1、1、0 分,脊髓 Frankel 分级均为 E。

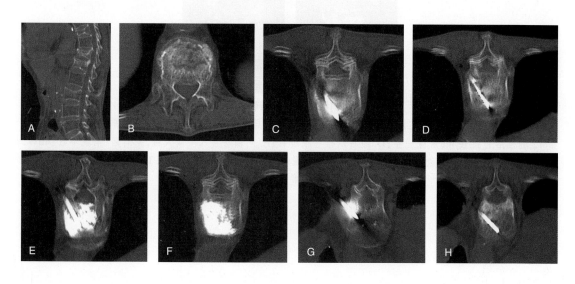

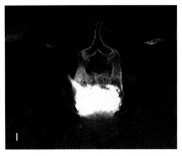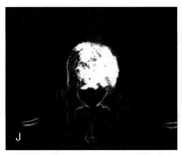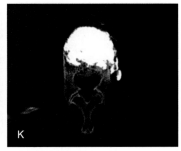

图 4-3-11　椎体转移病例微波消融联合骨水泥注入治疗过程及随访

A. 矢状位 CT 示第 12 胸椎及第 1 腰椎压缩性骨折;B. 横断位 CT 示第 12 胸椎溶骨性转移,后缘完整;
C. 第 12 胸椎椎体:经左侧肋横突关节进针;D. 第 12 胸椎椎体:同轴法置入微波天线,先消融(消融参数:30W,5min);E、F. 注射骨水泥 7ml;G、H. L_1 椎体:经左侧椎旁进针,同轴法置入微波天线,先消融(消融参数:40W,5min);I. 注射骨水泥 7ml;J、K. 横断位 CT 显示骨水泥在第 12 胸椎及第 1 腰椎沉积良好。

例 4-3-12

【主诉】

右肺腺癌放化疗后 1 年,腰疼 2 个月。

【简要病史】

患者男,61 岁。1 年前行右肺腺癌放化疗,2 个月前出现腰疼,疼痛评分 VAS 3 分,脊髓 Frankel E 级。血常规、出凝血试验、肝肾功能正常。CT 显示第 4 腰椎椎体成骨性转移,后缘完整。临床诊断:肺腺癌放化疗后并第 4 腰椎成骨性转移。

【消融指征】

患者有腰部疼痛,影像学显示第 4 腰椎成骨性转移,无脊髓压迫症状。

【治疗及临床随访】

1. **治疗模式**　微波消融联合骨水泥成形术。
2. **术前计划**　患者取俯卧位,经一侧椎弓根入路,先微波消融,然后注射骨水泥。
3. **麻醉方式**　局麻。
4. **治疗过程及随访**　见图 4-3-12。
5. **疗效评价**　术后第 1、3、7、30 天疼痛消失,VAS 评分均为 0 分,脊髓 Frankel 分级均为 E。

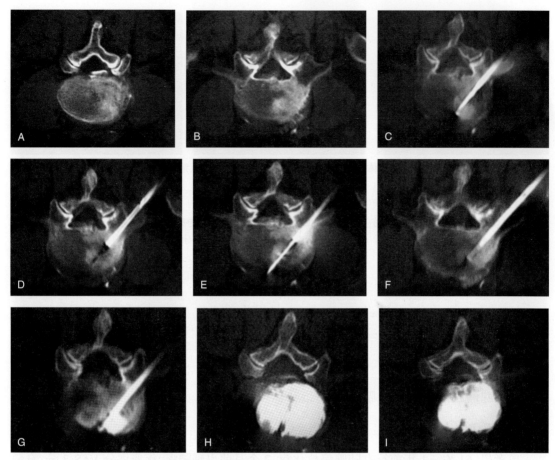

图 4-3-12　椎体转移病例微波消融联合骨水泥注入治疗过程及随访

A、B. 第 4 腰椎成骨性转移,椎体后缘完整;C. 经右侧椎弓根进针;D. 骨钻建立工作通道;E. 同轴法置入微波天线,先消融(消融参数:50W,5min);F. 调整骨穿刺针的位置;G~I. 分次注射骨水泥 8.0ml,骨水泥在椎体内沉积良好,无外溢。

例 4-3-13

【主诉】

咳嗽、咯血 3 个月,胸痛 1 周。

【简要病史】

患者男,53 岁。3 个月前出现咳嗽、咯血,1 周前出现胸痛,疼痛评分 VAS 7 分,脊髓 Frankel E 级。血常规、肝肾功能正常。MRI 及 CT 诊断:第 1 腰椎溶骨性转移伴椎旁转移。诊断:肺腺癌并第 1 腰椎及椎旁转移。

【消融指征】

患者有腰部疼痛,影像学显示第 1 腰椎溶骨性转移,伴椎旁转移,无脊髓压迫症状。

【治疗及临床随访】

1. **治疗模式** 椎旁转移单纯微波消融,椎体病变微波消融联合骨水泥成形术。

2. **术前计划** 患者取俯卧位,先对椎旁转移病灶进行消融,然后经一侧椎弓根入路,针对椎体病变先微波消融,然后注射骨水泥。

3. **麻醉方式** 局麻。

4. **治疗过程及随访** 见图 4-3-13。

5. **疗效评价** 术后第 1、3、7、30、90 天疼痛逐渐减轻,VAS 评分分别为 2、1、1、0、0 分,脊髓 Frankel 分级均为 E。

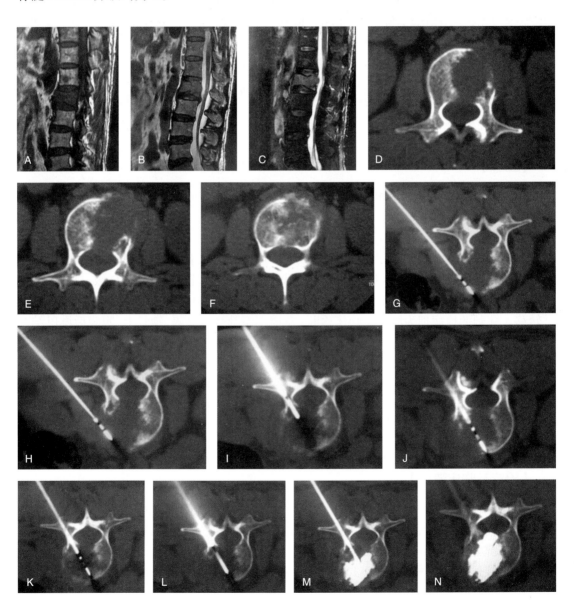

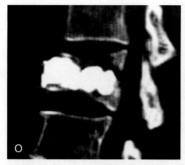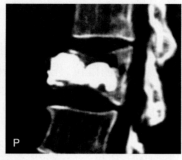

图 4-3-13　椎体转移病例微波消融联合骨水泥注入治疗过程及随访

A~C. MRI 示第 1 腰椎椎体溶骨性破坏,伴轻度压缩性骨折;D~F. 横断位 CT 示第 1 腰椎溶骨性破坏,后缘不完整,伴椎旁转移;G、H. 经左侧椎旁进针,针对椎旁转移病灶进行消融(消融参数:40W,3min);I. 经左侧椎弓根进针;J、K. 同轴法置入微波天线进行消融(参数:30W,4min);L. 调整骨穿刺针的位置;M、N. 分次注射骨水泥 5.0ml;O、P. 矢状位重建 CT 示骨水泥在椎体内沉积良好,无明显渗漏。

例 4-3-14

【主诉】

胸背部疼痛 1 个月,双下肢无力 1 周。

【简要病史】

患者男,70 岁。1 个月前出现胸背部疼痛,1 周前出现双下肢无力,患者背部剧烈疼痛,不能翻身、站立和行走,双下肢肌力 4 级,疼痛评分 VAS 7 分,脊髓 Frankel D 级。血常规、出凝血试验、肝肾功能正常。CT 诊断:左周围型肺癌并纵隔、锁骨上、腹膜后淋巴结及第 3 胸椎转移。穿刺活检病理为鳞癌。临床诊断:左周围型肺鳞癌纵隔、锁骨上、腹膜后淋巴结及第 3 胸椎转移。

【消融指征】

患者有胸背部剧烈疼痛,影像学显示第 3 胸椎溶骨性转移,椎体后缘不完整,肿瘤侵入椎管,压迫脊髓,已经出现脊髓压迫症状。先针对椎体病变进行微波联合骨水泥成形术,目的是止疼,加固椎体,增加脊柱的稳定性,然后针对侵入椎管的病变进行放疗。

【治疗及临床随访】

1. **治疗模式**　微波消融联合骨水泥成形术＋第 3 胸椎椎体 3DCRT 放疗。
2. **术前计划**　患者取俯卧位,经双侧肋横突关节入路,先微波消融,然后注射骨水泥。
3. **麻醉方式**　局麻。
4. **治疗过程及随访**　见图 4-3-14。
5. **疗效评价**　术后第 1、3、7 天疼痛逐渐消失,VAS 评分分别为 2、2、0 分,下肢肌力为 4 级,脊髓 Frankel 分级均为 D。

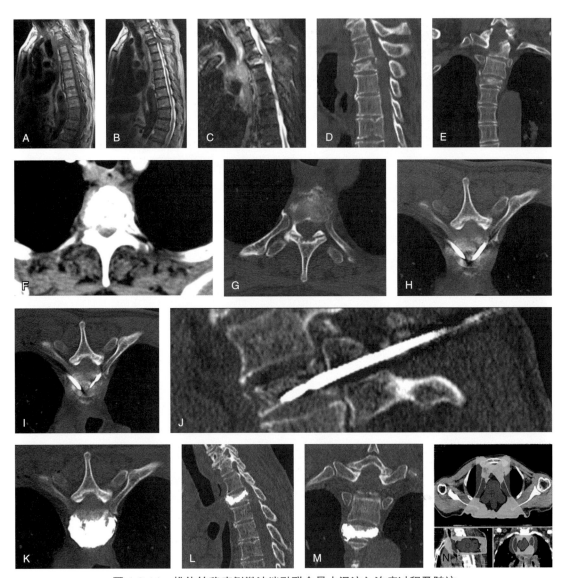

图 4-3-14　椎体转移病例微波消融联合骨水泥注入治疗过程及随访

A~C. MRI 示第 3 胸椎椎体溶骨性转移,椎体后缘不完整,肿瘤压迫脊髓;D、E. 矢状位和冠状位重建 CT 示第 3 胸椎溶骨性破坏,伴压缩性骨折;F、G. 横断位 CT 示第 3 胸椎溶骨性转移,肿瘤压迫脊髓;H. 经双侧肋横突关节进针;I. 同轴法置入微波天线,先消融(消融参数:40W,5min);J. 矢状位重建 CT 显示微波天线在椎体内的位置;K. 分次注射骨水泥 5.0ml,骨水泥沉积良好,未向椎管内渗漏;L、M. 矢状位和冠状位重建CT 示骨水泥在椎体内沉积良好,无明显渗漏;N. 三维适形放疗等剂量分布图。

（林征宇　张开贤　倪　阳　袁倩倩　刘聿辉　张旭升　郑　琳　袁　航）

第五章

肺部肿瘤微波消融治疗相关并发症

肺部肿瘤微波消融是一种相对安全的局部治疗手段,并发症的发生率报道不一,通常在 10%~60% 之间。需要住院治疗或产生永久后遗症甚至导致死亡的严重并发症发生率在 10% 以下。按照发生的原因可将并发症分为两类:①与穿刺相关。如出血、气胸、邻近器官结构的损伤等。②与消融治疗相关。如肺部感染、皮肤灼伤、神经损伤等。但很多并发症是多重因素共同作用的结果。

第一节 感染

例 5-1-1

【主诉】

查体发现右肺占位 5 天。

【简要病史】

患者女,71 岁。既往史:"高血压病" 病史 20 余年。临床诊断:右肺癌(高分化腺癌),*EGFR*、*ALK*、*ROS* 均无突变。临床分期:ⅠB 期(T4N0M0)。CT 扫描示:右肺上叶占位,大小 3.8cm×3.5cm。血 CEA:17.29ng/ml。患者入院完善各项检查后进行了微波消融术。患者取仰卧位,1% 利多卡因局部麻醉,在 CT 引导下将 2 根消融天线分步穿刺入病灶中进行消融(消融参数均为 70W,5min),消融后即刻,病灶呈空洞样变化。

【并发症诊断】

右肺上叶脓肿。诊断依据:①术后 10 天高热(持续 38.5℃以上),咳黄色脓痰;②CT 扫描右肺上叶见空洞病变并气液平;③痰、引流脓液培养均为金黄色葡萄球菌。

【治疗及临床随访】

1. **治疗措施** 抗生素治疗联合置管引流。
2. **临床随访及转归** 见图 5-1-1。

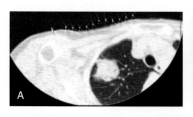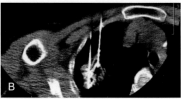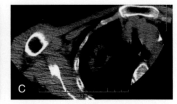

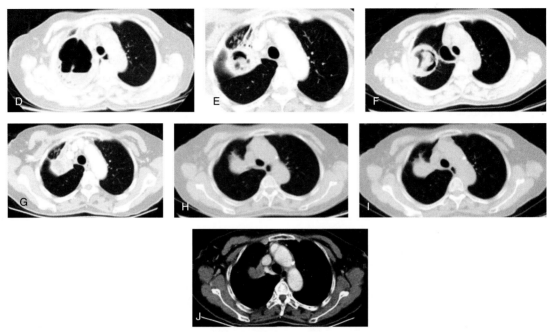

图 5-1-1　肺部肿瘤微波消融术后右肺上叶脓肿随访及转归

A. 消融前定位像,右肺上叶占位 3.8cm×3.5cm。B. 患者取仰卧位,1% 利多卡因局部麻醉,在 CT 引导下将 2 根消融天线分步穿刺入病灶中进行消融(消融参数均为 70W,5min)。C. 消融后即刻,病灶呈空洞样变化。D. 术后 10 天表现为高热(持续 38.5℃以上)、咳黄色脓痰,CT 扫描右肺上叶脓肿形成,出现空洞病变并气液平。经验性应用左氧氟沙星(0.5g 静脉滴注,每日一次),并在空洞内置管引流(引流液为淡黄色脓液),同时雾化吸入。痰和脓液培养为金黄色葡萄球菌,对左氧氟沙星、头孢哌酮、阿奇霉素敏感。应用左氧氟沙星和空洞内置管引流后 5 天,体温正常、咳痰明显减少。E. 术后 25 天体温正常、咳少量白痰,CT 扫描右肺上叶炎性渗出明显减少,空洞缩小无液平。F. 术后 5 个月,CT 扫描右肺上叶炎性渗出已吸收,空洞进一步缩小。G. 消融术后 7 个月脓腔完全吸收,成为纤维病灶。H. 消融术后 22 个月纤维病灶进一步缩小。I、J. 消融术后 48 个月纤维病灶稳定,无复发征象,此时 CEA:4.21ng/ml。疗效评估达到完全消融。

例 5-1-2

【主诉】

活动后憋喘 1 个月余,发现左肺占位 10 天。

【简要病史】

患者男,63 岁。1 个月前出现活动后胸闷憋喘,10 天前发现左肺占位,近 7 天来出现咳嗽、痰中带血,无发热、夜间盗汗等。既往史:30 年前因"胃穿孔"行"胃大部切除术","慢性阻塞性肺疾病"史 20 年。吸烟:30 支 /d×40 年。胸部 CT 示:左肺下叶病灶 3.6cm×3.5cm,有毛刺,强化明显,无肺门和纵隔淋巴结肿大。PET/CT 示:左肺下叶病灶代谢明显升高,SUV 6.4,全身其他器官和部位未发现代谢增高病灶。肺功能示:混合性通气功能障碍,以阻塞性通气功能障碍为主(中度),最大呼气流速降低,残比值增大,重度弥散功能障碍,通气储量百分比 79%。患者取俯卧位,1% 利多卡因局部麻醉,在 CT 引导下将 2 根消融天线分步穿刺入病灶中进行消融（消融参数均为 70W,8.5min),术中活检后即刻出现左侧大量气胸并行左侧胸腔闭式引流术。患者术后 10 天开始出现发热,体温最高达 38.9℃,伴咳嗽、咳痰,为黑色黏痰。多次 CT 扫描动态观察示:右肺上叶见空洞形成,内部可见气液平。痰培养示烟曲霉菌、鲍氏不动杆菌及金黄色葡萄球菌生长。咳出物行 HE 染色查见曲霉菌菌丝和孢子。

【并发症诊断】

肺曲霉菌及细菌混合感染。诊断依据:①术后 10 天发热(体温最高 38.9℃),咳灰黑色黏痰;②CT 扫描右肺上叶见空洞病变并气液平;③痰培养查到烟曲霉、鲍氏不动杆菌、金黄色葡萄球菌;④咳出物 HE 病理染色为曲霉菌菌丝和孢子。

【治疗及临床随访】

1. **治疗措施**　给予伏立康唑、头孢哌酮舒巴坦抗感染治疗。
2. **临床随访及转归**　见图 5-1-2。

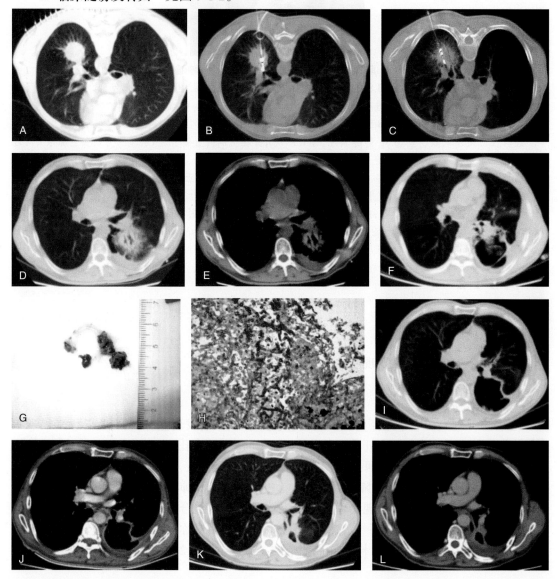

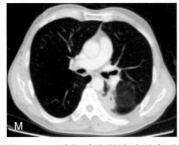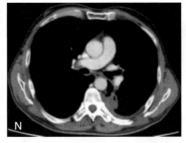

图 5-1-2　肺部肿瘤微波消融术后肺曲霉菌及细菌混合感染随访及转归

A. 消融前肺窗,病灶位于左肺下叶,大小约 3.6cm×3.5cm;B、C. 患者取俯卧位,活检后气胸,胸腔穿刺置管,在 CT 引导下将微波天线 1 分步插入瘤体内侧、将微波天线 2 分步插入瘤体外侧进行双天线多点微波消融(第 1 点消融参数:70W,8.5min;第 2 点消融参数:70W,8.5min);D、E. 术后 24 小时,肺窗观察病灶周围 GGO 完整覆盖,超过病灶 5mm,纵隔窗观察病灶内可见空洞;F. 患者术后 10 天高热,18 天 CT 示病灶处形成内壁光滑的空洞,空洞内有附着物;G、H. 术后 38 天咳出灰黑色痰,送检病理结果为曲霉菌;I、J. 经过伏立康唑抗霉菌治疗后,CT 示空洞内壁光滑,无附着物;K、L. 术后 3.5 个月,CT 示空洞明显缩小,无强化,有少量胸腔积液;M、N. 术后 13 个月,空洞消失,原病灶缩小,无强化。

例 5-1-3

【主诉】

左肺腺癌第 2 次微波消融术后 12 个月余,右肺腺癌微波消融术后 9 个月余,发现左肺上叶舌段结节较前增大 3 天。

【简要病史】

患者女,67 岁。既往史:"室性早搏"病史、"高血压病"病史及"空腹血糖(7.66mmol/l)升高"病史。临床诊断:左肺腺癌(cT1cN0M0,ⅠA3 期);右肺腺癌(cT1bN0M0,ⅠA2 期);高血压病(2 级,高危);空腹血糖升高。CT 扫描示:左肺上叶占位 1.0cm,较前增大。患者入院完善各项检查后进行了微波消融术。患者取俯卧位,1% 利多卡因局部麻醉,在 CT 引导下将 1 根消融天线分步穿刺入病灶中进行消融(消融参数:50W,4min;40W,4min)。术后 2 个月余出现咳痰伴咯血。

【并发症诊断】

肺曲霉菌病。诊断依据:①CT 扫描示左肺上叶空洞样病变;②咳痰伴咯血;③痰培养查到黄曲霉菌、烟曲霉菌、构巢曲霉菌。

【治疗及临床随访】

1. **治疗措施**　伏立康唑抗真菌治疗,后给予数字减影血管造影(digital subtraction angiography,DSA)下支气管动脉栓塞止血。

2. **临床随访及转归**　见图 5-1-3。

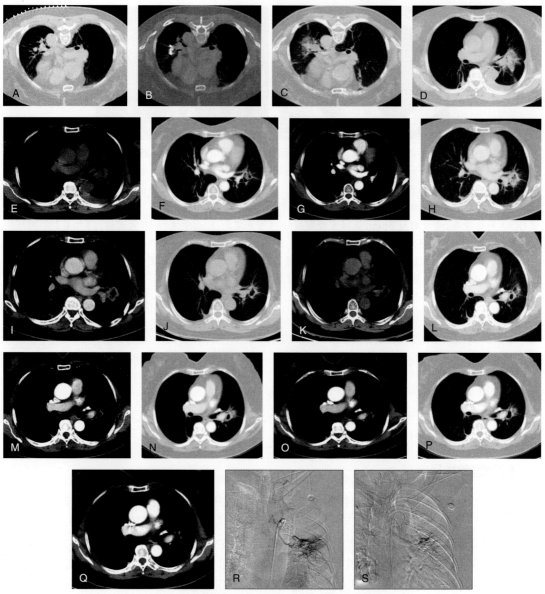

图 5-1-3　肺部肿瘤微波消融术后肺曲霉菌病随访及转归

A. 消融前 CT 扫描定位像,病灶位于左肺上叶舌段近斜裂胸膜处,直径约 1.0cm;B. 取俯卧位,1% 利多卡因局部麻醉,在 CT 引导下将 1 根消融天线分步穿刺入病灶中进行消融(消融参数:50W,4min;40W,4min);C. 消融后即刻可见 GGO 覆盖原病灶并超出原病灶超过 5mm;D、E. 消融后 24 小时肺窗可见 GGO 覆盖良好,可见左侧少量胸腔积液;F、G. 消融后 1 个月 CT 肺窗提示消融区域形成薄壁空洞,内可见实性结节,纵隔窗未见洞壁强化;H、I. 消融后 2 个月 CT 示消融区域形成厚壁空洞,洞壁可见强化,患者表现为咯血,痰培养查到黄曲霉菌、烟曲霉菌、构巢曲霉菌,给予止血药物及伏立康唑抗感染治疗,症状缓解;J、K. 伏立康唑治疗 6 天后复查 CT 提示空洞壁变薄,周围渗出减轻;L、M. 消融后 4 个月 CT 示空洞较前略缩小;N、O. 消融后近 5 个月 CT 提示空洞进一步缩小;P、Q. 消融后近 6 个月 CT 提示空洞较前略增大,且洞壁出现强化;R、S. 患者于消融后半年再次出现咯血,急诊行支气管动脉栓塞后好转。

例 5-1-4

【主诉】

胸闷、气喘半年,检查发现肺磨玻璃结节 4 个月。

【简要病史】

患者女,69 岁。既往史:"慢性支气管炎" 30 年余,"冠状动脉粥样硬化性心脏病" 病史 2 年余,"高血压病" 病史 3 年余。临床诊断:右肺腺癌;临床分期:T1bN0M0,ⅠA2 期。因 "胸闷" 行胸部 CT 发现双肺多发磨玻璃结节,观察约 4 个月后复查胸部 CT 提示右肺磨玻璃结节较前增大、密实(1.5cm × 1.3cm)。患者入院完善各项检查后进行了微波消融术。患者取仰卧位,1% 利多卡因局部麻醉,在 CT 引导下将 1 根消融天线分步穿刺入病灶中进行消融(消融参数 50W,7min)。

【并发症诊断】

右肺上叶脓肿。诊断依据:①术后 26 天发热,咳灰色脓痰,伴憋喘、纳差;②CT 扫描右肺上叶见空洞病变并气液平;③痰真菌涂片为阳性,降钙素原升高,应用卡泊芬净、头孢哌酮钠舒巴坦及莫西沙星经验性抗感染后症状好转,复查 CT 提示空洞缩小。

【治疗及临床随访】

1. **治疗措施**　卡泊芬净、头孢哌酮钠舒巴坦及莫西沙星经验性抗感染。
2. **临床随访及转归**　见图 5-1-4。

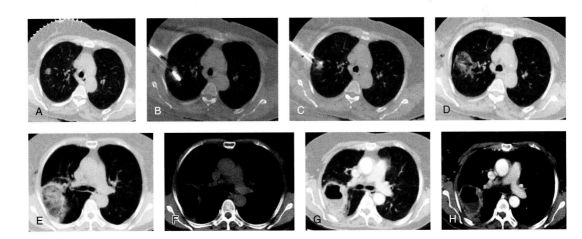

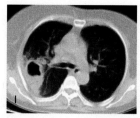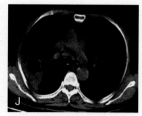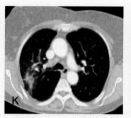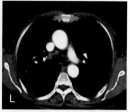

图 5-1-4   肺部肿瘤微波消融术后右肺上叶脓肿随访及转归

A. 消融前 CT 扫描定位像,病灶位于右肺上叶,大小约 1.5cm×1.3cm;B、C. 取仰卧位,右侧背部垫高,1% 利多卡因局部麻醉,在 CT 引导下将 1 根消融天线分步穿刺入病灶中,后将穿刺活检针分步穿刺入瘤体内,进行消融及活检(消融参数为 50W,7min);D. 消融后即刻可见 GGO 覆盖原病灶并超出原病灶超过 5mm,内部可见消融针道;E、F. 消融后 24 小时肺窗可见 GGO 范围增大,似有形成空洞的趋势;G、H. 消融后 1 个月 CT 提示右肺上叶空洞样改变,内可见液气平,洞壁不均匀强化;I、J. 卡泊芬净、头孢哌酮钠舒巴坦及莫西沙星经验治疗 6 天后复查 CT 提示空洞范围缩小,空洞壁变薄;K、L. 消融后 4 个月(口服泊沙康唑治疗 1 个月、停药 2 个月)空洞消失。

例 5-1-5

【主诉】

查体发现左肺占位半个月。

【简要病史】

患者女,61 岁。既往史:"乙肝肝硬化" 病史,否认吸烟史。临床诊断:左肺腺癌Ⅰ B 期(cT2aN0M0);慢性活动性乙型肝炎(肝硬化)。完善各项检查除外禁忌进行 CT 引导下左肺占位穿刺活检 + 微波消融术。患者取俯卧位,在 CT 引导下将 2 根消融天线分步穿刺入病灶中进行消融(消融功率均为 70W,第 1 点消融 8min,第 2 点消融 4min)。术后半个月出现高热、咳灰黑色黏痰,痰培养相继查到烟曲霉、白色假丝酵母菌生长及肺炎克雷伯杆菌。给予积极抗感染治疗效果差,患者最终因感染性休克继发多器官功能衰竭死亡。

【并发症诊断】

消融后混合性感染合并支气管胸膜瘘。诊断依据:①临床表现为高热、咳嗽、咳灰黑色痰;②CT 示左侧液气胸伴支气管胸膜瘘;③痰培养查到烟曲霉、白色假丝酵母菌和肺炎克雷伯杆菌。

【治疗及临床随访】

1. **治疗措施**   给予伏立康唑、美罗培南等抗感染及左侧胸腔置管引流。
2. **临床随访及转归**   见图 5-1-5。

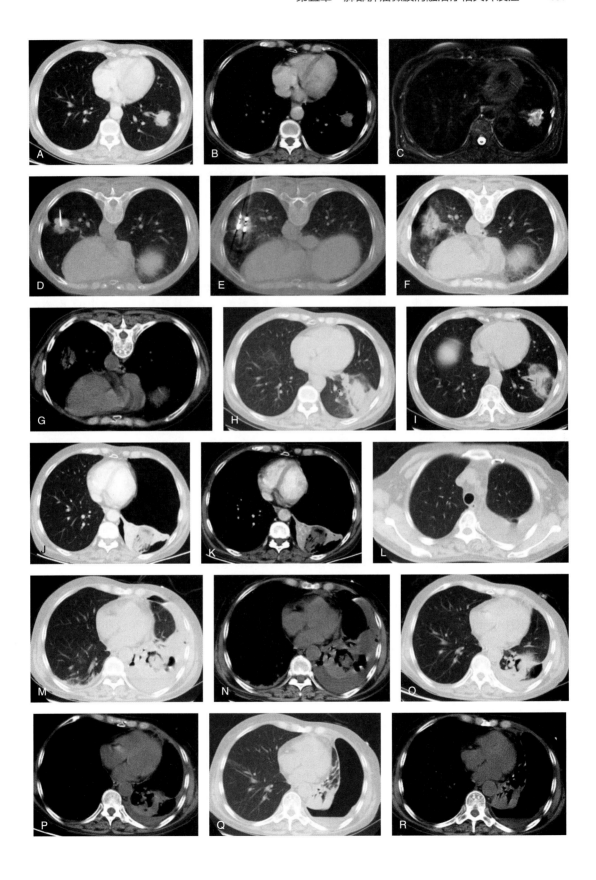

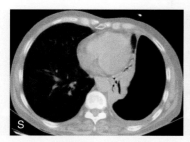 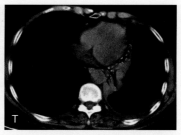

图 5-1-5 肺部肿瘤微波消融术后混合性感染合并支气管胸膜瘘随访及转归

A~C. 肿瘤位于左肺下叶,大小约 4.0cm×3.5cm×3.0cm,MR 示纵隔 T_2 高信号;D、E. 取俯卧位,穿刺活检后将 2 根消融天线分步穿刺入病灶中进行消融(功率均为 70W,第 1 点消融 8min,第 2 点消融 4min);F、G. 消融后即刻可见针道形成,消融区域周围可见磨玻璃样渗出,左侧少量气胸;H. 消融后 24 小时 CT 示消融区域呈"煎蛋征";I. 术后 10 天患者出现发热,此时 CT 表现为消融区域渗出较前减轻;J、K. 消融后 1 个月左侧大量液气胸,左肺不张,消融区域未见明显强化,可见胸膜瘘口;L~N. 给予左侧胸腔闭式引流术后 4 天,左肺较前复张,左侧可见中量胸腔积液,消融区域呈厚壁空洞样改变,内可见结节;O、P. 引流术后 20 天复查 CT(此时应用伏立康唑治疗 1 周)示左侧液气胸较前好转,消融区域范围较前略减小;Q、R. 术后 2 个月患者合并肺炎克雷伯杆菌感染,左侧液气胸较前加重,左肺不张加重;S、T. 术后近 3 个月左侧液气胸进一步加重,左肺不张较前加重。

例 5-1-6

【主诉】

发现右肺占位 2 日。

【简要病史】

患者女,67 岁。既往史:"冠状动脉粥样硬化性心脏病"10 余年。无吸烟史。入院胸部增强 CT 扫描示:右肺上叶后段软组织密度肿块影,最大截面约为 3.9cm×4.1cm,增强扫描呈不均匀强化,病灶边缘呈分叶状并见多发毛刺;右肺上叶后段支气管截断,病灶跨越叶间裂向右肺下叶侵袭;纵隔内及右肺门见多发淋巴结。肺功能、心功能、肝肾功能正常。血 CEA:44.31ng/ml。排除禁忌后进行了右肺占位穿刺活检联合微波消融术。病理诊断为腺癌。术后 2 周,患者出现发热,体温最高 37.8℃,伴咳嗽,咳暗褐色黏痰,痰涂片查到丝状真菌,痰涂片查到丝状真菌证实为青霉菌属。给予伏立康唑抗真菌治疗 3 个月后停药。

【并发症诊断】

侵袭性真菌感染。诊断依据:①临床表现为发热,咳暗褐色黏痰;②真菌 D- 葡聚糖定量:193.99pg/ml,痰涂片查到丝状真菌,痰真菌培养:青霉菌属生长。

【治疗及临床随访】

1. **治疗模式** 伏立康唑抗真菌。
2. **治疗过程及随访** 见图 5-1-6。

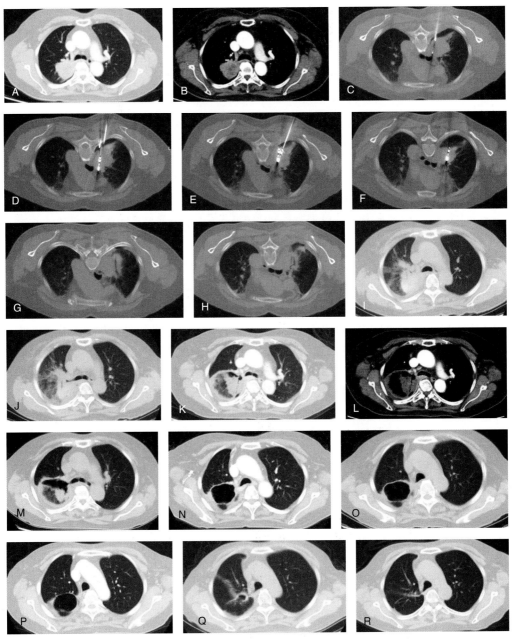

图 5-1-6 肺部肿瘤微波消融术后侵袭性真菌感染随访及转归

A、B. 术前胸部增强 CT 示右肺上叶后段软组织密度肿块影，最大截面约为 3.9cm×4.1cm，增强扫描呈不均匀强化，病灶边缘呈分叶状并见多发毛刺；C. 患者取俯卧位，充分局部麻醉胸壁后，行穿刺活检；D~F. 在 CT 引导下将 2 根消融天线分步穿刺入肿瘤，术中调整消融角度，进行多点消融(消融参数：第 1 根天线 70W，12min；第 2 根天线 60W，7.5min)；G、H. 术后即刻 CT 扫描，病灶内部密度减低，少量针道出血，未见明显气胸；I、J. 术后 24 小时复查胸部 CT，边缘呈磨玻璃样渗出；K、L. 术后 3 周，右肺上叶见团片状密度增高影，范围较前增大，病灶密度不均匀，内部见空洞形成，与右主支气管交通；病灶边缘较清楚，增强扫描见环形强化；M. 术后 1 个月(抗真菌治疗 10 日)，右肺空洞较前增大；N. 术后 2 个月，病灶实性密度范围较前明显减小，空洞较前明显增大；O. 术后 3 个月，病灶实性密度范围较前减小，空洞略缩小；P. 术后 6 个月，右肺空洞进一步缩小；Q. 术后 1 年，右肺空洞显著缩小，仍与右主支气管交通，空洞边缘见纤维条索影；R. 术后 2 年，右肺空洞基本吸收，局部见少量纤维条索影，评价疗效为完全消融。

第二节 出血

例 5-2-1

【主诉】

原发性肝癌射频消融术后 3 年余,发现右肺占位 20 余天。

【简要病史】

患者男,63 岁。既往史:"乙肝肝硬化"病史 30 余年。3 年前于外院行原发性肝癌局部射频消融术。临床诊断:右肺占位,原发性肝癌(射频消融术后)。CT 扫描示:右肺下叶内基底段一大小约 4.0cm×2.4cm 团片状高密度灶,边界较清,边缘不规则,可见分叶,相应水平支气管截断,增强扫描明显不均匀强化,支气管镜毛刷及经支气管针吸活检(transbronchial needle aspiration,TBNA)均未查到癌细胞。患者入院完善各项检查后进行了右肺占位穿刺活检联合微波消融术。术中出现咯血伴一过性意识丧失,给予止血、气管插管等积极抢救后好转。穿刺病理:(右肺占位穿刺)肺组织慢性炎伴纤维组织增生及组织细胞浸润。

【并发症诊断】

肺内出血。诊断依据:①术中出现咯血伴意识丧失;②CT 扫描示针道出血及肺泡内积血。

【治疗及临床随访】

1. **治疗措施** 止血、气管插管、呼吸机辅助呼吸、纠正贫血等积极治疗。
2. **临床随访及转归** 见图 5-2-1。

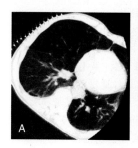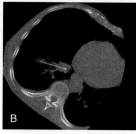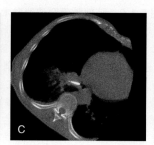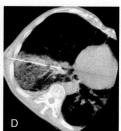

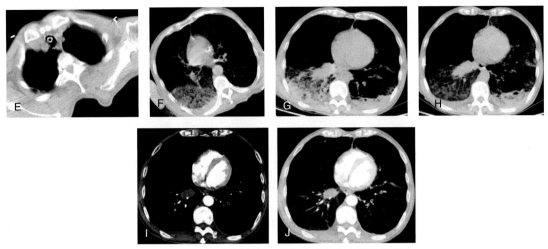

图 5-2-1　肺部肿瘤微波消融术后肺内出血随访及转归

A. 消融前 CT 扫描定位像,病灶位于右肺下叶内基底段,大小约 4.0cm×2.4cm;B~D. 取仰卧位,右侧背部垫高,1% 利多卡因局部麻醉,在 CT 引导下分别将活检针及 1 根消融天线分步穿刺入病灶中,进行消融及活检(消融参数:60W,9.5min),术中出现肺内出血;E、F. 给予患侧卧位并行气管插管,可见右下肺内出血增多伴胸腔内出血;G. 消融后 2 天可见肺泡内积血;H. 消融后 6 天右侧肺泡内积血较前部分吸收;I、J. 消融后 1 个月双肺积血完全吸收,消融区域未见强化。

例 5-2-2

【主诉】

左肺上叶腺癌术后 1 年余。

【简要病史】

患者男,55 岁。既往史:行"左肺上叶楔形切除 + 淋巴结清扫术",术后病理示:(左肺上叶)浸润性腺癌,腺泡为主型 ⅠB 期(pT2N0M0)。术后约两年复查 CT 提示:左肺上叶新发占位,直径约 2cm。患者入院完善各项检查后进行了左肺占位穿刺活检联合微波消融术。术后 3 小时即出现翻身后心悸伴血压下降,复查血常规示血红蛋白下降,床旁胸片提示左侧胸腔积液,考虑为胸腔出血,给予止血药物、输血、胸腔置管引流(引流鲜红色血性液体共约 1 200ml)等积极抢救措施后好转。穿刺病理:(左肺上叶占位活检)穿刺肺组织肺泡间隔略增宽,另见少许血凝块,内见游离的上皮细胞及一处腺体,伴轻至中度异型性,不除外腺癌。免疫组化:CK7+,TTF-1-,P63-,Ki-67+(5%)。

【并发症诊断】

胸腔出血。诊断依据:①术后出现翻身后心悸、大汗,血压下降;②实验室检查:血常规提示血红蛋白下降;③影像学表现:床旁胸片示左侧胸腔积液。

【治疗及临床随访】

1. **治疗措施**　止血药物、输血、升压药物等积极治疗。
2. **临床随访及转归**　见图 5-2-2。

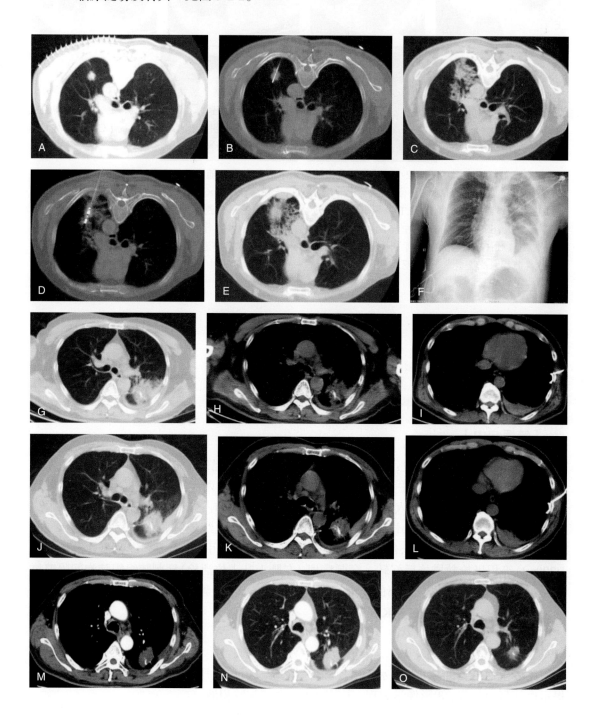

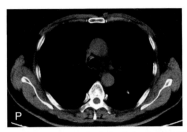

图 5-2-2　肺部肿瘤微波消融术后胸腔出血随访及转归

A. 消融前 CT 扫描定位像,患者取俯卧位,病灶位于左肺上叶,直径约 2.0cm;B、C. 在 CT 引导下将活检针穿刺入瘤体内,活检后即刻可见针道出血;D. 在 CT 引导下将 1 根消融天线穿刺入病灶中进行消融(消融参数:70W,4min);E. 消融后即刻可见 GGO 覆盖良好,胸膜下少量出血;F. 术后当天床旁胸片提示左侧胸腔积液,考虑为胸腔出血;G~I. 消融后第 4 天复查 CT 提示左侧少量胸腔积液;J~L. 消融后 1 周 CT 提示左侧胸腔积液较前无明显变化;M、N. 消融后 1 个月消融区域未见强化,评价为完全消融;O、P. 消融后 57 个月复查胸部 CT 提示消融区域范围明显缩小,评价为完全消融。

例 5-2-3

【主诉】

咳嗽 3 个月,确诊左肺中心型鳞癌 20 余天。

【简要病史】

患者男,69 岁。因"咳嗽、痰中带血"行气管镜检查提示左肺上叶支气管鳞状细胞癌。术前诊断:左肺中心型鳞癌 T2aN1M0,ⅠB 期。心功能示:LVEF 59%。肺功能示:FEV$_1$ 1.45L,FEV$_1$/FVC 77.26%。患方拒绝外科手术,遂行 CT 引导下左肺癌局部消融术,肿瘤最大截面约 3.0cm × 4.9cm。消融参数为 60W、10.5min。术中患者咳嗽明显,少量咯血。术后第 1 天复查胸部 CT 提示左肺下叶不张,行支气管镜检查发现气管内新鲜血凝块形成,患者经治疗后多次咳出少量血块。患者于术后 13 天好转出院,未行特殊抗肿瘤治疗。1 个月后复查消融评价疗效为局部活性残留,拟行局部放疗,放疗开始前突发大咯血去世。

【并发症诊断】

咯血。诊断依据:①临床表现为术后出现反复咯血;②辅助检查:术后 CT 提示左肺不张,支气管镜检查提示左主支气管内血凝块形成。

【治疗及临床随访】

1. **治疗措施**　止血药物。
2. **临床随访及转归**　见图 5-2-3。

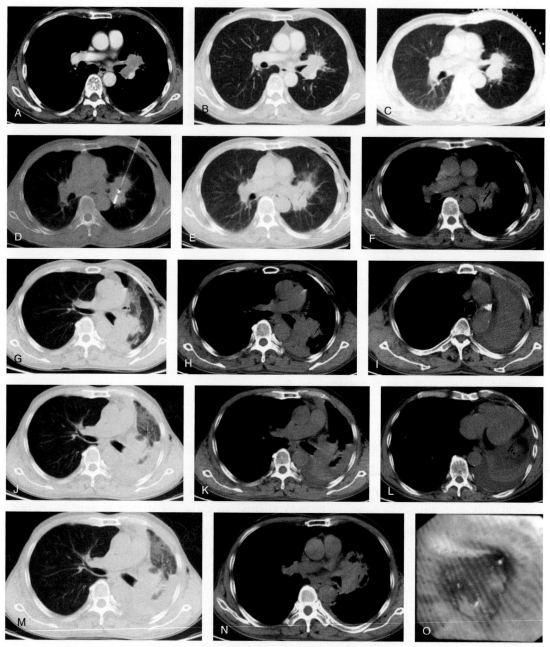

图 5-2-3 肺部肿瘤微波消融术后咯血随访及转归

A、B. 术前增强 CT 提示左肺门肿块；C. 消融前 CT 扫描定位像，患者取仰卧位，在 CT 引导下将活检针穿刺入瘤体内，活检后即刻可见针道出血；D. 在 CT 引导下将 1 根消融天线穿刺入病灶中进行消融（消融参数：60W，10.5min）；E、F. 消融后即刻可见肿瘤外缘磨玻璃样变，内部可见针道形成；G、H. 术后第 1 天患者出现少量痰中带血，为鲜红色，CT 示左主支气管截断伴左下肺不张；I~L. 消融后第 4 天复查 CT 提示左主支气管截断，左肺不张较前加重，左侧胸腔积液较前增多；M、N. 消融后第 11 天复查胸部 CT 提示左肺复张，左侧胸腔积液较前明显减少；O. 消融后第 1 天支气管镜下见左主支气管内新鲜血凝块形成。

例 5-2-4

【主诉】

咳嗽、咳痰 2 个月余,发现左肺占位 18 天。

【简要病史】

患者男,69 岁。既往史:健康,有长期大量吸烟史。术前 CT 提示肿瘤位于左肺下叶,直径约 3.0cm,邻近心包左缘。患者入院后完善各项检查,除外禁忌后行 CT 引导下左肺占位穿刺活检联合微波消融术(消融参数:第 1 点 60W,2.5min;第 2 点 60W,8min)。术中出现心包积血,给予止血药物治疗,心包积血量无明显增多,患者无特殊不适,故给予密切观察,未行穿刺引流。

【并发症诊断】

心包出血。诊断依据:①术中 CT 发现心包新发积液;②床旁 B 超示:心包腔内右室前壁液深 2.0cm,左室后壁液深 1.3cm,心尖区液深 1.9cm。

【治疗及临床随访】

1. **治疗措施**　术中予巴曲亭止血,术后给予严密监护。
2. **临床随访及转归**　见图 5-2-4。

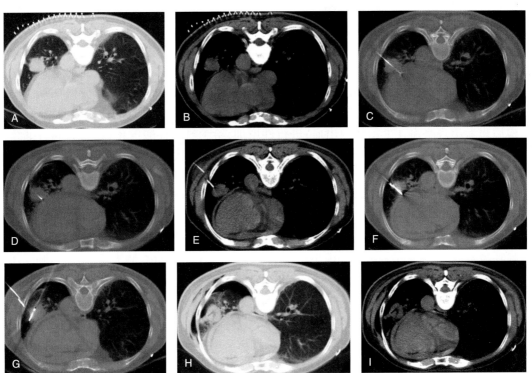

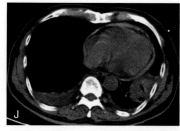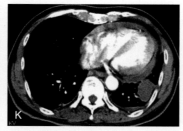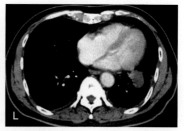

图 5-2-4　肺部肿瘤微波消融术后心包出血随访及转归

A、B. 消融前定位 CT 示肿瘤位于左肺下叶,直径约 3.0cm,邻近心包左缘;C、D. 患者取俯卧位,朝向心包方向进穿刺活检针;E. 活检后可见心包内新生少量积液,考虑为心包出血;F、G. 在 CT 引导下将 2 根消融天线逐步穿刺入病灶中进行消融(消融参数:第 1 点 60W,2.5min;第 2 点 60W,8min);H、I. 消融后即刻可见肿瘤外缘磨玻璃样变,内部可见针道形成,可见左侧气胸,心包内积血较前无明显增加;J. 消融后 2 天可见心包内积液量无明显增多,可见双侧胸腔少量积液;K. 消融后 1 个月复查增强 CT 提示心包内积液量较前略增多,右侧胸腔积液较前减少;L. 消融后 8 个月复查增强 CT 示心包积液较前明显减少,双侧胸腔未见明显积液。

例 5-2-5

【主诉】

发现右肺占位 14 天。

【简要病史】

患者男,59 岁,14 天前因"咳嗽、咳痰、憋喘加重"于当地医院行胸部 CT 检查,发现右肺门旁占位性病变。既往史:"慢性支气管炎"30 年余。吸烟 30 余年,约 20 支 /d。入院胸部增强 CT 扫描示:右肺上叶后段一大小约 2.1cm×2.4cm 软组织密度灶,周围见毛刺,强化不均匀;右肺门见多发增大淋巴结影;段及段以上支气管尚通畅;纵隔内未见明显增大淋巴结。肺功能示:重度阻塞性通气功能障碍;重度弥散功能障碍;通气储量百分比 72%。心功能、肝肾功能正常;CEA:3.26ng/ml。排除禁忌后进行了右肺占位穿刺活检联合微波消融术。活检后患者出现咯血,CT 示肺内出血,进行性增加,给予氨甲环酸等止血药物,同时继续消融止血,肺内出血未再继续增多。术后 24 小时 CT 示右侧大量气胸,立即行胸腔置管闭式引流术;术后第 3 天拔除引流管。穿刺病理:(右肺占位穿刺)鳞状细胞癌。

【并发症诊断】

肺内出血,气胸。诊断依据:①临床表现为术中咯血;术后第 1 天出现胸闷、憋喘,听诊右肺呼吸音低;②术中 CT 示右肺内出血;术后第 1 天 CT 扫描示右侧大量气胸,右肺受压。

【治疗及临床随访】

1. **治疗模式**　右侧胸腔闭式引流。

2. **治疗过程及随访**　见图 5-2-5。患者消融后 2 周后出现发热、咳嗽,咳灰黄色黏痰,痰涂片及痰培养证实为右肺侵袭性曲霉菌感染,于当地行抗真菌治疗。

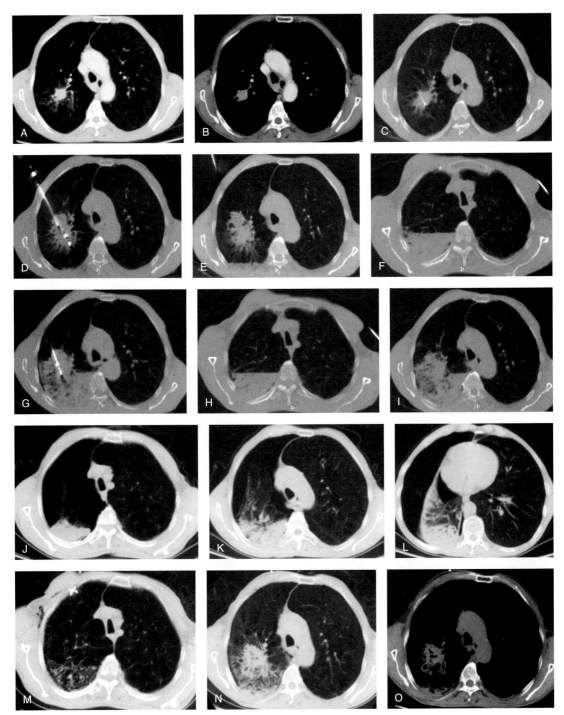

图 5-2-5 肺部肿瘤微波消融术后肺出血、气胸随访及转归

A、B. 术前胸部增强 CT 示右肺上叶后段大小约 2.1cm×2.4cm 软组织密度灶,周围见毛刺,强化不均匀; C. 患者取仰卧位,充分局部麻醉胸壁后,首先行穿刺活检;D. 活检后肺内少量出血,将 1 根消融天线在 CT 引导下分步穿刺入肿瘤内进行消融(消融参数:60W,4.5min);E~G. 调整消融针角度(E),肺内出血量进一步 增加(F、G),静脉给予止血药物,并开机消融病灶外侧(消融参数:60W,5min);H、I. 消融完毕,肺内出血量未 再增加;J~L. 术后 24 小时,右侧大量气胸,行穿刺置管闭式引流术;M~O. 术后第 3 天气胸完全吸收,病灶 内部密度减低,渗出带完整覆盖病灶,肺内积液显著减少。

例 5-2-6

【主诉】

间断性胸骨后疼痛 6 个月余。

【简要病史】

患者女,45 岁。6 个月前出现间断性胸骨后疼痛,外院胸部 CT 提示:前纵隔占位,考虑胸腺瘤可能。行局麻下穿刺活检术,在活检过程中患者诉心慌、胸闷,血压 60/35mmHg,拔针后 CT 扫描心包内新见弧形液性密度影。考虑心包积血。

【并发症诊断】

心包积血。诊断依据:①穿刺肿瘤操作史;②CT 扫描见拔针后心包内新出现的弧形液性密度影,包绕心脏,并逐渐增多;③血压降低:60/35mmHg。

【治疗及临床随访】

1. **治疗措施**   心包穿刺引流及快速静脉滴注血浆代用品。
2. **临床随访及转归**   见图 5-2-6。

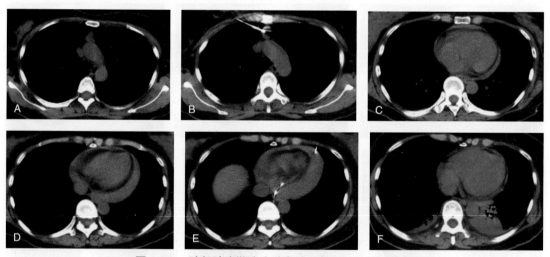

图 5-2-6   肺部肿瘤微波消融术后心包积血随访及转归

A. 前上纵隔占位;B. 穿刺路径;C. 穿刺过程中出现心包积血,患者诉心慌、胸闷;D. 3min 后复查 CT 提示积血逐渐增多;E. 术中予以置管引流及快速静脉滴注血浆代用品,引流后患者症状减轻;F. 2 天后复查心包积血较前减少。

第三节　严重气胸

例 5-3-1

【主诉】

皮下多发质软包块进行性增大半年,查体发现右肺占位2周。

【简要病史】

患者男,63岁。因全身多发皮下包块就诊,考虑为脂肪瘤,拟行手术治疗,术前行胸部CT平扫提示右肺下叶占位。既往史:健康。吸烟20年,约20支/d,已戒烟20余年;饮酒40余年,平均500g/d,已戒1年。入院胸部增强CT示右肺下叶背段一截面约3.8cm×3.7cm软组织肿块,边缘呈分叶状,增强扫描呈中度强化,邻近胸膜明显受牵拉,部分背段支气管分支截断,纵隔及右肺门见数枚淋巴结,较大者短径约0.8cm。肺功能示极重度阻塞性通气功能障碍,重度弥散功能障碍,通气储量百分比52%。心功能未见明显异常。CEA:38.57ng/ml。患者入院完善各项检查后进行了右肺占位穿刺活检联合微波消融术。活检过程中出现右侧气胸,胸腔穿刺置管并给予持续负压吸引;术后即刻CT示右侧仍有气胸,立即行胸腔置管闭式引流术,并给予负压吸引;术后第4天拔除置管。穿刺病理:浸润性腺癌。

【并发症诊断】

气胸。诊断依据:术中、术后即刻CT扫描示右侧中等量气胸。

【治疗及临床随访】

1. **治疗模式**　右侧胸腔闭式引流+负压吸引。
2. **治疗过程及随访**　见图5-3-1。

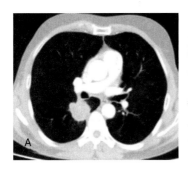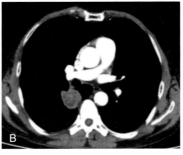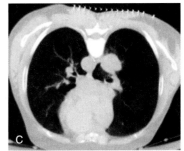

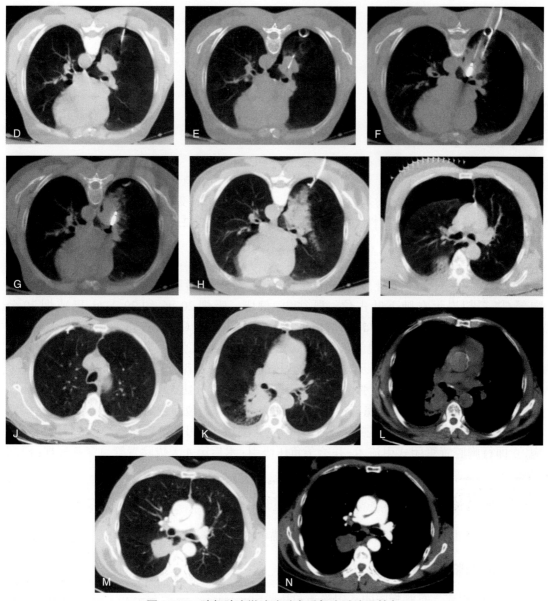

图 5-3-1　肺部肿瘤微波消融术后气胸随访及转归

A、B. 术前增强 CT 提示肿瘤位于右肺下叶背段,直径约 3.8cm×3.7cm;C. 消融前 CT 扫描定位像,患者取俯卧位;D、E. 在 CT 引导下将活检针穿刺入瘤体内,活检过程中出现气胸,经活检套管针反复抽气不能抽尽,于后背穿刺行负压吸引胸腔闭式引流;F、G. 持续负压吸引下,在 CT 引导下将 2 根消融天线穿刺入病灶中进行消融(消融参数:第 1 点 50W,8min;第 2 点 50W,4min);H. 消融后即刻可见肿瘤周围磨玻璃样变,可见针道出血;I. 术后即刻拔除背部胸腔置管,患者取仰卧位可见右侧中量气胸,给予常规位置穿刺置管胸腔闭式引流;J~L. 消融后第 4 天复查 CT 提示右肺复张,消融区域内部可见部分空洞样改变;M、N. 消融后1 个月复查胸部 CT 提示消融区域无明显强化,评价疗效为完全消融。

例 5-3-2

【主诉】

查体发现右肺占位 3 年余。

【简要病史】

患者男,75 岁,既往史:"冠心病、高血压"病史。3 年前查体行胸部 CT 检查发现"右肺占位,大小约 2.5cm",抗炎治疗后复查提示占位较前无明显变化,PET/CT 检查暂不支持肿瘤诊断,当地医院建议观察。入院前 3 天复查胸部 CT 发现右肺占位较前增大。患者入院完善各项检查后进行了右肺占位穿刺活检联合微波消融术。术后第 1 天出现右侧大量气胸,给予置管引流后于术后第 4 天拔除置管。穿刺病理:(右肺占位穿刺)腺癌。

【并发症诊断】

气胸。诊断依据:①临床表现为自觉胸闷,听诊右肺呼吸音低;②术后第 1 天 CT 扫描示右侧大量气胸,右肺受压。

【治疗及临床随访】

1. **治疗措施** 右侧胸腔闭式引流。
2. **临床随访及转归** 见图 5-3-2。

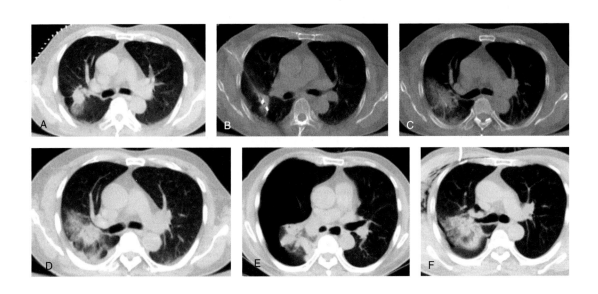

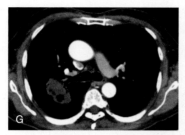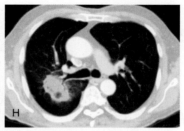

图 5-3-2　肺部肿瘤微波消融术后气胸随访及转归

A. 消融前 CT 扫描定位像,病灶位于右肺上叶后基底段,大小约 3.5cm×2.5cm;B、C. 取仰卧位,1% 利多卡因局部麻醉,在 CT 引导下分别将 1 根消融天线及活检针分步穿刺入病灶中,进行消融及活检(消融参数:60W,9.5min),术中出现肺内出血;D. 消融后即刻可见在 GGO 覆盖良好,未见明显气胸;E. 消融后第 1 天 CT 示右侧大量气胸伴右肺受压;F. 术后第 4 天气胸好转;G、H. 消融后 1 个月消融区域未见强化,评价为完全消融。

例 5-3-3

【主诉】

查体发现左肺占位 6 天,确诊左肺鳞癌 5 天。

【简要病史】

患者男,65 岁,既往史:"慢性支气管炎"病史 10 余年。无吸烟史。6 天前查体发现左肺占位,当地医院行穿刺活检病理示:(左肺)鳞状细胞癌。入院胸部增强 CT 示:左肺上叶尖后段纵隔旁一大小约 2.4cm×1.7cm 形态不规则高密度结节,边界欠清,边缘不规则,可见分叶,呈不均匀强化;段及段以上支气管通畅;纵隔、肺门未见明显增大淋巴结。肺功能示中度阻塞性通气功能障碍、中度弥散功能障碍、通气储量百分比 84%。心功能、肝肾功能正常;CEA 38.57ng/ml。患者入院完善各项检查后进行了左肺癌微波消融术。术后 24 小时 CT 示左侧大量气胸,立即行胸腔置管闭式引流术,并持续负压吸引;术后第 11 天拔除引流管。

【并发症诊断】

气胸。诊断依据:①临床表现为胸闷,听诊左肺呼吸音低;②术后第 1 天 CT 扫描示左侧大量气胸,左肺受压。

【治疗及临床随访】

1. **治疗模式**　左侧胸腔闭式引流 + 负压吸引。
2. **治疗过程及随访**　见图 5-3-3。

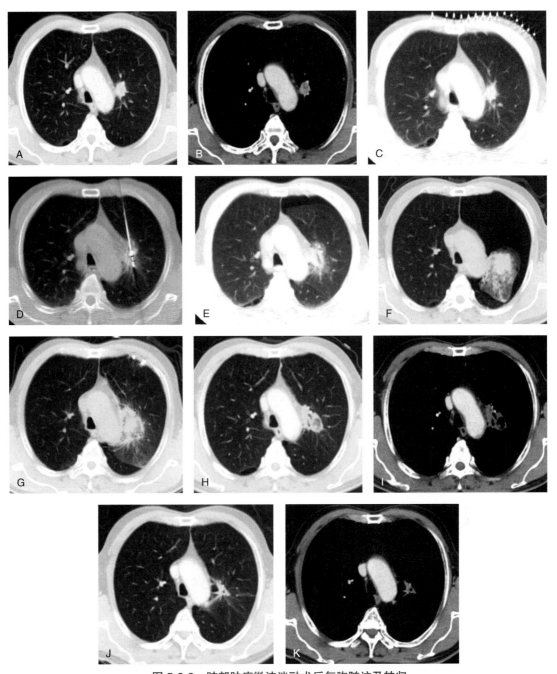

图 5-3-3　肺部肿瘤微波消融术后气胸随访及转归

A、B. 术前胸部增强 CT 示左肺上叶尖后段一截面约 2.4cm×1.7cm 软组织肿块,边缘呈分叶状,增强扫描呈不均匀强化;C. 消融前定位像,患者取仰卧位;D. 将 1 根消融天线由内向外斜行分步穿刺入肿瘤,进行单针单点消融(消融参数:60W,7min);E. 术后即刻 CT 扫描可见左侧少量气胸,病灶周围可见渗出及针道出血;F. 术后 24 小时,左侧大量气胸,行穿刺置管闭式引流术;G. 术后第 4 天气胸基本完全吸收,肺窗观察病灶周围 GGO 完整覆盖,超过病灶 5mm;H、I. 术后 1 个月,消融区域范围缩小,无强化;J、K. 术后 6 个月,原消融区域进一步缩小,无强化,局部完全消融。

例 5-3-4

【主诉】

查体发现右肺占位 1 周。

【简要病史】

患者女,79 岁,1 周前查体发现右肺占位。既往史:"高血压、糖尿病" 病史。吸烟 40 余年,约 4 支 /d;饮酒 30 余年,量中等,已戒酒 10 余年。入院胸部增强 CT 示:右肺上叶一大小约 2.2cm×2.4cm 形态不规则的高密度结节灶,边界清,可见分叶、毛刺,纵隔窗呈软组织密度,密度较均匀,相应水平后段支气管亚段分支截断,邻近胸膜牵拉凹陷,周围见条状高密度影;增强病灶呈较明显欠均匀强化。肺功能示:通气功能大致正常;中度弥散功能障碍;通气储量百分比 83%。心功能、肝肾功能正常;CEA 3.69ng/ml。患者入院完善各项检查后进行了右肺占位穿刺活检联合微波消融术。术后即刻 CT 示右侧中等量气胸,立即行胸腔置管闭式引流术,术后第 3 天拔除引流管。穿刺病理:(右肺占位穿刺)鳞状细胞癌。

【并发症诊断】

气胸。诊断依据:术后即刻 CT 扫描示右侧气胸,右肺受压。

【治疗及临床随访】

1. **治疗模式**　右侧胸腔闭式引流。
2. **治疗过程及随访**　见图 5-3-4。

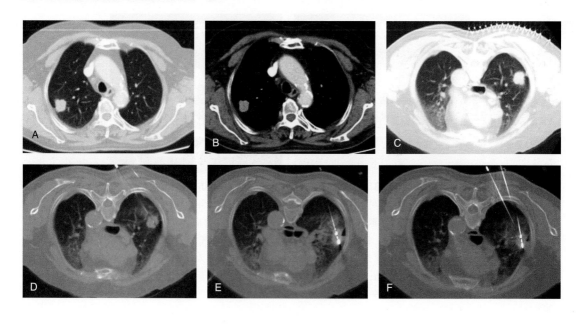

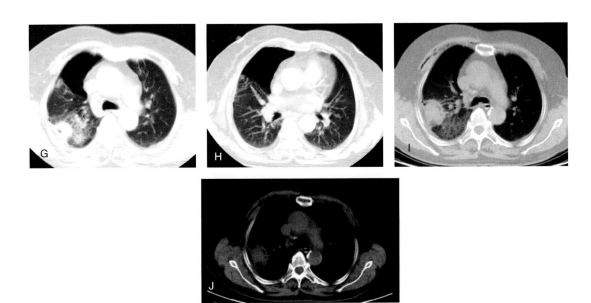

图 5-3-4　肺部肿瘤微波消融术后气胸随访及转归

A、B. 术前胸部增强 CT 示：右肺上叶一大小约 2.2cm×2.4cm 形态不规则的高密度结节灶，边界清，可见分叶、毛刺，纵隔窗呈软组织密度，增强扫描呈不均匀强化；C. 消融前定位像，患者取俯卧位；D. 充分局部麻醉胸壁后，首先行穿刺活检；E、F. 在 CT 引导下将 2 根消融天线分别分步穿刺入肿瘤，进行多点消融（消融参数：第 1 根天线 60W，5min；第 2 根天线 60W，5min）；G、H. 术后即刻 CT 扫描可见右侧中等量气胸，病灶周围可见渗出及少量出血，立即行穿刺置管闭式引流术；I、J. 术后第 3 天气胸完全吸收，肺窗观察病灶周围 GGO 完整覆盖，少量皮下气肿。

例 5-3-5

【主诉】

查体发现左肺占位 2 个月余。

【简要病史】

患者男，80 岁，2 个月前查体发现左肺占位。既往史："高血压、冠心病、房颤"病史。吸烟 50 余年，10~30 支 /d。入院胸部增强 CT 示左肺上叶前段不规则软组织密度结节，最大截面积约 1.8cm×1.4cm，边缘可见分叶、短毛刺，增强扫描可见明显强化，左肺上叶前段亚段部分支气管截断，可见血管集束；纵隔内可见增大淋巴结，部分可见斑片状钙化灶。肺功能示：通气功能正常；轻度小气道功能障碍；残气量减低；重度弥散功能障碍；通气储量百分比90%。心脏超声示：节段性室壁运动不良，提示陈旧性左室下后壁心肌梗死，LVEF 55%；三尖瓣中度反流，肺动脉高压。肝肾功能正常；CEA：8.16ng/ml。患者入院完善各项检查后进行了左肺占位穿刺活检联合微波消融术。术后即刻 CT 示左侧中等量气胸，立即行胸腔置管闭式引流术，并给予负压吸引，术后第 11 天拔除引流管。穿刺病理：(左肺占位穿刺)鳞状细胞癌。

【并发症诊断】

气胸。诊断依据：术后即刻 CT 扫描示左侧中等量气胸。

【治疗及临床随访】

1. **治疗模式** 左侧胸腔闭式引流＋负压吸引。
2. **治疗过程及随访** 见图 5-3-5。

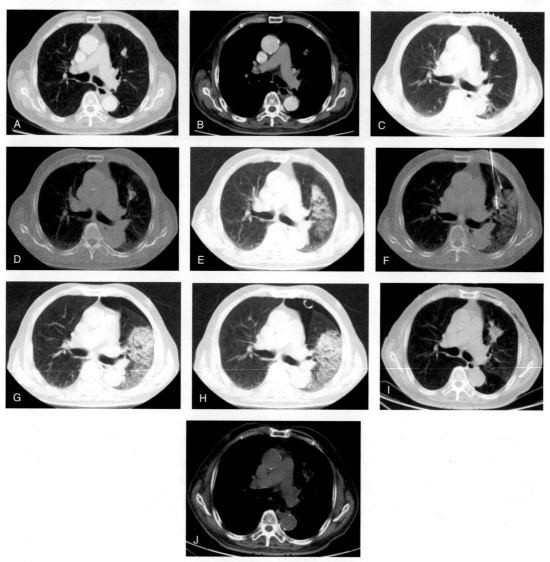

图 5-3-5 肺部肿瘤微波消融术后气胸随访及转归

A、B. 术前胸部增强 CT 示左肺上叶一大小约 1.8cm×1.4cm 形态不规则的软组织密度结节灶，边缘可见分叶、短毛刺，增强扫描可见明显强化；C. 消融前定位像，患者取仰卧位；D、E. 充分局部麻醉胸壁后，首先行穿刺活检；活检后肺内少量出血；F. 在 CT 引导下将 1 根消融天线分步穿刺入肿瘤，进行单点消融，消融参数：70W，7min；G、H. 术后即刻 CT 扫描可见左侧中等量气胸，病灶周围可见渗出及少量出血，立即行穿刺置管闭式引流术；I、J. 术后第 10 天气胸完全吸收，肺窗观察病灶内部密度减低，周围 GGO 完整覆盖，左侧少量皮下气肿。

例 5-3-6

【主诉】

发现右肺占位 10 天,诊断右肺腺癌 4 天。

【简要病史】

患者男,67 岁,10 天前因外伤行胸部 CT 发现右肺上叶占位,4 天前于当地医院行穿刺活检,病理诊断为腺癌。既往史:"冠心病"10 余年、"高血压病"5 年余。吸烟 20 余年,20 支 /d,已戒烟 20 余年。入院胸部增强 CT 示右肺上叶后段近胸膜下斑片状高密度灶,中央密实,可见胸膜牵拉,周围见磨玻璃密度,边缘见小毛刺,未见明显支气管截断,增强扫描呈明显强化;纵隔内见多发小淋巴结。肺功能示:轻度阻塞性通气功能障碍,轻度弥散功能障碍,通气储量百分比 87%。心功能、肝肾功能正常。入院完善各项检查后进行了右肺腺癌微波消融术。术后患者出现胸闷不适,听诊右肺呼吸音低,术后第 1 天胸部 CT 平扫示右侧大量气胸、右肺受压,给予置管引流后于术后第 3 天拔除引流管。

【并发症诊断】

气胸。诊断依据:①临床表现为自觉胸闷,听诊右肺呼吸音低;②术后第 1 天 CT 扫描示右侧大量气胸,右肺受压。

【治疗及临床随访】

1. **治疗模式** 右侧胸腔闭式引流。
2. **治疗过程及随访** 见图 5-3-6。

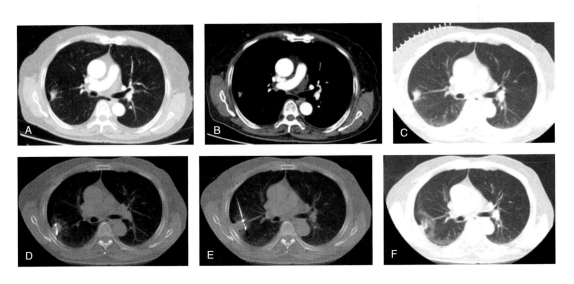

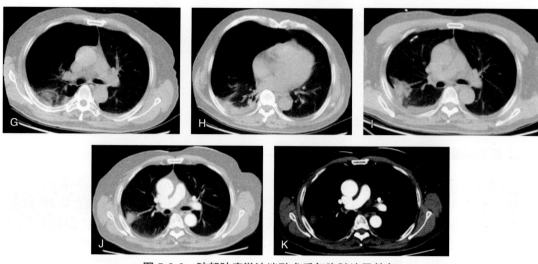

图 5-3-6　肺部肿瘤微波消融术后气胸随访及转归

A、B. 术前胸部增强 CT 示右肺上叶后段近胸膜下斑片状高密度灶,可见胸膜牵拉,周围见磨玻璃密度,边缘见小毛刺,增强扫描呈明显强化;C. 消融前定位像,患者取仰卧位;D、E. 在 CT 引导下将 1 根消融天线由外向内斜行分步穿刺入肿瘤,术中调整消融角度,消融参数:60W×7min;F. 术后即刻 CT 扫描,病灶周围可见渗出,未见明显气胸;G、H. 术后 24 小时复查胸部 CT,GGO 完全覆盖病灶,边缘呈蛋壳征,右侧大量气胸;I. 引流后 24 小时气胸基本吸收,少量胸腔积液;J、K. 术后 3 个月,气胸消失,病灶较前明显缩小,边缘蛋壳样强化,内部无强化。

例 5-3-7

【主诉】

查体发现右肺磨玻璃结节 1 年。

【简要病史】

患者男,68 岁,1 年前查体发现右肺磨玻璃结节。既往史:"高血压病" 20 余年,2 年前行"冠脉支架置入术"治疗。吸烟 30 年,约 20 支 /d,已戒烟 2 年;否认饮酒史。入院胸部增强 CT 示:右肺上叶前段胸膜下磨玻璃结节,大小约 1.5cm×1.2cm;段及段以上支气管通畅,纵隔、肺门未见明显肿大淋巴结。肺功能示:通气功能正常;中度弥散功能障碍;通气储量百分比 90%。心脏超声示:节段性室壁运动不良,左室前壁心肌梗死,LVEF 58%。肝肾功能正常;CEA:1.29ng/ml。患者入院完善各项检查后进行了右肺磨玻璃结节穿刺活检联合微波消融术。术后 24 小时复查胸部 CT,右侧少量气胸,未做处理;术后 3 周患者出现胸闷,右侧卧位时加重,听诊右肺呼吸音减低;复查胸部 CT 示右侧气胸量较前进一步增多,行穿刺置管闭式引流术;引流后 2 天拔除引流管。穿刺病理:腺癌。

【并发症诊断】

累积性气胸。诊断依据:①临床表现为胸闷,右侧卧位时加重,听诊右肺呼吸音减低;②术后 3 周复查 CT 扫描示右侧气胸,右肺受压。

【治疗及临床随访】

1. **治疗模式**　活检与微波消融同步进行。

2. **术前计划**　患者取仰卧位,穿刺点定位于前正中线右侧旁开6.5cm与第3肋间交点,靶皮距9.2cm,拟使用1根微波消融天线。

3. **麻醉方式**　局部麻醉。

4. **治疗过程及随访**　见图5-3-7。

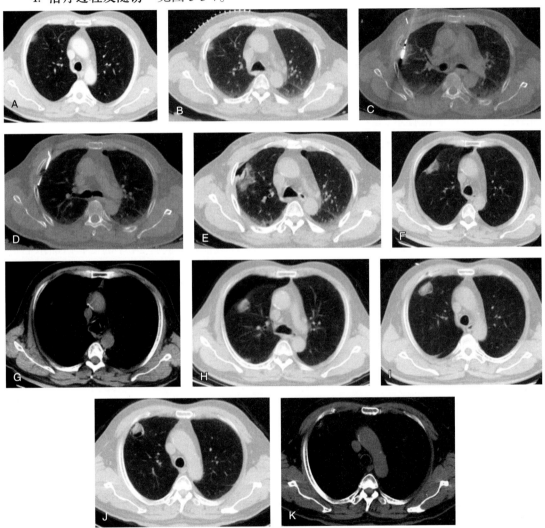

图5-3-7　肺部肿瘤微波消融术后气胸随访及转归

A.术前胸部增强CT示:右肺上叶前段胸膜下磨玻璃结节,大小约1.5cm×1.2cm,边界不清;B.消融前定位像,患者取仰卧位;C.充分局部麻醉胸壁后,先将1根消融天线在CT引导下由内向外分步穿刺入病灶中心,备活检后止血;D.行穿刺活检,后开启天线消融,术中调整消融角度(消融参数:50W×5.5min);E.术后即刻CT扫描可见右侧少量气胸,病灶周围可见渗出及少量出血;F、G.术后24小时CT示GGO完全覆盖病灶,气胸量较前增多;H.患者术后3周出现胸闷,右侧卧位时加重,复查胸部CT示右侧气胸量较前进一步增多,行穿刺置管闭式引流术;I.引流后48小时气胸完全吸收,肺窗观察病灶周围GGO完整覆盖;J、K.术后2个月,病灶较前明显缩小,边界清,局部形成空洞。

例 5-3-8

【主诉】

左肺滑膜肉瘤术后 2 年余,发现右肺多发转移 1 个月。

【简要病史】

患者女,30 岁,既往史:健康。2 年余前查体发现左肺占位,行左全肺切除＋胸膜剥脱术,术后病理为单相型滑膜肉瘤。术后 1 年行左侧胸腔、胸壁转移灶局部放疗。1 个月前复查发现右肺转移。入院胸部增强 CT 示:右肺中叶类圆形高密度灶,直径约 2.0cm,边界清,与周围血管关系密切,增强扫描可见强化;上纵隔内见多发大小不等的淋巴结,部分较前略增大。肺功能检查示:重度限制性通气功能障碍;重度弥散功能障碍;通气储量百分比 78%。排除禁忌后进行了 CT 引导下左肺滑膜肉瘤右肺转移灶局部微波消融术。术后即刻 CT 扫描示右侧少量气胸,术后 24 小时复查 CT 示右侧气胸进一步增多,听诊右肺呼吸音减低,考虑患者单肺,给予置管引流,后患者自动出院;术后 4 日于当地拔除胸腔引流管。

【并发症诊断】

气胸。诊断依据:①临床表现为听诊右肺呼吸音减低;②术后 24 小时 CT 扫描示右侧气胸增多。

【治疗及临床随访】

1. **治疗模式** 右侧胸腔闭式引流。
2. **治疗过程及随访** 见图 5-3-8。

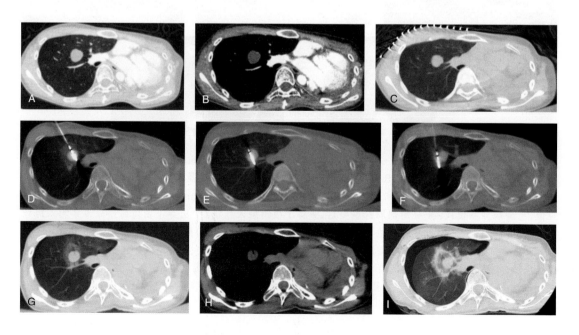

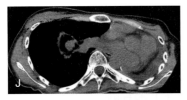 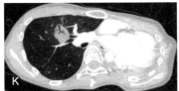 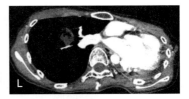

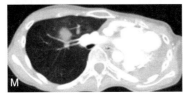 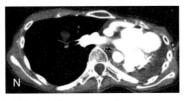

图 5-3-8　肺部肿瘤微波消融术后气胸随访及转归

A、B. 术前胸部增强 CT 示：右肺中叶类圆形高密度灶，直径约 2.0cm，边界清，与周围血管关系密切，增强扫描可见强化；C. 消融前定位像，患者取仰卧位；D~F. 在 CT 引导下将 1 根消融天线由外向内斜行分步穿刺入肿瘤，术中调整消融角度（消融参数：50W×8min）；G、H. 术后即刻 CT 扫描，病灶内局部密度减低，周围见磨玻璃渗出，少量气胸；I、J. 术后 24 小时复查胸部 CT，GGO 完全覆盖病灶，右侧气胸较前增多，行穿刺置管闭式引流术；K、L. 术后 2 个月，气胸完全吸收，病灶较前明显缩小，边缘蛋壳样强化，内部无强化；M、N. 术后 3 个月，病灶进一步吸收，内部无强化。

例 5-3-9

【主诉】

查体发现双肺占位 5 个月余，右肺病灶增大 1 个月余。

【简要病史】

患者男，67 岁，5 个月余前查体发现双肺占位，1 个月余前复查右肺病灶较前增大。既往史："慢性支气管炎、肺气肿"病史 10 年。吸烟 30 余年，约 20 支 /d。入院胸部增强 CT 示：右肺上叶后段结节状高密度灶，边界清，内见裂隙状空腔，边缘欠光整，可见分叶及细小毛刺，周围可见索条牵拉邻近支气管及胸膜，病灶大小约 1.1cm×0.9cm，增强扫描呈中度强化；左肺上叶后段另见一大小约 1.0cm×0.5cm 结节，增强扫描见轻度强化，病变与邻近血管关系密切；双肺门及纵隔未见明显增大淋巴结。肺功能示：混合性通气功能障碍，以阻塞为主（重度）；中度弥散功能障碍，通气储量百分比 75%。心功能、肝肾功能正常；CEA：4.56ng/ml。入院完善各项检查后进行了右肺占位穿刺活检联合微波消融术。术后 10 小时，患者出现胸闷、憋喘，进行性加重，听诊右肺呼吸音明显减低，CT 示右侧大量气胸，立即行胸腔置管闭式引流术；术后第 2 天，患者双侧颈部、胸壁皮下气肿进行性增大，给予持续负压吸引，皮下气肿较前缓解。穿刺病理：（右肺占位穿刺）鳞状细胞癌。术后第 6 天拔除引流管后出院。出院当日夜间，患者解小便后再次出现胸闷、憋喘，未行特殊治疗，至第 2 天（术后第 7 天）6 时左右憋喘加重，伴头颈部肿胀，遂送至我院急诊就诊；转运途中，患者憋喘进一步加重，出现意识不清，呼之不应，缺氧貌，全身皮肤、口唇黏膜青紫，头面部至腹股沟区大面积皮下握雪感，右肺呼吸音减低，颈动脉搏动不能扪及，立即行气管插管、球囊辅助呼吸，予心外按压；右侧胸腔诊断性穿刺抽出气体，床旁胸片示右侧大量气胸，行蕈伞型胸腔引流管闭式引流,持续负压吸引,患者憋喘显著缓解,意识恢复,24小时后拔除气管插管。术后第13天,患者开始出现咳嗽、咳黏白痰,呈拉丝状,不易咳出,痰培养烟曲霉菌阳性,遂给予伏立康唑抗真菌治疗。术后第15天,患者复查胸部CT右侧气胸较前增多,引流管局部胸膜粘连,引流不畅,遂给予尿激酶右侧胸腔注药,4小时后引出少量气体,复查CT右侧气胸消失。术后第21天,憋喘、咳嗽、咳痰较前缓解,引流管无气泡冒出,复查CT示右侧气胸较前明显减轻,皮下积气较前吸收,拔除胸腔引流管;术后第25天,患者咳嗽、咳痰显著缓解,无发热、胸闷、气短、呼吸困难,再次复查CT未再出现右侧气胸,病情好转出院。

【并发症诊断】

大量气胸。诊断依据:①临床表现为听诊右肺呼吸音减低;②胸部CT、床旁胸片示右侧大量气胸。

【治疗及临床随访】

1. **治疗模式**　右侧胸腔闭式引流+负压吸引。
2. **治疗过程及随访**　见图5-3-9。

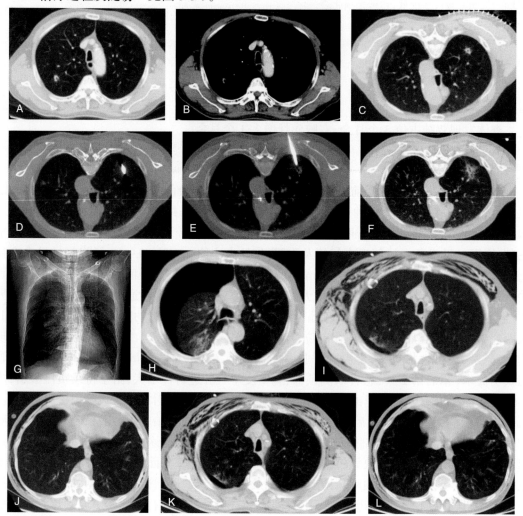

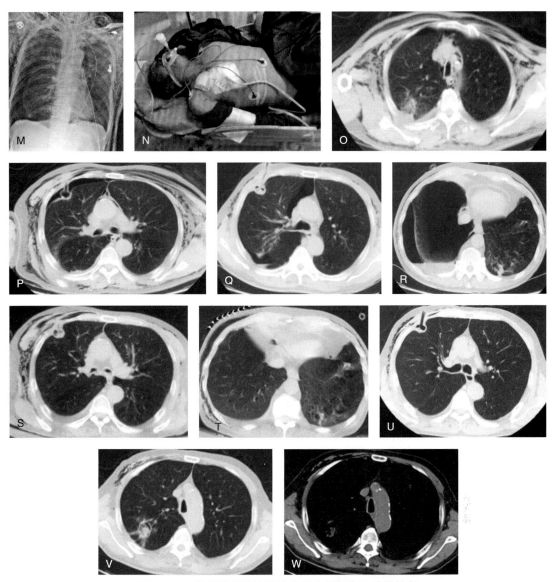

图 5-3-9　肺部肿瘤微波消融术后大量气胸随访及转归

A、B. 术前胸部增强 CT 示右肺上叶后段大小约 1.1cm×0.9cm 结节状高密度灶,边界清,内见裂隙状空腔,可见分叶及细小毛刺,周围可见索条牵拉邻近支气管及胸膜,病灶增强扫描呈中度强化;C. 消融前定位像,患者取俯卧位;D、E. 充分局部麻醉胸壁后,将 1 根消融天线在 CT 引导下分步穿刺入肿瘤,活检后进行单点消融(消融参数:50W×7min);F. 术后即刻 CT 扫描可见病灶内部密度减低,周围可见渗出及少量出血;G、H. 术后 10 小时,患者出现憋喘,进行性加重,复查 CT 示右侧大量气胸,行穿刺置管闭式引流术;I、J. 术后第 2 天,患者双侧颈部、胸部广泛皮下气肿,给予负压吸引;K、L. 术后第 5 天复查 CT,气胸完全吸收,皮下气肿范围缩小,于术后第 6 天拔除引流管出院;M、N. 术后第 7 天,因再次憋喘 8 小时、加重 1 小时于急诊就诊,床旁胸片示右侧气胸,即刻行右侧胸腔穿刺置管闭式引流术,患者颈部、胸部、腹部广泛皮下气肿;O、P. 术后第 8 天,右侧气胸基本消失,少量胸腔积液,肺窗观察病灶内部密度减低,周围 GGO 完整覆盖,纵隔少量积气;Q、R. 术后第 15 天,复查胸部 CT 右侧气胸较前增多,局部胸膜粘连,右肺下叶局限性肺不张,纵隔及皮下气肿较前吸收,给予尿激酶胸腔灌药;S、T. 尿激酶灌药后 4 小时,复查胸部 CT 气胸显著减少,右肺下叶复张;U. 术后第 21 天,右侧气胸完全吸收,皮下积气较前减少,拔除胸腔引流管;V、W. 术后第 23 天,病灶内部密度减低,周围 GGO 完整覆盖,皮下气肿进一步吸收。

例 5-3-10

【主诉】

直肠癌术后 10 个月余,发现右肺中叶结节 10 个月。

【简要病史】

患者男,54 岁,10 个月余前因 "直肠恶性肿瘤" 于全麻下行 "腹腔镜下直肠癌根治术"。术后病理示溃疡型中分化腺癌。后行 "奥沙利铂 200mg(第 1 天)＋卡培他滨 1.5g(第 1~14 天,2 次 /d),21 天 1 周期" 方案化疗 6 周期。临床诊断:直肠癌术后化疗后伴右肺转移。临床分期:Ⅳ期。近期胸部 CT 平扫示:右肺中叶类圆形结节,较前稍增大,大小 0.4cm×0.3cm。患者入院完善各项检查后行 CT 引导下右肺转移癌微波消融术。患者取仰卧位,1% 利多卡因局部麻醉,在 CT 引导下 1 根消融天线分步穿刺入病灶行消融(消融参数:50W,3min),消融后即刻 CT 扫描见病灶周围 GGO 完整覆盖原病灶。患者术后 2 周出现胸闷、呼吸困难、胸痛等不适,无发热、咳嗽、咳痰等,胸片、CT 检查示大量右侧胸腔见无肺纹理透亮区,伴气液平,后给予右侧胸腔置管引流,引流液呈清亮淡黄色。

【并发症诊断】

大量液气胸(迟发性)。诊断依据:①患者术后 2 周出现胸闷、呼吸困难、胸痛等不适;无发热、咳嗽、咳痰等;②胸片、CT 见大量右侧胸腔见无肺纹理透亮区,伴气液平;③引流液呈清亮淡黄色。

【治疗及临床随访】

1. **治疗措施**　置管引流。
2. **临床随访及转归**　见图 5-3-10。

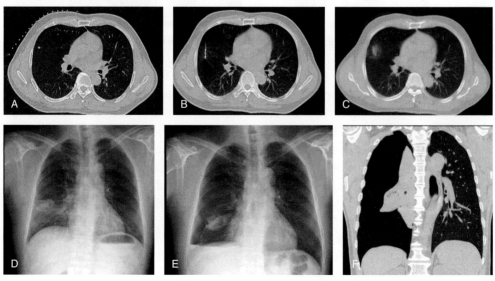

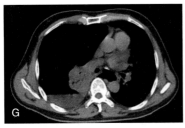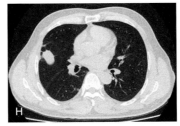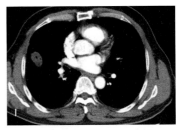

图 5-3-10　肺部肿瘤微波消融术后大量液气胸(迟发性)随访及转归

A. 术前扫描,见右肺中叶转移癌(0.4cm×0.3cm);B. 仰卧位,1% 利多卡因局部麻醉;CT 引导下微波消融天线分步穿刺入肿瘤,进行微波消融(消融参数:50W,3min);C. 消融后肺窗观察病灶周围 GGO 完整覆盖原病灶;D. 术后第 1 天,复查胸片未见明显液气胸;E. 术后第 6 天,复查胸片见右侧胸腔少量液气胸;F、G. 术后 2 周患者突发胸闷、呼吸困难、胸痛等不适;查胸部 CT 示右侧胸腔大量液气胸,右肺组织压缩约 95%,并予床边胸腔置管促引流,抽出 1 000ml 气体后胸闷等不适缓解;H、I. 术后 3 个月复查胸部 CT 平扫 + 增强示消融灶呈结节样改变,增强未见异常强化;右侧液气胸消失。疗效评估达到完全消融。

例 5-3-11

【主诉】

右乳癌术后 21 年,确诊右肺转移 3 年余。

【简要病史】

患者女,65 岁,21 年前行"右乳癌根治术",术后行放化疗(具体不详),后序贯"三苯氧胺"内分泌治疗 1 年。3 年余前行 CT 引导下右肺占位穿刺活检术,病理证实为乳腺癌右肺转移,遂接受紫杉醇 300mg(第 1 天)、卡铂 650mg(第 1 天)、21 天一疗程方案全身化疗 4 周期,复查 CT 示右肺结节明显缩小,后序贯来曲唑内分泌治疗,入院前 5 天复查 CT 提示右肺下叶转移灶较前增大,右肺上叶转移灶稳定。患者入院后分别行 CT 引导下右肺下叶转移灶微波消融术及右肺上叶转移灶局部微波消融术(间隔 5 天)。第 1 次消融取俯卧位,在 CT 引导下将 1 根消融天线分步穿刺入病灶行消融(消融参数:50W,6.5min),第 2 次消融取仰卧位,术前 CT 示右侧中量气胸,给予胸腔穿刺置管术后行单点单天线微波消融术(消融参数:50W,3min)。患者术后继续行胸腔闭式引流,咳嗽及深呼吸时可见胸腔闭式引流瓶内气泡逸出。

【并发症诊断】

气胸。诊断依据:①CT 表现为右侧气胸,右肺部分受压;②咳嗽及深呼吸时可见胸腔闭式引流瓶内气泡逸出。

【治疗及临床随访】

1. **治疗措施**　置管引流。
2. **临床随访及转归**　见图 5-3-11。

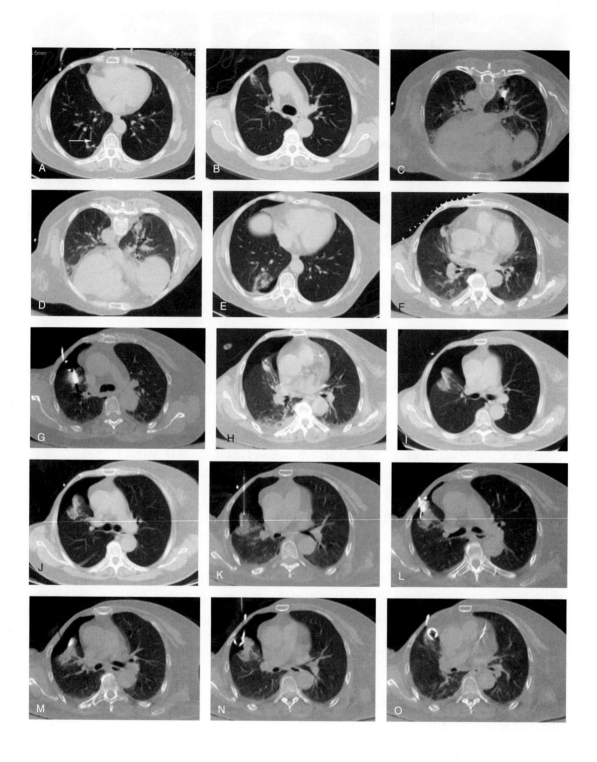

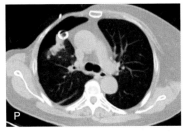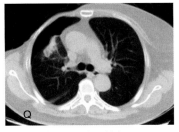

图 5-3-11　肺部肿瘤微波消融术后气胸随访及转归

A. 右肺下叶可见两相邻转移灶,较大者直径约 1.0cm(箭);B. 右肺上叶转移灶位于胸膜下,可见患者胸壁菲薄;C. 患者取俯卧位,1% 利多卡因局部麻醉,以单天线消融右肺下叶两病灶(消融参数:50W,6.5min);D. 消融后即刻肺窗观察病灶周围 GGO 完整覆盖原病灶;E. 消融后第 1 天复查 CT 提示消融区域 GGO 覆盖原病灶,局部可见极少量气胸,右侧胸腔可见少量积液;F. 消融右肺上叶病灶前 CT 定位像示右侧中量气胸,右肺上叶病灶位于胸膜下,边界不清,患者取仰卧位;G. 单天线消融,消融参数为 50W、3min,术前给予右侧胸腔穿刺置管,为借助气胸以保护胸壁术中暂未经置管抽气;H. 消融后即刻局部可见针道形成且似与脏胸膜形成窦道;I. 消融后 5 天患者咳嗽时仍有气泡逸出,复查 CT 提示右侧中等量气胸,遂改为负压吸引;J. 负压吸引 2 天后复查 CT 提示右侧气胸较前无明显变化,可疑右侧胸膜瘘形成;K. 第 2 次消融后第 9 天,为促进气胸愈合与患方沟通并经其知情同意后于 CT 引导下行 50% 葡萄糖注射液胸膜瘘口注入黏合术,图中可见以 1 根 21G 引导针穿刺;L. 穿刺到位后拔除引导针针芯,通过引导针套管注入约 2.5ml 50% 葡萄糖注射液(以碘克沙醇为示踪剂)后患者出现刺激性咳嗽,不能耐受,故停止注射;因原猪尾巴管引流欠佳考虑堵管可能性大,为改善气胸引流加置 1 根 8F 猪尾巴引流管;M. 拔除原猪尾巴管后可见胸壁孔道形成;N. 经新猪尾巴管抽气后发现胸腔内积气较拔除原猪尾巴管前增多,考虑为经新管抽气时同时经前所述胸壁孔道吸进外界空气所致;O. 以敷贴遮盖原猪尾巴管穿刺处再经新管抽气,复查 CT 示右侧气胸明显减少;P. 更换新管第 4 天患者活动后仍偶有少量气泡逸出,复查 CT 示右侧少量气胸,患者无胸闷等不适症状,要求拔除胸腔置管;Q. 拔除胸腔置管 2 天后复查胸部 CT 提示右侧气胸较前无明显增加。

例 5-3-12

【主诉】

结肠癌综合治疗后 2 年,发现肺转移 8 个月。

【简要病史】

患者男,61 岁,2 年前全麻下行"腹腔镜下乙状结肠癌根治性切除术",术后病理:溃疡型中分化腺癌。术后行"洛铂联合卡培他滨"化疗 6 周期。本次入院胸部 CT 示右肺下叶 2 个转移癌病灶(1.3cm×1.0cm、1.0cm×0.6cm)。诊断:结肠癌术后化疗后肺转移。患者入院完善各项检查后行左肺下叶寡转移癌微波消融术。患者取俯卧位,1% 利多卡因局部麻醉,在 CT 引导下将 1 根微波消融天线分步穿刺入 2 个转移癌中进行消融(消融参数均为 50W、3min),消融后即刻扫描,病灶周围 GGO 完整覆盖原病灶。更换体位后再次 CT 扫描:右肺见无肺纹理透亮区,肺压缩约 40%。同时,患者出现胸闷、呼吸困难等不适,进行性加重。

【并发症诊断】

中等量气胸。诊断依据:①患者出现胸闷、呼吸困难等不适;②CT 扫描右肺见无肺纹理透亮区,肺压缩约 40%。

【治疗及临床随访】

1. **治疗措施**　右侧胸腔置管引流。
2. **临床随访及转归**　见图 5-3-12。

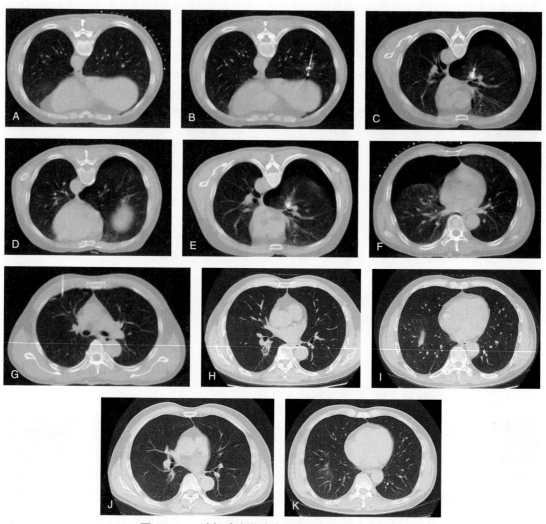

图 5-3-12　肺部肿瘤微波消融术后气胸随访及转归

A. 消融前定位像,右肺下叶转移癌 1.0cm×0.6cm;患者取俯卧位,1% 利多卡因局部麻醉;B. CT 引导下将 1 根微波消融天线分步穿刺入肿瘤,进行微波消融(消融参数:50W×3min);C. 重复上述步骤,消融右肺下叶另一病灶(病灶大小:1.3cm×1.0cm;消融参数:50W×3min);D、E. 消融后肺窗观察病灶周围 GGO 完整覆盖原病灶;F. 术后扫描,右侧胸腔可见中等量气胸,肺部压缩约 40%,患者出现胸闷、呼吸困难等不适;G. 患者改仰卧位,行 CT 引导下右侧气胸置管引流术,抽出气体 720ml,胸闷、呼吸困难等不适好转;H、I. 术后 1 个月复查胸部 CT 平扫示消融灶呈条片状改变,气胸消失;J、K. 术后 4 个月复查胸部 CT 平扫示消融灶较前明显缩小。

例 5-3-13

【主诉】

发现左下肺 GGN 10 余天。

【简要病史】

患者男,79 岁,既往史:"慢性阻塞性肺疾病" 6 年,平素服用"多索茶碱片""桉柠蒎肠溶软胶囊"及吸入"噻托溴铵粉雾"缓解症状。临床诊断:左肺下叶混杂磨玻璃结节:早期肺癌可能性大。临床分期:ⅠA 期(T1N0M0)。入院前 10 余天行肺部 CT 示左肺下叶结节灶(大小约 1.1cm×0.9cm),肺癌待排。CEA 6.38ng/ml。患者拒绝手术切除。完善各项检查后无消融禁忌证,行 CT 引导下左肺下叶 GGN 微波消融。患者取俯卧位,1% 利多卡因局部麻醉,在 CT 引导下将 1 根消融天线分步穿刺入病灶中进行消融(消融参数:40W,4min),消融后即刻 CT 扫描见病灶周围 GGO 完整覆盖原病灶。更换体位后再次 CT 扫描:左肺见无肺纹理透亮区,肺压缩约 35%;皮下见大片积气影。同时,患者出现胸闷等不适。

【并发症诊断】

气胸、皮下气肿。诊断依据:①患者出现胸闷等不适;②CT 扫描左肺见无肺纹理透亮区,肺压缩约 35%;皮下见大片积气影。

【治疗及临床随访】

1. **治疗措施**　置管引流、吸氧。
2. **临床随访及转归**　见图 5-3-13。

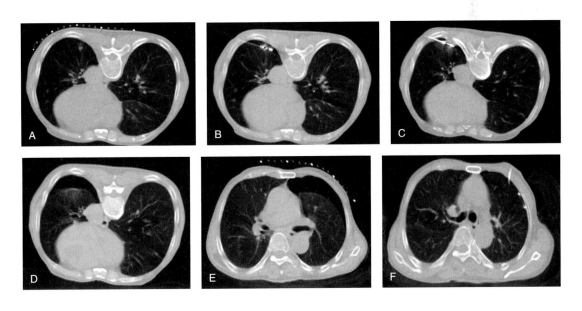

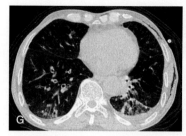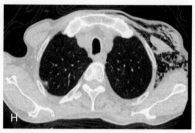

图5-3-13 肺部肿瘤微波消融术后气胸、皮下气肿随访及转归

A. 消融前定位像,左肺下叶1.1cm×0.9cm GGN病灶,俯卧位,1%利多卡因局部麻醉;B. 在CT引导下将1根微波消融天线分步穿刺入肿瘤,进行微波消融(消融参数:40W,4min);C. 消融后肺窗观察病灶周围GGO完整覆盖原病灶;D. 术后扫描,左侧胸腔可见中等量气胸,肺部压缩约35%;E、F. 患者改仰卧位,行CT引导下左侧胸腔置管引流术,抽出气体500ml;并予吸氧、加强营养等支持;G、H. 术后15天消融灶呈斑片状改变,气胸消失,左侧胸壁见皮下气肿。

例 5-3-14

【主诉】

发现双肺多发GGN 2年余。

【简要病史】

患者男,62岁。2年前行胸部CT:左肺上叶尖后段、右肺上叶及下叶外基底段多发混杂密度结节影。后定期随访示部分病灶较前增大、变实。15天前行CT引导下肺穿刺活检术,病理示原位腺癌。既往史:健康。临床诊断:肺腺癌(多灶性)。神经元特异性烯醇化酶(NSE):16.70ng/ml。近期胸部CT示右肺上叶GGN结节(1.4cm×1.3cm,0.8cm×0.7cm)。完善各项检查后无消融禁忌证,行CT引导下右下肺GGN微波消融术。患者取仰卧位,1%利多卡因局部麻醉,在CT引导下将1根消融天线分步穿刺入病灶中进行消融(消融参数:50W,5min;50W,3min),消融后即刻CT扫描见病灶周围GGO完整覆盖原病灶。术后第2天复查胸部CT平扫:右侧气胸、大范围皮下气肿,肺压缩约20%,行胸腔置管引流术,抽出420ml气体。

【并发症诊断】

气胸、皮下气肿。诊断依据:CT扫描右肺见无肺纹理透亮区,肺压缩约20%;皮下见大片积气影。

【治疗及临床随访】

1. **治疗措施** 置管引流、吸氧及营养支持。
2. **临床随访及转归** 见图5-3-14。

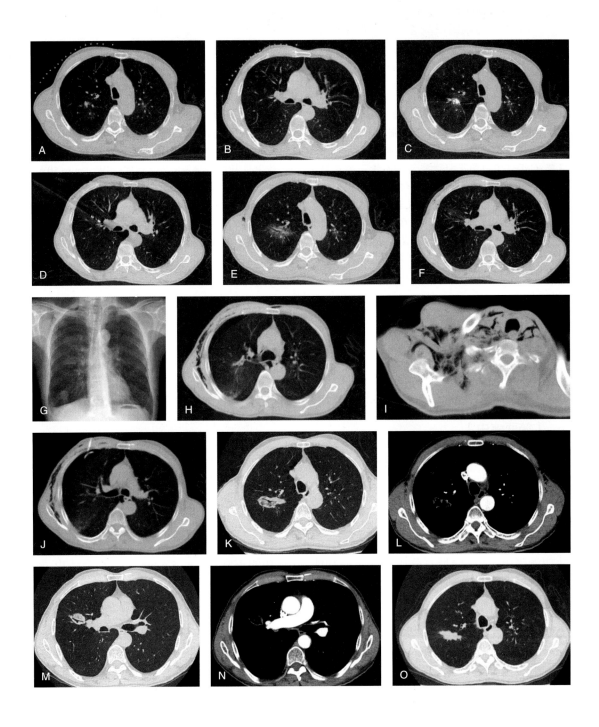

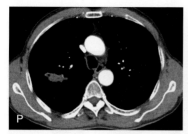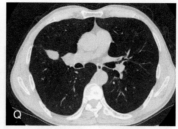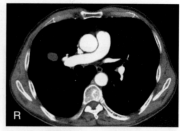

图 5-3-14 肺部肿瘤微波消融术后气胸、皮下气肿随访及转归

A、B. 消融前定位像,右肺上叶 2 个 GGN 病灶(1.3cm×1.4cm;0.7cm×0.8cm),仰卧位,1% 利多卡因局部麻醉;C、D. CT 引导下将微波消融天线分步穿刺入肿瘤,分别进行微波消融(消融参数:50W,5min;50W,3min);E、F 消融后肺窗观察病灶周围 GGO 完整覆盖原病灶;G. 术后第 1 天,复查胸片示右侧胸腔少量积液;H~J. 术后第 2 天,复查胸部 CT 平扫示右侧气胸、大范围皮下气肿,并行胸腔置管引流术,抽出 420ml 气体;K~N. 术后 1 个月,复查胸部 CT 平扫 + 增强示 2 个消融灶呈结节样改变,增强未见异常强化,气胸及皮下气肿消失;O~R. 术后 3 个月,复查胸部 CT 平扫 + 增强示 2 个消融灶呈结节样改变,较前减小,增强未见异常强化。疗效评估达到完全消融。

例 5-3-15

【主诉】

直肠癌术后 3 年余,发现左肺转移 1 个月余。

【简要病史】

患者男,76 岁,3 年前行"直肠癌根治术",术后行 6 周期辅助化疗。1 个月前复查发现左肺占位。吸烟史 30 余年,约 20 支 /d。入院胸部增强 CT 示双肺纹理增多,可见散在多发密度减低区,上肺为著;双肺近胸膜下可见数个大小不等结节灶,左上肺前段大者形态不规则,大小约 1.8cm×1.4cm;纵隔内及双肺门可见多发大小不等淋巴结。肺功能示:混合性通气功能障碍;以阻塞性通气功能障碍为主(中度);最大呼气流速降低;残气量降低;重度弥散功能障碍;通气储量百分比 78%。心功能、肝肾功能正常;CEA:5.62ng/ml。结合病史,诊断为直肠癌肺转移。排除禁忌后行 CT 引导下直肠癌左肺转移灶局部微波消融术,术后患者诉胸闷,听诊左肺呼吸音低,即刻 CT 观察,患者左侧大量气胸,立即行胸腔置管闭式引流术,抽气 2 000ml 后患者胸闷较前缓解。术后第 2 天,左侧胸壁有轻度皮下气肿,触诊握雪感;至术后第 5 天,床旁胸片皮下气肿显著加重,范围扩展至双侧面部、颈部、胸腹部及阴囊,患者出现排尿困难,导尿管导尿,并给予蕈伞型胸腔引流管引流;术后第 10 天,患者皮下气肿较前显著缓解,拔除蕈伞型胸腔引流管;术后第 14 天,患者皮下气肿进一步缓解,左侧气胸吸收,拔除多功能胸腔引流管出院。

【并发症诊断】

气胸,皮下气肿。诊断依据:①临床表现为胸闷,听诊左肺呼吸音低;术后第 2 天开始左侧胸壁皮下握雪感,范围逐渐增大;②术后即刻 CT 扫描示左侧大量气胸,左肺受压;术后第 5 天,床旁胸片示面颈部、胸腹部、阴囊广泛皮下积气。

【治疗及临床随访】

1. **治疗模式**　左侧胸腔多功能引流管引流,左侧胸腔蕈伞型引流管引流。
2. **治疗过程及随访**　见图 5-3-15。

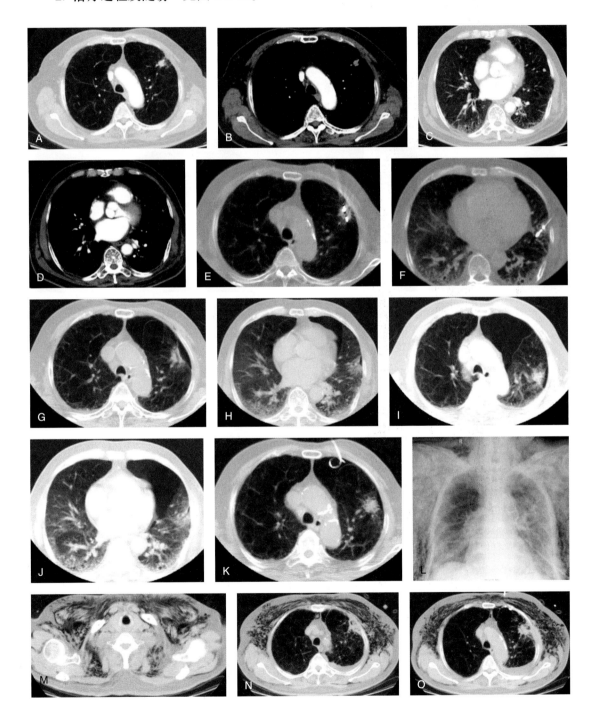

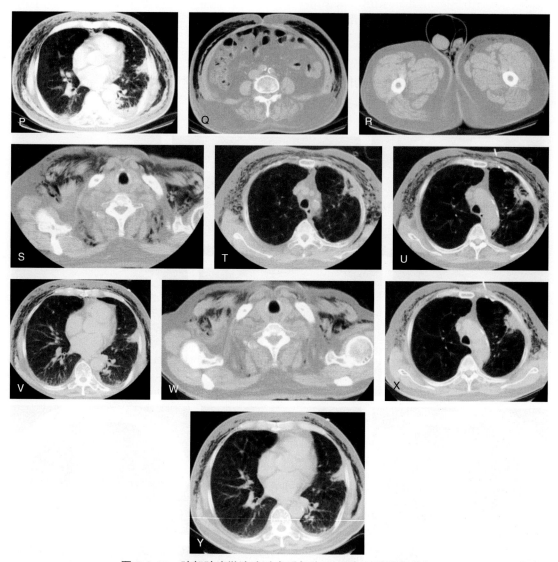

图 5-3-15 肺部肿瘤微波消融术后气胸、皮下气肿随访及转归

A~D. 术前胸部增强 CT 示左肺上叶前段 2 处软组织密度肿块,增强扫描呈不均匀强化;E、F. 患者取仰卧位,将 2 根消融天线分别在 CT 引导下分步穿刺入 2 处病灶,分别进行单点消融[消融参数:第 1 根天线(图 E)70W,5min;第 2 根天线(图 F)70W,3min];G、H. 术后即刻 CT 扫描可见左侧少量气胸,病灶周围可见渗出;I~K. 左侧气胸进行性增加,即刻行多功能引流管闭式引流,抽气 2 000ml,左肺较前复张;L. 术后第 5 天,床旁胸片示颈部、背部、胸部广泛皮下积气,给予蕈伞型胸腔引流管引流;M~R. 术后第 7 天(蕈伞型胸腔引流管引流第 3 天),胸部 CT 示患者双侧颈部(图 M)、胸部(图 N~P)、腹部(图 Q)、阴囊及股前皮肤(图 R)广泛皮下气肿,左侧少量液气胸;S~V. 术后第 10 天,颈部、胸部皮下积气较前吸收,左侧液气胸减少,拔除蕈伞型引流管;W~Y. 术后第 14 天,皮下积气进一步吸收,左侧液气胸完全吸收,消融区域病灶完全被高密度影覆盖,拔除多功能引流管。

例 5-3-16

【主诉】

确诊宫颈鳞状细胞癌 1 年余,发现双肺多发结节灶 1 周。

【简要病史】

患者女,49 岁,1 年前诊断为"宫颈非角化鳞状细胞癌",1 周前于当地行胸部 CT 示双肺多发结节灶,诊断为宫颈癌肺转移。既往史:健康,无吸烟饮酒史。入院完善相关检查,心功能、肺功能、肝肾功能正常。排除禁忌后进行宫颈癌右肺转移灶微波消融术,术后即刻 CT 示右侧少量气胸。术后 24 小时复查胸部 CT,右侧气胸量增多,行穿刺置管闭式引流术,1 天后拔除引流管。术后 17 天,患者出现干咳,进行性加重,夜间不能平卧,听诊右肺呼吸音减低。于术后 22 天再次入院,复查胸部 CT 示右侧大量气胸,右肺受压,立即行穿刺置管闭式引流术;术后咳嗽明显伴憋喘,咳大量黄脓痰,血氧饱和度 85% 左右,给予吸氧、化痰、平喘、利尿、抗感染等治疗;1 小时后咳嗽缓解,咳痰减少,血氧饱和度升至 90% 以上;引流 1 日后拔除胸腔引流管。

【并发症诊断】

迟发性气胸。诊断依据:①临床表现为术后 17 天出现干咳,平卧时加重,听诊右肺呼吸音减低;②术后 22 天复查 CT 扫描示右侧气胸,右肺受压。

【治疗及临床随访】

1. **治疗模式**　胸腔闭式引流,联合化痰、平喘、利尿、抗感染等对症治疗。
2. **治疗过程及随访**　见图 5-3-16。

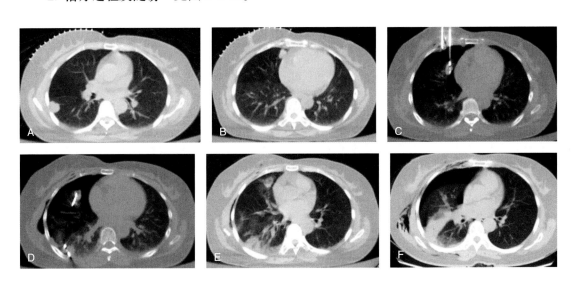

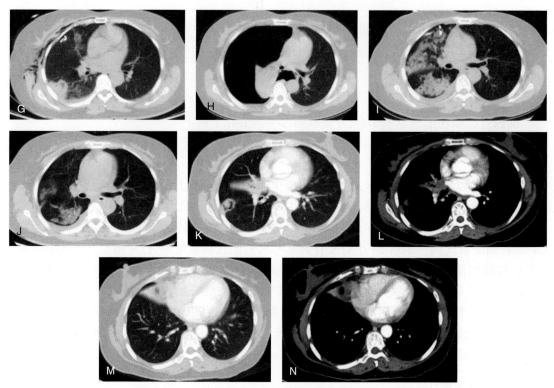

图 5-3-16 肺部肿瘤微波消融术后迟发性气胸随访及转归

A、B. 术前 CT 观察,右肺中叶、右肺下叶胸膜下 2 处软组织密度灶,类圆形,边界清,其中右肺中叶病灶紧邻心包;C、D. 患者取仰卧位,充分局部麻醉胸壁后,先将 1 根导引针刺入胸膜腔内,注入空气 160ml,右肺中叶病灶与心包分离;将 2 根消融天线在 CT 引导下分步穿刺入病灶中心,开启天线消融,术中调整消融角度(消融参数:右肺中叶病灶 50W,7min;右肺下叶病灶 40W,9.5min);E. 消融完毕,由导引针处回抽出气体约 150ml,右侧气胸消失,少量皮下积气;病灶内部密度减低,周围可见渗出及少量出血;F. 术后 24 小时 CT 示右侧气胸、皮下积气较前增多,行穿刺置管闭式引流术;G. 术后 48 小时(引流 24 小时),右侧气胸完全吸收,皮下积气较前减少,拔除引流管;H. 术后 22 天,右侧胸腔见大量气体影并见气液平,右肺受压体积缩小并聚拢于肺门区,行穿刺置管闭式引流术;I. 术后 23 天(引流 1 天),右侧气胸消失,右肺见多发斑片状渗出影,边界欠清,内见气管走行;拔除胸腔引流管,继续化痰、平喘、抗感染等对症治疗;J. 术后 26 天,右肺渗出较前吸收,密度减低,范围缩小;K~N. 术后 6 周,右肺斑片状渗出影基本消失,消融处病灶完全被高密度影覆盖,纵隔窗病灶内部密度减低,内部无强化。

例 5-3-17

【主诉】

咳嗽、痰中带血 1 个月。

【简要病史】

患者男,67 岁,近 1 个月来咳嗽、痰中带血,无消瘦、发热、夜间盗汗等。既往史:"糖尿病"15 年,"肺气肿"10 年,2 年前因"冠心病,窦性停搏"植入永久性起搏器。临床诊断:左肺下叶占位,肺癌可能性大。患者本次胸部 CT 扫描示左肺下叶 3.1cm×2.5cm 占位,有分叶,强化明显。患者不能耐受外科手术切除。入院后完善各项检查,无消融治疗禁忌证,行左肺下叶占位穿刺活检,病理为鳞癌。患者取右侧卧位,1% 利多卡因局部麻醉,在 CT 引导下将 1 根微波消融天线分步穿刺入左肺下叶病灶内,进行消融,在穿刺过程中,患者出现轻度胸闷等不适,CT 扫描大量气胸,但患者无心慌、胸痛等,心率 68 次 /min(起搏心率),血氧饱和度 99%~100%,未停止穿刺,穿刺到位后进行单点消融(消融参数:70W,8min)。整个消融过程心率恒定 68 次 /min(起搏心率),血氧饱和度 99%~100%。消融完毕后患者仰卧位,再次 CT 扫描示左胸腔内大量气体、左肺压缩 60%。

【并发症诊断】

左侧肺大量气胸。诊断依据:①有肺穿刺操作,术中有轻度胸闷等不适;② CT 扫描见左胸腔内见大量气体,左肺压缩 60%。

【治疗及临床随访】

1. **治疗措施**　置管抽气引流;回病房后持续负压吸引。
2. **临床随访及转归**　见图 5-3-17。

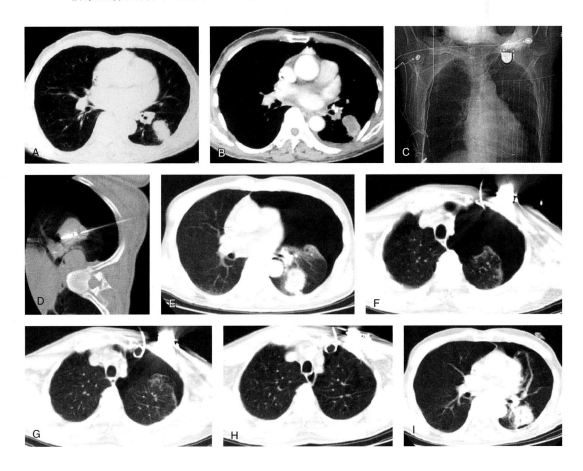

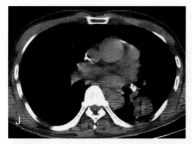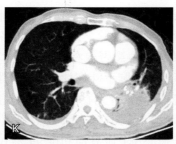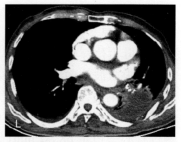

图 5-3-17　带有心脏起搏器肺部肿瘤微波消融术后左侧大量气胸随访及转归

A、B. 左肺下叶 3.1cm×2.5cm 占位，有分叶，强化明显；C. 胸部 X 线片，左锁骨中线处皮下埋植的永久性心脏起搏器，起搏导线通向右心室；D. 穿刺过程中出现大量气胸；E. 消融完毕后平卧位，左胸腔内见大量气体，左肺压缩 60%；F. 在左侧第 2 肋间心脏起搏器内侧埋植 8F "猪尾巴" 引流管；G. 抽气 800ml 后，肺部分复张；H. 抽气 1 800ml 后，肺基本复张；I、J. 肿瘤消融后即刻，抽气后观察；K、L. 消融后 10 个月，局部肺不张，肿瘤区无强化。

第四节　支气管胸膜瘘

例 5-4-1

【主诉】

乙状结肠癌术后 4 年余，肝转移综合治疗后 1 年余。

【简要病史】

患者男，64 岁，4 年余前行 "乙状结肠癌切除术"，1 年余前因 "肝转移" 行肝转移灶切除、化疗、微波消融等综合治疗。既往史："糖尿病" 病史，血糖控制欠佳。入院前约 8 个月发现右肺结节，未行特殊处理，复查 CT 提示右肺结节增大，考虑为转移。入院后行胸部增强 CT 示右肺下叶结节，直径约 1.9cm。除外禁忌后行右肺转移局部微波消融术（双天线消融，消融参数均为 50W、3min）。术后 1 个月余出现低热伴胸闷、咳嗽、咳黄色脓痰，复查 CT 提示右侧液气胸伴右肺部分不张，考虑为支气管胸膜瘘，给予胸腔置管引流及经验性抗感染后好转。

【并发症诊断】

支气管胸膜瘘。诊断依据：①术后 1 个月余出现胸闷、咳嗽、咳痰伴低热；②CT 扫描示右侧液气胸伴右肺部分不张。

【治疗及临床随访】

1. 治疗措施　给予胸腔置管分别引流气胸及液胸，经验性予抗感染药物。

2. **临床随访及转归**　　见图 5-4-1。

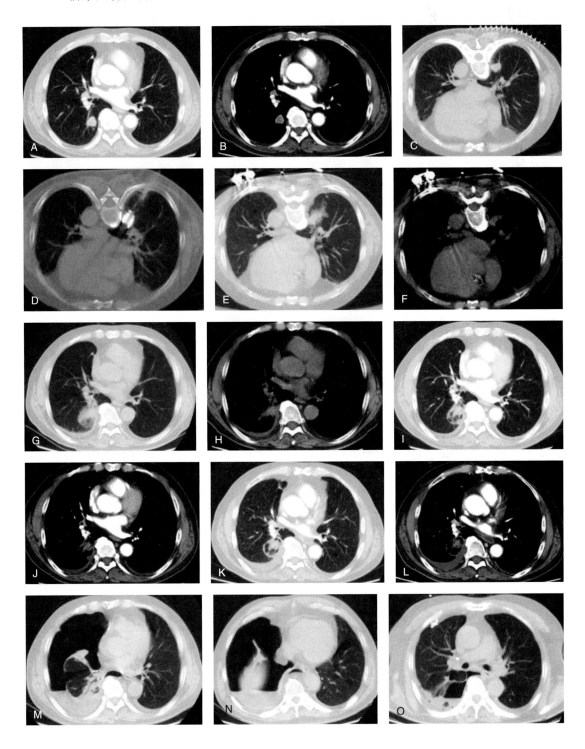

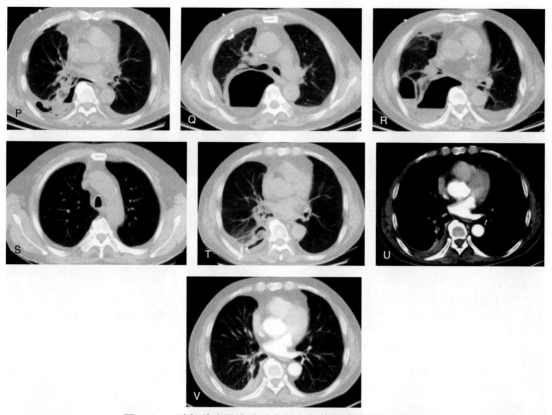

图 5-4-1 肺部肿瘤微波消融术后支气管胸膜瘘随访及转归

A、B. 术前增强 CT 提示转移灶位于右肺下叶,邻近纵隔胸膜,直径约 1.9cm;C. 术前定位像,患者取俯卧位;D. 给予双天线消融(消融参数均为 50W,3min);E、F. 消融后即刻未见明显液气胸;G、H. 消融后第 1 天可见 GGO 覆盖良好,右侧少量液胸;I、J. 消融后 1 个月复查提示消融区域无明显强化,内部可见空洞,评价疗效为完全消融;K、L. 消融后 58 天复查提示消融区域内空洞样改变,右侧胸腔积液较前增多;M、N. 消融后 64 天因咳嗽、胸闷加重,复查胸部 CT 平扫示右侧液气胸伴右肺不张;O、P. 给予右侧胸腔置管引流气胸 2 天后复查提示右肺较前部分复张;Q、R. 气胸引流后 5 天患者再次出现咳嗽、胸闷加重,复查 CT 提示右侧液气胸较前加重,呈包裹性;S、T. 拔除气胸引流并给予液体引流后 9 天,右侧液气胸明显减少,右肺较前复张;U、V. 消融后 4 个月复查示右侧液气胸较前显著吸收,病灶较前缩小,未见强化。

例 5-4-2

【主诉】

右肺腺癌术后 2 年,右肺结节进行性增大半年。

【简要病史】

患者男,73 岁。既往史:"肺结核"病史 6 年余。否认吸烟史。2 年前查体发现右肺占位,行胸腔镜下右肺中上叶占位切除术 + 右肺肺大疱切除术,术后病理为中 - 低分化腺癌。术后定期复查,近半年复查发现右肺结节进行性增大。入院胸部增强 CT 扫描示:右肺直径约 2.3cm 的软组织密度结节灶,边界清,密度尚均匀,增强扫描呈轻度强化,强化尚均匀;病灶局部长条状高密度灶;纵隔内多发小淋巴结,较大者短径约 0.7cm。肺功能检查示:轻度阻塞性通气功能障碍;轻度弥散功能障碍;通气储量百分比 88%。排除禁忌后行 CT 引导下右肺占位穿刺活检＋局部微波消融术,活检过程中取出金属吻合器 1 枚。术后 15 小时,患者突然出现右侧胸痛,伴胸闷、憋喘,听诊右肺呼吸音明显减低,右侧胸腔诊断性穿刺可回抽气体。即刻行右侧胸腔置管闭式引流,患者憋喘显著缓解;术后第 6 天,患者憋喘再次加重,颈部、胸部广泛皮下握雪感,复查胸部 CT 出现支气管胸膜瘘,局部胸膜粘连,右肺受压,给予持续负压吸引促进肺复张,尿激酶胸腔灌注松解粘连;术后第 9 天,行 B 超引导下右侧胸腔置管引流胸腔积液;术后第 16 天拔除胸腔引流管。穿刺病理:(右肺占位穿刺活检)低分化癌,结合免疫组化倾向低分化鳞状细胞癌。

【并发症诊断】

支气管胸膜瘘。诊断依据:①临床表现为听诊右肺呼吸音减低;②胸腔诊断性穿刺回抽出气体。

【治疗及临床随访】

1. **治疗模式** 右侧胸腔闭式引流。
2. **治疗过程及随访** 见图 5-4-2。

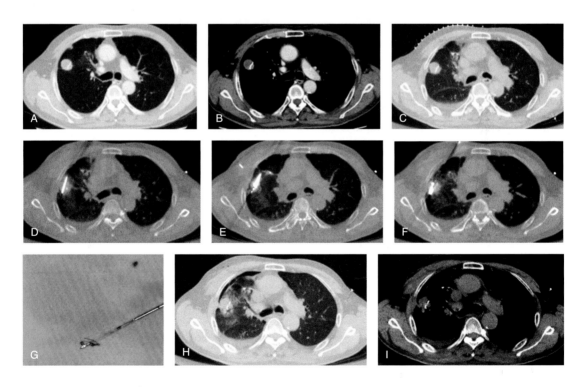

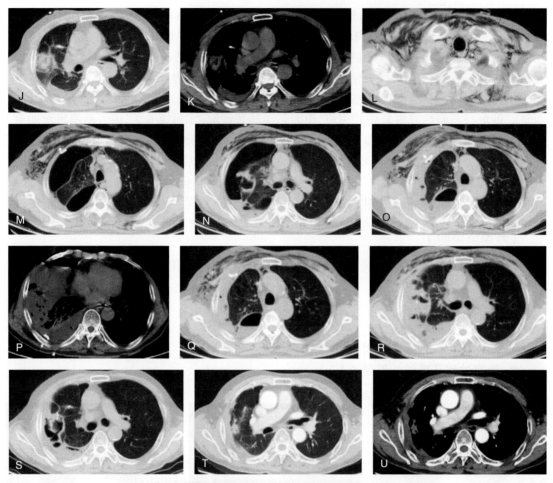

图 5-4-2　肺部肿瘤微波消融术后支气管胸膜瘘随访及转归

A、B. 术前胸部增强 CT 示右肺中叶类圆形高密度灶,直径约 2.0cm,边界清,与周围血管关系密切,可见强化;C. 消融前定位像,患者取仰卧位;D~F. 在 CT 引导下将 1 根消融天线由外向内斜行分步穿刺入肿瘤,术中调整消融角度(消融参数:50W,8min);G. 活检取出的吻合器;H、I. 术后即刻 CT 扫描,病灶内局部密度减低,周围见磨玻璃渗出,少量气胸;J、K. 术后 24 小时复查胸部 CT,GGO 完全覆盖病灶,闭式引流术后;L~N. 术后第 6 天,颈部、胸部广泛皮下气肿,右肺受压,病灶旁见支气管胸膜瘘,局部胸膜粘连;O、P. 术后第 10 天;Q、R. 术后第 14 天,右肺进一步复张;S. 术后 1 个月,右侧液气胸较前吸收;T、U. 术后 3 个月,右侧液气胸较前吸收,病灶较前明显缩小,边缘线性强化,内部无强化。

例 5-4-3

【主诉】

发现双肺多发结节 1 天。

【简要病史】

患者女,69 岁,既往"高血压"。临床诊断:肺癌。临床分期:Ⅰ期(T1N0M0)。近期胸部 CT 平扫示双肺多发结节,部分呈磨玻璃样结节改变,其中右肺上叶后段见一小结节状密度增高影,边界模糊,周围见短毛刺征,血管稍牵拉,局部支气管截断,范围约 1.0cm×0.8cm。患者入院完善各项检查后进行了穿刺活检同步微波消融术。患者取俯卧位,1% 利多卡因局部麻醉,在 CT 引导下 1 根同轴活检套管针及消融天线分步穿刺入病灶中,活检后进行消融(消融参数:50W,3min),消融后即刻 CT 扫描见病灶周围 GGO 完整覆盖原病灶。患者术后5 天出现发热,咳黄色脓痰,血清降钙素原等炎症指标升高。复查胸部 CT:右侧液气胸、皮下气肿,右肺空洞病变并气液平与局部胸膜相通。消融灶周围见斑片、条索影。

【并发症诊断】

支气管胸膜瘘、液气胸、肺部感染、巨大空洞。诊断依据:①术后发热,咳黄色脓痰;炎症指标升高;②CT 扫描右肺空洞病变并气液平与局部胸膜相通;③消融灶周围见斑片、条索影。

【治疗及临床随访】

1. **治疗措施**　抗生素治疗联合置管引流。
2. **临床随访及转归**　见图 5-4-3。右下肺结节病理:原位腺癌。

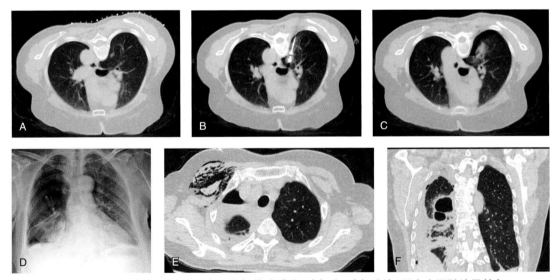

图 5-4-3　肺部肿瘤微波消融术后支气管胸膜瘘、液气胸、肺部感染、巨大空洞随访及转归

A. 术前扫描,右肺上叶后段结节(1.0cm×0.8cm);B. 俯卧位,1% 利多卡因局部麻醉,CT 引导下同轴活检套管针和微波消融天线分步穿刺入肿瘤,活检后进行微波消融(消融参数:50W,3min);C. 消融后肺窗观察病灶周围 GGO 完整覆盖原病灶,另见局部叶间胸膜损伤、凹陷;D. 术后第 1 天复查胸片示右侧液气胸(右肺压缩约 50%),并予床边胸腔置管促引流;E、F. 术后第 5 天患者出现咳嗽、咳痰,痰呈黄色脓痰,双肺湿性啰音亦较前明显;复查胸部 CT 见右侧液气胸、皮下气肿、消融灶呈结节样改变,内见巨大空洞;周围见斑片、条索影;监测炎症指标升高,考虑继发肺部感染,并相继予积极头孢他啶、舒普深抗感染及化痰等处理 10 天后患者无发热,咳白痰,考虑感染控制。

例 5-4-4

【主诉】

发现右肺上叶占位 17 天。

【简要病史】

患者男,66 岁。既往史:"高血压、肺气肿"病史,有长期大量吸烟史。临床诊断:肺占位、肺气肿、高血压病。临床分期:cT1cN0M0,ⅠA3 期。患者入院完善各项检查后进行了穿刺活检同步微波消融术。患者取仰卧位,1% 利多卡因局部麻醉,在 CT 引导下 1 根同轴活检套管针及消融天线分步穿刺入病灶中,活检后进行消融(消融参数:60W,9min)。病理:鳞癌。患者术后 1 个月出现发热、咳灰白色痰,真菌 D- 葡聚糖指标升高。复查 CT 示右肺消融部位呈巨大空洞样改变并与局部胸膜相通。

【并发症诊断】

支气管胸膜瘘合并肺部感染。诊断依据:①术后发热,咳灰白色痰;真菌 D- 葡聚糖定量升高;②CT 扫描右肺巨大空洞样病变并与局部胸膜相通。

【治疗及临床随访】

1. **治疗措施**　伏立康唑抗真菌联合头孢哌酮舒巴坦、美罗培南等抗细菌治疗,并给予置管引流。

2. **临床随访及转归**　见图 5-4-4。

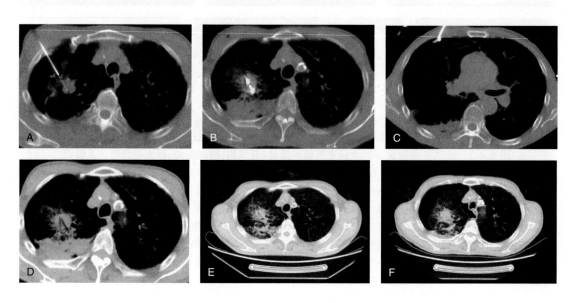

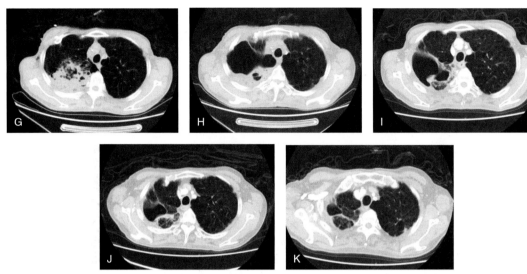

图 5-4-4　肺部肿瘤微波消融术后支气管胸膜瘘合并肺部感染随访及转归

A~C. 病灶位于右肺上叶,活检过程中即出现气胸,给予右侧胸腔穿刺置管引流,活检后将 1 根微波消融天线分步穿刺入肿瘤(消融参数:60W,9min),可见肺内出血;D. 消融后即刻肺窗观察病灶周围 GGO 完整覆盖原病灶,内部可见穿刺针道形成;E. 术后 2 天咳嗽无气泡逸出,夹管后复查 CT 提示右侧少量气胸,肺内出血较前吸收;F. 术后 8 天患者出现活动后胸闷,复查 CT 提示右侧气胸增多,再次收入院给予右侧胸腔闭式引流;G. 术后 1 个月患者咳嗽时闭式引流瓶内无气泡逸出,复查 CT 提示右侧气胸较前减少,右侧胸腔积液较前略增多,消融区域渗出增多,拔除胸腔置管,结合患者间断发热、咳灰色痰及感染指标升高考虑继发肺部感染,给予伏立康唑、头孢哌酮舒巴坦(后更换为美罗培南)治疗;H. 术后 40 天右上肺形成胸膜瘘,右上肺不张;I. 术后 2 个月复查示右肺上叶空洞较前缩小,仍可见胸膜瘘口,周围可见条索样密度增高影;J. 术后 5 个月右肺上叶空洞继续缩小,空洞壁较前变薄;K. 术后 16 个月右肺上叶空洞进一步缩小,消融区域呈纤维条索样改变。

例 5-4-5

【主诉】

发现左肺占位 17 个月。

【简要病史】

患者男,65 岁,17 个月前因"面部麻木"行胸部 CT 检查发现左肺占位,后行穿刺活检,病理示"肺腺癌",基因检查提示 *EGFR* 突变,口服"吉非替尼"治疗,定期复查 CT 示肿瘤缩小后逐渐增大。既往史:"糖尿病"病史。临床诊断:右肺腺癌,靶向治疗后。患者入院完善各项检查后进行微波消融术。患者取俯卧位,1% 利多卡因局部麻醉,在 CT 引导下单根消融天线分步穿刺入病灶中进行消融。患者术后 1 周出现发热,体温最高 38.8℃,伴咳嗽、咳痰、胸闷,复查胸部 CT 提示左侧大量液气胸,并可见胸膜支气管瘘。

【并发症诊断】

左侧支气管胸膜瘘。诊断依据:①术后 1 周出现发热、咳嗽、咳痰;②CT 提示左侧大量液气胸,可见左侧支气管胸膜瘘形成。

【治疗及临床随访】

1. **治疗措施**　置管引流联合抗生素治疗。
2. **临床随访及转归**　见图 5-4-5。

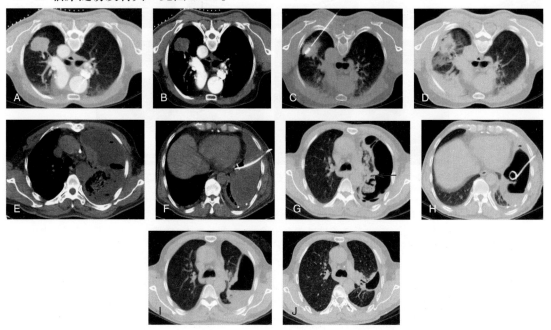

图 5-4-5　肺部肿瘤微波消融术后支气管胸膜瘘随访及转归

A、B. 消融前增强 CT 扫描定位像,患者取俯卧位,左肺上叶占位 4.5cm×3.6cm;C. 1% 利多卡因局部麻醉,在 CT 引导下活检针穿刺至病变边缘,活检后将两根消融天线分步穿刺入病灶中进行多点消融(消融参数:双针均为 60W,20min);D. 消融后即刻 CT,肺窗观察病灶周围 GGO 完整覆盖,可见少量胸腔积液;E、F. 术后 1 周患者出现发热(体温最高 38.8℃)、咳嗽、咳痰、胸闷,CT 提示左侧大量液气胸,立即给予抗生素抗感染治疗,并置管引流;G、H. 引流后 1 周,胸腔积液明显减少,仍见大量气胸,并见胸膜支气管瘘(红箭),引流管接闭式引流,继续抗感染治疗;I. 闭式引流后 3 周,较前好转,部分肺复张;J. 闭式引流后 2 个月,无气体溢出,CT 仍可见支气管胸膜瘘口,但胸膜增厚局部包裹,关闭引流,无新增气体。

例 5-4-6

【主诉】

发现 CEA 升高 1 年。

【简要病史】

患者女,77 岁。1 年前体检发现 CEA 8ng/ml,胸片未见异常,无发热、咯血、胸痛等症状,未重视。半个月前查 CEA 17.2ng/ml,胸部 CT 示双肺下叶及右肺上叶胸膜下多发结节,不除外恶性病变。PET/CT 示代谢活性增高,考虑恶性,多中心肺癌可能。既往史:"胃炎"30 余年、"颈椎病"10 余年、"肺气肿"10 余年、"冠心病"5 年、"高血压病"1 年。临床诊断：双肺下叶及右肺上叶胸膜下多发结节，多中心肺癌可能性大。患者入院完善各项检查后进行了微波消融术。患者取俯卧位，1% 利多卡因局部麻醉，在 CT 引导下首先对右肺下叶足侧病灶(1.4cm×1.3cm)进行活检，后分别对右肺下叶头侧病灶(1.3cm×1.2cm)、右肺上叶胸膜下病灶(1.3cm×1.0cm)及右肺下叶足侧病灶(即活检病灶)进行消融。消融后即刻出现气胸，给予胸腔置管闭式引流，后气胸无明显缓解，再次置管引流，并于术后 5 日更换更粗引流管。复查 CT 可见右侧支气管胸膜瘘形成。

【并发症诊断】

支气管胸膜瘘。诊断依据：①气胸迁延不愈；② CT 提示右侧支气管胸膜瘘形成。

【治疗及临床随访】

1. **治疗措施**　术中即给予穿刺置管负压引流气胸，并尝试于胸膜破口处注射 50% 葡萄糖溶液，效果欠佳，术后于右前胸第 3 肋间置管引流气胸，后更换为 12Fr 引流管充分引流并加置液胸引流管。

2. **治疗过程及随访**　见图 5-4-6。

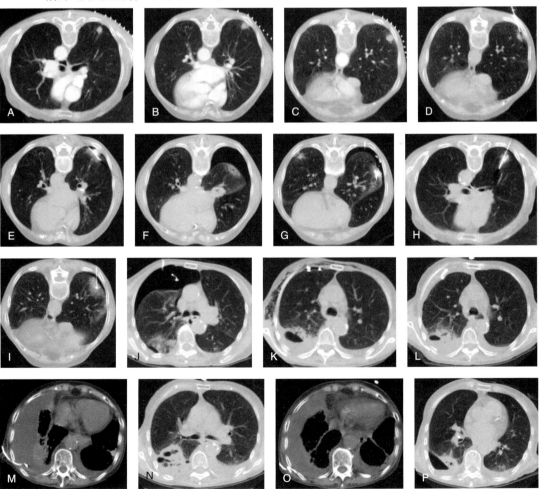

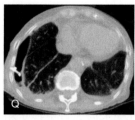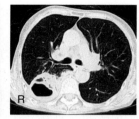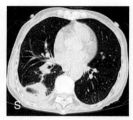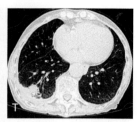

图 5-4-6 肺部肿瘤微波消融术后支气管胸膜瘘随访及转归

A~C. 消融前定位图像，右肺上叶胸膜下病灶（1.3cm×1.0cm）及右肺下叶胸膜下 2 处病灶（1.3cm×1.2cm；1.4cm×1.3cm），初步确定肿瘤病变区域。患者取俯卧位，1% 利多卡因局部麻醉。D. CT 引导活检（右肺下叶足侧病灶）。E. CT 引导下将 1 根微波消融天线分步穿刺入右肺下叶头侧病灶，完成 1 个位点消融（消融参数 50W，6min）。F. 消融后即刻出现气胸，后背部留置胸腔闭式引流接一次性负压吸引装置。G、H. CT 引导下分别将微波消融天线分步穿刺入右肺下叶足侧病灶及右肺上叶胸膜下病灶，各完成 1 个位点消融（消融参数分布 50W，8min；50W，6min）。I.22G China 针经消融点穿刺置病灶内，注射 50% 葡萄糖注射液。J. 复查仍有气胸，仰卧位，于右锁骨中线与第 3 肋间处再次置入胸腔闭式引流接水封瓶及负压吸引装置。K. 术后 5 日因气胸无明显改善，同时出现皮下气肿，更换为 12Fr 引流管。L、M. 术后 11 日气胸好转，出现胸腔积液，留置胸水引流管。N、O. 术后 13 日，无明显气胸，拔除气胸引流管，胸腔积液包裹，引流不畅，留置积液引流管。P、Q. 术后 18 日，右肺复张情况尚可，少量胸腔积液，拔除引流管。R~T. 术后 2 个月，原右肺多个结节消融，代之以右肺下叶空洞影，周围可见渗出。

例 5-4-7

【主诉】

发现痰中带血 1 个月余，诊为肺鳞癌 13 天。

【简要病史】

患者男，63 岁。既往史："慢性阻塞性肺疾病"病史 12 余年，"肺源性心脏病"病史 7 年，"冠心病"病史 2 年余，右冠脉植入支架 1 枚。入院前约 2 周行支气管镜：左肺固有上叶尖后段外侧支亚段支肿物。病理示鳞状细胞癌（低分化）。临床诊断：左肺鳞癌（cT2bN2Mx）（纵隔、肺门淋巴结转移），冠状动脉粥样硬化性心脏病（右冠支架植入术后），慢性阻塞性肺疾病，肺源性心脏病。入院后行胸部增强 CT 提示：肿瘤位于左肺上叶，最大截面约 5.2cm×4.0cm。行 CT 引导下左肺鳞癌局部微波消融＋瘤体内奈达铂注入术。术后 1 个月出现发热伴胸闷、咳嗽、咳痰，CT 示左侧液气胸伴支气管胸膜瘘形成，胸水培养查到铜绿假单胞菌。给予蘑菇头粗管胸腔置管引流，给予抗生素胸腔冲洗及全身应用抗生素治疗后好转。

【并发症诊断】

支气管胸膜瘘。诊断依据：①术后 1 个月余出现胸闷、咳嗽、咳痰伴高热；②CT 扫描示左侧液气胸伴支气管胸膜瘘形成。

【治疗及临床随访】

1. **治疗措施** 给予蘑菇头粗管胸腔置管引流，给予抗生素胸腔冲洗及全身应用抗生素治疗。

2. 临床随访及转归　见图 5-4-7。

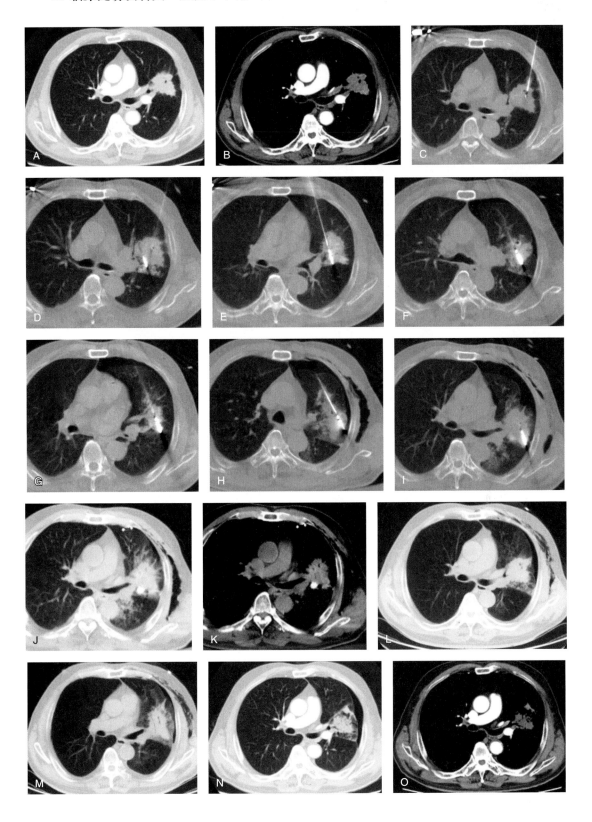

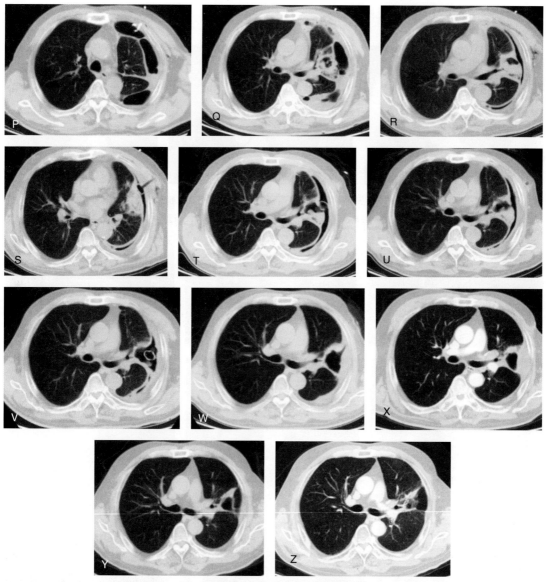

图 5-4-7　肺部肿瘤微波消融术后支气管胸膜瘘随访及转归

A、B. 消融前增强 CT 见肿瘤位于左肺上叶,最大截面约 5.2cm×4.0cm;C. 将 1 根导引针在 CT 引导下于体表穿刺点处逐层穿入达瘤体内,抽取配好的奈达铂溶液 10ml 由导引针缓慢多次注入瘤体内,瘤体内可见斑片样高密度影沉积;D、E. 双天线消融瘤体内侧靠近肺门处;F、G. 调整消融天线角度消融肿瘤中部;H、I. 术中出现左侧气胸,调整消融天线角度消融肿瘤外侧缘;J、K. 消融后即刻置入猪尾巴管,给予左侧胸腔闭式引流,可见左侧胸壁皮下气肿;L、M. 术后 5 天见消融区域呈"煎蛋征",边缘胸膜出现凹陷皱缩;N、O. 术后 1 个月消融区域范围较前缩小,周围渗出减少,左侧仍有少量气胸;P、Q. 术后 1.5 个月左侧液气胸较前增多,左侧胸膜增厚,消融区域内部开始形成空洞;R、S. 蘑菇头置管引流 3 天后左侧气胸较前减少,消融区域内部空洞增大,可见胸膜瘘口开始形成;T. 消融后 3 周可见支气管胸膜瘘形成;U 消融后 4 周胸膜瘘口较前略缩小;V. 消融近 3 个月气胸较前减少,左侧胸膜增厚较前减轻;W. 按除蘑菇头管 2 天后可见消融区域空洞样变,范围较局局限,左侧气胸较前减少;X. 消融后 5 个月空洞较前缩小,洞壁较前变薄;Y. 消融后 7 个月空洞进一步缩小,洞壁进一步变薄,左侧胸腔积液较前明显减少;Z. 消融后 15 个月空洞已完全吸收,局部呈纤维条索样改变。

例 5-4-8

【主诉】

直肠癌术后 16 个月,左肺转移消融术后 3 个月。

【简要病史】

患者女,48 岁,既往史:健康。入院前 16 个月行"直肠癌根治术",术后 1 年发现双肺转移,给予左右肺分次微波消融。入院前 3 个月行左肺转移灶微波消融,术后恢复良好。本次入院后除外禁忌给予右肺转移灶消融(右肺上叶两处病灶消融参数:靠外周病灶为 40W,4min;靠中心病灶为 40W,7.5min),术后出现右侧大量气胸且迁延不愈,后出现高热、胸闷、咳痰,痰培养相继查到烟曲霉、黄曲霉、肺炎克雷伯菌、产气肠杆菌、嗜麦芽窄食单胞菌,复查CT 示右侧气胸伴右上肺不张、局部可见瘘口形成,考虑支气管胸膜瘘形成合并混合性感染,给予胸腔闭式引流并根据药敏结果给予抗菌治疗,患者气胸愈合缓慢。于右肺转移消融术后 3 个月行 Y 型气管支架瘘口封堵术,效果良好,于支架置入后 3 个月取出支架。

【并发症诊断】

支气管胸膜瘘合并混合性感染。诊断依据:①临床表现为高热、胸闷、咳嗽、咳痰;②影像学检查:右侧气胸伴右上肺不张,局部可见瘘口形成;③实验室检查:痰培养相继查到烟曲霉、黄曲霉、肺炎克雷伯菌、产气肠杆菌、嗜麦芽窄食单胞菌。

【治疗及临床随访】

1. **治疗措施**　置管引流联合积极抗感染治疗;Y 型气管支架封堵瘘口。
2. **临床随访及转归**　见图 5-4-8。

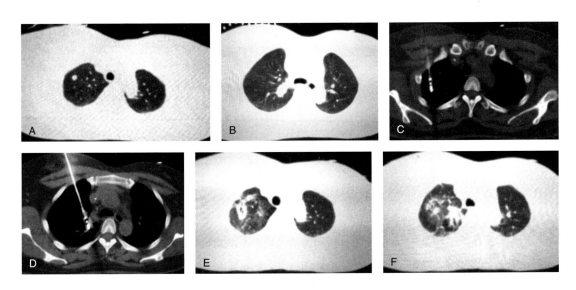

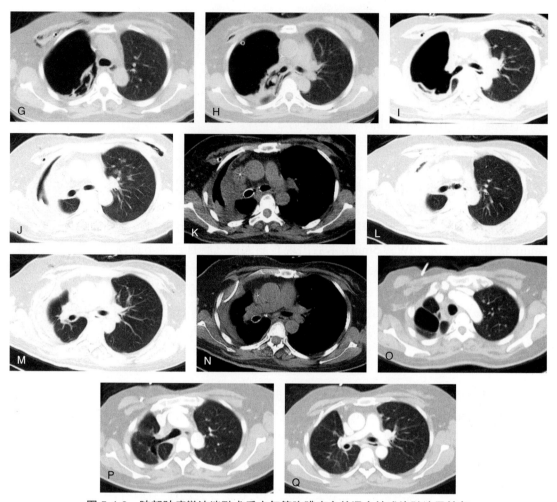

图 5-4-8　肺部肿瘤微波消融术后支气管胸膜瘘合并混合性感染随访及转归

A、B. 消融前 CT 扫描定位像：两病灶均位于右肺上叶，其中较大者靠近右肺门；C、D. 患者取仰卧位，1% 利多卡因局部麻醉，在 CT 引导下将两根消融天线分别穿刺入两病灶中进行消融（靠外周病灶为 40W，4min；靠中心病灶为 40W，7.5min）；E、F. 消融后即刻 CT，肺窗观察病灶周围 GGO 完整覆盖，消融区域内部可见针道；G、H. 消融后 3 周，可见右侧大量气胸，右上肺不张，可见支气管胸膜瘘形成；I. 消融后 2 个月余，支气管胸膜瘘无好转；J、K. 气管支架置入术后 1 天（消融后 3 个月），右侧气胸较前减少，右肺较前复张；L~N. 气管支架置入术后 9 天右肺继续复张，右侧气胸明显减少；O~Q. 取出气管支架后约 2 周，右肺尖可见少量包裹性气胸，右肺大部分复张。

第五节　严重胸腔积液

例 5-5-1

【主诉】

发现右肺占位 11 个月余。

【简要病史】

患者女,59 岁。既往史:"多发性骨髓瘤、慢性肾功能不全(失代偿期)、肾性贫血"。临床诊断:右肺腺癌。临床分期:Ⅰ A 期(T1N0M0)。11 个月余前查胸部 CT 平扫示:右肺中叶占位性病变,后定期复查胸部 CT 提示右肺病灶逐渐增大。行肺穿刺活检术,病理为腺癌。神经元特异性烯醇化酶 11.23ng/ml,癌胚抗原 7.13ng/ml,细胞角蛋白 19 片段 4.81ng/ml。我院胸部 CT 平扫示右肺中叶孤立性结节,大小约 1.83cm×1.85cm,边缘毛糙,可见分叶及细小毛刺,密度均匀,相邻斜裂见牵拉前上移,并可见胸膜凹陷。患者拒绝外科手术。入院完善各项检查后行 CT 引导下右肺腺癌微波消融术。患者取仰卧位,1% 利多卡因局部麻醉,在 CT 引导下 1 根消融天线分步穿刺入病灶中进行两个位点消融(消融参数均为 60W,5min),消融后即刻 CT 扫描见病灶周围 GGO 完整覆盖原病灶。患者术后无发热、咳嗽、咳痰等不适,术后 10 天复查 CT 见右侧胸腔及叶间裂包裹性积液伴右肺膨胀不全,因积液量较多,给予置管引流,引流液呈清亮淡黄色。

【并发症诊断】

包裹性积液。诊断依据:①患者无发热、咳嗽、咳痰等;② CT 扫描右侧胸腔及叶间裂积液,呈包裹性;③引流液呈清亮淡黄色。

【治疗及临床随访】

1. **治疗措施**　置管引流。
2. **临床随访及转归**　见图 5-5-1。

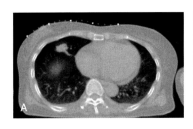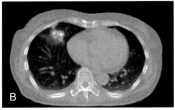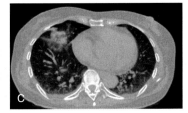

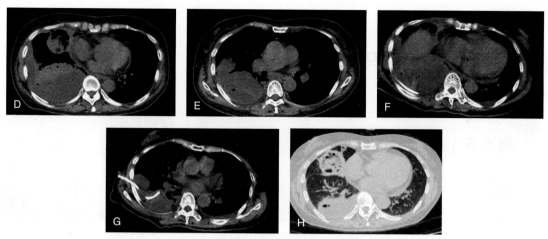

图 5-5-1 肺部肿瘤微波消融术后包裹性积液随访及转归

A. 消融前定位像,右肺中叶腺癌 1.83cm×1.85cm,患者取仰卧位,1% 利多卡因局部麻醉;B. CT 引导下微波消融天线分步穿刺入肿瘤,进行两个位点微波消融(消融参数均为 60W,5min);C. 消融后肺窗观察病灶周围 GGO 完整覆盖原病灶;D、E. 术后 10 天复查 CT 见右侧胸腔包裹性积液伴右肺膨胀不全,积液量较多;F、G. CT 引导下右侧胸腔置管引流术;H. 术后 15 天复查 CT 消融灶呈结节样改变,内见多发空洞形成;包裹性积液明显减少。

例 5-5-2

【主诉】

发现左上肺 GGN 1 个月余。

【简要病史】

患者男,67 岁。既往史:"咳嗽变异性哮喘"。临床诊断:左肺 GGN(原位癌?)。1 个月前胸部 CT 平扫示左上肺 GGN。血细胞角蛋白 19 片段 3.54ng/ml。近期复查胸部 CT 平扫示左肺上叶两结节状磨玻璃样密度增高影(0.5cm×0.4cm,0.3cm×0.3cm)。患者要求直接行 GGN 微波消融。患者入院完善各项检查后进行了微波消融术。患者取仰卧位,1% 利多卡因局部麻醉,在 CT 引导下 1 根消融天线分步穿刺入 2 个病灶中进行消融(消融参数均为50W,3min),消融后即刻 CT 扫描见病灶周围 GGO 完整覆盖原病灶。患者术后无发热、咳嗽、咳痰等不适,术后 10 天复查 CT 见左侧胸腔多发包裹性积液,因积液量较多,给予置管引流,引流液呈清亮淡黄色。

【并发症诊断】

包裹性积液。诊断依据:①患者无发热、咳嗽、咳痰等;② CT 扫描左侧胸腔见积液,呈包裹性;③引流液呈清亮淡黄色。

【治疗及临床随访】

1. **治疗措施** 置管引流。
2. **临床随访及转归** 见图 5-5-2。

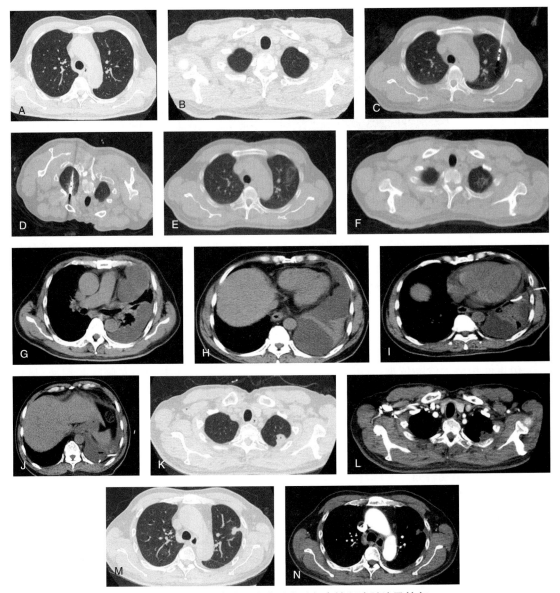

图 5-5-2 肺部肿瘤微波消融术后包裹性积液随访及转归

A、B. 术前扫描,见左肺上叶见两个磨玻璃样结节 (0.5cm×0.4cm,0.3cm×0.3cm);C. 仰卧位,1% 利多卡因局部麻醉;在 CT 引导下将 1 根微波消融天线分步穿刺入肿瘤,进行微波消融(消融参数:50W,3min);D. 重复上述步骤,改俯卧位,消融左肺尖另一病灶(消融参数:50W,3min);E、F. 消融后即刻肺窗观察病灶周围 GGO 完整覆盖原病灶;G、H. 术后 10 天复查 CT 见左侧胸腔多发包裹性积液,积液量较多;I、J. 多次 CT 引导下左侧胸腔置管引流术,引流液呈淡黄色;K~N. 术后 2 个月复查 CT 示消融灶呈结节样改变,增强未见异常强化;包裹性积液已基本消失。疗效评估达到完全消融。

例 5-5-3

【主诉】

发现左上肺占位 7 个月余。

【简要病史】

患者男,65 岁,既往史:"2 型糖尿病"病史 5 年;7 个月前行"胃癌切除术",术后化疗 6 周期。临床诊断:左肺鳞癌。临床分期:ⅠA 期(T1N0M0)。入院前 7 个月余外院肺部 CT 示左上肺占位。9 天前外院复查胸部 CT 平扫 + 增强示:左肺上叶舌段类圆形密度增高影,较前增大,考虑肿瘤性病变,周围性肺癌可能。神经元特异性烯醇化酶:8.50ng/ml,癌胚抗原:2.38ng/ml,甲胎蛋白:1.54ng/ml,糖类抗原 125:7.78U/ml,糖类抗原 19-9:8.50U/ml,细胞角蛋白 19 片段:4.86ng/ml。近期本院胸部 CT 平扫示:左上肺孤立性结节(2.3cm × 2.3cm),边缘毛糙,可见分叶及细小毛刺,密度均匀,相邻斜裂见牵拉前上移,并可见胸膜凹陷。患者拒绝外科手术。患者入院完善各项检查后行 CT 引导下左上肺肿瘤穿刺活检同步微波消融术。患者取仰卧位,1% 利多卡因局部麻醉,在 CT 引导下 1 根同轴活检针及消融天线分步穿刺入病灶中,活检后进行两个位点消融(消融参数均为 50W,6min),消融后即刻 CT 扫描见病灶周围 GGO 完整覆盖原病灶。患者术后无发热、咳嗽、咳痰等不适,术后 1 周复查 CT 示左侧胸腔包裹性积液,给予胸腔置管引流,引流出 600ml 暗红色液体。

【并发症诊断】

包裹性积液。诊断依据:①患者无发热、咳嗽、咳痰等;②CT 扫描左侧胸腔积液,呈包裹性;③引流液呈暗红色,量约 600ml。

【治疗及临床随访】

1. **治疗措施**　置管引流。
2. **临床随访及转归**　左肺穿刺组织病理:鳞癌。临床随访及转归见图 5-5-3。

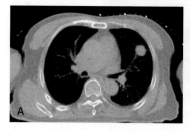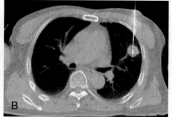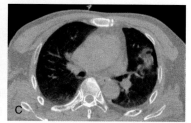

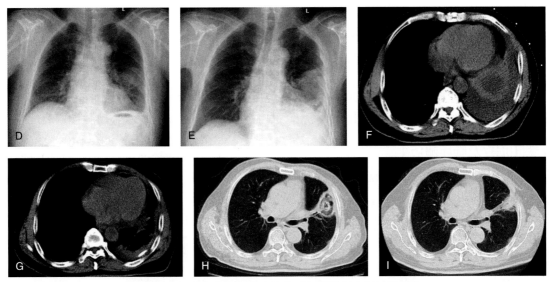

图 5-5-3　肺部肿瘤微波消融术后包裹性积液随访及转归

A. 术前扫描,见左上肺孤立性结节(2.3cm×2.3cm);B. 仰卧位,1% 利多卡因局部麻醉;CT 引导下同轴活检套管针和微波消融天线分步穿刺入肿瘤,活检后进行两个位点微波消融(消融参数均为 50W,6min);C. 消融后肺窗观察病灶周围 GGO 完整覆盖原病灶;D. 术后第 1 天,复查胸片未见明显液气胸;E. 术后 1 周复查胸片见左侧胸腔积液;F、G. 术后 1 周复查 CT 示左侧胸腔包裹性积液,并行胸腔置管引流,抽出 600ml 暗红色液体;H. 术后 1 个月复查胸部 CT 平扫示消融灶呈结节样改变,内可见小空洞形成,左侧胸腔积血消失;I. 术后 5 个月复查胸部 CT 平扫示消融灶呈条片状改变,较前缩小。

第六节　其他

例 5-6-1

【主诉】

右肺腺癌消融术后 1 年余。

【简要病史】

患者女,79 岁。既往史:"子宫内膜高分化腺癌手术史""高血压"及"糖尿病"病史。临床诊断:右肺磨玻璃结节,右肺腺癌 I 期(cT1N0M0),子宫内膜癌术后,高血压病,糖尿病。胸部 CT 提示:右肺下叶新发磨玻璃结节,直径约 2.5cm。术前行常规下肢血管 B 超示:左小腿肌间静脉血栓。给予 CT 引导下右肺磨玻璃结节穿刺活检＋局部微波消融术(双天线消融,消融参数:第 1 点 65W,8min;第 2 点 65W,5min),术中出现咯血并给予止血药物治疗效果良好。术后病理示(右肺)腺癌。术后第 2 天起出现活动后憋喘,胸部 CT 平扫未见明显液气胸,复查凝血五项提示 D- 二聚体升高,进一步行肺动脉 CTA 提示肺动脉栓塞。遂给予利伐沙班抗凝治疗后患者憋喘缓解。

【并发症诊断】

围手术期肺栓塞。诊断依据:①术前下肢血管超声提示下肢深静脉血栓;②术后第 2 天起出现活动后憋喘,CT 平扫排除大量液气胸;③肺动脉 CTA 提示双肺动脉栓塞表现。

【治疗及临床随访】

1. **治疗措施**　利伐沙班抗凝治疗。
2. **临床随访及转归**　见图 5-6-1。

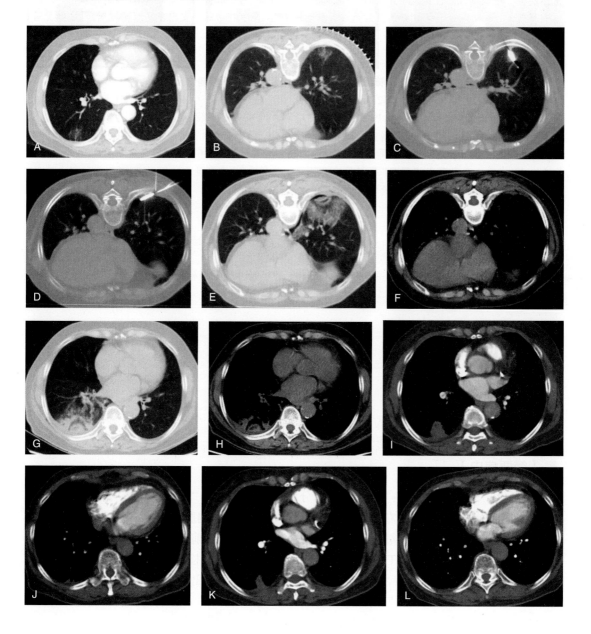

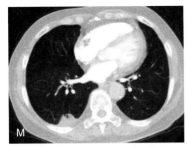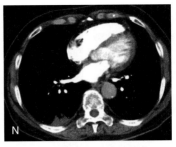

图 5-6-1　肺部肿瘤微波消融术后围手术期肺栓塞随访及转归

A. 术前增强 CT 示右肺下叶磨玻璃结节,邻近胸膜,直径约 2.5cm;B. 术前定位像,患者取俯卧位;C、D. 给予穿刺活检及双天线消融(消融参数:第 1 点 65W,8min;第 2 点 65W,5min);E、F. 消融后即刻可见肺泡内出血及极少量气胸,GGO 覆盖良好,内部可见针道形成;G、H. 消融后第 1 天可见 GGO 覆盖良好,内部可见空洞样改变,无明显液气胸;I、J. 消融后第 6 天肺动脉 CTA 提示肺动脉分支内多发血栓形成,以右肺为著;K、L. 消融后 2 个月(抗凝治疗后)复查肺动脉 CTA 示血栓消失;M、N. 消融后 2 个月消融区域范围缩小,局部无明显强化,评价为完全消融。

例 5-6-2

【主诉】

肝癌术后 8 年,发现右侧胸壁转移 5 天。

【简要病史】

患者男,72 岁。8 年前发现肝占位,行穿刺活检诊断为"肝癌",行射频消融术治疗。6 年前"腹壁转移行外科切除",2 年前"右肺转移灶行外科切除",5 天前发现右侧胸壁转移及肺转移。既往史:"慢性乙型肝炎"病史 20 年,"糖尿病"病史 20 年,"冠心病"病史 14 年。本次入院胸部 CT 示右侧胸壁单发转移灶,最大截面约 3.5cm×4.3cm,未见邻近肋骨骨折征象。肺功能、心功能、肾功能正常;AFP:281.40ng/ml。临床诊断:原发性肝癌胸壁转移。患者术后 1 个月、26 个月、36 个月复查 CT 均示第 5 前肋骨折。

【并发症诊断】

骨折。诊断依据:①病灶位于右侧胸壁,紧邻肋骨,术前 CT 未见肋骨骨折;②术后多次复查 CT 提示右侧第 5 前肋骨折。

【治疗及临床随访】

1. **治疗措施**　保守治疗,嘱患者注意休息,避免剧烈活动及负重。
2. **临床随访及转归**　见图 5-6-2。

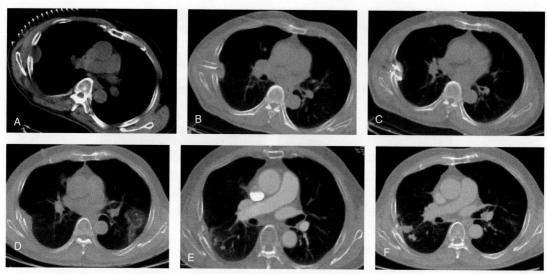

图 5-6-2 肺部肿瘤微波消融术后骨折随访及转归

A. 消融前定位像,患者取仰卧位,右侧胸壁见 3.5cm×4.3cm 结节;B. 1% 利多卡因局部麻醉至胸膜;C. 在 CT 引导下将两根微波消融天线分步穿刺入肿瘤,进行双针同步消融(消融参数:70W,5min;70W,7.5min); D. 消融后 1 个月余复查 CT 示右侧第 5 前肋骨折;E. 消融后 26 个月复查肋骨骨折;F. 消融后 36 个月复查 肋骨骨折。

例 5-6-3

【主诉】

体检发现双肺磨玻璃样结节 1 年。

【简要病史】

患者男,76 岁。1 年前体检发现双肺磨玻璃样结节,无咳嗽、咳痰等。既往史:2 年前 因"前列腺癌"行"前列腺全切术"。临床诊断:左肺下叶 GGN:早期肺腺癌可能性大。患 者本次胸部 CT 扫描示左肺下叶 1.1cm×0.7cm GGN,右肺上叶 0.6cm×0.4cm GGN。患 者拒绝外科手术切除。入院后完善各项检查无消融治疗禁忌证,行左肺下叶 GGN 穿刺活 检同步微波消融治疗。患者取俯卧位,1% 利多卡因局部麻醉,在 CT 引导下将 1 根同轴活 检套管针及 1 根微波消融天线同时分步穿刺入左肺下叶病灶内,先行活检后即刻进行消 融(消融参数:50W,4min),术中患者突发剧烈咳嗽、咯鲜血、左胸部闷痛等不适,立刻停止 消融。即刻行 CT 扫描:发现胸主动脉、左心房、右肺静脉及椎管内见气体影,部分可见液气 平。患者双下肢及左上肢肢体无力,右上肢阵挛,四肢无法抬起。查体:神清,右上肢肌力 2 级,余肢体肌力 0 级,左上肢、左下肢浅感觉障碍。

【并发症诊断】

动脉性空气栓塞。诊断依据:①有肺穿刺操作,在操作过程中突发剧烈咳嗽、咯鲜血、左胸部闷痛等不适,肢体活动障碍;②CT 扫描见胸主动脉、左心房、右肺静脉内见气液平,同层面左侧肋间动脉内气体影;③患者双下肢及左上肢肢体无力,右上肢阵挛,四肢无法抬起。右上肢肌力 2 级,余 0 级,左上肢、左下肢浅感觉障碍。

【治疗及临床随访】

1. **治疗措施**　①紧急措施:头低足高位、高浓度吸氧、脱水降颅压、激素、抗癫痫等;②高压氧舱治疗、补液、抗氧化、理疗、MDT 等处理。

2. **临床随访及转归**　见图 5-6-3。

左下肺 GGN 穿刺活检病理:肺泡上皮中度异型增生,考虑腺癌,呈贴壁样生长,病灶区域高度疑有浸润。临床分期:Ⅰ A 期(T1N0M0)。

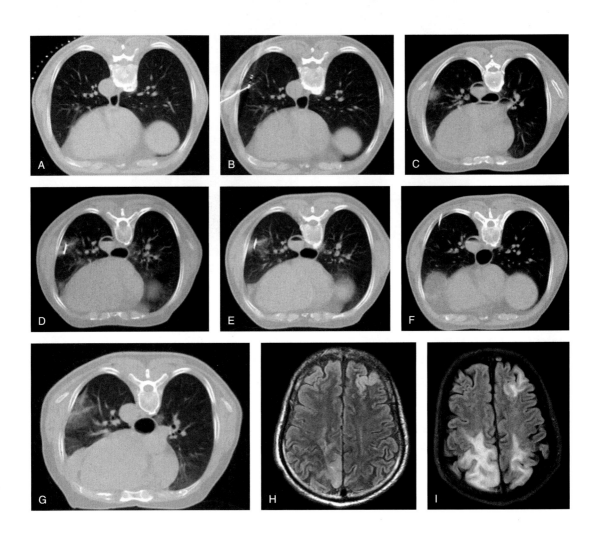

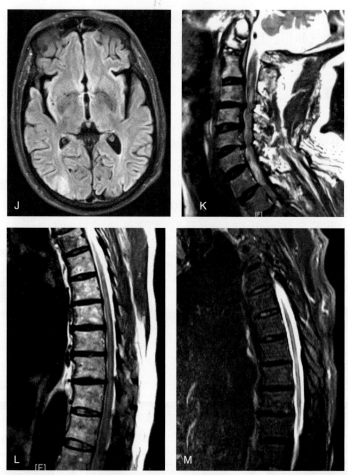

图 5-6-3　肺部肿瘤微波消融术后动脉性空气栓塞随访及转归

A. 消融前定位像，左肺下叶 1.1cm×0.7cm GGN，俯卧位，1% 利多卡因局部麻醉。B. CT 引导下将同轴活检套管针和微波消融天线同时分步穿刺入肿瘤。C. 活检后即刻进行单位点消融（消融参数：50W,4min），术中患者突发剧烈咳嗽、咯鲜血、感左胸部闷痛；立刻停止消融，并行 CT 扫描：发现胸主动脉、左心房、右肺静脉及椎管内见气体影，部分可见液气平。查体：神清，右上肢肌力 2 级，余 0 级，左上肢、左下肢浅感觉障碍。立刻头低足高位、高浓度吸氧、脱水降颅压、激素、抗癫痫等治疗，症状稍有缓解。D~F. 同层面左侧肋间动脉内见"铸形"气体影，胸主动脉可见液气平。G. 肺窗观察病灶周围 GGO 完整覆盖原病灶。H. 术后 1~5 小时患者间断突发神志不清、四肢抽搐、双眼上翻、牙关紧闭、口吐白沫等症状，继续高浓度吸氧、脱水降颅压、激素、抗癫痫等治疗。予急查颅脑 MRI：左侧额顶叶、右侧额顶枕叶多发异常信号影，考虑急性脑梗死。I,J. 微波消融术后 2 天复查颅脑 MRI：左侧额顶叶、右侧额顶枕叶、右侧小脑半球、小脑蚓部多发异常信号影，考虑急性脑梗死，部分范围较前增大。K、L. 术后 2 天颈髓及胸髓内散在条片状稍长 T_2 信号，考虑脊髓栓塞；M. 术后 13 个月复查 MRI 见胸髓散在长 T_2 信号，考虑软化灶。患者虽然给予积极高浓度吸氧、脱水降颅压、激素、抗癫痫、高压氧舱治疗、抗氧化、理疗、MDT 等处理，但是消融术后随访 14 个月时仍 T_5 平面以下感觉障碍，右上肢远端肌力 5- 级、近端 4 级，左上肢远端肌力 4 级、近端 1 级，双下肢主动运动肌力 1 级，疼痛刺激肌力 2 级，双侧腱反射减退，双侧 Chaddock 征阳性。后遗双下肢瘫。

例 5-6-4

【主诉】

确诊背部恶性纤维组织细胞瘤 4 年余。

【简要病史】

患者男,43 岁。入院前曾行多程双肺转移灶局部放疗,放疗后出现食管裂孔疝。临床诊断:左背部恶性纤维组织细胞瘤(1. 术后放化疗后;2. 双肺转移放化疗后)。入院后给予 CT 引导下左肺下叶转移灶局部微波消融术(肿瘤位于左肺下叶,大小约 3.3cm × 4.0cm × 4.5cm,双天线消融,第 1 点 70W,7.5min;第 2 点 70W,4min)。术后当天夜间即出现左侧肩部爆发痛,术后第 2 天出现左侧液气胸并给予猪尾巴管闭式引流,术后第 5 天起出现持续高热,考虑左肺复张不良遂请胸外科会诊行粗管引流,术后第 7 天进食时发生呛咳伴呕吐并经粗管内引流出食物残渣样絮状物,行胃肠减压,经胃肠减压管注入亚甲蓝后经胸腔引流管引出蓝色胸腔积液,同时,患者咳出蓝色痰液,后行胃镜检查并行胃镜下空肠营养管置入术,胃镜下见:胃底穹窿部可见一深溃疡,边缘整齐,似穿透,内镜下将胃肠营养管送入十二指肠远端,局部固定,并予胃肠减压。后予鼻饲流质饮食、持续胸腔闭式引流、美罗培南抗感染、甲硝唑联合庆大霉素胸腔冲洗、营养支持、补充白蛋白、抑酸及镇痛等辅助治疗。后患者体温逐渐降至正常,胸腔置管持续无气泡逸出,胸水引出量逐渐减少。消融术后 3.5 个月复查胃镜示胃底瘘口基本愈合,遂拔除空肠营养管。肺转移消融术后 7 个月复查胃镜示贲门及胃底占位,取病理示(胃底占位)梭形细胞肿瘤,伴变性及坏死,细胞异型明显,可见巨核细胞,结合病史及免疫组化,首先考虑转移性恶性纤维组织细胞瘤 / 未分化肉瘤。

【并发症诊断】

复杂性瘘(食管裂孔疝胃瘘 + 胃支气管瘘 + 支气管胸膜瘘)。诊断依据:①术后 1 周进食时出现呛咳,同时胸腔引流出食物残渣,经胃肠减压管注入亚甲蓝后经胸腔引流管引出蓝色胸腔积液,并咳出蓝色痰液;②胃镜下见胃底深溃疡,边缘整齐,似穿透。

【治疗及临床随访】

1. **治疗措施**　给予充分胸腔引流,胃肠减压,放置空肠营养管后给予鼻饲流质饮食、美罗培南抗感染、甲硝唑联合庆大霉素胸腔冲洗、营养支持、补充白蛋白、抑酸及镇痛等辅助治疗。

2. **临床随访及转归**　见图 5-6-4。

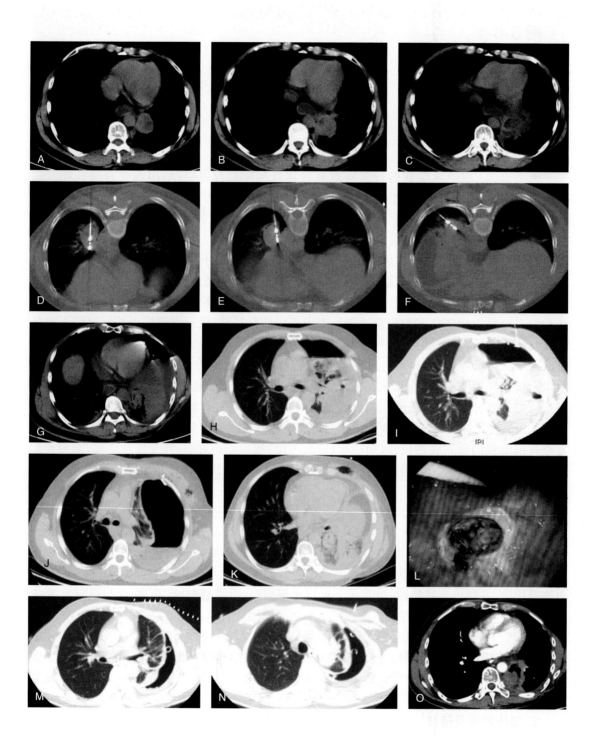

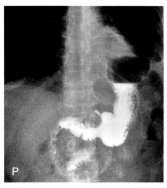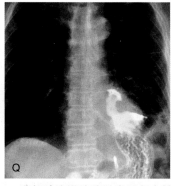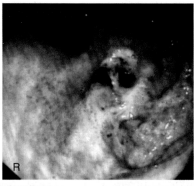

图 5-6-4　肺部肿瘤微波消融术后复杂性瘘随访及转归

A~C. 病灶为左肺下叶,大小约 3.3cm×4.0cm×4.5cm,与疝入胸腔的胃底分界不清;D~F. 将 2 根消融天线在 CT 引导下分步穿刺入肿瘤,调整消融天线角度(消融参数:第 1 点 70W,7.5min;第 2 点 70W,4min);G、H. 术后 24 小时 CT 扫描可见左侧液气胸,左肺部分不张;I. 术后 48 小时,置入猪尾巴管引流后 24 小时,左侧液气胸无明显改善,左肺复张不明显;J、K. 术后第 7 天复查胸部 CT 提示左侧液气胸较前加重,请胸外科会诊后加粗管引流;L. 术后第 7 天进食时发生呛咳伴呕吐并经粗管内引出食物残渣样絮状物,行胃镜检查并行胃镜下空肠营养管置入术,胃镜下见:胃底穹窿部可见一深溃疡,边缘整齐,似穿透,内镜下将胃肠营养管送入十二指肠远端;M、N. 术后 1 个月复查胸部 CT,可见猪尾巴管及粗管在胸腔内,左侧胸膜明显增厚,左侧液气胸较前好转;O. 消融后 3.5 个月复查 CT 示左下肺椎旁见厚壁空洞影,与胃底关系密切,大小约 6.8cm×10cm,较前增大,洞壁强化不均,洞腔较前减小;P、Q. 消融后 3.5 个月行上消化道造影示左肺 - 胃底瘘;R. 消融后 3.5 个月胃镜示胃底瘘口基本愈合。

例 5-6-5

【主诉】

痰中带血 3 天,发现左肺占位 2 天。

【简要病史】

患者男,76 岁。3 天前无明显诱因出现痰中带血,量不多,色暗红,2 天前行胸部增强 CT 示左肺上叶前段团块影,大小约 3.4cm×4.1cm,呈分叶状,强化明显,病变与纵隔关系密切,邻近纵隔内见增大淋巴结影,直径约 1.5cm。既往史:"高血压、糖尿病"病史。吸烟史 50 余年,20 支 /d。入院肺功能示通气功能大致正常;中度弥散功能障碍;通气储量百分比 85%。心功能、肝肾功能正常。排除禁忌后进行了左肺占位穿刺活检联合微波消融术。术后病理诊断:考虑为低分化腺癌,个别细胞伴有神经内分泌分化。术后复查 CT 示左侧膈肌上抬,3 个月后复查仍有左侧膈肌上抬。

【并发症诊断】

单侧膈神经损伤。诊断依据:术后影像学检查示左侧膈肌上抬。

【治疗及临床随访】

治疗过程及随访 见图 5-6-5。

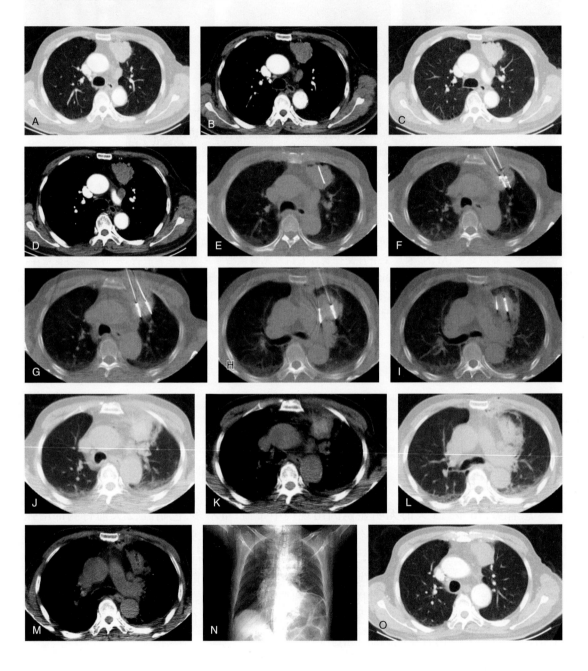

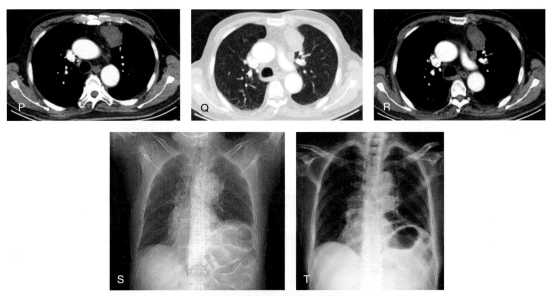

图 5-6-5　肺部肿瘤微波消融术后单侧膈神经损伤随访及转归

A~D. 术前胸部增强 CT 示左肺上叶前段团块影,大小约 3.4cm×4.1cm,呈分叶状,强化明显,病变与纵隔关系密切,邻近纵隔内见增大淋巴结影,直径约 1.5cm;E. 患者取仰卧位,充分局部麻醉胸壁后,首先行穿刺活检;F~I. 在 CT 引导下将 2 根消融天线分步穿刺入肿瘤,术中调整消融角度,进行多点消融(消融参数:第 1 根天线 70W,15min;第 2 根天线 70W,14min);J~M. 术后即刻 CT 扫描,病灶内部局部密度减低,病灶周围可见渗出,未见明显气胸;N. 术后 24 小时复查胸部 CT,左侧膈肌抬高;O~S. 术后 1 个月,病灶较前缩小,内部无强化,仍有左侧膈肌抬高;T. 术后 3 个月,胸片示左侧膈肌抬高。

例 5-6-6

【主诉】

原发性肝癌 4 年,肺多发结节 1 年。

【简要病史】

患者男,66 岁。4 年前诊断为肝癌,给予 TACE+ 射频消融治疗一次。后又进行了 6 次肝动脉介入栓塞 + 灌注化疗(整个治疗期间甲胎蛋白、乙肝病毒 DNA、肝肾功能均在正常范围)。1 年前查胸部 CT 提示双肺多发结节,考虑转移癌可能性大,未行特殊治疗。第 1 次入院消融时 CT 示左肺上叶多个软组织占位,其中大者 2.9cm×2.6cm,用 1 根微波消融天线对该处最大病灶进行了消融(消融参数:60W,10min),术后恢复好。第 1 次消融后 7 个月,发现原消融后的转移瘤增大 3.2cm×2.9cm,考虑局部复发。故又进行了第 2 次消融,1 根微波消融天线对复发的转移瘤进行了多点多方向消融(消融参数:60W,15min)。消融后 5 天患者发热,体温 38.5℃。后发现胸壁烧伤,经过 4 个月的治疗,胸壁烧伤愈合。

【并发症诊断】

胸壁烧伤。诊断依据：①微波消融病史；② CT 扫描：动态胸壁损伤的图像；③胸壁烧伤伤口。

【治疗及临床随访】

1. **治疗措施**　①局部换药；②抗生素；③支持治疗。
2. **临床随访及转归**　见图 5-6-6。

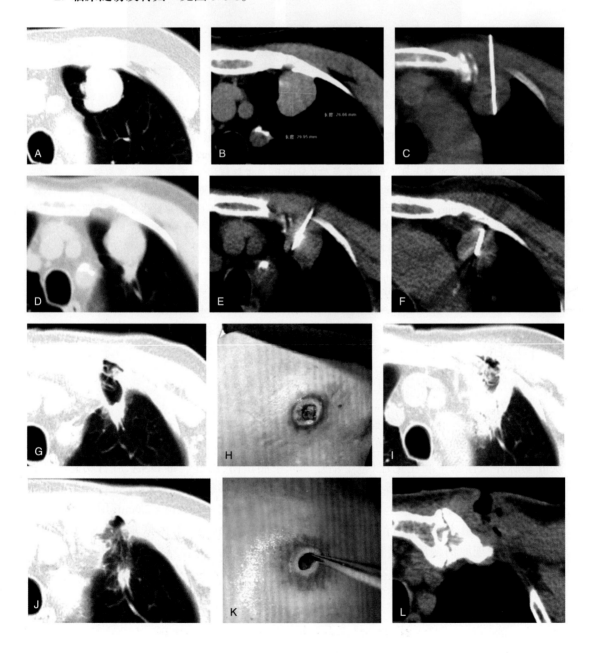

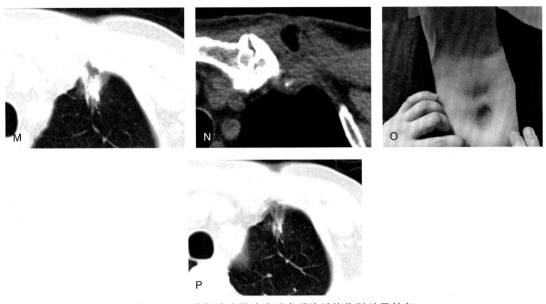

图 5-6-6　肺部肿瘤微波消融术后胸壁烧伤随访及转归

A、B.第 1 次入院消融时左肺上叶见软组织占位 2.9cm×2.6cm;C.第 1 次消融,用 1 根微波消融天线对转移瘤进行单点消融(消融参数:60W,10min);D.第 1 次消融 7 个月后,发现原转移瘤增大 3.2cm×2.9cm,考虑局部复发;E、F.第 1 次消融后 7 个月,对考虑局部复发病灶进行了第 2 次消融,1 根微波消融天线对复发的转移瘤进行了多点多方向消融(消融参数 60W,15min);G.第 2 次消融后 5 天,患者发热,此时应用抗生素,并开始换药;H、I.第 2 次消融后 30 天烧伤的胸壁和 CT 表现,有脓性分泌物,继续换药;J.第 2 次消融后 45 天烧伤胸壁的 CT 表现;K、L.第 2 次消融后 60 天烧伤的胸壁和 CT 表现,此时用油纱条换药;M、N.第 2 次消融后 85 天烧伤的 CT 表现,胸壁烧伤结痂;O.第 2 次消融后 115 天烧伤的胸壁愈合;P.第 2 次消融后 5 个月,左上肺转移病灶成为纤维瘢痕。

例 5-6-7

【主诉】

诊为左肺腺癌 29 个月,氩氦刀冷冻消融术后 28 个月。

【简要病史】

患者女,71 岁。29 个月前因"胸闷"发现肺占位,行肺穿活检术,病理回报左肺腺癌。28 个月前行左肺腺癌氩氦刀冷冻消融术,术中过程顺利,术后出现气胸,经胸腔闭式引流后好转,患者恢复良好。期间患者未再复查,本次入院 CT 发现肺内沿原穿刺针道多发小结节,动脉期强化明显,静脉期强化减低,临床考虑氩氦刀穿刺针道转移。拟行微波消融治疗。

【并发症诊断】

针道转移。诊断依据:①有肺穿刺肿瘤操作史;②CT 扫描见:沿氩氦刀穿刺针道多发小结节,动脉期强化明显,静脉期强化减低。

【治疗及临床随访】

1. **治疗措施** 微波消融。
2. **临床随访及转归** 见图 5-6-7。

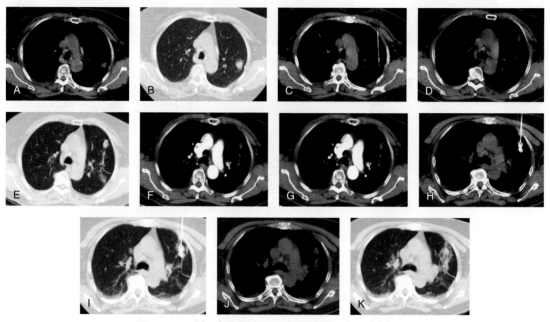

图 5-6-7 肺部肿瘤微波消融术后针道损伤随访及转归

A、B. 左肺肿瘤氩氦刀消融前；C、D. 氩氦刀消融左肺肿瘤过程；E~G. 氩氦刀消融左肺肿瘤后 28 个月，沿氩氦刀消融针道出现多发小结节，动脉期强化明显，静脉期强化减低；H、I. CT 引导下使用 1 根消融天线对多发小结节病灶消融（消融参数：40W，4min）；J、K. 消融后即刻 CT 表现：消融后的 GGO 完全覆盖原多发小结节病灶，并超过 5mm，呈 "煎蛋征"，纵隔窗见不规则空洞。其后失访。

例 5-6-8

【主诉】

肝癌术后 4 年余，发现双肺转移 1 年。

【简要病史】

患者男，58 岁。入院前 4 年余在外院因 "肝癌" 行 "肝移植术"。术后病理示肝细胞癌。术后定期复查，行胸部 CT 示双肺多发结节，考虑转移。临床诊断：双侧多发肺转移瘤。给予分期行微波消融术。首先行局麻下 CT 引导下右肺下叶转移瘤局部微波消融术，术后 1 周行局麻下左肺上叶转移瘤局部微波消融术。术后患者恢复可。患者左肺上叶肺尖段有一 0.4cm 实性结节，考虑转移。于二次消融术后 12 天行局麻下 CT 引导下左肺上叶尖段转移瘤局部微波消融术。手术顺利。术后患者出现声音嘶哑。

【并发症诊断】

单侧喉返神经损伤。诊断依据：①术后出现声音嘶哑；②病灶及消融部位邻近喉返神经走行区。

【治疗及临床随访】

1. **治疗措施**　给予抗生素、激素及神经营养药物治疗。
2. **治疗过程及随访**　图 5-6-8。

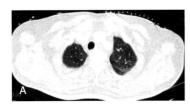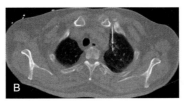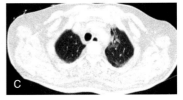

图 5-6-8　肺部肿瘤微波消融术后单侧喉返神经损伤随访及转归

A. 消融前定位像，左肺上叶尖段靠近纵隔处见一直径 0.4cm 肿瘤；患者取仰卧位，1% 利多卡因局部麻醉；B. 在 CT 引导下将 1 根微波消融天线分步穿刺入肿瘤，进行单点消融（消融参数：50W，5min）；C. 消融后即刻复查胸部 CT：肿瘤密度减低，肿瘤周围呈磨玻璃样改变。

例 5-6-9

【主诉】

肺癌术后 3 年余，发现肺结节 3 天。

【简要病史】

患者男，65 岁。3 年余前体检行 CT 示右肺上叶磨玻璃结节，遂行全麻下"VATS 右上肺癌根治术"，术后病理示浸润性腺癌。3 天前复查 CT 提示：两肺下叶磨玻璃结节，两肺实性小结节。既往有左侧腓骨骨折史。本次入院胸部 CT 示：两肺多发实性小结节，两肺下叶各一磨玻璃结节，边缘明显分叶，内见空泡，直径约 1.9cm（右肺）、1.6cm（左肺）。患者取俯卧位，1% 利多卡因局部麻醉，在 CT 引导下进行活检；在 CT 引导下将 1 根微波消融天线分步穿刺入肿瘤，进行单点消融（消融参数：40W，5min），术中 CT 平扫提示主动脉内存在气体，考虑空气栓塞，遂立即停止消融，保持头低脚高体位、保持呼吸道通畅、高流量吸氧及密切关注生命体征，多次复查 CT 可见主动脉内气体逐渐减少直至消失；术后行脊髓 MRI 提示无明显脊髓损伤，行头颅 MRI 提示存在脑梗死，给予高流量吸氧、脱水、修复神经损伤及改善神经功能等治疗。

【并发症诊断】

空气栓塞。诊断依据：CT 扫描见主动脉内存在气体。

【治疗及临床随访】

1. **治疗措施**　立即停止消融,保持头低脚高体位、保持呼吸道通畅、高流量吸氧及密切关注生命体征,直至主动脉气体消失;术后给予高流量吸氧、脱水、修复神经损伤及改善神经功能等治疗;行高压氧舱治疗数次。

2. **治疗过程及随访**　手术病理微浸润性腺癌,临床分期:ⅠA2 期(cT1bN0M0)。治疗过程及随访见图 5-6-9。

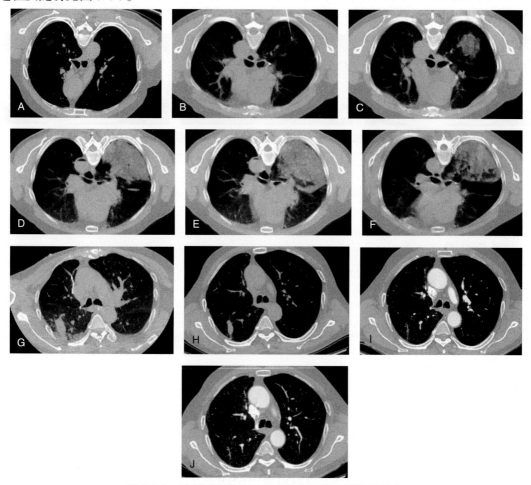

图 5-6-9　肺部肿瘤微波消融术后空气栓塞随访及转归

A. 消融前定位像,右肺下叶见 1.1cm×1.9cm 磨玻璃结节,患者取俯卧位,1% 利多卡因局部麻醉;B. 在 CT 引导下进行活检;C. 在 CT 引导下将 1 根微波消融天线分步穿刺入肿瘤,进行单点消融(消融参数:40W,5min);D~F. 术中 CT 平扫提示主动脉内存在气体,考虑空气栓塞,遂立即停止消融,保持头低脚高体位、保持呼吸道通畅、高流量吸氧及密切关注生命体征,多次复查 CT 可见主动脉内气体逐渐减少直至消失;术后行脊髓 MRI 提示无明显脊髓损伤,行头颅 MRI 提示存在脑梗死,给予高流量吸氧、脱水、修复神经损伤及改善神经功能等治疗;G. 消融术后 24h 病灶周围渗出性改变;脑梗死症状未明显改善,行高压氧舱治疗数次后好转;H. 消融术后 3 周复查病灶纤维化缩小;I. 消融术后 5 个月余病灶呈纤维索条样改变;J. 消融术后 29 个月病灶呈纤维瘢痕。疗效评估达到完全消融。

（黎海亮　庄一平　韩晓颖　邹知耕　刘颖　齐翰　花永强　温强）